Kohlhammer

Joachim Hentze/Erich Kehres (Hrsg.)

Krankenhaus-Controlling

Konzepte, Methoden und Erfahrungen
aus der Krankenhauspraxis

4., vollständig überarbeitete
und erweiterte Auflage

Verlag W. Kohlhammer

4., überarb. u. aktual. Auflage

Gesamtherstellung:
W. Kohlhammer Druckerei GmbH + Co. KG, Stuttgart
Printed in Germany

ISBN 978-3-17-020541-3

Vorwort zur 4. Auflage

Die Krankenhäuser werden zunehmend durch stetige Veränderungen der wirtschaftlichen und gesetzlichen Rahmenbedingungen zur Entwicklung und zum Einsatz neuer Managementinstrumente gezwungen.

Ärzte beklagen die Ökonomisierung ihrer Dienstleistungen. Der Wunsch nach der scheinbar heilen Welt vergangener Jahrzehnte ist seitens der Politik nicht erfüllbar. Die Kassen und Ärztenetzwerke probieren neue Versorgungsformen aus. Kliniken versuchen stationäre und ambulante Versorgung zu verzahnen und den aufgelaufenen Rückstand in modernen Management- und Organisationstechniken aufzuholen. Der Druck knapper Mittel zwingt sie dazu, doch führt er nicht zwangsläufig zu einer schlechteren Versorgung. Finanzielle Mittel sind stets endlich, der Wunsch der Patienten nach medizinischer Behandlung dagegen schier unendlich groß. Hier handelt es sich wohl um die spannendste gesundheitspolitische und ethische Frage.

Diese Herausforderung trifft auch die Krankenhausführungen, die mit der Gestaltung und dem Einsatz von modernen Managementinstrumenten zur Erstellung wirtschaftlicher Krankenhausleistungen gezwungen werden. Methoden und Konzepte zur zielgerichteten Steuerung des Krankenhausbetriebs bietet die Managementfunktion Controlling an. In den letzten Jahren ist eine Reihe quantitativer und qualitativer Controllingteilsysteme entwickelt und eingesetzt worden. Diese beziehen sich beispielsweise auf betriebswirtschaftliche und medizinische Funktionen bzw. Teilbereiche (z. B. Finanzierung, Personalwirtschaft, Ambulanz) und Projekte (z. B. Investitionen, Fusionen). Je nach Zielsetzung betreffen die Handlungen die strategische bzw. operative Ebene des Controllings.

Die vorliegende Neuauflage enthält 16 Beiträge, in denen z. T. auch Überblicke über Controllingthemen gegeben und Controllingteilsysteme vorgestellt werden. Es ist nicht beabsichtigt, die Beiträge der verschiedenen Autoren zu einem einheitlichen Ganzen zusammenzuführen, was auch aufgrund der Heterogenität der Artikel äußerst schwierig ist.

Die bewährte Grundkonzeption der 3. Auflage ist beibehalten worden. Die Beiträge decken wesentliche Schwerpunkte des Krankenhauscontrollings ab. Alle Beiträge sind gründlich überarbeitet und an die aktuellen Anforderungen angepasst worden. Für die neuen Themen sind kompetente Autoren gewonnen worden.

Unser Dank gilt allen Autoren, die zu diesem Buch beigetragen haben. Frau Dagmar Kühnle vom Verlag W. Kohlhammer hat mit viel Geduld und Kompetenz unsere Arbeit betreut. Wie bei der 3. Auflage hat Frau Anneliese Maskos wieder sehr erfolgreich die organisatorischen Aufgaben sowie die Text- und Korrekturarbeit erfüllt, wofür ihr ganz herzlich gedankt sei.

Braunschweig und Nienburg im März 2010

Joachim Hentze
Erich Kehres

Vorwort zur 4. Auflage

[illegible]

Inhaltsverzeichnis

Kapitel 2: Operatives Krankenhaus-Controlling 67

Abkürzungsverzeichnis

AA	SAP-R/30 Modul Anlagenwirtschaft
a.a.0.	am angegebenen Ort
ÄDAMB	Ärztlicher Dienst Ambulanz
ÄDINT	Ärztlicher Dienst Intensiv
ÄDOP	Ärztlicher Dienst OP
ÄDSTA	Ärztlicher Dienst Station
a. F.	alte Fassung
AHRQ	US Agency and Research
ALKK	Arbeitsgemeinschaft Leitender Kardiologischer Krankenhausärzte
ÄndV	Änderungsverordnung
AOP	Ambulante Operationen
APS	Abteilungspflegesatz
AR-DRGs	Australian Refined DRGs
A_S	Arbeitsplatzstruktur
ÄZQ	Ärztliche Zentralstelle Qualitätssicherung
BAT	Bundesangestelltentarif
BCG	Boston Consulting Group
BCS	Balanced Scorecard
BG	Berufsgenossenschaft
BGBl	Bundesgesetzblatt
B_I	Bereitschaftsdienst
BMGS	Bundesministerium für Gesundheit und Soziale Sicherung
BMTG	Bundesmanteltarifvertrag für Arbeiter gemeindlicher Verwaltungen und Betriebe
BPflV	Bundespflegesatzverordnung
BPS	Basispflegesatz
BQS	Bundesgeschäftsstelle Qualitätssicherung
BT	Budget
BVerwG	Bundesverwaltungsgericht
BW	Business Warehouse
C	Controlling
CABG	Coronary Artery Bypass Surgery
CAHPS	Consumer Assessment of Health Plans
CCL	Complication Comorbidity (Schweregradbezeichnung von Nebendiagnosen im GDRG-System)
CF	Cash Flow
CIP	Computer Investitions Programm
CMI	Case-Mix-Index
CO	SAP-R/3® Modul Controlling
CONQUEST	**CO**mputerized **N**eeds-oriented **QU**ality Measurement **E**valuation **S**ys**T**em
CQI	Continuous Quality Improvement
CT	Clearing Tool bzw. Computertomographie
CTG	Cardiotokogramm
CU	Carl-Thiem-Klinikum Cottbus
D-Arzt	Durchgangsarzt
DCF	Discounted Cash Flow
DIN	Deutsches Institut für Normung
DKB	DRK Kliniken Berlin
DKG	Deutsche Krankenhausgesellschaft
DKG-NT	Tarif der Deutschen Krankenhausgesellschaft für die Abrechnung erbrachter Leistungen und für die Kostenerstattung vom Arzt an das Krankenhaus

DKR	Deutsche Kodierrichtlinien
DMP	Disease Management Programme
DRG	Diagnosis Related Group
DV	Datenverarbeitung
EbM	Evidenzbasierte Medizin
EC	Ergebniscenter
ECR	Ergebniscenterrechnung
EEG	Elektroenzephalogramm
EFQM	European Forum for Quality Management
EKG	Elektrokardiogramm
EQA	European Quality Award
ERP	Enterprise Resource Planning
EURID	Europäische Bank für implantierbare Defibrillatoren
FA	(medizinische) Fachabteilung
FI	SAP-R/3® Modul Finanzbuchhaltung
FKD	Funktionsdienst
FMEA	Failure Modes and Effects Analysis
FP	Fallpauschalen
FPG	Fallpauschalengesetz
FZ	Fallzahl
G-DRG	Deutsche DRG
GKV	Gesetzliche Krankenversicherung
GKV-NOG	Gesetzliche Krankenversicherung – Neuordnungsgesetz
GMDS	Deutsche Gesellschaft für Medizinische Informatik, Biometric und Epidemiologie
GMG	GKV-Modernisierungsgesetz
GOA	Gebührenordnung für Ärzte
GRG	Gesundheitsreformgesetz
GSG	Gesundheitsstrukturgesetz
GWI	GWI AG
HCFA	Health Care Financing Administration
HCM	Hospital Communication Module
HMO	Health Maintenance Organization
HR	SAP-R/3® Modul Personalwirtschaft
HTA	Health Technology Assessment
IBL	Innerbetriebliche Leistungsverrechnung
ICD	International Classification of Disease
ICPM	International Classification of Processes in Medicine
InEK	Institut für das Entgeltsystem im Krankenhaus gGmbH
IQMK	Integratives Qualitätsmanagement im Krankenhaus
ISH	Industrial Solution Hospital
IS-H	SAP-R/3®Modul Industry Solution Hospital, Branchenlösung, Krankenhaus
IS-H*MED	SAP-R13® Modul Industry Solution Hospital – Dokumentation, Planung und Kommunikation in Medizin und Pflege
ISO	International Organization for Standardization
JCAHO	US Joint Commission on Accreditation of Healthcare Organizations
J_V	Verteilung des Jahresurlaubs
KFPV	Fallpauschalenverordnung
KH	Krankenhaus
KHBV	Krankenhaus Buchführungsverordnung
KHEntgG	Krankenhausentgeitgesetz
KHG	Krankenhausfinanzierungsgesetz
KIS	Krankenhausinformationssystem
KISS	Krankenhaus-Infektions-Surveillace-System
KOA	Kostenarten
KOST	Kostenstellen
KT	Kostenträger
KTQ	Kooperation für Transparenz und Qualität im Krankenhaus

KTR	Kostenträgerrechnung
$K_{Ü}$	Kosten durch Überstunden
KuL	Kosten- und Leistungsrechnung
KV	Kassenärztliche Vereinigung
KVP	kontinuierlicher Verbesserungsprozess
LA	Leistungsart
LBO	Leveraged Buy-Out
LG	Leistungsgrad
LKA	Leistungs- und Kostenaufstellung
M&A	Mergers & Acquisitions
m.w.	mit weiteren
MBI	Management Buy-In
MBNQA	Malcom Baldridge National Quality Award
MBO	Management Buy-Out
MC	Medizinisches Controlling
MDC	Major Diagnostic Category, Behandlungs-Gruppen im GDRG-System
MDK	Medizinischer Dienst der Krankenversicherung
MedGV	Medizingeräteverordnung
MIS	Management Informationssystem
MM	SAP-R/3® Modul Material- und Lagerwirtschaft
MTB	Manteltarifvertrag des Bundes und der Länder
MTD	Medizinisch Technischer Dienst
NICE	National Institute for Clinical Excellence
NOG	Neuordnungsgesetz
NWA	Nutzwertanalyse
OLAP	On-line Analytical Processing
OP	Operation, Operationssaal
OPS	Operative Prozeduren Schlüssel, Katalog zur Verschlüsselung von Leistungen
OSP	Onkologischer Schwerpunkt
PBM	Pharmaceutial Benefit Management
PCCL	Schweregrade (bei Patientenfällen)
PCS	Klassifikation von Patientengruppen
PFM	Problemfalimanagement
P_{I}	Personalintensität
PIV	Plan-Ist-Vergleich
P_{K}	Personalkosten je Mitarbeiter
P_{Kh}	Personalkosten je Stunde
PKK	Verband der privaten Krankenkassen
PKV	Private Krankenversicherungen
PM	SAP-R/3® Modul Wartungs- und Instandhaltungsmanagement
PPR	Pflegepersonairegelung
PPS	Produktionsplanungs- und -steuerungssystem
PS	SAP-R13® Modul Projekt System bzw. Pflegesatz
PTCA	Ballondilatation
PV	Patientenverwaltung
P_{ZK}	Personalzusatzkostenquote
QCD	Quality of Care Development
QFD	Quality Function Deployment
QM	Qualitätsmanagement
QMK	Qualitätsmodell Krankenhaus
QS	Qualitäts-Sicherung
RA	Rechtsabteilung
RIS	Radiologisches Informationssystem
ROI	Return on Investment
RW	Residualwert
RZ	Rechenzentrum
SE	Sonderentgelt
SGB V	Sozialgesetzbuch, Fünftes Buch – Gesetzliche Krankenversicherung

SIV	Soll-Ist-Vergleich
Sp.	Spalte
SPZ	Sozialpädiatrisches Zentrum
SWOT	Strengths Weaknesses Opportunities Threats
t	Zeitpunkt
TQM	Total Quality Management
TV	Television
TV-L	Tarifvertrag für den öffentlichen Dienst der Länder
TVöD	Tarifvertrag öffentlicher Dienst
Tz	Textzeile
Tzz	Textzeilen
U+B	Untersuchung und Behandlung
UKE	Universitätskrankenhaus (Hamburg-)Eppendorf
$\ddot{U}_Q$	Überstundenquote
UQM	Umfassendes Qualitätsmanagement
v. H.	vom Hundert
VA	Veterans Affairs
VdAK	Verband der Angestellten-Krankenkassen
VKA	Vereinigung der kommunalen Arbeitgeberverbände
VOFI	Methode vollständige Finanzplanung
W	Unternehmenswert
WHO	Weltgesundheitsorganisation
zz	zurzeit
ZPV	Zentrale Patientenverwaltung
ZRW	Zentrales Rechnungswesen

Einleitender Überblick

1 Controlling im Kontext

Der Gesetz- und Verordnungsgeber hat in den letzten 30 Jahren die Rahmenbedingungen für Krankenhäuser maßgeblich verändert. Damit haben sich die Anforderungen an das Krankenhausmanagement stark erhöht. Um im starken Wettbewerb bestehen zu können, sind die Krankenhäuser zunehmend gefordert, *Steuerungs- und Kontrollinstrumente* zu entwickeln und zu implementieren. Die Herausforderung für das Krankenhausmanagement besteht in der Verfolgung einer verantwortungsvollen, auf langfristige Wertschöpfung ausgerichteten Unternehmungsführung und Kontrolle. Dabei werden u. a. im Fokus der Betrachtung die *Werttreiber* stehen. Es handelt sich dabei um Faktoren und Größen, die das Ergebnis und den Wert des Krankenhauses bestimmen.

Die *Effizienz der Werttreiber* eines Krankenhauses kann durch finanzielle und nicht finanzielle Leistungsindikatoren gemessen werden. Das bedeutet, dass eine Reihe von Vorarbeiten zur Verbesserung der Datenqualität, insbesondere in der Kosten- und Leistungsrechnung, notwendig sind. Die höheren Anforderungen an das Krankenhausmanagement resultieren aus der wachsenden *Komplexität* der zielkritischen Kontextveränderungen. Die Handhabung dieser Herausforderung verlangt eine Varietät des organisationalen Handlungsspektrums mit einer entsprechenden *Unternehmensflexibilität.* Die Beherrschung der Handlungsoptionen und eine systematisch betriebene Unternehmungsflexibilisierung erfordern ein virtuoses *Komplexitätsmanagement,* das das Verständnis von allem, was Unternehmen funktionieren lässt, umfasst. Voraussetzung hierfür ist im strategischen Management eine komplexitätsgerechte Strategie. Auf der operativen Ebene sind u. a. *Geschäftsprozesse* ein Instrument, das eine Menge miteinander verknüpfte Aktivitäten abbildet und die Komplexität beherrschbar macht.

Der Hauptfokus der Nutzung des Optimierungspotentials im Krankenhaus liegt in der *Koordination.* Sofern das Controlling als Koordinationsinstrument eingesetzt wird, geht es insbesondere um die *Kommunikation* zwischen den mit Controlling beauftragten Abteilungen und Bereichen. Die Beseitigung der unterschiedlichen Informationsstände und die Konzentration auf die *Schnittstellen* zielen auf die Optimierung des Gesamtsystems ab. Nicht aufeinander abgestimmte Maßnahmen und eine mangelnde Ausrichtung auf das Gesamtunternehmen führen zur Verschwendung. Hier ist bei der Optimierung der Kommunikation zwischen den Controllingbereichen anzusetzen. Die relevanten Controllinginformationen sind zu dokumentieren und den verantwortlichen Managern zu vermitteln. Diese Vorgehensweise ist radikal verschieden von herkömmlichen Denkweisen. Die Beherrschung der Komplexität wird weitgehend durch eine *Selbstorganisation* und *Selbstregulierung* gesteuerte Vernetzung erreicht. Hierzu sind die Geschäftsprozesse sowie die Schnittstellen zu analysieren und mit Blick auf die Verantwortlichkeiten zu strukturieren. Dazu sind die kommunikativen Maßnahmen auch hinsichtlich ihrer Zielsetzung und Wirkung zu erfassen und zu gestalten.

2 Merkmale des Controllings

Controlling ist eine Managementfunktion, die qualitative und quantitative Planungs-, Steuerungs- und Kontrollinstrumente konzipiert und einsetzt. Controlling ist eine funktionsübergreifende *Querschnittsfunktion* mit der zentralen Aufgabe der Koordination der einzelnen betrieblichen Bereiche. Bei einer Controlling-Definition sind folgende *Merkmale* einzubeziehen:

1. **Rationalität**
   Controlling muss sich an einem explizit zielgerichteten, methodisch systematischen Vorgehen orientieren.
2. **Unterstützungscharakter**
   Unmittelbares Ziel des Controllings ist die Verbesserung der Gesamtzielerreichung. Dieser Unterstützungscharakter bezieht sich innerbetrieblich-funktional und -instrumental auf Planungs-, Kontroll-, Koordinations- und Informationsaufgaben in der Unternehmung und institutionell auf die organisatorische Entlastung der Unternehmensleitung.
3. **Informationsversorgender Charakter**
   In enger Verknüpfung und mit der Unterstützung von Planung und Kontrolle stellt sich Controlling als ein komplexer Informationsprozess der Informationsbeschaffung, -verarbeitung, -speicherung und -übertragung dar. Hierzu gehört die Konzipierung der Dokumentation und des Berichtswesens.
4. **Koordinierender Charakter**
   Dieser ist in Bezug auf die kennzeichnenden Elemente Planung, Kontrolle und Informationsversorgung gegeben.
5. **Zukunftsbezogenheit**
   Im Gegensatz zur reinen Feedback-Kontrolle befasst sich Controlling im Rahmen der Planungsfunktion mit unterstützenden Maßnahmen zur *Realisierung* gewünschter zukünftiger Zustände. Daten der Vergangenheit und der Gegenwart dienen der zielgerichteten, prospektiven Gestaltung der Zukunft auf der Basis alternativer Lösungen.
6. **Analyse und Beratung**
   Darunter fallen z. B. die Unterstützung bzw. Durchführung von Soll-/Ist-Vergleichen und Abweichungsanalyen sowie vergangenheits- und zukunftsorientierte Kennzahlen. Die betriebswirtschaftliche Beratung für das Krankenhaus vollzieht sich im Rahmen der Gesamtzielerreichung.
7. **Konstanz**
   Controlling ist als fortlaufender Prozess zu verstehen.

Bei der Behandlung von Krankenhaus-Controlling stellt sich zunächst die Frage, was daran neu ist. Es lassen sich im Wesentlichen die folgenden grundlegenden Leitideen als *originär* für das Controlling herausstellen:

- **Konzeptualisierung**
  Als ein zentraler Bestandteil der Grundidee des Controllings kann generell die sinnvolle Zusammenfassung (Konzeptualisierung) von insbesondere betriebswirtschaftlichen Aufgaben und Instrumenten angesehen werden. Die Controllingfunktion besteht nicht aus neuartigen Aufgabenkomplexen, sondern stellt eine Integration unterschiedlicher z. T. bekannter Instrumente und Methoden der Planung, Kontrolle und Informationswirtschaft dar.

- **Feedforward-Steuerung**
  Neben der Konzeptionalisierung kann die Feedforward-Control-Maxime als neuartig im Sinne von controlling-originär angesehen werden. Im Sinne einer Vorwärtskoppelung setzt Feedforward-Control an der Inputseite des Managementprozesses an und versucht, Korrekturmaßnahmen bzw. Problemlösungen bereitzustellen. Feedforward bedeutet auch die Einbeziehung eingetretener und zu erwartender Veränderungen im Zwischen- und Umsystem. Feedforward-Steuerung lässt die Feedbackkontrolle nicht überflüssig werden. Beide Prinzipien ergänzen sich vielmehr und führen insgesamt zu einer stärkeren Integration von Planung und Kontrolle. Controlling hat zukunftsorientiert möglichst frühzeitig über Chancen, Risiken und diesbezügliche Handlungsspielräume zu unterrichten, Steuerungs- und Korrekturkonzepte bereitzustellen sowie unter Berücksichtigung der komplexen Interdependenzen die Konsequenzen einzelner Maßnahmen im Hinblick auf die gesamtunternehmensbezogene Zielwirksamkeit offenzulegen.

Die Komplexität des krankenhausbetrieblichen Geschehens und die zunehmende *Dynamik der Kontextvariablen* erfordern eine *stärkere Differenzierung der Controllingfunktion.* Je größer die Organisation und je komplexer die Aufgaben eines übergreifenden, das Krankenhaus insgesamt steuernden (Zentral-)Controllings werden, desto geringer ist die Transparenz und desto schwieriger die Kontrolle der Ziel- und Aufgabenerfüllung. Der zunehmende Datenumfang im Krankenhaus (quantitativer Aspekt) sowie dessen Spezifizierungserfordernisse für einzelne Entscheidungen (qualitativer Aspekt) und die enorme Veränderungsgeschwindigkeit der internen und externen Faktoren sprechen für ein *Funktionscontrolling* im Krankenhaus, wobei es kein geschlossenes Gesamtkonzept gibt.

3 Controlling-Ansätze

Sofern nach Realisierung bestimmter Maßnahmen im Rahmen eines Soll-/Ist-Vergleichs ex post Erfolg oder Misserfolg der Handlung evaluiert wird, bei bestimmten nicht erwünschten Abweichungen Korrekturbedarf festgestellt wird und aus den Erkenntnissen der Analyse entsprechende Maßnahmen ergriffen werden, handelt es sich um *primär passiv vergangenheitsorientierte Ansätze.* Nach dieser Auffassung stellt Controlling im Sinne von Kontrolle die letzte Phase des Entscheidungsprozesses dar. Nach Abschluss der Phasen Zielsetzung, Planung, Entscheidung und Durchführung dient die Kontrolle rückkoppelnd der Erfüllung klar definierter aus betriebswirtschaftlichen Zielsetzungen abgeleiteter Kontrollstandards. Außer den vergangenheitsorientierten Ansätzen wird insbesondere zur Steuerung der *zukunftsorientierte Ansatz* eingesetzt.

Als *primär passiv-vergangenheitsorientierte* Ansätze gelten der kostenanalytische, der kosten- und wirtschaftlichkeitsanalytische und der informationsorientierte Controlling-Ansatz.

Mit Hilfe des kostenanalytischen Ansatzes wird versucht, die Kosten der Unternehmung eines Bereichs, eines Projekts usw. auf der Basis zweckmäßiger Erfassung und Gliederung systematisch zu analysieren. Grundlage für die Dokumentation der Kosten, aber auch der Leistungen, ist vor allem das betriebliche Rechnungswesen sowie die betriebswirtschaftliche Statistik und Vergleichsrechnung. Wirtschaftlichkeitsanalysen dienen zusätzlich der Evaluierung der Outputs, indem diese den Kosten gegenübergestellt werden.

Der *kosten- und wirtschaftlichkeitsanalytische Ansatz* konzentriert sich auf die integrierte und systematische Rückkopplung zwischen Planung und Analyse, wobei die Ergebnisse der Abweichungsanalyse Grundlage des Planungsprozesses sowie der Entwicklung und Koordination von Verbesserungsmaßnahmen werden. Die kosten- und wirtschaftlichkeitsanalytische Betrachtungsweise ist durch das Erfolgscontrolling zu ergänzen, das z. B. in einer quantitativen Betrachtungsweise die Rentabilität von Investitionen bzw. qualitativ im Rahmen der Ausbildung den Erfolg von Bildungsinvestitionen evaluiert.

Der *informationsorientierte Controlling-Ansatz* ist durch die Verbindung des Soll-/Ist-Vergleichs mit den dafür erforderlichen Informationen gekennzeichnet. Der Controller ist dafür verantwortlich, dass alle entscheidungs- und kontrollrelevanten Informationen entsprechend dem Informationsbedarf auf den einzelnen Entscheidungs- und Kontrollebenen der Unternehmung erfasst und bereitgestellt werden. Im Vordergrund steht dabei der Aufbau eines Informationsversorgungssystems, das die systematische Erfassung der relevanten Informationen sicherstellt und diese rechtzeitig weiterleitet. Ein Informationsversorgungssystem muss wirtschaftlich sein, gleichzeitig aber auch die frühzeitige Erkennung wichtiger Schwachstellen und relevanter Abweichungen gewährleisten.

Der *zukunftsbezogene, aktionsorientierte Controlling-Ansatz* lehnt sich eng an die dargestellten Leitideen an, die das Controlling charakterisieren, und geht über den informationsorientierten Ansatz hinaus. Controlling ist hier integraler Bestandteil des Managements und inhaltlich-funktional eng mit dem Entscheidungsprozess verbunden. Diesen gilt es, systematisch und zukunftsorientiert (proaktiv) zu unterstützen, ohne die Daten der Vergangenheit und der gegenwärtigen Situation zu vernachlässigen. Die Früherkennung von Risiken und Chancen erweist sich als zentrale Aufgabenstellung. Die Gestaltung, Implementierung und Koordinierung von Planungs-, Kontroll- und Informationssystemen einschließlich der Bereitstellung entsprechender Methoden zur Steuerung des Krankenhauses, stehen im Mittelpunkt des Interesses und nicht lediglich die Übermittlung von planungsrelevanten Daten. „Aktionsorientiertes" Vorgehen bedeutet auch innovatives Vorgehen, d. h. das bestehende Planungs-, Kontroll- und Informationssystem muss laufend überwacht und an neueste Entwicklungen unternehmensspezifisch angepasst werden. Controlling als umfassendes proaktives Konzept nimmt eine organisationsinterne Service- und Beratungsfunktion ein, die die Sicherstellung der Realisierung der Krankenhausziele gewährleisten soll.

4 Controllingziele

Als grundlegende *Zielsetzung* des Controllings kann die verbesserte Gesamtzielerreichung im Krankenhaus herausgestellt werden. Diese Unterstützungsaufgabe des Controllings muss durch spezifische inhaltliche Zielsetzungen präzisiert werden.

Die Ziele des Controllings sind nicht unabhängig von den anderen Krankenhauszielen zu sehen, sondern weisen zahlreiche Interdependenzen zu diesen auf.

Durch ihre Vernetzung ist eine vollkommene Isolierung der Wirkung auf die Gesamtzielerreichung kaum möglich. Es ist stets der komplementäre Charakter der einzelnen Zielsetzungen zueinander zu beachten.

Aus den Controllingzielen leiten sich die *Aufgaben* (und *Teilaufgaben*) ab. Diese Controlling-Aufgaben lassen sich als Soll-Leistungen interpretieren, die der Erfüllung der Krankenhausziele dienen. Folgende *Controlling-Ziele* sind herauszustellen:

1. Umfassende Unterstützung der Krankenhausplanung

Es stellt sich die Frage, inwiefern Controlling dazu beitragen kann, die Krankenhausplanung sicherzustellen. Ziel ist insbesondere die Erhöhung der Effektivität und Effizienz unternehmerischer Entscheidungen und Handlungen. Die Unterstützungsfunktion des Controlling soll insbesondere helfen bei:

- der Formalisierung und Dokumentation von Planungsprozessen,
- der Adaption von Einflüssen des Zwischensystems,
- dem Auffinden von Planungsproblemen,
- der Lösung von Koordinationsproblemen,
- der Integration,
- dem Einsatz von Planungsmethoden und -instrumenten im Rahmen der operativen und strategischen Planung und
- einer Umsetzung von Zielsetzungen des Gesamtkrankenhauses in detaillierte Maßnahmenpläne.

Unter *Effektivität* wird hier die grundsätzliche Eignung einer Maßnahme bzw. eines Instrumentes, eines Handlungsprogramms oder einer Strategie zur Erreichung eines Ziels oder Zielbündels verstanden. Nicht jede Maßnahme unterstützt tatsächlich die Zielerreichung im gewünschten Ausmaß. Die Effektivität zeigt an, in welchem Maße bzw. bis zu welchem Grad die Zielrealisation erfolgt ist. *Effizienz* bezeichnet die Relation von Zielbeitrag zu dazu benötigten Ressourcen. Effizienz stellt aber so lange eine Leerformel dar, bis der Zielbeitrag (Nutzen, Output) einer Maßnahme und der damit verbundene Aufwand (Kosten, Input) problemadäquat inhaltlich näher konkretisiert wird.

2. Sicherstellung und Verbesserung der Informationsversorgung

Die wachsende Datenmenge im Krankenhaus, die Zunahme und Bedeutung von Aufgabenumfang und die häufig zu beobachtende Divergenz von Informationsangebot und -nachfrage lassen eine zweckmäßige Auswahl der Informationen sowie ihre Verknüpfung und Verdichtung bezüglich einer adäquaten Informationsversorgung der Entscheidungs- und Handlungsträger in der Unternehmung als notwendig erscheinen. Der informationswirtschaftlichen Dimension kommt im Controlling eine wesentliche Bedeutung zu.

3. Sicherung und Verbesserung der Koordination in der Unternehmung

Eine weitere wichtige Zielsetzung des Controllings stellt die Sicherung und Verbesserung der Koordination dar. Das Controlling weist hierbei als Instrument Unterstützungscharakter auf.

4. Erhöhung der Flexibilität

Im Rahmen laufender und systematischer Beobachtung kann Controlling vor allem die notwendige Reaktions- und Anpassungsfähigkeit erhöhen, insbesondere wenn „schwache Signale“ Chancen und Gefahren frühzeitig anzeigen.

5 Controllingaufgaben

Im Folgenden soll untersucht werden, welche Aufgaben Controlling zu erfüllen hat, um die vorgestellten Zielsetzungen zu erreichen. Hier wird die in Abbildung 1 vorgenommene Gliederung des Controllings zugrunde gelegt, die nachfolgend im Hinblick auf einzelne Teilaufgaben eingehender dargestellt wird.

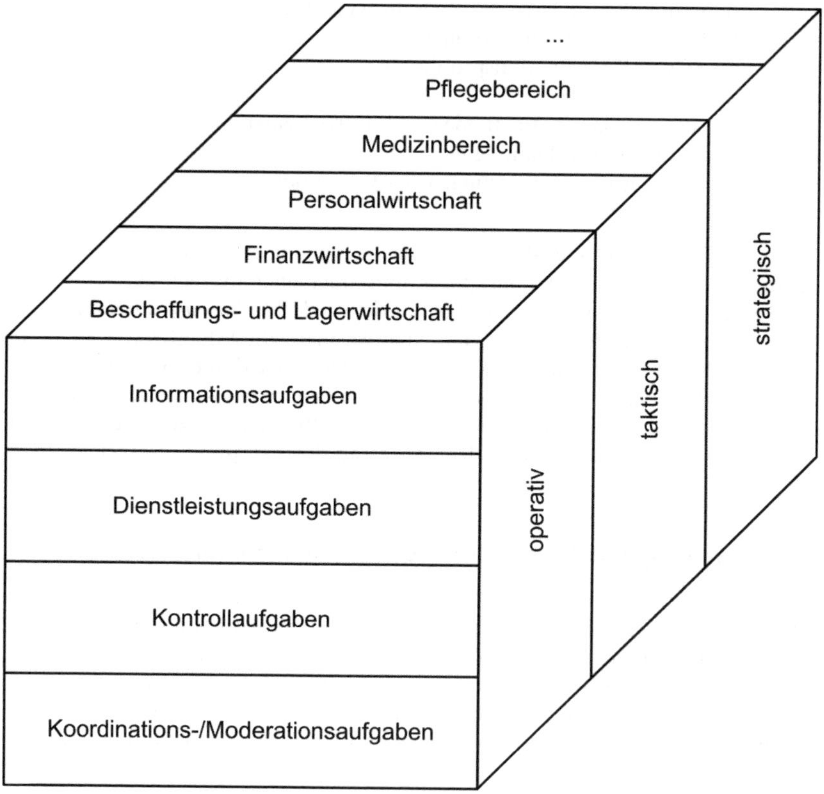

Abb. 1: Aufgabengliederung des Controllings.

Unbestritten nehmen vielfältige *Informationsaufgaben (erste Aufgabe)* eine zentrale Stellung im Controlling ein. Die Erreichung von Controlling-Zielen ist immer mit Informationsvorgängen verbunden. In der Realität sind Informations- und Entscheidungsprozesse eng miteinander verknüpft, insofern dient die Erfüllung der *Informationsaufgabe* allen Zielen des Controllings. Die zielorientierte Verwendung von Informationen stellt eine wesentliche Management-Aufgabe dar, so dass eine *Informationsorientierung* der Entscheidung in der Unternehmung mehr denn je erforderlich ist.

Die *zweite Aufgabe* des Controllings ist die *Dienstleistungs-* bzw. *Service-Aufgabe*. Ihre Realisierung soll insbesondere die Unternehmensplanung und die Unternehmenskontrolle gewährleisten und unterstützen. Weiterhin soll sie einen Beitrag zur Sicherstellung der Koordination innerhalb der Unternehmung leisten. Die Dienstleistungsaufgaben umfassen Management-Aufgaben, die sich in Bezug auf das Unternehmensplanungs- und -kontrollsystem ergeben. Im Wesentlichen handelt es sich um Aufgaben der *Systemgestaltung* (Aufbau, Implementierung und Anpassung des Planungs- und Kontrollsystems), *Systemlenkung* (Sicherstellung der zweckmäßigen Wahrnehmung der Planungs- und Kontrollaufgaben) und *Systemanalyse* (kritische Überprüfung der Systeme und Aktivitäten).

Die *Kontrollaufgaben (dritte Aufgabe)* als Aufgabenkomplex des Controllings sind dadurch gekennzeichnet, dass sie prozessual betrachtet (systemkoppelnd) die laufende Wahrnehmung aller Kontrollmaßnahmen umfassen, die durch die Gestaltung (Systembildung) des Planungs- und Kontrollsystems vorgegeben werden.

Das Controlling, das auch dem Ziel der Sicherung der *vertikalen* und *horizontalen Koordination (vierte Aufgabe)* innerhalb der Unternehmung dienen soll, überlagert andere Aufgaben im Rahmen der Informations-, Dienstleistungs- und Kontrollaufgaben. Daher ist es unabdingbar, bei der Erfüllung der einzelnen Aufgaben jeweils Koordinationserfordernisse zu berücksichtigen. Koordination stellt ähnlich wie die Informationsversorgung ein zentrales, übergreifendes Merkmal des Controllings dar, das insbesondere bei der Gestaltung und Durchführung von Planungs-, Kontroll- und Informationsaufgaben eine herausragende Bedeutung erhält.

Für die Praxis ist die *Moderationsfunktion* des Controllers besonders hervorzuheben. Sie kann als spezifische, zielgerichtete Form der Kommunikation charakterisiert werden. Diese Form der Kommunikation ist in der Unternehmung unerlässlich, da arbeitsteilige Unternehmungsprozesse eine Koordination der Teilaufgaben durch den Informationsaustausch der Beteiligten notwendig machen. Information lässt sich in diesem Zusammenhang als ein Mittel der Koordination interpretieren. Den Informationsaustausch zielwirksam zu beeinflussen und zu unterstützen steht im Mittelpunkt der Moderationsfunktion. Bei der Moderationsaufgabe handelt es sich um eine Ergänzung der rein formalistisch-technischen Funktionen des Controllings um die Einbeziehung sozialer Beziehungen. Aktivitäten des Moderators dienen der Unterstützung der Controlling-Ziele.

Die aufgeführten vier Aufgaben werden beispielsweise in den *Funktionen*, *Sparten* und *Projekten* sowie auf den *strategischen, taktischen* und *operativen* Ebenen erfüllt.

6 Aufbau des Buches

Das Buch gliedert sich in 5 Hauptkapitel. Diesen werden die unterschiedlichen Beiträge der Autoren aus dem Hochschul- sowie dem Krankenhausbereich, der

Wirtschaftsberatung und anderer Institutionen zugeordnet. Damit wird ein umfassendes Spektrum des Krankenhaus-Controllings aufgearbeitet und ein breites Wissen sowie fundierte Erfahrung aus dem Krankenhausmanagement zur Verfügung gestellt. Die fünf Kapitel betreffen folgende Schwerpunkte:

1. Das Krankenhaus als betriebswirtschaftliches System
2. Operatives Krankenhaus-Controlling
3. Strategisches Krankenhaus-Controlling
5. Qualitätssicherung im Krankenhaus
4. Controllinginformationssysteme im Krankenhaus

Kapitel 1: Das Krankenhaus als betriebswirtschaftliches System

Im ersten Beitrag befassen sich die Autoren Klaus-Dirk Henke und Dirk Göpffarth mit dem Krankenhaus im System der *Gesundheitsversorgung*. Behandelt werden das System der Gesundheitsversorgung, das Krankenhaus und seine Funktionen, die Integrationsmöglichkeiten der Versorgungsbereiche, die Leistungen des Krankenhauses und ihre Bereitstellung sowie die Finanzierung und Steuerung. Es geht in diesem Beitrag zum einen darum, wie das Krankenhauswesen besser in das Gesundheitssystem integriert werden kann, um eine effiziente und bedarfsgerechte Versorgung anbieten zu können. Zum anderen wird untersucht, wie die notwendigen Aufgaben der Krankenhäuser innerhalb des Gesundheitssystems auch bei zunehmender wettbewerblicher Orientierung des Gesamtsystems gewährleistet werden können.

Im zweiten Beitrag befasst sich Dorothea Greiling mit *Krankenhäusern als Dienstleistungsunternehmen*. Zunächst wird dargelegt, dass Krankenhäuser sich von traditionellen Verwaltungen hin zu unternehmerisch handelnden Akteuren wandeln. Anschließend werden Krankenhäuser als Dienstleistungsunternehmen identifiziert und es wird ausgeführt, wie sich folglich die Prozesse der Leistungserstellung ändern müssen. Daraus folgt, dass sich die Krankenhäuser als Dienstleistungsanbieter im Markt positionieren müssen. Hierfür werden Instrumente genannt. Zum Schluss weist die Autorin auf ein umfassendes Controlling als führungsunterstützendes Instrument hin und führt aus, welche Controllingbereiche integriert werden müssen.

Kapitel 2: Operatives Krankenhaus-Controlling

Im ersten Artikel dieses Kapitels stellt Immo Lenz grundlegend das *operative Controlling* im Krankenhaus dar. Operatives Controlling als Konzept versteht der Autor als zielorientierte Steuerung der Geschäftsabläufe innerhalb eines Geschäftsjahres. Es umfasst *Controllingstrukturen, Controllingprozesse* und *Controllinginstrumente. Controllingkonzepte* werden als Instrumente erfolgreicher Unternehmensführung definiert. Einen wesentlichen Schwerpunkt dieses Beitrags bildet die Darstellung der Kosten und Leistungsrechnung verbunden mit der flexiblen Plankostenrechnung. Ebenfalls wird auf die Prozesskostenrechnung hingewiesen und auf die Bedeutung der Finanzkontrolle und Finanzplanung für das Krankenhaus. Im abschließenden Abschnitt beschäftigt sich der Autor mit dem Einsatz des Controllings als integriertes Krankenhausinformationssystem, das mehrdimensional strukturiert ist und das neben internen Informationen auch Umweltinformationen enthält.

Im zweiten Beitrag dieses Kapitels befasst sich Erich Kehres mit der *Kosten- und Leistungsrechnung* im Krankenhaus. Zunächst werden die Aufgaben aus der KHBV abgleitet, dann werden die Grundlagen der Kosten- und Leistungsrechnung im Krankenhaus dargestellt, wobei die wichtigsten Begriffe der Kosten- und Leistungsrechnung geklärt werden. Schwerpunkte bilden die Ausgestaltung der Kostenerfassung, die Kostenverteilung der Kostenartenrechnung sowie die Kostenstellenrechnung und Kostenträgerrechnung. Im letzten Abschnitt reflektiert Kehres den Stand der Kosten- und Leistungsrechnung in Krankenhäusern und zeigt den bestehenden Weiterentwicklungsbedarf auf.

Im dritten Abschnitt widmet sich Joachim Mertes dem *Finanz-* und *Investitionscontrolling,* in dem er rechtliche Grundlagen der Krankenhausfinanzierung dargestellt hat, und beschreibt die Aufgaben des Finanzcontrollings. Die wesentliche Aufgabe des Finanzcontrollings besteht in der Darlegung der aktuellen und prospektiven Finanzsituation und der Entwicklung eigener Strategien der Unternehmensausrichtung. Als wesentliche Bestandeile des Finanzcontrollings werden der Finanzplan und der Kapitalbindungsplan genannt und inhaltlich beschrieben. Es folgt die inhaltliche Darstellung des Investitionscontrollings im Krankenhaus und der Instrumente des Controllings. Als Instrumente werden die Wettbewerbsanalyse, die Produktlebenszyklusanalyse und die Szenariotechnik genannt und beschrieben. In den nächsten beiden Abschnitten werden die statischen und die dynamischen Instrumente zum Controlling der Finanzziele beschrieben. Als statische Instrumente werden die Kostenvergleichs-, Gewinnvergleichs-, Rentabilitäts- und Amortisationsrechnung aufgeführt und grundlegend erklärt. Als dynamische Instrumente nennt der Autor die Kapitalwert-, Zinsfuß- und die Annuitätenmethode. Auch diese drei Instrumente werden z. T. mit Beispielen erläutert.

Im vierten Beitrag des Kapitels widmen sich Jörg Noetzel und Stefan Gramminger dem Thema *Medizincontrolling.* Sie weisen zunächst auf die wachsende Bedeutung und den Stellenwert des Medizincontrollings im Krankenhausmanagement hin. Es folgt dann die Darstellung der Aufgaben des Medizincontrollings und die Organisationsstruktur. Hier werden u. a. Stabsstelle aber auch andere Lösungen angeboten. Die Praxis des Medizincontrollings wird in operatives und strategisches Medizincontrolling differenziert, wobei die Autoren die bisherige Praxis vor allem im operativen Medizincontrolling sehen. Hierzu werden die Inhalte, Konzepte und Anforderungen des operativen Medizincontrollings dargestellt, insbesondere wird die Problematik der Kodierung diskutiert. Die Autoren stellen beim strategischen Medizincontrolling die Einbettung in den gesamten Strategieprozess in den Mittelpunkt. Hier werden Instrumente des strategischen Management-Controllings wie beispielsweise Portfolio- und Marktanalysen sowie Bevölkerungsprognosen als wichtige Instrumente genannt. Als Fazit bei der Beurteilung der zukünftigen Perspektiven betonen die Autoren nochmals den hohen Stellenwert des Medizincontrollings im Krankenhausmanagement. Sie weisen auf die komplexe Schnittstellenfunktion zwischen Geschäftsführung, Patientenmanagement, Qualitätsmanagement, Controlling und klinischem Bereich hin und werfen noch die Frage der beruflichen Qualifikation des Medizincontrollers auf.

Im fünften Abschnitt des zweiten Kapitels behandeln Simone Palmer, Simone Müller, Ulrich Palmer und Matthias Hennke das Thema *Risikomanagement im Kran-*

kenhaus. Die Autoren gehen von der Bestimmung des Aktiengesetzes (§ 91 Abs. 2 AktG) aus, die besagt, dass ein Überwachungssystem einzurichten ist, mit dessen Hilfe die den Fortbestand der Gesellschaft gefährdende Entwicklung frühzeitig erkannt werden kann. Sie legen überzeugend die Notwendigkeit der Einführung eines umfassenden und systematischen Risikomanagementsystems in Einrichtungen des Gesundheits- und Sozialwesens dar. Zweckmäßigerweise sollte das Risikomanagementsystem Bestandteil des Controllings sein und erfasst operative und strategische Risiken. Ein integriertes Risikomanagementsystem des Krankenhauses ist ganzheitlich zu sehen für alle Bereiche und Abteilungen eines Krankenhauses und muss die internen und externen Einflüsse einbeziehen. Das Risikomanagement wird prozessual anhand des Risikomanagement-Regelkreises betrachtet. Für den vorgestellten ganzheitlichen Risikomanagementansatz wird eine Softwareplattform vorgestellt, die den Controllingprozess unterstützen kann.

Der sechste Beitrag zum Kapitel operatives Krankenhauscontrolling befasst sich mit dem *Personalcontrolling im Krankenhaus*. Personalcontrolling wird von den beiden Autoren Joachim Hentze und Andreas Kammel als ein wirksames Instrumentarium zur aussagekräftigen Messung von Leistung und Kosten im Personalbereich und darüber hinaus als ein prospektives Steuerungskonzept zur Informationsversorgung, Kontrolle und Koordination von Personalmanagementaktivitäten gesehen. Die inhaltliche Beschreibung des Begriffs Personalcontrolling wird anhand von Merkmalen charakterisiert, die allerdings nicht primär-spezifisch nur das Personalcontrolling betreffen, sondern das Controlling generell. Beim Personalcontrolling werden die drei Hauptaufgabenfelder Personalinformationsversorgung, Personalkosten-Controlling und Controlling von Personalprogrammen unterschieden. Als Formalziele werden die Rentabilität, Kostendeckung und Kostenminimierung hervorgehoben. Die Notwendigkeit des Personalcontrollings ergibt sich aus den Zielsetzungen. Dargestellt wird ein Personal-Kennzahlensystem aus den Bereichen Personalbedarf, Personaleinsatz und Personalkosten. Als umfassendes Evaluierungsinstrument wird das Personalmanagement-Audit vorgestellt. Zum Schluss erfolgt eine kritische Würdigung, in der deutlich gemacht wird, dass noch weiterer Entwicklungs- und Handlungsbedarf hinsichtlich des Themas Personalcontrolling im Krankenhaus besteht.

In siebten Beitrag des zweiten Kapitels stellt Hans Czap das Konzept erwarteter Deckungsbeiträge von DRG vor, dass zu einer Rechnung mit erwarteten Pfadkosten bzw. erwarteten Kosten einer DRG weiterentwickelt wird. Zunächst begründet der Autor die Zielsetzung dieses Beitrags, indem er auf die oft beklagten Kostenunterdeckungen eingeht. Es folgt die Darstellung der Notwendigkeit eines DRG-bezogenen Kennziffernsystems und die Erlös- und Kostenstruktur der DRG sowie die Behandlung integrierter Behandlungspfade und ihrer Kalkulation. Es wird hier deutlich, dass es sich um ein komplexes Zuordnungsproblem handelt, da die Abrechnungseinheit im Mittel aus unterschiedlichen Anteilen und verschiedener integrierter Behandlungspfade besteht. Für die integrierten Behandlungspfade werden die Bildung von Kostenträgern, die erwarteten Pfadkosten sowie die DRG-Kosten und Pfaderlöse dargestellt. Neben und in Ergänzung zu der Ermittlung der Kosten muss die Bestimmung der anteiligen Vergütung treten. Der Beitrag schließt mit dem Reporting. Hier wird auf eine vielschichtige Differenzierung hingewiesen.

Kapitel 3: Strategisches Krankenhauscontrolling

Im ersten Beitrag erläutern Martin Kruse und Matthias Graf von der Schulenburg die *Instrumente des strategischen Krankenhauscontrollings*. Diese Instrumente werden im Rahmen des strategischen Controllings zur Unterstützung der strategischen Planung und Kontrolle umgesetzt, um Informationen über die relevanten strategischen Erfolgsfaktoren zu erhalten, damit das Krankenhausmanagement möglichst zielführende Entscheidungen über die Entwicklung des Leistungsprogramms bzw. der Geschäftsbereiche treffen kann. Bei diesen Instrumenten handelt es sich um die Erfahrungskurve, die Lebenszykluskurve, die SOFT-Analysen, die Potentialanalyse sowie die Portfolioanalyse. Die Autoren heben neuere Instrumente des strategischen Controllings hervor (wie das Benchmarking und Balanced Scorecard) und gehen auch auf die Umsetzungsfragen in der Praxis ein. Der Einsatz dieser Instrumente wird unter dem Aspekt der Wettbewerbs- und konkurrenzbezogenen Situation gesehen, in der sich Krankenhäuser zunehmend befinden.

Im zweiten Beitrag behandelt Wolfgang Greiner die *Notwendigkeit des strategischen Controllings* in Krankenhäusern u. a. aus dem Ziel der wirtschaftlichen Handlungsweise im erforderlich hohen Leistungsstandard ab. Sie zeigen auf, dass bislang das operative Controlling dominiert und dass der vom Gesetzgeber angestrebte Wettbewerb zwischen den Krankenhäusern sowie das strategische Controlling zur Nutzung strategischer Erfolgspotentiale zunehmend an Bedeutung gewinnen wird. Das strategische Controlling unterstützt die Krankenhausleitung bei der strategischen Planung und Kontrolle. Auch die Antizipation zukünftiger Entwicklungen der In- und Umwelt müssen einbezogen werden. Die Autoren zeigen auf, wie die Zielbildung im Krankenhaus erfolgt und die Strategien formuliert werden. Besonders hervorgehoben werden Instrumente im strategischen Controlling von unterschiedlichen Strategien. Als letzter Schritt des Controllingprozesses wird auf die Operationalisierung in der strategischen Kontrolle und auf Frühwarnsysteme eingegangen. Abschließend werden die wesentlichen quantitativen und qualitativen Felder, mit dem sich ein strategisches Controlling im Krankenhaus beschäftigen muss, aufgezeigt.

Im dritten Abschnitt befassen sich Ludwig Kuntz und Desdemona Hucke mit der strategischen Ausrichtung von *Krankenhäusern im Wettbewerb* durch aktuelle Strategien und methodisches Vorgehen. Im ersten Abschnitt beschreiben die Autoren zunächst die Rahmenbedingungen, wobei sie kurz auf den gesetzlichen Ordnungsrahmen und die internen Kontextfaktoren eingehen und die Trägerstruktur, Leistungsstruktur und Personalstruktur differenzieren. Es folgt die Darlegung der Voraussetzungen für ein strategisches Krankenhausmanagement. Die Autoren fordern leistungsfähige Unternehmensstrukturen, die unternehmerisch und betriebswirtschaftlich orientiertes Handeln auf der Grundlage von Unternehmenszielen ermöglichen. Als wichtigste Erfolgsfaktoren werden die Organisation, das Informationsmanagement, die Kundenorientierung, das Qualitätsmanagement und Personal- und Führungskonzepte gesehen. Sodann werden die Strategien und das methodische Vorgehen beschrieben. Hier werden Methoden behandelt, die einerseits die Strategiefindung unterstützen und andererseits eine Evaluierung der Erreichung des strategischen Ziels ermöglichen. Im einzelnen handelt es sich um die Leistungsprogrammplanung, Instrumente des strategischen Controllings, die Organisation und Führung (Personalmanagement, Profitcenterrechnung, Chancenmanagement), das Projektmanagement und Führungsstrukturen, die Prozessanalyse und Prozessoptimierung (klinische Pfade, Modularisierung), das Informationsmanagement (Unternehmensdatenmodell, Gestaltung des Informationsflusses) und das Qualitäts- und Risikomanagement. Zum Schluss wird anhand einer Zeitschriftenanalyse ein Überblick über die aktuelle Umsetzung gegeben. Für die genannten Strategien und Methoden werden konkrete Beispiele aus Krankenhäusern angeführt. Die Autoren kommen zu dem Ergebnis, dass sich in den letzten Jahren die strategische Ausrichtung der Krankenhäuser verstärkt hat und zunehmend strategische Konzepte umgesetzt werden.

Im vierten Beitrag dieses Kapitels befasst sich Antonio Vera im Rahmen des strategischen Krankenhausmanagements mit *Mergers und Akquisitions*. Ausgangspunkt ist die stärkere wettbewerbliche Durchdringung des Krankenhaussektors und dass strategisch geführte Organisationen erfolgreicher sind als nicht strategisch geführte. In diesem Beitrag werden zunächst die Begriffe und Formen von Mergers & Akquisition beschrieben. Es folgen im Abschnitt 3 die theoretischen Erklärungsansätze für Mergers & Akquisition, wobei marktorientierte, ressourcenorientierte und andere theoretische Ansätze unterschieden werden. Es wird darauf folgend der idealtypische Ablauf einer Akquisition, die strategische Analysephase (Krankenhausanalyse, Wettbewerbsanalyse) und Akquisitionsplanung behandelt. Vera beschreibt dann die Transaktionsphase, in der die konkrete Umsetzung der Krankenhausakquisition vollzogen wird. Hier werden folgende Phasen unterschieden: Screening, Kontaktierung und Letter of Intent, Due Dilligence, Unternehmensbewertung, Verhandlungen und Closing. Es wird dann die Integrationsphase beschrieben, die ein starkes Integrationsmanagement mit Integrationsplanung, Durchführung der Integration und Integrationskontrolle umfasst. Es folgt die Organisation von Mergers und Akquisitions in Krankenhäusern. Hier befasst sich Vera u. a. mit der Frage, ob externe oder interne M&A-Fachberater hinzugezogen werden. Vera zeigt eine Möglichkeit auf, eine grundlegende strategische Neuausrichtung im Krankenhaus zu erreichen. Mergers & Akquisition können ein Instrument zur Erhöhung der Wettbewerbsfähigkeit sein.

Kapitel 4: Controllinginformationssysteme im Krankenhaus

Im ersten Beitrag befassen sich die Autoren Barbara Pietsch, Mathias Perleth und Friedrich Wilhelm Schwartz mit dem Thema *Qualitätssicherung und Qualitätsmanagement im Krankenhaus*. In der Einführung geben die Autoren einen Überblick über die Entwicklung des Qualitätsmanagements und der Entwicklung der Qualitätskonzepte in Deutschland.

Es folgt die Darlegung der gesetzlichen Rahmenbedingungen, wobei zunächst der Rechtsrahmen für die stationäre Versorgung und dann weitere sonstige gesetzlichen und berufsrechtlichen Regelungen behandelt werden.

Im Abschnitt Nomenklatur werden die wesentlichen Begriffe des Beitrags Qualität, Qualitätssicherung und Qualitätsmanagement definiert und inhaltlich beschrieben.

Im Abschnitt „Qualität messen, bewerten und verbessern" werden die Dimensionen von Qualität, das Messen und Bewerten von Qualität, verbessern von Qualität auf der Basis des PDCA-Zyklus, weitere Instrumente der Qualitätsverbesserung und des Qualitätsmanagements sowie weitere Instrumente zur Problemerkennung und -analyse beschrieben.

Umfassend werden dann die Qualitätskonzepte behandelt. Hier werden die klassischen Qualitätskonzepte, die umfassende Qualitätsstrategie, der Stand der Qualitätskonzepte in Deutschland im Jahr 2008, die Organisation Krankenhaus, organisationsstrategische Betrachtungen, die Prinzipien des Umfassenden Qualitätsmanagements, das EFQM-Modell (Europäisches Modell für Umfassendes Qualitätsmanagement), die Bewertungskonzepte und Zertifizierung beschrieben.

Es folgt die evidenzbasierte Gesundheitsversorgung in den Unterabschnitten evidenzbasierte Medizin (EbM) und kontinuierliche Fortbildung, Leitlinien und klinische Behandlungspfade sowie Health Technology Assessment.

Der Beitrag schließt mit der Evaluation von Maßnahmen der Qualitätssicherung und des Qualitätsmanagements. Es werden u. a. erfolgsfördernde Faktoren bei der Einführung von Qualitätsmanagement identifiziert.

Im zweiten Beitrag dieses Kapitels befasst sich Otto Melchert mit dem Thema des *Chefarztes als Controller*. Der Autor beschäftigt sich zunächst mit den grundlegenden Intentionen des Controllings, bevor er zum Chefarzt und Controlling kommt. Der Chefarzt als Leistungsanbieter benötigt für sein medizinisches und administratives Handeln Informationen aus dem Controlling. Controlling bedeutet für den Chefarzt auch ein Benchmarking der Behandlungsergebnisse seiner Abteilung mit denen anderer Abteilungen und Kollegen, sodass Controlling auch ein Teil der Qualitätssicherung darstellt und eine umfassende Leistungstransparenz ermöglicht. Melchert geht dann auf das strategische Controlling ein und beschreibt Indikatoren, die bei einem strategischen Qualitätsmanagement einbezogen werden müssen. In dem Abschnitt operatives Controlling wird von Melchert insbesondere das Prozesscontrolling beschrieben, das zukünftig eine zentrale Anforderung der Krankenhausführung sein wird. Mit weiteren Themen zum operativen Controlling befasst sich der Autor mit dem Personal- und Sachmittelcontrolling, dem Informationscontrolling sowie DRG und Controlling.

Kapitel 5: Qualitätssicherung und Führung im Krankenhaus

Im 5. Kapitel „ Controllinginformationssysteme" befasst sich Bernd Schweizer mit Controlling im Krankenhaus mit SAP-Anwendungen. Im Abschnitt 1 „Controlling im Krankenhaus" legt er kurz die drei Instrumente Kostenträgerrechnung, Deckungsbeitragsrechnung und Kennzahlensysteme dar. Im zweiten Abschnitt erfolgt die Datenbeschaffung; hier werden zunächst Fragen zur Leistungsfähigkeit eines Datensystems gestellt. Aus der Sicht der Praxis ist es notwendig, möglichst viele Daten in hochintegrierten SAP-Komponenten zu erfassen bzw. einzuspielen. Die Hauptquelle der Leistungsdaten ist das Krankenhausinformationssystem. Zentrale Systeme sind SAP Patient Management und i.s.h. med. Diese werden durch weitere SAP-Komponenten ergänzt. Daten können aber auch aus Subsystemen und durch manuelle Datenergänzungen generiert werden. Im dritten Abschnitt wird Controlling ERP (Enterprise Resource Planning) dargestellt. Hierfür bieten Kontierungselemente, Kostenstellen, Innenaufträge, Leistungsarten und statistische Kennzahlen die Grundlage. Dabei ist eine gewisse Kontierungslogik zu beachten, damit das System die Abstimmbarkeit von Daten und anderen relevanten Komponenten sicherstellt. Die Komponente IS-HCO unterstützt die Übergabe von Daten aus dem System IS-H für die Bereich Erlöse, statistische Kennzahlen, innerbetriebliche Leistungsverrechnungen und Materialverbrauch. Im vierten Abschnitt befasst sich der Autor mit „Controlling mit SAP NetWeaver Business Warehouse (BW)“. Mit dem bereitgestellten Toolset können relevante Geschäftsinformationen aus produktiven SAP-Anwendungen und externen Datenquellen im BW integriert, transformiert und konsolidiert werden. Dabei bietet SAP BW Reporting-, Analyse- und Planungswerkzeuge zur Unterstützung von Datenauswertung und Interpretation sowie die Möglichkeit zur Verteilung der Informationen. Hier werden Aufbau, Ablauf dieses SAP mit verschiedenen Elementen detailliert vorgestellt.

Kapitel 1
Das Krankenhaus als betriebswirtschaftliches System

Das Krankenhaus im System der Gesundheitsversorgung

Klaus-Dirk Henke und Dirk Göpffarth

1 Das System der Gesundheitsversorgung in Deutschland

Eine Definition oder eine inhaltliche Abgrenzung des Gesundheitssystems, die allgemein anerkannt ist, gibt es nicht. Für den Zweck einer gesundheitsökonomischen Betrachtung muss man sich deshalb auf eine enumerative Abgrenzung einigen, die aufzählt, welche Bereiche dem Gesundheitswesen zugerechnet werden und welche nicht. Dabei ist grundsätzlich eine funktionale Vorgehensweise denkbar, bei der die Intention, mit der eine bestimmte Tätigkeit durchgeführt wird, über die Zugehörigkeit zum Gesundheitswesen entscheidet. Das Gesundheitswesen umfasst demnach die Gesamtheit aller Personen und Institutionen, die dem Ziel dienen, die Gesundheit zu erhalten, zu fördern oder wiederherzustellen. Dieses Ziel lässt sich in weitere Unterziele unterteilen, etwa Vorsorge und Aufklärung, Behandlung, Pflege und Rehabilitation, sowie Ausbildung, Forschung und Lehre. Auch Lohnersatzleistungen im Krankheitsfall lassen sich zum Gesundheitswesen zählen.

Weiterhin lassen sich diesen funktionalen Zielen die einzelnen institutionellen Einrichtungen des Gesundheitswesens zuordnen, die sich historisch entwickelt haben und größtenteils auch sozialrechtlich verankert sind. Insbesondere gehören hierzu die Einrichtungen der ambulanten und stationären Versorgung, der Rehabilitation und der Arzneimittelversorgung sowie der öffentliche Gesundheitsdienst.

Im Rahmen eines derart abgegrenzten Gesundheitswesens spielen Krankenhäuser sowohl qualitativ als auch quantitativ eine hervorgehobene Rolle. Tabelle 1 zeigt den Anteil der Einrichtungen des Gesundheitswesens an den Gesundheitsausgaben. Krankenhäuser sind mit zurzeit etwa 26 % der quantitativ bedeutendste Ausgabenposten, der auch im Zeitverlauf (1980–2005) gegenüber anderen Einrichtungen, z. B. der ambulanten Gesundheitsversorgung, nicht an Bedeutung verloren hat, wenn man die seit 1992 ausgewiesenen Investitionen mit berücksichtigt, die zum größten Teil im stationären Sektor getätigt werden.

Die Entwicklung der *stationären Behandlung* bzw. der Krankenhauskosten beeinflusst daher in hohem Maße die Ausgaben der gesetzlichen Krankenversicherung (GKV). Allerdings sind die Wachstumsraten der Ausgaben für stationäre Behandlung zurückgegangen. Lagen sie zwischen den Jahren 1991 und 1995 jährlich bei durchschnittlich 9 %, so sind sie inzwischen auf etwa 2–3 % jährlich zurückgegangen.

Bei den gesundheitspolitischen Bemühungen um eine „Kostendämpfung" steht der Krankenhausbereich immer noch im Vordergrund. Dabei ist aber zu berücksichtigen, dass sich bei der Aufteilung der *Gesundheitsausgaben* auf die verschiedenen Einrichtungen immer Willkürlichkeiten ergeben. Zudem muss im Rahmen einer gesundheitspolitisch gewünschten Hinwendung des Gesundheitswesens zu mehr Ergebnis- und Patientenorientierung insbesondere die strikte institutionelle Trennung zwischen Einrichtungen des ambulanten und stationären Sektors in Frage gestellt werden. Dies gilt sowohl unter medizinischen Gesichtspunkten, da es zu Brüchen in der Behandlung, Betreuung und der Verantwortlichkeit für den Patienten kommt, als auch aus ökonomischer Sicht, da ein erhöhter Kommunikationsaufwand und doppelte Kapazitätsvorhaltung notwendig ist. Vor allem muss aus Effizienzüberlegungen gefordert werden, dass die Versorgung dort vorzunehmen ist, wo sie bedarfsgerecht und am kostengünstigsten erbracht werden kann; dazu werden aber bei einer scharfen organisatorischen Trennung nicht immer die richtigen Anreize gesetzt.[1]

Tab. 1: Gesundheitsausgaben nach Einrichtung.

	1980		1992		2006	
	Mio. €	v. H.	Mio. €	v. H.	Mio. €	v. H.
Gesundheitsschutz	1.757	2,69 %	2.764	1,69 %	1.948	0,80 %
Ambulante Gesundheitsvorsorge	32.465	49,67 %	75.811	46,46 %	118.552	48,39 %
davon: *Arztpraxen*	9.757	14,93 %	21.876	13,41 %	36.449	14,88 %
Zahnarztpraxen	8.793	13,45 %	12.761	7,82 %	15.751	6,43 %
Praxen sonst. med. Berufe	1.523	2,33 %	3.741	2,29 %	7.133	2,91 %
Apotheken	9.356	14,31 %	22.549	13,82 %	34.721	14,17 %
Gesundheitshandwerk	2.719	4,16 %	12.358	7,57 %	15.468	6,31 %
ambulante Pflege	248	0,38 %	2.025	1,24 %	7.435	3,03 %
sonstige Einrichtungen	70	0,11 %	502	0,31 %	1.595	0,65 %
Stationäre und teilstationäre Versorgung	25.462	38,95 %	62.796	38,49 %	90.080	36,77 %
davon: *Krankenhäuser*	19.790	30,28 %	46.466	28,48 %	63.875	26,07 %
Vorsorge-/Reha-Einrichtungen	2.424	3,71 %	5.651	3,46 %	7.411	3,02 %
stationäre/teilstationäre Pflege	3.197	4,89 %	10.099	6,19 %	18.794	7,67 %
berufliche/soziale Rehabilitation	52	0,08 %	580	0,36 %	k.A.	k.A.
Rettungsdienste	44	0,07 %	1.324	0,81 %	2.597	1,06 %
Verwaltung	3.882	5,94 %	8.696	5,33 %	14.542	5,94 %
Sonstige	1.745	2,67 %	4.788	2,93 %	7.293	2,98 %
Ausland	10	0,02 %	379	0,23 %	1.011	0,41 %
Investitionen	0	0,00 %	6.605	4,05 %	8.981	3,67 %
Summe	65.365		163.164		245.004	

Quelle: Statistisches Bundesamt 2008a

Krankenhäuser definieren sich als Einrichtungen, „in denen durch ärztliche und pflegerische Hilfeleistung Krankheiten, Leiden und Körperschäden festgestellt, geheilt oder gelindert werden sollen oder Geburtshilfe geleistet wird und in denen die zu versorgenden Personen untergebracht und verpflegt werden können" (§ 2, Nr. 1 Krankenhausfinanzierungsgesetz).[2] Eine Beschreibung der Leistungen, die ein Krankenhaus innerhalb des Gesundheitssystems erbringt, ist schwierig, da der Output eines Krankenhauses heterogen ist und ausgeprägten Zurechenbarkeits-

1 Vgl. Sachverständigenrat für die Konzertierte Aktion im Gesundheitswesen 2003: Tz. 96

2 Diese Definition ist primär finanzierungs- und förderrechtlich orientiert. Vgl. zur Legaldefinition von Krankenhäusern auch §107 Abs. 1 SGB V. Finanzierungsrechtlich nehmen sowohl Universitätskliniken (nach Hochschulfinanzierungsgesetz) und Bundeswehrkrankenhäuser einen Sonderstatus ein.

und Messbarkeitsproblemen unterliegt. Abstrakt lässt sich das *Ziel eines Krankenhauses* als die positive Beeinflussung des Gesundheitszustandes des Patienten definieren. Konkreter bedeutet dies die Kuration oder Eindämmung einer Krankheit, oder zumindest die Linderung von Schmerzen. Eine weitere Leistung der Krankenhäuser ist die Gewährleistung von Versorgungssicherheit, d. h. die gesamte Einwohnerschaft im Einzugsgebiet des Krankenhauses profitiert von der Sicherheit, dass im Fall einer schweren Erkrankung oder eines Unfalls eine stationäre Behandlung möglich ist. Man spricht in diesem Fall vom *Optionsnutzen*, der entsteht, ohne dass das entsprechende Gut auch wirklich in Anspruch genommen wird. Im Falle der *Universitätskliniken* ist die Situation wesentlich differenzierter, da noch die Aufgaben der Universitäten in Forschung, Lehre und Weiterbildung hinzukommen und die Versorgung von Patientengruppen sichergestellt werden muss, soweit sie von niedergelassenen Ärzten und nicht-akademischen Häusern nicht angeboten werden kann.

Krankenhäuser erbringen diese Leistungen aber nicht vollkommen losgelöst von den anderen Sektoren des Gesundheitssystems, sondern sind mit diesen durch vielfältige Substitutionalitäts- und Komplementärbeziehungen verbunden. Bei der vor- und nachstationären Behandlung ergänzt die stationäre Behandlung ambulante Gesundheitsleistungen. Hingegen können stationäre Behandlungen durch gewisse Facharztleistungen ersetzt werden. Schließlich verwischt das ambulante Operieren und die poliklinische Versorgung die Grenze zwischen ambulanten Einrichtungen und stationären Leistungsarten. Vom Standpunkt einer stärkeren Ziel- und Ergebnisorientierung des Gesundheitswesens soll der Gesundheits- bzw. Krankenstand der Bevölkerung als Ausgangspunkt aller Überlegungen an die Stelle einer ausschließlich finanziellen Betrachtung treten. Um eine entsprechende Integration der Versorgungsbereiche zu gewährleisten, spielen sowohl die Organisationsstrukturen des Gesundheitssystems als auch die Vergütungsformen als Steuerungsinstrument eine wesentliche Rolle.

Dieser Beitrag untersucht zum einen, wie das Krankenhauswesen besser in das Gesundheitssystem integriert werden kann, um eine effizientere und bedarfsgerechtere Versorgung anzubieten. Zum anderen wird die Frage gestellt, wie die notwendigen Aufgaben der Krankenhäuser innerhalb des Gesundheitssystems auch bei zunehmender wettbewerblicher Orientierung des Gesamtsystems gewährleistet werden können. Dabei wird in Kapitel 2 die Rolle des Krankenhauses im mehrschichtigen System der Gesundheitsversorgung mit seinen unterschiedlichen Versorgungsangeboten untersucht, um dann in Kapitel 3 die Integrationsmöglichkeiten verschiedener Versorgungsformen zu betrachten. Die von den Krankenhäusern erbrachten Leistungen werden in Kapitel 4 einer genaueren Analyse unterzogen, um in Kapitel 5 daraus entsprechende Konsequenzen für die Finanzierung und Steuerung zu ziehen.

2 Das Krankenhaus und seine Funktionen

2.1 Das Krankenhauswesen in Deutschland

Die Krankenhäuser sind ein bedeutender Wirtschaftszweig in Deutschland. Im Jahre 2007 wurden 68,1 Mrd. € für die Krankenhausversorgung ausgegeben. Dieser Wirtschaftszweig bietet 1,1 Mio. Menschen Beschäftigung. Es entstehen Einkommen in Höhe von 41,9 Mrd. €, sodass die volkswirtschaftliche Bedeutung dieses Sektors vor allem durch die Einkommenswirkung entsteht (Statistisches Bundesamt 2008c, vgl. auch Göpffarth, Milbrandt 1998).

In der Bundesrepublik Deutschland gab es im Jahr 2007 insgesamt 2.087 Krankenhäuser mit 506.954 Betten.[3] Sowohl die Zahl der Einrichtungen als auch der Betten ist in der Vergangenheit kontinuierlich gesunken. 1991 gab es noch 2.411 Häuser mit 665.565 Betten. Im selben Zeitraum stieg die Fallzahl von 13,9 Mio. Behandlungsfälle auf 16,8 Mio. Fälle, während die durchschnittliche Verweildauer von 14,6 Tagen auf 8,5 Tage sank. Dieser Trend – rückläufige Verweildauer bei steigenden Fallzahlen – hat sich allerdings zuletzt abgeschwächt bzw. bei Fallzahlen sogar umgekehrt (vgl. Braun et al. 2008, 5 ff.). Der Versorgungsgrad, im Sinne der Zahl der Betten je 10.000 Einwohner, sank seit Beginn der 1990er Jahre von 83,2 auf 63,5. Hierin spiegelt sich das gesundheitspolitische Bestreben wider, Pflegefälle und ambulante Erkrankungen nicht mehr in Kliniken, sondern möglichst in speziellen Pflege- und Versorgungseinrichtungen behandeln zu lassen.

Tab. 2: Grunddaten der Krankenhäuser 2007 (2001).

	Allgemeine Krankenhäuser			Sonstige Krankenhäuser	Krankenhäuser insgesamt
	Öffentliche Träger	Freigemeinnützige Träger	Private Träger		
Krankenhäuser	587 *(723)*	678 *(804)*	526 *(468)*	296 *(245)*	2.087 *(2.240)*
Aufgestellte Betten	229.971 *(276.754)*	167.739 *(198.205)*	70.459 *(41.283)*	38.785 *(36.438)*	506.954 *(552.680)*
Pflegetage (in Mio.)	65,4 *(82,1)*	45,5 *(57,0)*	19,1 *(11,9)*	12,9 *(11,8)*	142,9 *(162,8)*
Fallzahl (in Mio.)	8,4 *(8,8)*	5,8 *(6,1)*	2,4 *(1,2)*	0,5 *(0,4)*	17,2 *(16,6)*
Verweildauer (Tage)	7,8 *(9,3)*	7,8 *(9,3)*	7,9 *(9,7)*	25,5 *(28,8)*	8,3 *(9,8)*
Personal (Vollzeitkräfte im Jahresdurchschnitt)	418.786 *(477.322)*	227.167 *(255.721)*	97.845 *(52.441)*	48.502 *(47.046)*	792.299 *(832.530)*
davon hauptamtliche Ärzte	69.242 *(66.463)*	35.465 *(32.939)*	15.967 *(6.345)*	5.326 *(4.405)*	126.000 *(110.152)*

Quelle: Statistisches Bundesamt 2008b

Hinsichtlich der *Krankenhaustypen* unterscheidet man in Deutschland allgemeine Krankenhäuser und sonstige Krankenhäuser. Dabei fallen unter die 296 sonstigen Krankenhäuser die Einrichtungen, die ausschließlich über psychiatrische oder neurologische Betten verfügen sowie reine Tages- und Nachtkliniken, in denen ausschließlich teilstationäre Behandlungen durchgeführt werden. Bei den 1.791 allgemeinen Krankenhäusern gibt es 34 Hochschulkliniken, 1.512 Plankrankenhäuser (das sind Krankenhäuser, die in den Krankenhausplan eines Landes aufge-

3 Diese und die folgenden Zahlen sind entnommen aus: Statistisches Bundesamt 2007a, b und 2008.

nommen sind), 93 Krankenhäuser mit einem Versorgungsvertrag mit einer Krankenkasse (§108 Nr. 3 SGB V) sowie 152 sonstige allgemeine Krankenhäuser ohne Versorgungsvertrag.

Weitere Unterscheidungskriterien bei den Krankenhäusern sind die Ausrichtungen und die Anzahl der Fachabteilungen sowie die Versorgungsstufe. Dabei unterscheidet man – abhängig von der Größe und der Zahl der Fachabteilungen – die folgenden Versorgungsstufen: Grundversorgung, Regelversorgung, Schwerpunktversorgung und Zentralversorgung. Für diese Typen bestehen bestimmte Größenvorstellungen und je nach Land auch Einzugsgebiete.

2.2 Trägerstruktur der Krankenhäuser

Der Träger eines Krankenhauses betreibt und bewirtschaftet das Krankenhaus. In Deutschland gibt es eine historisch gewachsene *pluralistische Trägerstruktur*, bestehend aus öffentlichen Krankenhäusern, freigemeinnützigen Krankenhäusern und privaten Krankenhäusern. Öffentliche Krankenhäuser werden von den Gebietskörperschaften (Bund, Länder, Gemeinden), Zusammenschlüssen von Gebietskörperschaften (Kreise, Landschaftsverbände etc.) oder den Parafisci (Gesetzliche Rentenversicherung, Gesetzliche Krankenversicherungen, Knappschaft, Gesetzliche Unfallversicherung) getragen. 33 % der allgemeinen Krankenhäuser sind in öffentlicher Trägerschaft, in diesen sind aber 49 % der Betten aufgestellt (vgl. Tab. 2). Dies liegt daran, dass sich vor allem Kliniken mit einer hohen Bettenzahl in öffentlicher Hand befinden.

Zu den freigemeinnützigen Trägern zählen die Kirchen, kirchliche Vereinigungen, freie Wohlfahrtsverbände und Stiftungen. Diesen Trägern ist die Gemeinnützigkeit anerkannt, d. h. sie sind der „Förderung der Allgemeinheit" verpflichtet. Der Anteil der freigemeinnützigen Krankenhäuser ist mit 38 % inzwischen sogar höher als der der öffentlichen Einrichtungen, allerdings liegt der Anteil an den aufgestellten Betten mit 36 % erheblich niedriger, da diese Träger vor allem Krankenhäuser mittlerer Größenordnung betreiben.

Die 526 Privatkliniken (30 %) sind in der Regel kleine, hochspezialisierte Kliniken, die sich im Eigentum der Ärzte befinden. Im Jahr 2007 gab es nur 27 Krankenhäuser in privater Trägerschaft mit mehr als 500 Betten. Zunehmend gibt es aber auch Kapitalgesellschaften, die größere Einrichtungen betreiben. Beispielhaft sei die Übernahme der Universitätsklinik Gießen-Marburg durch die Rhön-Klinikum AG genannt. Die zunehmende Rolle privater Krankenhausgesellschaften schlägt sich auch in der Entwicklung der aufgestellten Betten nieder: so ist der Anteil der aufgestellten Betten in privaten Einrichtungen von 5,7 % im Jahr 1997 auf 15,0 % im Jahr 2007 gestiegen.

Die Frage, ob und wie sich Krankenhäuser nach ihrem Träger in Bezug auf Effektivität, Effizienz und Qualität unterscheiden, ist Gegenstand einer umfangreichen empirischen und theoretischen Literatur.[4] Insgesamt zeigen diese Studien, dass die Unterschiede zwischen den Krankenhäusern einer Trägerart größer sind, als die Unterschiede zwischen den Trägerarten. Vor allem findet die Befürchtung keine Bestätigung, dass die Qualität der Versorgung in privaten Krankenhäusern

4 Für einen Überblick siehe Sloan 2000.

leidet. Andererseits haben private Krankenhäuser nicht per se einen Effizienzvorteil; vielmehr können sich auch staatliche und freigemeinnützige Häuser bei guter Führung erfolgreich dem zunehmenden Wettbewerb stellen (vgl. Henke, Mackenthun 2003).

3 Integrationsmöglichkeiten der Versorgungsbereiche

3.1 Schnittstellen zu anderen Sektoren des Gesundheitswesens

Der stationäre Sektor hat vielfältige Schnittstellen zu den anderen Sektoren des Gesundheitswesens. Praktisch sind aber zwei Schnittstellen von herausragender Bedeutung: die *Schnittstelle zu den niedergelassenen Ärzten* (hier insbesondere zum einweisenden Arzt) und die Schnittstelle zu den nachgelagerten Versorgungsbereichen (hier vor allem die Rehabilitation und Pflege).

An der *Schnittstelle zur ambulanten Versorgung* fehlt die Rolle eines Koordinators, der den Behandlungsverlauf des Patienten durch die verschiedenen Einrichtungen einschließlich der nicht-medizinischen Nachbetreuung begleitet und für die Abstimmung der medizinischen Maßnahmen sorgt. Ein weiteres Problem besteht darin, unnötige Krankenhauseinweisungen zu vermeiden. Als Maßnahmen kommen hier in Frage:

- Persönliche Ermächtigung von angestellten Krankenhausfachärzten zur Teilnahme an der vertragsärztlichen Versorgung
- Finanzielle Anreize für das Krankenhaus, durch eine prästationäre Untersuchung die Aufnahme zu vermeiden
- Kontrolle der Notwendigkeit einer Krankenhausaufnahme, z. B. durch den medizinischen Dienst, anhand von Leitlinien oder durch Einholung einer Zweitmeinung
- Ausweitung des ärztlichen Notdienstes und Beteiligung von Gebietsärzten an der Notaufnahme der Krankenhäuser
- Beteiligung des einweisenden Arztes an der stationären Behandlung, indem er z. B. an Visiten und ärztlichen Besprechungen teilnimmt
- EDV-Vernetzung von Krankenhäusern und Praxen
- Verlegung eines Teils der Sprechstunden niedergelassener Ärzte in Räume des Krankenhauses

Solche vorgeschlagenen Instrumente werden zurzeit in Modellen erprobt, deren Ergebnisse vor einer flächendeckenden Einführung abzuwarten sind.

Neben der verstärkten Kooperation zwischen Krankenhäusern und niedergelassenen Ärzten muss die Kooperation zwischen Krankenhäusern und die Koordination und Kooperation im Bereich der pflegerischen Versorgung treten. Fusionen zwischen Häusern sind genauso erforderlich wie Schwerpunktbildungen. Zusammenschlüsse von Krankenhäusern erleichtern und verbessern die Beschaffung von Vorleistungen, das Krankenhausmanagement und die Budgetverhandlungen mit den Kassen. Unterhalb von Zusammenschlüssen sind auch Kooperationen beim Notfalldienst, in der ärztlichen Weiterbildung bis hin zu mobilen OP-Teams denkbar.

Im Bereich der pflegerischen Versorgung geht es um ein Entlassungsmanagement, das eine frühzeitige Entlassung ermöglichen und die anschließende pflegerische Versorgung organisieren soll. Hierzu wird die Einführung von Komplexpauschalen gefordert, die neben der eigentlichen kurativen Behandlung auch die pflegerische Anschlussbehandlung umfassen. Die Einrichtungen müssen bei der Aufteilung der Pauschale kooperieren und sich über Behandlungsstandards und Versorgungsziele einigen. Damit wird die institutionelle Trennung, bei der das Interesse am Patienten meistens an der Grenze der jeweiligen Institution endet, überwunden. Insbesondere um sicherzustellen, dass die frühzeitigeren Entlassungen aufgrund der DRG-Abrechnungen nicht nur zu einer Kostenverlagerung in die nachgelagerten Versorgungsbereiche führen, muss die Schnittstelle zwischen Akutversorgung und Rehabilitation nahtlos definiert werden. So schlagen Neugebauer und Nowy (2002) auch für den Reha-Bereich eine fallorientierte Vergütung vor. Hieraus könnten dann für ausgewählte Indikationsgebiete Komplexpauschalen gebildet werden, um die Kooperation der beiden Versorgungsbereiche zu verbessern.[5]

3.2 Formen der Integration

Trotz dieser bedeutenden Schnittstellen existiert noch immer eine scharfe Grenze zwischen den einzelnen Sektoren des Gesundheitswesens, insbesondere zwischen dem ambulanten und stationären Bereich, die historisch in dieser Form gewachsen ist. Diese Grenze bezieht sich nicht nur auf die rigide organisatorische Trennung, sondern auch darauf, dass diese Trennung durch getrennte Budgets und unterschiedliche Honorierungsverfahren bzw. Abrechnungsmodalitäten noch gestärkt wird. Mit der Einweisung in das Krankenhaus endet im Allgemeinen der Versorgungsauftrag des niedergelassenen Arztes. Diese strikte Trennung der Leistungsbereiche ist sowohl aus medizinischen als auch aus ökonomischen Gründen kritisch zu sehen. *Medizinisch problematisch* ist die Diskontinuität der Behandlung, Betreuung und der Verantwortlichkeit für den Patienten. Dies kann zu Behandlungsunterbrechungen, schlecht aufeinander abgestimmten Behandlungen sowie zu unzureichender Nachsorge führen. Aus *ökonomischer Sicht* kommt es zu einem erhöhten Kommunikationsaufwand und einer parallelen Vorhaltung von Kapazitäten. Insgesamt sind die Folgen also Reibungsverluste, d. h. vermeidbare Effektivitäts- und Effizienzverluste, die die Forderung nach einer größeren *Durchlässigkeit und Verzahnung der Sektoren* begründen. Eine solche Integration kann grundsätzlich auf zwei Wegen erfolgen: Durch eine stärkere personelle Verknüpfung der in den Einrichtungen beschäftigten Personen oder durch eine institutionelle Verzahnung.

Die *personelle Verknüpfung* kann vor allem stattfinden durch Belegärzte sowie durch die Beteiligung und Ermächtigung von Krankenhausärzten. Bei letzterem geht es um die Teilnahme von ermächtigten Krankenhausärzten an der vertragsärztlichen medizinischen Versorgung. Dies scheint angebracht, wenn eine ausreichende ärztliche Versorgung es erfordert. Es besteht aber die Gefahr einer Interessenskollision, zum einen durch ungerechtfertigte Einweisungen der Patienten, als

5 Diesen Weg hat der Verordnungsgeber mit der Fallpauschalenverordnung 2004 (KFPV 2004) auch beschritten.

auch durch eine Ausweitung der persönlichen Leistungserbringung durch den Arzt bis hin zur poliklinischen Behandlung durch Krankenhäuser. Entsprechend restriktiv wird die Ermächtigung von Krankenhausärzten durch die Kassenärztlichen Vereinigungen gehandhabt. Erfolgversprechender scheint der *Ausbau des Belegarztwesens.* Belegärzte sind in eigener Praxis tätige Ärzte, die zusätzlich aufgrund eines Vertrags mit einem Krankenhaus Betten mit Patienten belegen und stationär behandeln dürfen. Attraktiv hieran ist die Tatsache, dass die ambulante und stationäre Betreuung durch dieselbe Person erfolgt, aber gleichzeitig die freie Arztwahl für den Patienten besteht. Allerdings kann es auch hier zu einer Interessenskollision kommen, da Belegärzte in die Interessen ihres Krankenhauses eingebunden sind und wenig Anreize zu einer Verlagerung ambulant durchführbarer Leistungen aus dem stationären Sektor haben. Auch wird die freiberufliche ärztliche Tätigkeit am Krankenhaus unter Verweis auf Kosten teilweise kritisch bewertet. Vergütungstechnische Unterschiede machen im Übergang zum pretialen DRG-System keinen Sinn mehr. Insgesamt bestehen hier aber Fortentwicklungsmöglichkeiten, bei denen auch die Bedeutung der Ambulanzen an den Hochschulkliniken für Forschung und Lehre einbezogen werden muss.

Diese *Nachteile der personellen Verknüpfung* führen zur Forderung einer *institutionellen Verzahnung*, die mittlerweile eine Vielzahl möglicher Organisationsformen angenommen hat:

- *Tageskliniken,* die eine sog. „short stay surgery“ ermöglichen sollen. Vollstationäre Behandlungen werden, wo dies medizinisch sinnvoll ist, durch eine tagesklinische Behandlung am Krankenhaus ersetzt.
- *Praxiskliniken,* in denen unterschiedliche Gebietsärzte als Belegärzte und zugleich als niedergelassene Ärzte unter einem Dach zusammenarbeiten.
- *Vorstationäre Diagnostik und nachstationäre Behandlungen*, die bei stationären Behandlungen die Diagnostik und die Nachsorge ambulant im Krankenhaus ermöglichen. Damit sollen unnötige Doppel- und Paralleluntersuchungen wegfallen.
- *Aufbau medizinisch-technischer Gemeinschaftseinrichtungen.* Im Bereich der technikintensiven medizinischen Funktionsdienste gilt es, eine parallele Vorhaltung von Kapazitäten zu vermeiden. Denkbar wären die Bereitstellung von Großgeräten durch Krankenhäuser und die Nutzung durch niedergelassene Ärzte, das outsourcing dieser Tätigkeiten durch das Krankenhaus an Spezialisten oder die Gründung spezieller Einrichtungen, die für beide Sektoren entsprechende Dienstleistungen unternehmen.
- *Integrierte Versorgung.* Hierbei handelt es sich um sektorübergreifende Versorgungsverträge im Verband mehrerer Leistungserbringer mit fall- oder versichertenbezogener Vergütung und der Übernahme einer gewissen Budgetverantwortung durch die Leistungserbringer.

Aufgrund des medizinisch-technischen Fortschritts, vor allem der Entwicklung endoskopischer und minimal-invasiver Techniken, nehmen die Möglichkeiten des ambulanten Operierens und integrierter Versorgungsformen immer weiter zu. Die wesentliche Schwierigkeit bei der Umsetzung besteht darin, Finanzierungs-, Vergütungs- und Honorierungsformen zu finden, die hier die richtige Lenkungswirkung entfalten, um sicherzustellen, dass Versorgungsmaßnahmen jeweils in dem Bereich erfolgen, in dem dies medizinisch und ökonomisch angezeigt erscheint.

3.3 Integrierte Versorgung im deutschen Gesundheitssystem

Insgesamt wurden in den letzten Jahren in Deutschland wesentliche Schritte in die Richtung einer integrierteren Versorgung unternommen. So wurden im Rahmen des Gesundheitsstrukturgesetzes aus dem Jahre 1992 die Behandlungsformen *vor- und nachstationäre Behandlung im Krankenhaus* sowie die *ambulanten Operationen im Krankenhaus* geschaffen. Mit der Gesundheitsreform 2000 kamen die Integrationsverträge hinzu. Auch das GKV-Modernisierungsgesetz, das zum 01.01.2004 in Kraft trat, sieht eine stärkere Integration der ambulanten und stationären Versorgung vor. So dürfen Krankenhäuser zwar nicht direkt eine Zulassung als Medizinisches Versorgungszentrum (MVZ) erhalten, sie können sich aber über eine Management-Gesellschaft an der unternehmerischen Führung beteiligen und das MVZ auf dem Gelände des Akutkrankenhauses betreiben. Zur Schließung von Versorgungslücken im fachärztlichen Bereich können Krankenkassen Einzelverträge mit zugelassenen Krankenhäusern zur ambulanten Behandlung schließen. Auch im Rahmen von Disease-Management-Programmen kann eine ambulante Behandlung durch Krankenhäuser ermöglicht werden. Schließlich wird eine Öffnung der Krankenhäuser bei hochspezialisierten Leistungen durch institutionelle Ermächtigung ermöglicht. Mit dem *GKV-Wettbewerbsstärkungsgesetz* wurden diese Maßnahmen zum 01.04.2007 weiter ausgebaut bzw. vereinfacht. Inwieweit sich diese (vorsichtigen) Öffnungen der Krankenhäuser in der Praxis durchsetzen können, bleibt abzuwarten. Die Erfahrungen mit den bisherigen Maßnahmen, die eine Verzahnung der Sektoren ohne eine Integration auch der Organisations- und Finanzierungsstrukturen erreichen wollten, lassen skeptisch stimmen. Es wurde zwar die rigide Trennung aufgehoben – die Interessengegensätze der Sektoren bestehen aber unverändert.

Die Probleme, die die Umsetzung von Maßnahmen zur Verzahnung der Versorgungsbereiche bei unveränderten Organisations- und Finanzierungsstrukturen bereiten, zeigen, dass ein für die Patienten aufeinander abgestimmtes Angebot von Gesundheitsleistungen erst dann möglich ist, wenn *sektorübergreifende Organisationsstrukturen und Vergütungsformen* ermöglicht werden. Zudem macht es die vorgesehene Neuordnung der Zulassung zur ambulanten fachärztlichen Versorgung einschließlich der Beteiligung von Krankenhäusern und Krankenhausärzten erforderlich, in das DRG-Vergütungssystem stärker das ambulante Leistungsgeschehen einzubeziehen. Mit dem DRG-System wird es für das Krankenhaus auch finanziell interessant, eine qualifizierte ambulante Weiterbehandlung sicherzustellen, denn diese ermöglicht oft erst eine frühe Entlassung. Diesen finanziellen Anreiz kann das Krankenhaus aber nicht an den weiterbehandelnden Arzt weitergeben. Erst die integrierte Versorgung macht dies möglich.

4 Die Leistungen des Krankenhauses und ihre Bereitstellung

4.1 Medizinische und pflegerische Leistungen

Innerhalb des Gesundheitssystems haben die Krankenhäuser die Aufgabe, die Behandlungen von Patienten zu übernehmen, wenn eine kontinuierliche Unterbringung und medizinische Überwachung erforderlich ist. Insofern ließe sich die Hauptleistung eines Krankenhauses als die positive Beeinflussung des Gesundheitszustands des Patienten definieren. Eine Operationalisierung dieser Definition scheitert aber schon an der strittigen Definition des Begriffs „Gesundheit". Aber selbst wenn man sich auf eine Definition einigen könnte, blieben umfassende Probleme der Messbarkeit und Zurechenbarkeit. Man müsste in der Lage sein, den Gesundheitszustand des Patienten objektiv zu Beginn und am Ende der Behandlung messen zu können. Um den Anteil der Gesundung, die auf die Krankenhausleistung zurückzuführen ist, zu bestimmen, müsste ferner auch der fiktive Zustand festgelegt werden, der ohne die Krankenhausbehandlung eingetreten wäre (Breyer 1992, S. 87f.). Aus diesen Gründen werden zu der *Bestimmung des Krankenhausoutputs* gewöhnlich nicht die Änderungen des Gesundheitszustands herangezogen, sondern die für diesen Zweck erbrachten Leistungen, d. h. Inputs und Zwischenprodukte im Produktionsprozess von Gesundheit. Dieses Vorgehen hat zur Folge, dass die Leistungsspezifikation operationalisierbarer und messbarer wird, andererseits sinkt die Interpretierbarkeit des Ergebnisses als Beitrag zum Gesundungsprozess. Diese Erkenntnis ist wichtig, da sie beim Übergang zu den sogenannten „outputorientierten" Vergütungsformen eine Rolle spielt.

Weiterhin spielt auch das körperliche und seelische Wohlbefinden während des Krankenhausaufenthalts des Patienten eine Rolle. Neben der seelsorgerischen Betreuung sind insofern auch die Hotelleistungen, d. h. die Qualität von Unterkunft und Verpflegung als Leistung des Krankenhauses zu betrachten.

Aus ökonomischer Sicht handelt es sich bei der – wie auch immer definierten – Leistung des Krankenhauses um ein privates Gut, d. h. wir können vom Markt die Lösung des Allokationsproblems erwarten. Hiergegen wird eingewandt, Unsicherheiten und externe Effekte könnten in diesem Fall vorliegen. Die Unsicherheit kann zwei Bereiche betreffen: Zum einen besteht Unsicherheit bezüglich der Wahrscheinlichkeit, mit der Krankenhausleistungen in Anspruch genommen werden müssen und der (finanziellen) Schadenshöhe, zum anderen kennt der einzelne die Qualität der angebotenen medizinischen Leistungen nicht. Die erste Form von Unsicherheit kann zwar durch den Abschluss eines Krankenversicherungsvertrages nicht beseitigt, wohl aber in ihren Konsequenzen derart gemildert werden, dass sich die relevante Unsicherheit auf die Unkenntnis der Qualität und Effektivität der Behandlung reduziert. Diese Unsicherheit resultiert aus der *asymmetrischen Informationsverteilung* zwischen Patienten und Ärzten. In der Literatur werden vielfältige Mechanismen überlegt, um die Probleme dieser asymmetrischen Informationsverteilung zu mildern (Breyer, Zweifel, Kifmann 2005, 185ff.); jedoch ist nicht davon auszugehen, dass eine staatliche Bereitstellung oder Finanzierung von Krankenhausleistungen an diesen Konflikten grundsätzlich etwas ändert.

Externe Effekte liegen dann vor, wenn die Produktions- oder Konsumaktivitäten eines Wirtschaftssubjektes Auswirkungen auf das Wohlergehen eines anderen Wirtschaftssubjektes haben, ohne dass dies durch den Preismechanismus ausgeglichen wird. Ein klassisches Beispiel ist der Impfschutz. Dessen Nutzen kommt nicht nur der geimpften Person zugute sondern auch Dritten in Form einer niedrigeren Ansteckungsgefahr. Im Krankenhausbereich spielen derartige Externalitäten eine nur untergeordnete Rolle; ferner würde die durch den obligatorischen Krankenversicherungsschutz bewirkte nahezu „kostenlose" Bereitstellung von Krankenhausleistungen selbst im Falle von externen Effekten nicht zu einer Unterkonsumption des Gutes führen.

4.2 Kapazitätsvorhaltung als Versorgungssicherheit

Die Leistungen eines Krankenhauses beziehen sich aber nicht nur auf diejenigen, die tatsächlich als Patienten im Krankenhaus behandelt werden. Die Vorhaltung von Krankenhausbetten einschließlich der zugehörigen Ausstattung mit Personal und Geräten gibt allen Einwohnern im Einzugsbereich des Krankenhauses die Sicherheit, dass im Notfall eine adäquate stationäre Versorgung sichergestellt ist. Diesen Nutzen, der bei den Patienten durch die Option entsteht, das Gut in der Zukunft konsumieren zu können, nennt man *Optionsnutzen* (vgl. Weisbrod 1964). Ein Problem ist, dass diese Konsumenten, da sie das Gut ja nicht in Anspruch nehmen, diesen Nutzen nicht über Pflegesätze honorieren. Der soziale Wert der Einrichtung übersteigt aber somit die Summe der Behandlungsentgelte. Den Aspekt des Optionsnutzens kann man auch als Form der Kuppelproduktion interpretieren: Krankenhäuser erzeugen zugleich das private Gut der medizinischen Behandlung und das Optionsgut der Kapazitätsvorhaltung.

Die ökonomische Problematik aus der Existenz des Kuppelproduktes „Versorgungssicherheit" entsteht daraus, dass dieses Gut die Eigenschaften eines öffentlichen Gutes aufweist. Ein vorgehaltenes Krankenhausbett kann – bis zu einer gewissen Kapazitätsgrenze – die Optionsnachfrage mehrerer potentieller Besucher befriedigen. In diesem Sinne liegt hier Nicht-Rivalität im Konsum bis zur Kapazitätsgrenze vor. Von der Versorgungssicherheit durch die Kapazitätsvorhaltung kann auch niemand ausgeschlossen werden. Rein technisch gesehen wäre ein Ausschluss von dem privaten Kuppelgut der medizinischen und pflegerischen Versorgung möglich. Es wäre theoretisch denkbar, Personen, die sich an der Finanzierung nicht beteiligt haben, im Notfall von den Leistungen auszuschließen. Aus humanitären und rechtlichen Gründen würde aber eine solche Regelung schnell an ihre Grenzen stoßen. Für die Bereitstellung der medizinischen und pflegerischen Versorgung durch die Krankenhäuser ist es unbedeutend, dass das Ausschlussprinzip nicht angewandt werden kann, da der Gesetzgeber durch die Versicherungspflicht sichergestellt hat, dass die Krankenhäuser für ihre Aufwendungen bezahlt werden.

Entgeltfähig ist jedoch aus Sicht des Krankenhauses zunächst nur die medizinische Leistungserbringung, nicht aber die Kapazitätsvorhaltung. Das Ausmaß der Unterdeckung hängt aber entscheidend davon ab, ob die beiden Güter in einem Komplementär- oder Substitutionalitätsverhältnis stehen. Nur wenn die Inanspruchnahme der medizinischen und pflegerischen Leistungen des Krankenhauses ein geeigneter Indikator für die Inanspruchnahme des Optionsnutzens ist – die beiden Güter demnach Komplemente sind –, kann ein Aufschlag auf die Entgelte das Finanzierungsproblem der Vorhaltekosten relativieren. In der vorliegenden Situation wird dies nur eingeschränkt der Fall sein: so dürfte in einem Landkreis die tatsächliche Inanspruchnahme in einem anderen Verhältnis zum Optionsnutzen stehen als in einer Großstadt. Darüber hinaus ist fraglich, ob Krankenhäuser entsprechende Zuschläge in einem kompetitiven Umfeld durchsetzen könnten.

Eine *optimale Kapazitäts- und Bereitstellungsentscheidung* erfordert daher nicht-lineare Preise, zum Beispiel in Form einer Pauschale zur Abgeltung des Optionsnutzens und (Markt-) Preisen für die medizinischen und pflegerischen Leistungen. Für eine solche Lösung werden drei institutionelle Ausgestaltungen genannt: Die *Abgeltung des Optionsnutzen durch staatliche Zahlungen*, die *Club-Lösung* und die *Versicherungslösung*.

Die erste Lösung entspricht im Wesentlichen dem Status Quo. Die Vorhaltung der Krankenhäuser wurde zur öffentlichen Aufgabe erklärt und in der Form der Krankenhausplanung durch die Länder geregelt. Gleichzeitig übernehmen die Länder die Investitionskosten der Krankenhäuser unter der Annahme, dass damit die Vorhaltekosten abgedeckt seien. Jedoch ist fraglich, ob die Investitionskosten als Indikator für den Optionsnutzen geeigneter sind als die Pflegesätze. Zudem wird die Logik der Krankenhausplanung durch die zunehmende wettbewerbliche Orientierung des Gesundheitswesens in Frage gestellt: Weder können die Krankenhäuser nach individuellem betriebswirtschaftlichen Kalkül entscheiden, noch können die Krankenkassen Einfluss auf Umfang und Struktur der stationären Leistungserbringung nehmen. Als grundsätzliche Alternativen hierzu sind die Club-Lösung und die Versicherungs-Lösung denkbar (Kopetsch 1996, S. 212).

Bei der *Club-Lösung* treten potentielle Patienten einem „Krankenhausclub" bei, der ihnen im Bedarfsfall die stationäre Versorgung garantiert; ein Mitgliedsbeitrag sichert die Kapazitätsvorhaltung, während über die Pflegesätze die Inanspruchnahme abgegolten wird. Da aber das Ausschlussprinzip in dieser Situation nicht greift, also Nicht-Mitglieder nicht glaubwürdig von der Behandlung ausgeschlossen werden können, ist dieses Konzept nicht tragfähig. Ein „Krankenhausclub" wäre nur dann tragfähig, wenn der staatliche Zwang hinzukäme, um „Trittbrettfahren" zu unterbinden. Jeder wäre verpflichtet, sich in einen „Krankenhausclub" einzuschreiben und dort über Abgaben, analog z. B. zum Anliegerbeitrag, die Sicherstellung von Krankenhausleistungen mitzufinanzieren.

Anders sieht es mit der *Versicherungslösung* aus. Da nahezu die gesamte Bevölkerung in Deutschland krankenversichert ist, besteht hier das Trittbrettfahrerproblem nicht. Die Krankenkassen können also die Zahlungsbereitschaft ihrer Mitglieder für die Optionsnachfrage über die Zwangsbeiträge abschöpfen und an die Krankenhäuser weiterleiten. Man könnte die Krankenversicherungen dabei im obigen Sinne als Mehrprodukt-Clubs interpretieren, die neben der Krankenhaus-Versorgungssicherheit auch andere Gesundheitsgüter bereitstellen. Bei einer solchen Lösung handelt es sich um eine monistische Finanzierung nur in dem Sinne, dass die Vergütung der Krankenhäuser aus einer Hand erfolgt; praktisch müssten die Krankenversicherungen aber eine gespaltene Vergütung der Krankenhäuser vornehmen. Konsequenterweise müsste aber nicht nur die Finanzierungsfunktion auf die Krankenkassen übergehen, sondern auch die Steuerungsfunktion.

5 Finanzierung und Steuerung

5.1 Wiedereinstieg in die monistische Krankenhausfinanzierung?

Im gegenwärtigen System der Krankenhausfinanzierung gibt es eine Mischfinanzierung; die Bundesländer finanzieren die Krankenhausinvestitionen, während die laufenden Betriebsausgaben über die Pflegesätze von den Krankenkassen übernommen werden. Bei der *Investitionsfinanzierung* unterscheidet man einerseits die *Pauschalförderung*, die den Krankenhäusern unabhängig von der Bedürftigkeit, aber gestaffelt nach der Versorgungsstufe für die Beschaffung kurzfristiger Anlagegüter ausgezahlt wird. Für größere Investitionen, d. h. insbesondere Neubau, Umbau oder Erweiterungsbau, gibt es Zuschüsse, die beantragt werden müssen und entsprechend den nachgewiesenen Kosten vergeben werden. Unabdingbare Voraussetzung dafür, staatliche Investitionszuschüsse zu erhalten, ist die Aufnahme des Krankenhauses in den Krankenhausbedarfsplan des entsprechenden Landes.

Von ökonomischer Seite wird immer wieder auf die *Nachteile dieser dualen Finanzierung* hingewiesen (Hansmeyer, Henke 1998; Neubauer 2003; Felder et al. 2008). Die Investitionsfinanzierung ist von unmittelbarer Auswirkung auf die Betriebsausgaben des Krankenhauses, da mit den Investitionen auch die Betriebsabläufe im Krankenhaus festgelegt werden. Damit kommt es aber zwangsläufig zu einer Interessenskollision der beiden Finanzierungsträger. Im Zweifel werden die Landesbehörden einen Aufschub von Investitionen hinnehmen und dabei nicht berücksichtigen, dass diese Entscheidung durch unterbliebene Rationalisierungsinvestitionen oder nicht optimale Betriebsabläufe unnötig hohe Betriebsausgaben verursachen kann. Andererseits werden Krankenkassen ein Interesse haben, durch ein Vorziehen von Investitionen und übermäßige Investitionen in betriebskostensenkende Großgeräte (wie z. B. Nierensteinzertrümmerer) die Pflegesätze zu Lasten der Investitionsausgaben zu senken. Gegen die duale Krankenhausfinanzierung kann weiterhin eingewandt werden, dass, wenn sich das Investitionsvolumen letztlich durch die Länderhaushalte und somit durch die unterschiedliche Länderfinanzkraft bestimmt, eine bundeseinheitliche Krankenhausversorgung gefährdet sein kann. Schließlich ist mit der Gesundheitsreform eine stärkere wettbewerbliche Orientierung der Leistungsanbieter erwünscht. Dafür müssen aber die Geschäftsführungen der Krankenhäuser auch die Möglichkeit haben, sich wie Unternehmen zu verhalten. Vor diesem Hintergrund wirkt das Ausmaß der staatlichen Eingriffe in die Planung und die betriebswirtschaftlichen Abläufe nunmehr systemfremd.

Die Überlegungen in Kapitel 4.2 haben gezeigt, dass eine duale Finanzierung der Krankenhäuser nicht per se abzulehnen ist. Vielmehr richtet sich die *Kritik gegen die konkrete Ausgestaltung der dualen Finanzierung* im Sinne der gespaltenen Vergütung. Zwar könnte auch der Staat versuchen, neben den Pflegesätzen eine Pauschale zu definieren, durch die der Optionsnutzen aus der Versorgungssicherheit abgegolten wird. Praktisch dürfte es aber realistischer sein, diese Aufgabe dem Such- und Entdeckungsprozess des Marktes zu überlassen. Dies entspricht auch eher der gewünschten wettbewerblichen Orientierung des Gesundheitswesens.

Mit dem im Jahr 1993 in Kraft getretenen Gesundheitsstrukturgesetz begannen erste vorsichtige Schritte in Richtung Monisitik (Henke et al. 1995). Nach einer Entscheidung des Bundesverwaltungsgerichts vom 21.01.1993[6] sind bauliche Instandhaltungsaufwendungen nicht zu den förderungswürdigen Investitionskosten zu zählen. Seit dem Jahr 1997 sind diese Ausgaben pflegesatzfähig und werden durch einen Aufschlag von 1,1 % auf alle Vergütungssätze finanziert. In der Tendenz geht die Entwicklung also immer weiter zur *Krankenhausfinanzierung aus einer Hand.*[7] Diese Tendenz wird noch verstärkt durch die Investitionslücke, die die aus Gründen der Haushaltskonsolidierung rückläufigen Landesfördermittel hervorrufen (vgl. Henke, Mackenthun 2003). Krankenhäuser mussten diese Lücke zwangsläufig monistisch – d. h. mit Eigenmitteln – auffüllen. Vorreiter sind hier die privaten Krankenhausunternehmen.

6 BVerwG Neue Juristische Wochenschrift 1993, S. 2391 ff.

7 Ob der vom Bundesministerium für Gesundheit vorgeschlagene Übergang zur monistischen Finanzierung ab dem Jahr 2009 ähnlich wie bei der Gesundheitsreform 2000 im Bundesrat scheitert, bleibt abzuwarten.

5.2 Steuerungswirkung des Vergütungssystems

Von den Regelungen der Vergütungs- und Honorierungssysteme, d. h. der Mittelverwendung, gehen *Anreize* aus, die das medizinische Leistungsgeschehen in den verschiedenen Versorgungsbereichen wesentlich beeinflussen können. Sie sind Gegenstand von Reformüberlegungen, bei denen die Behandlungsergebnisse und ihre Qualität stärker in den Vordergrund rücken sollen. Mit der Wahl des Vergütungssystems werden folgende Steuerungsziele verfolgt: zum einen sollen Anreize zu wirtschaftlichem Handeln gesetzt werden, um technische Effizienz und ein optimales Faktoreinsatzverhältnis zu erreichen. Weiterhin wird Leistungsgerechtigkeit bezweckt, d. h. grundsätzlich soll gelten, dass es – über Einrichtungen und Sektoren hinweg – eine gleiche Vergütung für die gleiche Leistung geben soll, sowie mehr Geld für höherwertige Leistungen. Schließlich soll mit dem *Vergütungssystem* die maximale Behandlungsqualität gesichert werden. Die wesentlichen Folgen dieser Ziele sind einerseits, dass beim Bewertungsverfahren versucht wird, von retrospektiven (rückblickende) Vergütungssystemen überzugehen zu prospektiven. *Retrospektive Verfahren* setzen an Vergangenheitswerten an, in diesem Fall in der Regel an den Selbstkosten. Will man gemäß dem Motto „Leistung honorieren statt Kosten subventionieren“ zu *prospektiven Verfahren* übergehen, so erhält die Vergütung für das Krankenhaus immer stärker den Charakter von Preisen. Dies müssen aber keine Marktpreise sein, sondern können auch Verhandlungspreise, administrierte Preise oder Kostenfestpreise sein. Bezüglich der Abrechnungseinheiten ist die Folge, dass versucht werden muss, von einer inputorientierten zu einer stärker outputorientierten Bemessungsgrundlage überzugehen (vgl. Kap. 4.1). Wegen der bekannten Probleme der Leistungsdefinition im Krankenhaus müssen jedoch geeignete Indikatoren für den Krankenhausoutput gefunden werden.

Der erste Schritt vom *Selbstkostendeckungsprinzip* zu *leistungsorientierten Vergütungsformen* wurde in Deutschland im Jahr 1996 mit der Einführung von *Fallpauschalen* und *Sonderentgelten* gemacht. Diese deckten jedoch nur einen kleinen Teil des Leistungsgeschehens ab. Andere Bereiche wurden weiterhin kostenbezogen vergütet, was zu Kostenverlagerungen führte. Deshalb wurde dieses Mischsystem zum 01.01.2003 schrittweise durch ein neues, durchgängiges Entgeltsystem abgelöst. Dieses neue Entgeltsystem wird auf *DRG* (*Diagnosis Related Groups*; ein international bewährtes Klassifikationssystem für Behandlungsfallgruppen) basieren und die Vergütung für alle allgemeinen Krankenhausleistungen – mit Ausnahme der psychiatrischen Leistungen – für diese Fallgruppen pauschalieren. Die Selbstverwaltung hat sich zur Übernahme der Australian Refined DRG (AR-DRG) entschieden, die an deutsche Verhältnisse angepasst wurden (G-DRG). Nach der budgetneutralen Einführungsphase in den Jahren 2003 und 2004 wurden die Entgelte in der Konvergenzphase der Jahre 2005 bis 2008 in landesweit einheitliche *Basisfallpauschalen* überführt. Damit kommt es zu einer Art *Festpreissystem in der stationären Versorgung*, welches unter dem Aspekt des Anreizes zu kostengünstiger Leistungserstellung zu begrüßen ist. Weil aber die vorgesehenen landeseinheitlichen Basisfallwerte einen Preiswettbewerb verhindern, können die Krankenhäuser mögliche Effizienzvorteile nicht in Form niedrigerer Preise als unmittelbaren Wettbewerbsvorteil nutzen. Mit dem Ende der Konvergenzphase werden die kostenorientierten Budgets durch eine *leistungsorientierte Vergütung* ersetzt. Wie aber der ordnungspolitische Rahmen ab dem Jahr 2009 ausgestaltet wird, wurde noch nicht entschieden. Insbesondere muss geklärt werden, ob zukünftig auch ein Preiswettbewerb ermöglicht werden soll, indem die DRG-Vergütung die Rolle eines Referenz- oder Höchstpreissystems erhält.

Die DRG ermöglichen einen *Leistungswettbewerb*, der allerdings Transparenz hinsichtlich der Qualität voraussetzt, die bisher für die Patienten nur unzureichend gegeben ist. Daher muss die Vergütung über DRG von intensiven Qualitätssicherungsmaßnahmen begleitet werden. Der Gesetzgeber hat hier verschiedene Maßnahmen vorgesehen. Zum einen werden für bestimmte Behandlungsformen Mindestbehandlungsmengen definiert, die hohe Qualität durch ein Mindestmaß an Routine sicherstellen sollen. Dies wird zu einer zunehmenden Spezialisierung und zur Bildung von Kompetenzzentren für bestimmte medizinische Leistungen führen. Des Weiteren werden bundesweite Mindestanforderungen an Struktur- und Ergebnisqualität definiert und die Krankenhäuser ab 2005 verpflichtet, Qualitätsberichte zu veröffentlichen.

Da das DRG-System seit dem Beginn der Konvergenzphase im Jahr 2005 ökonomische Wirksamkeit entfaltet, lassen sich erste Auswirkungen feststellen (vgl. Braun et al. 2008). So haben sich die bislang im internationalen Vergleich überdurchschnittlichen Verweildauern weiter verkürzt, wenn auch zuletzt abgeschwächt. Die Abschwächung lässt sich durch eine Veränderung im Leistungsspektrum der Krankenhäuser erklären, da durch den Ausbau des ambulanten Operierens einfachere Fälle mit geringer Verweildauer nicht mehr vollstationär behandelt werden. Dies dürfte auch für den atypischen Rückgang der Fallzahlen seit DRG-Einführung erklären. Vom DRG-System wird auch ein Einfluss auf das Kodierverhalten der Krankenhäuser erwartet. Inwieweit es sich hierbei aber um ein *erlösgetriebenes upcoding* handelt, lässt sich methodisch nur schwer feststellen (vgl. Wasem et al. 2008).

Dieses System wird den Wettbewerb der Krankenhäuser untereinander verstärken.[8] Leistungsfähige Krankenhäuser werden profitieren, während unwirtschaftliche Stationen, Abteilungen und Häuser sich anpassen müssen und im Extremfall aus dem Markt ausscheiden. Davon wird auch die staatliche Krankenhausplanung betroffen sein. Zukünftig wird es unmöglich sein, Krankenhäuser an unwirtschaftlichen Standorten zu erhalten. Wird dies bei der Planung nicht berücksichtigt, kommt es zu Investitionsruinen.

Eine wichtige Aufgabe, die den Vergütungs- und Honorierungssystemen zukommt, ist, dafür Sorge zu tragen, dass keine falschen Anreize gesetzt werden, was den Ort der Leistungserbringung angeht. Dies bedeutet, dass sich langfristig die Honorierungs- und Vergütungssysteme der einzelnen Sektoren im Gesundheitswesen annähern müssen. Als erster Schritt bietet sich die Weiterentwicklung des DRG-Systems für belegärztliche und teilstationäre Leistungen an.

5.3 Sicherstellung der notwendigen Infrastruktur

Seit dem Inkrafttreten des Gesundheitsstrukturgesetzes ist es erklärtes politisches Ziel, mehr *Wettbewerb im Gesundheitswesen* zuzulassen, und damit auch mehr Wettbewerb zwischen den einzelnen Leistungsanbietern. Im Krankenhausbereich

8 Für eine Darstellung der Auswirkungen der Einführung von DRG auf den Verdrängungswettbewerb siehe Neubauer 2004.

ist dieser Prozess – bedingt auch durch die Umstellung auf leistungsorientierte Vergütungsformen – besonders weit fortgeschritten, sodass allgemein gefordert wird, dass *Krankenhäuser sich als Unternehmen* verstehen müssen. Von einem noch bestehenden Hindernis des Wettbewerbs, der dualen Finanzierung mit ihren verzerrenden Wirkungen, ist zu erwarten, dass sie zukünftig eine geringere Rolle spielen wird. Damit bleibt aber die Frage, wie der staatliche Sicherstellungsauftrag einer regional ausgeglichenen und bedarfsgerechten Versorgung der Bevölkerung im Wettbewerb noch aufrechterhalten werden kann. Dieses Problem wird noch dadurch verstärkt, dass es sich, wie bereits gezeigt, bei der Bereitstellung von Krankenhauskapazitäten um ein öffentliches Gut handelt.

Bisher erfolgt der staatliche Sicherstellungsauftrag über die Krankenhausplanung, die in den Verantwortungsbereich der einzelnen Bundesländer fällt. Bei dieser Planung handelt es sich um jährlich fortzuschreibende Investitionsprogramme, die für jeweils autark anzusehende Planungsregionen (Versorgungsgebiete) eine abgestufte Versorgung, das ist ein System aus verschiedenen Krankenhaustypen (Versorgungsstufen), gewährleisten sollen. Ausgangspunkt dabei ist der Grundsatz der zumutbaren Erreichbarkeit. Über die sogenannte *Bettenbedarfsformel*

$$\textit{Bettenbedarf} = \frac{\textit{Einwohnerzahl} \cdot \textit{Krankenhaushäufigkeit} \cdot \textit{durchschnittliche Verweildauer}}{\textit{Bettennutzung}}$$

wird der Bedarf eines Versorgungsraums – gewöhnlich durch Extrapolation – bestimmt und mit dem Ist-Zustand verglichen. Daraus leiten sich dann die Planungen bezüglich Errichtung, Wiederbeschaffung, Ergänzung, Stilllegung, Umstellung oder Auflagen ab. Weiteres Ziel ist die überbetriebliche *Abstimmung bei der Beschaffung von Großgeräten.*

Bei der Krankenhausplanung handelt es sich um eine indikative Planung. Durch die enge Verzahnung zwischen Planung und Finanzierung ist sie aber mit Sanktionen versehen. Die Aufnahme in den Krankenhausplan des entsprechenden Landes ist für jedes Krankenhaus Voraussetzung dafür, in den Genuss der staatlichen Investitionsfinanzierung und Pauschalförderung zu kommen. Da die Pflegesätze auch so bemessen sind, dass durch sie eine Refinanzierung von Investitionen in der Regel ausgeschlossen ist, ist für ein Krankenhaus die Aufnahme in den Krankenhausplan eine Frage seiner Existenz. Dadurch hat die Krankenhausplanung einen sehr hohen Grad an Verbindlichkeit.

Die *Krankenhausplanung* wird sehr stark in ihrer Methodik kritisiert (Gäfgen 1990, S. 286ff.). Problematisiert werden beispielsweise die methodische Verzerrung zugunsten bestehender Verhältnisse, die Unbestimmbarkeit des Bedarfsbegriffs und systematische Fehlplanungen. Bei der Planung wird die Optimalität der abgestuften Versorgung und gegebener Planungsgrößen vorausgesetzt. Als rein sektorale Planung wird sie sektorübergreifenden und prozessorientierten Angebots- und Leistungsstrukturen nicht gerecht. Viel gravierender ist aber die Auswirkung der Bedarfsplanung auf die krankenhausbetriebliche Entscheidungsfreiheit. Investitionen sind die zentrale unternehmerische Entscheidungsvariable im Krankenhaus über die zukünftige Entwicklung, Spezialisierung und Betriebsstruktur. Ohne diese Freiheit macht der gewünschte Wettbewerb wenig Sinn. Die mit der bestehenden Krankenhausplanung über Jahrzehnte aufgebauten Überkapazitäten werden insbesondere mit der Umstellung der Vergütung auf DRG noch weiter unter Druck geraten. Der damit angestoßene Wettbewerb um das „knappe Gut“ Patient steht im direkten Gegensatz zur Krankenhausplanung, die den Patienten geplanten Kapazitäten zuweist. Wie kann also bei zunehmender wettbewerblicher Ausrichtung der staatliche Sicherstellungsauftrag gewährleistet werden? Hier gibt es zwei ordnungspolitische Grundmodelle: Entweder man entscheidet sich für ein Konsensmodell, bei dem die Planung kooperativ durch Staat und Selbstverwaltung, das heißt der GKV-Spitzenverband, die Deutsche Krankenhausgesellschaft und eventuell die Kassenärztlichen Vereinigungen durchgeführt wird, oder man entwickelt ein wettbewerblich ausgerichtetes „Einkaufsmodell“, in dem jede Krankenkasse für sich die erforderlichen Kapazitäten plant und durch Verträge mit Krankenhäusern sicherstellt.

Vom Standpunkt der politischen Ökonomie fällt die Grundsatzentscheidung leicht. Das gegenwärtige System leidet unter dem Capture-Syndrom: die Regulierungsbehörden werden zu Gefangenen der Produzenteninteressen, d. h. sie versuchen, den Interessen der Krankenhäuser weitgehend selbst Rechnung zu tragen, da sie auch auf deren Zusammenarbeit und Informationsgrundlagen angewiesen sind. Tatsächlich kann man beobachten, dass hoher Bedarf gerade dort nachgewiesen wird, wo ohnehin schon die Bettendichte hoch ist und Entscheidungen immer auf die Sicherung bestehender Betriebe ausgerichtet sind, d. h. die Krankenhausplanung trägt eine inhärente Verzerrung zugunsten des Status Quo in sich. Insofern scheinen die Vorschläge plausibel zu sein, die Gegenseite, also die Krankenkassen als Ausgabenträger, als Gegengewicht mit an den Verhandlungstisch zu ziehen. Dies hätte zudem den Vorteil, dass die Planungskompetenz unterhalb der Länder weiter dezentralisiert werden und der Staat sich auf eine Rahmenplanung zurückziehen kann, die dann von den Vertragspartnern mit Inhalt gefüllt wird. Doch eine solche Situation des bilateralen Monopols zwischen den gemeinsam und einheitlich handelnden Krankenkassen auf der einen Seite und den Krankenhäusern auf der anderen birgt immer die Gefahr einer Einigung auf Kosten Dritter und stellt die Frage nach der Kontrollierbarkeit der Verbandsvertreter. Insgesamt ist von einer solchen korporatistischen Lösung eher eine Schwächung von Markt und Wettbewerb zu befürchten.

Wie könnte aber eine „Einkaufslösung“ aussehen? Das einfachste Modell wäre das einer *„Health Maintenance Organization“* (HMO). Dort wird dem Mitglied für eine fixe Prämie pro Jahr eine umfassende Behandlung durch HMO-Ärzte und in HMO-Krankenhäusern angeboten. Die HMO übernimmt also zusätzlich zu der finanziellen Absicherung des Krankheitsrisikos auch die Sicherstellung der Leistungserbringung. Mit entsprechenden Anpassungen ließe sich ein solches Modell auch auf den deutschen Krankenversicherungsschutz übertragen. Das System einheitlicher und gemeinsamer Versorgungsverträge mit beidseitigem Kontrahierungszwang würde durch einen wirksamen Vertragswettbewerb ersetzt. Gleichzeitig sollte dieser Vertragswettbewerb auch um eine Preisdimension erweitert werden. Damit müsste aber nicht vollständig auf die staatliche Aufsicht verzichtet werden; die Krankenkassen könnten weiterhin einem Kontrahierungszwang unterworfen werden und zu gewissen Mindestleistungsvolumina für definierte Versichertenpopulationen verpflichtet werden. Die anbieter- und objektorientierte Planung müsste zu leistungsorientierten Mindestvorgaben übergehen (vgl. Leber 2003). Einige Vorschläge, wie bei einem solchen Verfahren zwischen Kassen und Krankenhäusern abgerechnet werden könnte, z. B. durch ein Einschreibesystem, wurden schon entwickelt. Hier ist aber weitergehende Forschung notwendig, um ein praktikables System zu entwickeln, das auch bei einer wettbewerblichen Ausgestaltung eine regional ausgewogene Versorgung garantiert.

Literatur

Braun T, Rau F, Tuschen KH (2008) Die DRG-Einführung aus gesundheitspolitischer Sicht. In: Klauber J, Robra BP, Schellschmidt H (Hrsg.) Krankenhausreport 2007. Stuttgart, 3–22

Breyer F (1992) Preisbildung und Vergütung im stationären Sektor. In: Andersen HH, Henke KH, von der Schulenburg JM Graf (Hrsg.) Basiswissen Gesundheitsökonomie. Band 1: Einführende Texte. Berlin

Breyer F, Zweifel P, Kifmann M (2005) Gesundheitsökonomie. Berlin

Felder S, Fetzer S, Wasem J (2008) Was vorbei ist, ist vorbei. Zum Übergang in die monistische Krankenhausfinanzierung. In: Klauber J, Robra BP, Schellschmidt H (Hrsg.) Krankenhausreport 2007. Stuttgart, 143–153

Gäfgen G (1990) Gesundheitsökonomie. Grundlagen und Anwendungen. Baden-Baden

Göpffarth D, Milbrandt B (1998) Das Gesundheitswesen als Beschäftigungs- und Wachstumsfaktor. In: Zeitschrift für Gesundheitswissen. 6, 233–247

Hansmeyer KH, Henke KD (1998) Zur zukünftigen Finanzierung von Krankenhausinvestitionen. Staatswissenschaften und Staatspraxis. 8, 345–354

Henke KD (1997) Die Zukunft der Gesundheitssicherung. Jahrbücher für Nationalökonomie und Statistik. 216, 478–497

Henke KD (2000) Privatisierung öffentlicher Krankenhäuser, dargestellt am Beispiel Berlins. In: Vereinigte Krankenversicherung der Allianz. Festschrift anlässlich 75 Jahre Vereinte. München

Henke KD (2002) Ökonomische Grundlagen der Krankenhausreform in der Bundesrepublik Deutschland. Vierteljahresschrift für Sozialrecht. 5, 327–340

Henke KD, Mackenthun B (2003) Johanniter-Krankenhäuser vor erheblichen Herausforderungen. Johanniter-Orden, 2–4

Henke KD, Ade C, Lutz PF (1995) Der Krankenhaussektor im Gesundheitsstrukturgesetz (GSG). Volkswirtschaftliche Auswirkungen ausgewählter Reformschritte. Zeitschrift für Gesundheitswesen. 3, 6–20

Kopetsch T (1996) Krankenhausfinanzierung. Eine grundsätzliche Betrachtung. Sozialer Fortschritt. 45, 208–214

Leber WD (2003) Krankenhausplanung in Zeiten des Wettbewerbs. Führen & wirtschaften im Krankenhaus. 20, 185–189

Neubauer G (2003) Zur Zukunft der dualen Finanzierung unter Wettbewerbsbedingungen. In: Arnold M, Klauber J, Schellschmidt H (Hrsg.) Krankenhausreport 2002. Stuttgart, 71–91

Neubauer G (2004) Zur ökonomischen Steuerung der Krankenhausversorgung unter DRG-Fallpauschalen. In: Klauber J, Robra BP, Schellschmidt H (Hrsg.) Krankenhausreport 2003. Stuttgart, 101–119

Sachverständigenrat für die Konzertierte Aktion im Gesundheitswesen (Hrsg.) (2003) Gutachten 2003. Finanzierung, Nutzerorientierung und Qualität. Deutscher Bundestag, Berlin

Sloan FA (2000) Not-For-Profit Ownership and Hospital Behavior. In: Culyer AJ, Newhouse JP (Hrsg.) Handbook of Health Economics. Volume 1b. Amsterdam, 1141–1174

Statistisches Bundesamt (2008a) Statistisches Jahrbuch für die Bundesrepublik Deutschland 2008. Wiesbaden

Statistisches Bundesamt (2006b) Fachserie 12 Gesundheit. Reihe 6.1.1. Grunddaten der Krankenhäuser 2007. Online: http://www-ec.destatis.de (26.8.2009)

Statistisches Bundesamt (2008c) Fachserie 12 Gesundheit. Reihe 6.3. Kostennachweis der Krankenhäuser 2007. Online: http://www-ec.destatis.de (26.8.2009)

Statistisches Bundesamt (2008) Krankenhäuser. Einrichtungen, Betten und Patientenbewegung. Online: http.//www.destatis.de unter Weitere Themen/Gesundheit/Krankenhäuser/Tabellen (29.4.)

Wasem J, Rotter I, Focke A, Igl G (2008) Verändertes Kodierverhalten als eine der ungeklärten Herausforderungen der DRG-Einführung. In: Klauber J, Robra BP, Schellschmidt H (Hrsg.) Krankenhausreport 2007. Stuttgart, 49–59

Weisbrod BA (1964) Collective-Consumption Services of Individual-Consumption Goods. Quarterly Journal of Economics. 78, 471–477

Krankenhäuser als Dienstleistungsunternehmen

Dorothea Greiling

1 Geändertes Fremd- und Selbstverständnis der Krankenhäuser

Seit dem Gesundheitsstrukturgesetz vom 20. Dezember 1992, das die Abschaffung des Selbstkostendeckungsprinzips enthielt, hat sich ein deutlicher Wandel in der Betrachtung von Krankenhäusern vollzogen. Der gesamte Sektor befindet sich in einem deutlichen Transformationsprozess von traditionell verwaltungsmäßigen Strukturen hin zu unternehmerisch handelnden Akteuren. Während bis 1993 in Zeiten des Selbstkostendeckungsprinzips Krankenhäuser gegenüber den gesetzlichen Krankenkassen nur ausreichend Kosten nachweisen mussten und – sofern vorhanden – eine Gewinnerzielungsabsicht weitgehend in zu hohen Kostenansätzen versteckten, haben sich heute die Anreizstrukturen deutlich verändert.

Parallel zur Gesundheitsgesetzgebung können *drei Phasen der Entgelt- und Marktorientierung unterschieden werden:*

- 1972–1992: Retrospektives bzw. prospektives Selbstkostendeckungsprinzip zur Sicherung einer flächendeckenden Krankenhausinfrastruktur
- 1993–2002: Beitragssatzstabilitätsorientierte Neuorientierung im Interesse der Kostendämpfung
- seit 2003: Förderung des Wettbewerbs mit einer marktwirtschaftlich orientierten Ausrichtung

In einem dynamischen Markt müssen sich die einzelnen Krankenhäuser strategisch positionieren und im Qualitätswettbewerb bewähren. Eine Profilbildung und Abgrenzung gegenüber den lokalen, regionalen oder bundesweiten Wettbewerbern gehört mittlerweile zum Handwerkszeug des Krankenhausmanagements. Die folgende Tabelle stellt kontrastierend traditionelle und wettbewerbliche Anreizstrukturen gegenüber (Eichhorn, Greiling 2003, S. 31).

An die Stelle der Kostenerstattung ist die *Leistungsorientierung* getreten. Der bestehende Wettbewerbsdruck fordert, dass mittel- bis längerfristig nur diejenigen Krankenhäuser überleben, die sich im Wettbewerb um Patienten strategisch positionieren. Wie die Daten des Krankenhaus-Barometers 2007 des deutschen Krankenhausinstituts zeigen, hat das Risiko der Unterdeckung deutlich zugenommen (DKI 2007, S. 77 ff.), obwohl die Mehrzahl der Krankenhäuser derzeit noch mindestens mit einem ausgeglichenen Ergebnis rechnet. Anders als früher scheiden heute jedoch Grenzanbieter vom Markt aus. In einem Festpreissystem, wie es zurzeit noch die DRG (Diagonis Related Groups) darstellen, bildet die Qualität den entscheidenden Wettbewerbsparameter. Es ist zu erwarten, dass es nur jenen Krankenhäusern, die bei gegebenen Preisen den Patienten eine überdurchschnittliche Produkt- und Dienstleistungsqualität anbieten, gelingt, mittelfristig eine ausreichende Kapazitätsauslastung zu erreichen. Der bereits bestehende Kapazitätsabbaudruck hat sich durch die verweildauersenkenden Effekte der DRG verstärkt.

Im Zeitraum von 1995 bis 2002 sank die Verweildauer in den Akutkliniken durchschnittlich jährlich um 3,9 % (Braun, Rau, Tuschen 2008, S. 6). Bei den 25 am häufigsten abgerechneten DRG ging die durchschnittliche Verweildauer wesentlich dynamischer im Zeitraum von 2004 bis 2006 um 9,2 % zurück (ebd.). Bereits im vergangenen Jahrzehnt führten auf Landesebene restriktive Vorgaben in den Landeskrankenhausplänen zu einem deutlichen Bettenabbau. Die Zahl der Krankenhausbetten hat sich im Zeitraum von 1994 bis 2004 von 618.200 auf 531.300 aufgestellte Betten oder (prozentual ausgedrückt) um ca. 14 % reduziert. Unausgelastete Kapazitäten führen heute ganz selbstverständlich zum Kapazitätsabbau. Der zunehmende Kostendruck bedingt, dass sich heute die Einrichtungsträger über eine Kapazitätsreduzierung Gedanken machen, noch bevor von Seiten der Krankenhausplanungsbehörden entsprechende Signale ausgehen.

Tab. 1: Vergleich von Anreizstrukturen für Krankenhäuser.

Merkmale	**Traditionell**	**Wettbewerblich**
Bedeutung des Wettbewerbs	Abschottung vom Marktdruck	Bewähren am Markt
Marktstellung	Monopolistisch	Polypolistisch
Umweltdynamik	Gering	Hoch
Steuerungsmechanismus	Bürokratisch	Unternehmerisch
Finanzierung	Kostenerstattung	Wettbewerbspreise
Insolvenzrisiko	Keines	Hoch
Patientenorientierung	Schwach	Stark
Zielsetzung	Sachzieldominanz	Formal- und Sachzieldualität
Rationalisierungsdruck	Gering	Hoch
Reglementierungsintensität	Dirigistische Feinsteuerung	Gesetzgeberische Zurückhaltung
Vergütungsstruktur	Dominanz des BAT	Leistungsorientierte Vergütung

Im operativen Geschäft gilt es, *Rationalisierungsmöglichkeiten* und *Erlösverbesserungspotentiale* systematisch zu erschließen, um sich als kostenwirtschaftlich zu erweisen. Zu den zentralen Zielen der Einführung des G-DRG-Systems zählte die Förderung des bedarfsgerechteren und effizienteren Ressourceneinsatzes. Der Einsatz *betriebswirtschaftlicher Managementinstrumente* gewinnt im Krankenhaus in diesem Kontext an Bedeutung. Unabhängig von der Trägerschaft lassen sich seit Mitte der 1990er Jahre im gesamten Krankenhaussektor einschneidende aufbau- und ablauforganisatorische *Reorganisationsprozesse* (z. B. Rechtsformumwandlungen, Einführung von Ergebniscenter-Konzepten, Etablierung von Organisations- und Personalentwicklungsabteilungen, Kooperationen, Fusionen, Leitbildentwicklung, Qualitätsmanagementinitiativen, Outsourcing, prozessorientierte Ablaufgestaltung, Clinical Pathways) beobachten, die darauf abzielen, die Leistungsfähigkeit und Wirtschaftlichkeit zu erhöhen. Es findet außerdem eine Intensivierung des Einsatzes finanzwirtschaftlicher Informations- und *Steuerungssysteme* statt.

Um Kosteneinsparungen zu Lasten der Leistungsqualität zu verhindern, sehen sich Krankenhäuser steigenden gesetzlichen *Mindestqualitätssicherungsvorschriften* gegenüber. Bereits seit dem Gesetz zur Reform der gesetzlichen Krankenversicherung ab dem Jahr 2000 (GKV-Gesundheitsreformgesetz 2000) vom 16. Dezember 1999 können krankenhausindividuelle Verletzungen der Verpflichtungen zur Qualitätssicherung durch Budgetabschläge sanktioniert werden. Außerdem müssen die Krankenhäuser seit 2005 regelmäßig *Qualitätsberichte* veröffentlichen. Ein zentrales Anliegen der krankenhausindividuellen Qualitätsberichte besteht darin, Informationsasymmetrien zu Lasten der Patienten und niedergelassenen Ärzte zu reduzieren. Der alle zwei Jahre im Internet veröffentliche Qualitätsbericht enthält Angaben zu den Struktur- und Leistungsdaten des jeweiligen Krankenhauses, der *Qualitätspolitik*, den ergriffenen externen *Qualitätssicherungsmaßnahmen* und Angaben zum *Qualitätsmanagement*. Daneben haben die Selbstverwaltungspartner in einer Mindestmengenvereinbarung einen Katalog solcher planbarer Krankenhausleistungen verabschiedet, bei denen ein positiver Zusammenhang zwischen der Qualität des Behandlungsergebnisses und der Menge der erbrachten Leistungen vermutet wird (z. B. bei Lebertransplantationen, Nierentransplantationen, komplexen Eingriffen an der Speiseröhre und der Bauchspeicheldrüse sowie Stammzellentransplantationen). Erreicht ein Krankenhaus voraussichtlich die Mindestmengen nicht, darf dieses die entsprechende Leistung nicht mehr anbieten. Die Auswahl der unter die *Mindestmengenvereinbarung* fallenden Leistungen erfolgt unter Berücksichtigung evidenzbasierter Untersuchungsergebnisse sowie durch Vorschläge von Experten. Institutionelle Maßnahmen zur Stärkung der Patientenrechte ergänzen die gesetzgeberischen Interventionen zur Sicherung von Mindestqualitäten. 2004 erfolgte außerdem die Gründung des IQWiG (Institut für Qualität und Wirtschaftlichkeit im Gesundheitswesen), das als unabhängiges wissenschaftliches Institut den Nutzen medizinischer Leistungen für den Patienten untersucht. Zu den Institutsaufgaben gehören die Bewertung von Operations- und Diagnoseverfahren, Arzneimitteln und Behandlungsleitlinien. Auf der Basis der evidenzbasierten Medizin ist das IQWiG auch in die Entwicklung der *Disease Management Programme* (DMP) eingebunden.

Als weiterer Trend, der sowohl durch die DRG als auch durch Entwicklungen bei den Therapieverfahren gefördert wird, lässt sich die *Substitution stationärer Leistungen* durch *ambulante Leistungen* benennen. Seit dem GKV-Modernisierungsgesetz haben sich die Möglichkeiten für Krankenhäuser deutlich verbessert, ambulante Leistungen zu erbringen. Insbesondere die integrierten Versorgungskonzepte bieten (so die Auffassung der Deutschen Krankenhausgesellschaft) Krankenhäusern die Möglichkeit, sich von einem stationären Anbieter mit Versorgungsauftrag hin zu einem Dienstleistungsanbieter mit einem umfassenden Angebot weiterzuentwickeln. Deutliche Fallzahlsteigerungen beim ambulanten Operieren gab es in den Jahren 2004 (plus 60 %) und 2005 (plus 16 %). Für das Jahr 2006 hat das Krankenhaus-Barometer nur eine Fallzahlsteigerung von 9 % ermittelt (DKI 2007, S. 12).

Insgesamt lässt sich die Situation des Krankenhaussektors als diejenige eines Bereichs im Umbruch bezeichnen. Sowohl in den Augen des Bundes- und der Landesgesetzgeber als auch vom Selbstverständnis der Krankenhäuser her gesehen bestehen heute keine Zweifel mehr, Krankenhäuser als komplexe Dienstleistungsbetriebe, die unternehmerisch agieren müssen, zu betrachten.

2 Dienstleistungsbezogene Charakterisierung der Krankenhausleistungen

Nimmt man eine sektorenbezogene Klassifikation vor, werden Krankenhäuser sowohl in der Abgrenzung des statistischen Bundesamtes als auch gemäß den verschiedenen Sektorenklassifikationsschemata eindeutig dem Dienstleistungssektor zugerechnet.

Innerhalb der Definitionsversuche für Dienstleistungsunternehmen, die anstreben, zentrale mit Dienstleistungen assoziierte absatz- und produktionswirtschaftliche Charakteristika herauszuarbeiten, finden häufig die nachgenannten Kriterien Erwähnung. Ein wesentliches, kontrovers diskutiertes Kriterium bildet die *Immaterialität oder Unstofflichkeit*, Körperlosigkeit bzw. Substanzlosigkeit von Dienstleistungen. Dieses Kriterium dient dazu, Dienstleistungen von realen Sachgütern abzugrenzen (Hilke 1989, S. 14; Maleri 1997, S. 97 ff.) Die meisten im Krankenhaus erbrachten Hauptleistungen zählen zu den immateriellen Leistungen. Im Krankenhaus ist sowohl die eigentliche *Primärleistung*, die nach Eichhorn (Eichhorn 1997, S. 8 f.) zu einer unmittelbaren Statusveränderung des Patienten führt (z. B. krank/geheilt, gebessert/gestorben, pflegebedürftig/teilreaktiviert/vollreaktiviert), als auch die Mehrzahl der zu ihrer Leistungserstellung notwendigen *Sekundärleistungen* (Diagnose, Therapie, Pflege und bei den stationären Krankenhausleistungen ergänzend die Hotelversorgung) immateriell. Als Abgrenzungskriterium reicht die Immaterialität allein nicht aus, da es außer Dienstleistungen weitere immaterielle Güter gibt, wie z. B. Nominalgüter oder rechtliche Güter (Maleri 1997, S. 49).

Aus der Immaterialität resultiert eine Reihe von Besonderheiten für die Bewertung von Dienstleistungen. Diese gestaltet sich in der Regel schwieriger als im Sachleistungsbereich. Für Maleri fehlen für die Ermittlung der Outputqualität bei der Dienstleistungsproduktion weithin objektive Kriterien (ebd., S. 112). Während objektive Qualitätsbeurteilungsverfahren im Sachgüterbereich nach Maleri praktisch ausnahmslos an der jeweiligen materiellen Substanz anknüpfen, müssen diese Verfahren bei Dienstleistungen aufgrund der Dominanz immaterieller Leistungskomponenten zwangsläufig versagen, was wiederum zur Folge hat, dass Qualitätsurteile über Dienstleistungen zumeist weitaus mehr subjektive Komponenten aufweisen als entsprechende Urteile über die Qualität von Sachgütern. Benkenstein geht davon aus, dass die Dienstleistungsqualität nur bedingt einer (objektiven) Messung zugänglich ist (Benkenstein 1993, S. 1112). Die eigentliche Primärleistung des Krankenhauses – das Herbeiführen einer positiven Statusveränderung des Patienten – entzieht sich einer eindeutigen Nutzenmessung. Die Primärleistung des Krankenhauses ist in Teilen unberührbar. Die Nutzenstiftung, z. B. in Form einer Schmerzminderung oder -beseitigung beim Patienten, lässt sich nicht eindeutig in Geldeinheiten beziffern. Aus der gesundheitsökonomischen Evalutionsforschung sind die Probleme mit der Monetarisierung des entsprechenden Nutzens hinlänglich bekannt. Die Schwierigkeiten bei der Leistungsmessung setzen sich bei den *Sekundärleistungen* des Krankenhauses fort. Das Stadium der Krankheit sowie eventuell gegebene Nebendiagnosen beeinflussen patientenindividuell, was als medizinisch ausreichende und zweckmäßige Versorgung gilt. Die notwendige Individualisierung der Leistungserbringung führt dazu, dass sich eine leistungsgerechte, quantitative, ressourcenadäquate Leistungserfassung aufwendig gestaltet. Konzeptionelle Schwierigkeiten bestehen ferner bei der qualitativen Outputerfassung. Qualität im Krankenhausbereich hat stets eine subjektive und eine objektive Komponente. Durch den Vertrauensgutcharakter der Mehrzahl der Krankenhausleistungen kann der Patient auch nach Abschluss der Behandlung deren objektive Qualität in der Regel nicht beurteilen. Schwierigkeiten bereitet vor allem die Messung der Ergebnisqualität oder des Outcomes der zentralen Krankenhausleistungen. Im Gesundheitsbereich werden dafür häufig *globale oder personenbezogene Gesundheitsindikatoren* als objektive Maßstäbe herangezogen. Während globale Gesundheitsindikatoren (z. B. Morbiditäts- und Mortalitätsraten, durchschnittliche Lebenserwartung) der Messung des Gesundheitszustandes einer Population dienen und primär Informationen für die Gesundheitspolitik generieren, versuchen personenbezogene Gesundheitsindikatoren anhand von physischen, psychischen, mentalen und sozialen Merkmalen den Gesundheitszustand vor und nach einer Behandlung zu erfassen. Das beobachtbare Ergebnis hängt dabei nicht nur von dem Verhalten des Leistungsanbieters sondern auch von der Leistungsfähigkeit und Leistungsbereitschaft des Patienten ab. Die vom Krankenhaus erbrachte Leistung lässt sich nicht ohne weiteres von der Patientenleistung trennen. Identische Krankenhausleistungen können durch das Ausmaß der Patientenmitwirkung zu unterschiedlichen Ergebnissen führen.

Patientenbezogene Schwierigkeiten bei der objektiven Bewertung der Kernleistungen eines Krankenhauses führen dazu, dass zum Teil berührbare Ersatzindikatoren (wie Zimmerausstattung) als Substitute für ein Qualitätsurteil dienen. Natürlich fällt es Patienten leicht, subjektive Qualitätsurteile abzugeben. Insbesondere das Instrument der Patientenbefragung hat sich mittlerweile weitgehend etabliert. Allerdings gibt es Hinweise, dass teilweise eine deutliche Lücke zwischen der Durchführung von Patientenbefragungen und der Bereitschaft, aus den Ergebnissen Konsequenzen zu ziehen, besteht.

Als weiteres konstitutives Merkmal der Dienstleistungsproduktion im Krankenhaus lässt sich die Notwendigkeit der *Integration des externen Faktors* identifizieren. Die Leistungserstellung im Krankenhaus erfordert bei der Mehrzahl der medizinischen und pflegerischen Leistungen des Krankenhauses weitestgehend die Präsenz des Leistungsempfängers, sprich des Patienten.

Innerhalb des Dienstleistungssektors gibt es unterschiedliche Verfahren zur Abgrenzung verschiedener Dienstleistungstypen. Bereits Carp (1974, S. 81) unterscheidet nach der Art des Dienstleistungsobjektes Personen, Sachgüter, Informationen und Nominalgüter. Alewell und Rittmeier (1977, S. 13) verfeinern dieses Schema, indem sie als Leistungsobjekte Personen, Tiere, Sachgüter, Informationen und Nominalgüter differenzieren. Leistungen des Gesundheitswesens gehören nach Alewell und Rittmeier zu den physischen personenbezogenen Dienstleistungen. Auf Langeard geht die Unterteilung in Dienstleistungen mit aktiver oder passiver Beteiligung des dominierenden oder dominierten Leistungsabnehmers zurück. Krankenhausleistungen führt Langeard als Beispiel für eine passive Beteiligung dominierter Kunden an (Langeard 1981, S. 236).

In Abhängigkeit vom Interaktionsbezug zwischen Leistungserbringer und Leistungsnachfrage klassifiziert Klaus (1984, S. 470 ff.) Dienstleistungen in quasi-industrielle Dienstleistungen (z. B. Autoreparaturen, Telefondienste, Briefpost), gemischte Dienstleistungen und interaktionsorientierte Dienstleistungen. Zur letzten Gruppe zählen die Hauptdienstleistungen im Krankenhausbereich. Auf Mills und Margulies geht die Unterteilung zurück, innerhalb der *interaktionsorientierten*

Dienstleistungen weiter zu differenzieren in (Mills, Margulies 1980, S. 255 ff., siehe auch Eichhorn 1997, S. 5):

- *Persönlich-interaktive Dienstleistungen*: Bei dieser Gruppe von Dienstleistungen steht der Kundenkontakt unmittelbar im Zentrum. Der Kunde als externer Faktor ist in den Leistungserstellungsprozess direkt zu integrieren. Es handelt sich um Dienstleistungen, die in physischer, psychischer, intellektueller oder emotionaler Weise direkt auf den Kunden einwirken. Dies schließt den Einsatz von unterstützender Technik nicht aus, diese dominiert jedoch nicht. Ärztliche oder pflegerische Leistungen, Rechtsberatungen und Unterrichtsleistungen zählen zu diesem Dienstleistungstyp.
- *Problemlösend-interaktive Dienstleistungen*: Bei dieser Gruppe fällt das Ausmaß der permanenten Kundeneinbindung geringer aus. Als Beispiel lassen sich typische Leistungen einer Werbeagentur oder eines Architekturbüros anführen. Die jeweiligen Lösungen müssen zwar kundenindividuell gestaltet sein, doch fordert die Leistungserstellung nicht dominant die Anwesenheit des Kunden. Dieser bringt sich vor allem mit Informationen in verschiedenen Abschnitten des Leistungserstellungsprozesses ein.
- *Unterstützend-interaktive Dienstleistungen*: Zu dieser Gruppe zählen Dienstleistungen mit einer intensiven Technikunterstützung, bei denen die zwischenmenschliche Interaktion einen nachgeordneten Stellenwert hat. Standardbankdienstleistungen oder Leistungen eines Einwohnermeldeamts seien hier stellvertretend genannt.

Die von Krankenhäusern erbrachten medizinischen und pflegerischen Dienstleistungen lassen sich ganz eindeutig der ersten Gruppe zuordnen. Als zusätzlicher Produktionsfaktor kommt neben den klassischen Elementarfaktoren (menschliche Arbeitskraft sowie Betriebsmittel und Werkstoffe) als ein weiterer externer Produktionsfaktor der Patient hinzu. Die Hauptprodukte der Krankenhäuser, die sich in Anlehnung an § 107 SGB V in ärztliche und pflegerische Leistungen, Versorgung mit Arzneimitteln, Heil- und Hilfsmitteln, Unterkunft und Verpflegung sowie Verwaltungsleistungen differenzieren lassen, erfordern mit Ausnahme der Verwaltungsleistungen die Präsenz des Patienten bei der Outputerstellung. Siegfried Eichhorn spricht in diesem Zusammenhang von „kundenpräsenzbedingten Dienstleistungsbetrieben (Gastbetrieben)" (Eichhorn 1997, S. 1).

Im Leistungserstellungsprozess hat der Patient eine Doppelfunktion als Nachfrager und Co-Produzent. Im Vergleich zur Sachgüterproduktion zeichnet sich die Dienstleistungsgüterproduktion im Krankenhaus durch eine geringere Autonomie des Produzenten aus. Der Patient als Leistungsempfänger kann den Erfolg des Leistungsprozesses positiv durch Kooperation oder negativ durch eine Verweigerungshaltung beeinflussen. Bezogen auf Gesundheitsgüter ist in diesem Zusammenhang von einer Compliance-Problematik die Rede. Die Mitwirkungsbereitschaft und Mitwirkungsfähigkeit des Patienten beeinflusst sowohl den Ablauf als auch das Ergebnis des Produktionsprozesses.

Persönlich-interaktive Dienstleistungen stellen auch spezifische Anforderungen an den Leistungserbringer (Hilke 1989, S. 13). Neben den fachlichen Fähigkeiten muss der Leistungserbringer auch kontaktfähig, vertrauenswürdig und einfühlsam sein. Er sollte selbstbeherrscht sein, die nötige Flexibilität zeigen, auf individuelle Nachfragerwünsche während der Leistungserstellung reagieren und eine situationsbedingte Improvisationsgabe besitzen.

Die Dominanz persönlich-interaktiver Dienstleistungen setzt auch Grenzen für die Standardisierung des Produktionsablaufs. Industrielle Methoden der Standardisierung, der Massenfertigung und der Automatisierung von Arbeitsabläufen stoßen an eindeutige Grenzen. Dies schließt aber nicht aus, Prozessinnovationen durch interdisziplinäre Behandlungspfade zu erschließen.

Krankenhausdienstleistungen zeichnen sich in *produktionswirtschaftlicher Hinsicht* ferner durch eine mangelnde Lager- oder Speicherfähigkeit aus (Maleri 1997, S. 116; Morra 1996, S. 29 ff.). Kombiniert mit der Anforderung, dass die Krankenhauskapazitäten so bemessen sein müssen, dass eine Leistungsfähigkeit jederzeit gegeben ist, führt die Nichtlagerfähigkeit dazu, dass die Produktionskapazitätsvorhaltung des Krankenhauses auf Zeiten der Spitzenlast ausgerichtet und auch auf Krisen- und Extremsituationen eingestellt sein muss. Sowohl die Personaleinsatzplanung als auch die Lagerhaltung hat die Anforderung der jederzeitigen Leistungsfähigkeit zu berücksichtigen. Die Anforderungen variieren graduell in Abhängigkeit davon, ob ein Krankenhaus an der Notfallversorgung teilnimmt.

Anders als bei der Produktion materieller Güter, wirken sich in Dienstleistungsunternehmen Nachfrageschwankungen unmittelbar in Form von Beschäftigungsschwankungen aus. Im Vergleich zu Sachleistungsbetrieben bestehen geringere Möglichkeiten, Leerkosten in Nutzkosten umzuwandeln (Oettle 1970, S. 19). Solche Nachfrageschwankungen treten in den Krankenhäusern sowohl innerhalb eines Tages als auch in größeren Zeiträumen auf.

Als weiteres Charakteristikum der Leistungsproduktion im Krankenhaus lässt sich die beschränkte Substitutionalität der Produktionsfaktoren trotz des häufig beklagten Trends zur Apparatemedizin anführen (Morra 1996, S. 30). Als *restringierende Faktoren* gelten die unmittelbare Patientenbezogenheit und die Arbeitsintensität von Dienstleistungen (Corsten 1996, S. 22). Der Produktionsfaktor „menschliche Arbeitskraft" kann bei den krankenhausspezifischen Hauptleistungen nur in geringem Maße durch Maschinen ersetzt werden. Die patientenorientierten Dienstleistungen im Krankenhaus werden von Menschen für kranke Menschen erbracht. Aus der beschränkten Substitutionalität der Produktionsfaktoren resultiert, dass den diesbezüglichen Rationalisierungsbestrebungen Grenzen gesetzt sind. Die Volkswirtschaftslehre diskutiert diesen Sachverhalt unter dem Begriff der *negativen Preisstruktureffekte* zu Lasten des Gesundheitswesens. Nur bei den Krankenhausdienstleistungen, die keine unmittelbare Kundenpräsenz erfordern, lässt sich die menschliche Arbeitskraft gut durch Maschinen ersetzen. Beispielsweise übernehmen komplexe Analysegeräte im Krankenhauslabor zum Teil die Tätigkeiten von Labormitarbeitern, automatische Warentransportanlagen sollen Hol- und Bringdienste entlasten und der Einsatz von EDV im Krankenhaus dient zur Rationalisierung der Verwaltungstätigkeiten.

Aus *absatzwirtschaftlicher Sicht* ist das Uno-actu-Prinzip von besonderer Bedeutung (Herder-Dorneich, Kötz 1972, S. 18; Hilke 1989, S. 12; Meyer 1991, S. 198). Leistungsproduktion und Leistungsabgabe fallen im medizinischen und pflegerischen Bereich häufig zusammen. Es besteht eine Notwendigkeit der räumlichen und zeitlichen (partiellen) Simultanität von Produktion und Nutzung (Engelhardt, Kleinaltenkamp, Reckenfelderbäumer 1993, S. 419; Corsten 1998, S. 28). Meyer spricht in diesem Zusammenhang von der fehlenden Autonomie der Produktionsfunktion, die bewirkt, dass der Produktionsprozess unmittelbar zum Marketingprozess wird (Meyer 1991, S. 202). Die konstatierte Synchronität von Leistungserstellung und Leistungsinanspruchnahme bezieht sich dabei nur auf das jeweilige Endprodukt. Wie bei vielen anderen Dienstleistungen gehen in die Erstellung der Enddienstleistungen des Krankenhauses zum Teil Vorprodukte ein. So erfordert beispielsweise die Sekundärdienstleistung „Verpflegung“ Vorleistungen aus der Küche und dem Transportdienst. Die Dienstleistung „Therapie“ setzt voraus, dass sich die im Krankenhaus beschäftigten Mitarbeiter mit der Krankengeschichte des Patienten auseinandergesetzt haben, um eine geeignete Therapieabfolge auszuwählen. Das konstatierte Uno-actu-Prinzip bezieht sich somit nur auf die Endabwicklung der Leistungen an den Patienten. Corsten diagnostiziert deswegen eine partielle Simultanität von Produktion und Absatz (Corsten 1998, S. 28). Im Zusammenhang mit dem Uno-actu-Prinzip steht auch, dass Dienstleistungen sich durch eine begrenzte Reversibilität auszeichnen, in dem Sinne, dass eine Rückgabe oder ein Umtausch ausgeschlossen und Nachbesserungen nur zum Teil möglich sind (Meyer 1991, S. 200).

Charakterisiert man die Leistungen eines Krankenhauses aus informationsökonomischer Sicht, so handelt es sich bei Krankenhausdienstleistungen eindeutig um *Vertrauensgüter.* Es bestehen Informationsasymmetrien zu Lasten des Nachfragers. Weder den quantitativen noch den qualitativen Versorgungsumfang vermag der Nachfrager eindeutig zu beurteilen.

Zwischenresummierend lassen sich Krankenhäuser als Dienstleistungsproduzenten charakterisieren, die dominant hoch individualisierte persönlich-interaktive Dienstleistungen mit Vertrauensgutcharakter herstellen.

3 Krankenhäuser als Dienstleistungsanbieter

Der bestehende Wettbewerb führt dazu, dass Krankenhäuser als Dienstleistungsanbieter sich auf einem kompetitiven Markt positionieren müssen. Wollen sie mittelfristig eine ausreichende Kapazitätsauslastung erreichen, gelingt dies nur durch einen Einstellungswandel von einem anbieterdominierten zu einem *nachfragerorientierten Unternehmen.* Die darin zum Ausdruck kommende Marktorientierung bedeutet, dass die einzelnen Krankenhäuser sich gegenüber zentralen externen Stakeholdergruppen als leistungsfähig erweisen müssen. Bedingt durch die gespaltene Nachfragefunktion auf dem Markt für Krankenhausleistungen sind es nicht die Patienten allein, die als Kunden des Krankenhauses in Betracht kommen. Das sozialwirtschaftliche Mehrecksverhältnis bewirkt, dass ebenso private Krankenversicherungen und gesetzliche Krankenkassen als Finanzierungsträger sowie niedergelassene Ärzte ergänzend zum Patienten als nachfrageartikulierende Instanzen auftreten. Ausgelöst durch den Wettbewerbsdruck lassen sich Transformationsprozesse im Verhältnis zu diesen zentralen externen Stakeholdergruppen beobachten, die von dem einzelnen Krankenhaus ein stärkeres Auftreten als Dienstleistungsanbieter erfordern.

Bezogen auf die Gruppe der Patienten zielen Maßnahmen zur Stärkung der Patientensouveränität darauf ab, dass aus hilfsbedürftigen Patienten als Behandlungsobjekte Co-Produzenten werden. Unmündige Leistungsempfänger sollen sich dadurch zu Kunden in einem persönlich-integrativen Dienstleistungsbereich wandeln. Als Kunden haben Patienten dezidiertere Ansprüche an die Dienstleistungserstellung als Behandlungsobjekte. Der Dienstleistungsorientierung in Bezug auf die Mehrzahl der Patienten steht auch entgegen, dass es in den vergangenen Jahren zu einer Arbeitsverdichtung durch einen erhöhten Patientendurchsatz und vermehrten Dokumentationsaufwand gekommen ist (Schmitt, Möller 2007, S. 13). Im internationalen Vergleich sind die Arzt-Patientenrelation und die Pflegekraft-Patientenrelation in deutschen Krankenhäusern hoch. Während in Deutschland laut Daten des OECD Health Reports auf eine Vollkraft 20 Entlassungen kommen, liegt der Median im internationalen Vergleich bei 12 Entlassungen je Vollkraft (Wettke 2007, S. 25).

Im Widerspruch zu der geforderten Dienstleistungsorientierung stehen ferner Untersuchungsergebnisse, die trotz des Anstiegs der Anzahl der Vollzeitkräfte im ärztlichen Dienst darauf hindeuten, dass nur noch im Ausnahmefall eine persönliche Beziehung zum Patienten hergestellt werden kann und nur noch bei Problemfällen die kommunikations- und reflexionsintensive Expertise angefahren wird (Vogd 2006, S. 104). Der Personalabbau im pflegerischen Bereich reduziert ebenfalls die Zeit für zwischenmenschliche Kontakte, Zuwendung und Fürsorge gegenüber den Patienten (Braun, Rau, Tuschen 2008, S. 8).

Während es einerseits zumindest Indizien für eine Abnahme der persönlichen Zuwendungskomponente gibt, lassen andererseits enge Budgetsteigerungsgrenzen sowohl Krankenhäuser (als auch niedergelassene Ärzte) jenseits der GKV-Leistungen darüber nachdenken, welche Zusatzleistungen sie anbieten können. Rund ein Drittel der Krankenhäuser offeriert mittlerweile medizinische Wahlleistungen ergänzend zur wahlärztlichen Behandlung, wobei das Angebot spezieller Gesundheitsleistungen bei Krankenhäusern mit steigender Bettengröße zunimmt (DKI 2007, S. 14). Die erste Euphorie, zahlungskräftige ausländische Patienten als neue Zielgruppe insbesondere aus dem Nahen Osten zu umwerben, ist bereits wieder abgeflacht.

Neue Informationswege durch das Internet und eine permanente Auseinandersetzung mit Gesundheitsthemen in den Medien sorgen dafür, dass zumindest das *Informationsangebot* steigt, mit dem Patienten im Fall von elektiven Eingriffen ihre Informationsasymmetrien verringern können. Verbraucherberatungsstellen widmen sich zunehmend dem Gesundheitsmarkt. Zeitschriften verzeichnen einen Auflagenboom, wenn sie ein fachgebietsbezogenes Ranking von Klinikabteilungen veröffentlichen. Verschiedene Maßnahmen der Bundesregierung haben das Ziel, durch institutionelle Maßnahmen (z. B. Patientenbeauftragte, Beschwerdestellen, Unterstützung von Beratungsangeboten) Informationsdefizite zu Lasten der Patienten zu reduzieren. Einschränkend ist anzumerken, dass es sich bei der Förderung der informationsbezogenen Patientensouveränität nur um Schritte in Richtung des Ideals des souveränen Konsumenten handelt. Mikroökonomisch zählen Gesundheitsgüter zu den Leistungen, bei denen der Patient nur eine eingeschränkte Konsumentensouveränität besitzt. Die Komplexität der Sachverhalte, die Einschränkungen des rationalen Wahlverhaltens durch die Ausnahmesituation „Krankenhausaufenthalt", die Tatsache, dass die Mehrzahl der Patienten gar nicht die Preise der Behandlung kennt und die Art der GKV-Finanzierung tragen dazu bei, dass es zu Abweichungen vom Ideal des rational handelnden Konsumenten kommt, der nach Maßgabe der eigenen Kaufkraft entsprechend seinen Präferenzen handelt. Auf den Vertrauensgutcharakter von Krankenhausleistungen wurde bereits hingewiesen.

Im vergangenen Jahrzehnt hat sich die Stellung einer weiteren bedeutenden Anspruchsgruppe, die der *Krankenkassen*, gewandelt. Ihre Marktmacht hat deutlich zugenommen. Intern stehen die gesetzlichen Krankenkassen bei einer steigenden

Nachfrage nach Gesundheitsdienstleistungen nicht zuletzt durch eine Wachstumsschwäche der beitragspflichtigen Einnahmen vor großen Finanzierungsherausforderungen, die der Diskussion um die Wirtschaftlichkeit und Leistungsfähigkeit im Gesundheitsbereich und dessen, was als medizinisch ausreichende Versorgung gilt, Vorschub leisten. Im Interesse der nicht erreichten Sicherung der Beitragssatzstabilität prägten Nullrunden in den vergangenen Jahren zunehmend die Ergebnisse der Pflegesatzverhandlungen. Durch die steigende Verbreitung von Managed-Care-Elementen und die Diskussion um Rationalisierungspotentiale im Gesundheitswesen beginnen die gesetzlichen Krankenkassen, sich zunehmend als patientenstrom(mit-) steuernde Partner zu begreifen. Kommt es im Zuge einer Förderung der Wettbewerbsorientierung zu einer Lockerung oder Aufhebung des Kontrahierungszwanges nach § 109 SGB V, müssen Krankenhäuser sich nicht nur gegenüber den Finanzierungsträgern in toto sondern gegenüber den einzelnen gesetzlichen oder privaten Krankenkassen als wirtschaftlich leistungsfähig erweisen. Als ordnungspolitische Option werden Selektivverträge ab 2009 zumindest andiskutiert. Als bereits heute praktizierter Einstieg in selektive Verträge mit den gesetzlichen Krankenkassen, bei denen knapp 90 % der Bevölkerung versichert sind, sei auf Vereinbarungen im Rahmen der integrierten Versorgung oder im Zuge von Disease-Management-Programmen verwiesen.

Krankenhäuser beginnen zunehmend, die *strategische Rolle der einweisenden Ärzte* zu erkennen. Insbesondere bei älteren Patienten kommt dem einweisenden Arzt eine herausgehobene Rolle zu. Während in der Vergangenheit die Kommunikation mit den einweisenden Ärzten oft zeitlich verzögert erfolgte, bemühen sich heute zunehmend mehr Krankenhäuser um gute Beziehungen zu den niedergelassenen Ärzten. Im Rahmen der integrativen Versorgung oder Disease-Management-Programmen gehen Krankenhäuser Kooperationsbeziehungen mit niedergelassen Ärzten ein. Trotz einiger Verbesserungen ist das Entlassungsmanagement von Krankenhäusern gegenüber den niedergelassenen Ärzten noch verbesserungsbedürftig. Während von den am Krankenhausbarometer 2007 teilnehmenden 788 Krankenhäusern ca. 40–50 % in das Entlassungsmanagement bei Bedarf Rehabilitationskliniken, Pflegeeinrichtungen und Kostenträger mit einbeziehen, fallen die Kooperationen mit den weiterbehandelnden Vertragsärzten eher unterproportional aus (DKI 2007, S. 75).

Der gestiegene Wettbewerb führt dazu, dass Krankenhäuser heute unter einem spürbaren Druck stehen, sich als attraktiver Dienstsleistungsanbieter zu präsentieren. Die besonderen Vorteile des eigenen Hauses gilt es gegenüber den zentralen Stakeholdergruppen zu kommunizieren. Als Dienstleistungsanbieter im Wettbewerb orientierten sich Krankenhäuser zunehmend am Leitbild einer *marktorientierten Unternehmensführung*.

Die *strategische Positionierung* des einzelnen Krankenhauses erfordert, innerhalb des Rahmens staatlicher Krankenhauspläne, Entscheidungen über das spezifische Krankenhausleistungs- und Qualitätsprofil zu treffen, um sich vor allem gegenüber lokalen oder regionalen Konkurrenten abzugrenzen und zu profilieren.

Zu den leistungsspektrumsmäßigen Weichenstellungen gehören auch Entscheidungen über strategische Partnerschaften. Diese sind nicht nur ein Instrument zur Profilbildung sondern auch zur Reduktion des Wettbewerbsdrucks. Kooperationen zielen auch darauf ab, Größendegressionseffekte zu erschließen, Leistungsspezialisierungen zu ermöglichen oder ein integriertes Leistungsangebot im Verbund zu offerieren. Der Trend zur Spezialisierung wird durch das DRG-System gefördert. Seit der verbindlichen Einführung der DRG im Jahre 2004 ist ein deutlicher Trend zur Umstrukturierung der Fachabteilungen zu beobachten. Durch die Bildung von Leistungsbereichen, Schwerpunkten etc. versuchen sich Krankenhäuser leistungsspektrumsmäßig von den Wettbewerbern abzugrenzen. Seit 2004 sind zudem knapp die Hälfte aller Krankenhäuser Kooperationen mit anderen Krankenhäusern eingegangen, wobei größere Häuser kooperationsfreudiger sind als kleine Krankenhäuser (DKI 2007, S. 29). Im Zuge der vertikalen Integration positionieren sich insbesondere größere Krankenhäuser als Fokalunternehmen in einem Netzwerk. Dies ermöglicht es, ein umfassenderes Dienstleistungsangebot zu präsentieren und gleichzeitig die Wettbewerbsposition zur Sicherung der Überlebensfähigkeit abzusichern.

Wendet man sich den eher *operativen Instrumenten des Krankenhausmarketing* zu, zählen Patientenbroschüren, das Bekenntnis zu einer hohen Patientenorientierung in Krankenhausleitbildern und Patientenbefragungen ebenso wie eine Internetpräsentation des Krankenhauses mittlerweile zu den Routineelementen des Krankenhausmarketing. Public-Relations-Aktionen kommen in Krankenhäusern ebenfalls bereits seit einiger Zeit zur Bildung eines spezifischen Images zum Einsatz. Zu den Instrumenten des Beziehungsmarketing gegenüber niedergelassenen Ärzten zählen heute neben spezifischen Fort- und Weiterbildungsveranstaltungen auch verlässlichere Dialogstrukturen, beispielsweise durch feste Ansprechpartner und zeitlich verlässlichere Arztbriefe. Schon seit einiger Zeit betreiben Krankenhäuser eine systematische Beziehungspflege zu den Finanzierungsträgern, um die eigene Leistungsfähigkeit zu präsentieren.

Zur *Steigerung der Dienstleistungsorientierung* gehört ebenfalls eine Optimierung der internen Prozessabläufe in den Krankenhäusern. Die traditionelle Versäulung in Kombination mit einem Abteilungsdenken war von zahlreichen Schnittstellenproblemen begleitet. Nicht nur aufgrund des steigenden wirtschaftlichen Drucks, sondern auch als Instrument des Qualitätsmanagements haben Krankenhäuser Schritte zur Verbesserung ihrer internen Abläufe eingeleitet. Es lassen sich verstärkte Aktivitäten in Bezug auf eine Implementierung von Patientenpfaden beobachten. Ohne diese wären die Verweildauersenkungen der vergangenen Jahre nicht erreichbar gewesen. Patientenpfade oder Clinical Pathways stellen diagnosebezogene abteilungs- und berufsgruppenübergreifende Handlungsleitlinien dar, die unter medizinischen und ökonomischen Aspekten konsensfähige Behandlungsmaßstäbe für den Behandlungsablauf setzen. Solche Clinical Pathways entstehen nicht nur krankenhausintern, sondern auch im Verbund mit Kooperationspartnern, beispielsweise im Zuge von Disease-Management-Programmen. Gut abgestimmte Prozesse können als vertrauensförderndes Qualitätssignal wirken. Gerade weil der Patient in der Regel die Qualität der medizinischen Leistung nicht beurteilen kann, dient die wahrgenommene Schnittstellenqualität neben der Infrastrukturausstattung und der Qualität des Essens häufig als Ersatzindikator. In das Qualitätsurteil eines Patienten fließen nicht nur Ergebnisqualitätsmerkmale wie Heilungserfolg, Diagnosesicherheit oder subjektive Wahrnehmung der Änderung des Gesundheitszustands ein, sondern auch Urteile über Potentialmerkmale (z. B. Modernität des Umfelds, Stand der medizinischen Ausrüstung, Reputation der behandelnden Ärzte) und über Prozessmerkmale (Wartezeiten, Kontaktstil, Therapieverlauf) (Donabedian 1980, S. 81 ff.). Lange Wartezeiten, verschobene Operationstermine, verzögerte Konsile, unfreundliche Umgangsformen, verspätete oder unvollständige Informationen über Behandlungsabläufe oder deren Änderung bleiben dem Patienten oft länger in Erinnerung als die eingetretene Genesung (Thiex-Kreye 1999, S. 44). Ob durch die Clinical Pathways als organisationale Routinen die patientenbezogene Dienstleistungsorientierung generell gefördert oder aber der Gefahr der routinierten Patientenabfertigung Vorschub geleistet wird, lässt sich derzeit nicht abschließend beurteilen. Die Verbesserung der Prozesseffizienz kann einerseits Freiräume für die Steigerung der Beziehungsqualität schaffen, die aber andererseits durch die dann möglichen Fallzahlsteigerungen überkompensiert werden können.

4 Anforderungen an das Krankenhaus-Controlling

Lässt man die Veränderungen im Gesundheitsbereich Revue passieren, reicht es nicht mehr aus (wie häufig in der Vergangenheit geschehen), Controlling im Krankenhausbereich mit operativem Controlling gleichzusetzen. In einem Umfeld, in dem es zunehmend relevanter wird, sich im Wettbewerb als leistungsfähiger Dienstleister strategisch zu positionieren, gewinnen Informationen wie sie das strategische Controlling liefert, an Bedeutung (siehe hierzu die Beiträge von Kruse und von der Schulenburg in diesem Band). Als *Führungsunterstützungsinstrument* fällt dem strategischen Controlling die Aufgabe zu, die strategische Planung und Kontrolle zu unterstützen. Zu den eingesetzten Instrumenten zur Generierung strategischer Informationen zählen beispielsweise das Erfahrungskurvenkonzept, das Lebenszykluskonzept, SWOT-Analysen, Potenzialanalysen und Portfolioanalysen. Instrumentenabhängig steht entweder die Gewinnung strategischer Basisinformationen, die Beurteilung des Krankenhauses im Vergleich zu den Wettbewerbern oder die Beurteilung von Teilbereichen im Mittelpunkt. Ohne diese Daten wird es dem Krankenhausmanagement nicht gelingen, dienstleistungsbezogene Erfolgspotentiale zu identifizieren und organisationsinternen Schwachstellen entgegen zu steuern. Von der Ausgangslage her findet eine solche strategische Planung in einem traditionell strategieunerfahrenen Bereich statt, in dem zudem Regulierungen den strategischen Aktionsradius einschränken und ein nur bedingt vorhersehbarer gesetzgeberischer Interventionismus so manche strategische Planung zur Makulatur werden lässt.

Unter Steuerungsaspekten lässt sich auch im Krankenhausbereich im Rahmen des strategischen Controllings vermehrt eine Auseinandersetzung mit *Performance Management Ansätzen* beobachten. Zu den am meist diskutierten Ansätzen gehört in diesem Zusammenhang die Adaption der von Kaplan und Norton entwickelten *Balanced Scorecard*, die sich von ihrem Selbstverständnis als strategisches Managementsystem zur Sicherstellung der Strategieimplementierung versteht. Als strategisches Managementsystem will die Balanced Scorecard die Lücke zwischen strategischer und operativer Planung schließen und die Organisation dazu befähigen, sich an die Strategie anzupassen und diese zu verfolgen (Kaplan, Norton 1997, S. 19). Als multikriterielle Kennzahlenzusammenstellung gehen in die Balanced Scorecard auch nicht-finanzielle Indikatoren ein. Die Ursprungs-Scorecard von Kaplan und Norton umfasst eine Finanz-, Kunden-, Prozess- sowie Lern- und Entwicklungsperspektive. Mittlerweise gibt es eine zunehmende Anzahl von Gestaltungsvorschlägen (z. B. Reisner 2003; Wendel 2001) und Praxisbeispielen (z. B. Conrad 2001; Greulich et al. 2002) zum Einsatz der Balanced Scorecard als strategisches Steuerungssystem im Krankenhaus. Die Kundenperspektive mutiert dabei meist zu einer *Stakeholderperspektive*, bei der dienstleistungsorientiert die Frage im Mittelpunkt steht: „Was müssen wir unseren externen Stakeholdern bieten, um unsere Vision zu verwirklichen?“

Wendet man sich den funktionalen Teilbereichen des Controllings zu, kommt – aufgrund der herausragenden Bedeutung des Faktors Arbeit – dem *Personalcontrolling* (siehe dazu den Beitrag von Hentze und Kammel in diesem Band) ein anderer Stellenwert im Dienstleistungsbetrieb Krankenhaus zu, als in einem Industriebetrieb, da im Krankenhausbereich der Anteil der menschlichen Arbeitskraft am Leistungsprozess den Sachgütereinsatz überwiegt. Angesichts eines Personalkostenanteils von 65–70 % benötigt ein modernes Krankenhausmanagement fundierte Controllinginformationen im Hinblick auf den Faktor Arbeit. Durch den starken Kostendruck in Krankenhäusern kommt der wirtschaftlichen Gestaltung aller personalwirtschaftlichen Prozesse eine zentrale Bedeutung zu.

In einem Markt, in dem vor allem ein *Qualitätswettbewerb* stattfindet, besitzt das *Qualitätscontrolling* einen besonderen Stellenwert. Durch die DRG sind in den vergangenen Jahren vor allem Schwachstellen in den Ablaufprozessen in den Blickwinkel geraten. Im Zuge von internen und externen Qualitätsvergleichen spielen auch Ergebnisqualitätsfaktoren eine zunehmend wichtigere Rolle. Mit dem teilweise durch den Gesetzgeber ausgelösten Druck der Etablierung von Qualitätsmanagementsystemen zur Selbst- oder Fremdevaluation erhöhen sich die Anforderungen an das Qualitätscontrolling. Als Instrument des Qualitätsmanagements und zur Abgrenzung gegenüber Mitanbietern gewinnen Zertifizierungen an Bedeutung. Von solchen Zertifikaten geht eine Signalwirkung gegenüber externen Stakeholdern aus, dass die zertifizierten Bereiche eines Krankenhauses national oder international konsensfähigen Qualitäts(mindest)standards genügen. Mittlerweile können Krankenhäuser aus einer Fülle von branchenübergreifenden Angeboten und branchenspezifischen Zertifizierungsverfahren (z. B. Kooperation für Transparenz und Qualität, ProcumCert) auswählen. Die Aufbereitung dieser Informationen gehört zu den Aufgabengebieten des Qualitätscontrollings. Mit der Einführung der *obligatorischen Qualitätsberichte* ist ein weiteres Aufgabenfeld hinzugekommen.

An der Schnittstelle zwischen Qualitätsmanagement und klassischem Finanzcontrolling hat sich im Krankenhausbereich seit wenigen Jahren das neue Berufsbild des Medizincontrollers etabliert. *Medizincontrolling* spezialisiert sich laut Definition der Bundesärztekammer auf die medizinischen Leistungen als Teilgebiet des Controllings. Das inhomogene Aufgabenspektrum von Medizincontrollern, die in der Regel eine ärztliche Vorbildung haben, reicht von Schulungen im Rahmen der Weiterentwicklung der als lernendem System angelegten G-DRG, Maßnahmen zur Verbesserung der Kodierqualität und des DRG-Berichtswesens bis hin zur EDV-technischen Unterstützung der Umstellungsprozesse und der Leitung oder Moderation von qualitätsmanagementbezogenen Projektzirkeln. Im Zentrum der Aufgaben der Medizincontroller stehen somit Aspekte der kontinuierlichen Verbesserung der Dienstleistungsqualität.

Betrachtet man den Wandel von Krankenhäusern hin zu modernen Dienstleistungsanbietern, ergeben sich auch für das klassische, eher operative Finanzcontrolling neue Aufgabenfelder. Meist fällt es der Stabsstelle Controlling zu, die traditionell schlecht entwickelte Kosten- und Leistungsrechnung zunächst zu einer Kostenträgerrechnung weiterzuentwickeln oder eine Prozesskostenrechnung zu etablieren. Die primär auf finanzwirtschaftliche Steuerungsgrößen ausgerichtete interne Budgetierung gilt es um qualitative Indikatoren zu erweitern.

Literatur

Alewell K, Rittmeier B (1977) Dienstleistungsbetriebe als Gegenstand von Regionalfördermaßnahmen. Gießen

Benkenstein M (1993) Dienstleistungsqualität. Zeitschrift für Betriebswirtschaft. 63, 1095–1116

Braun T, Rau F, Tuschen KH (2008) Die DRG-Einführung aus gesundheitspolitischer Sicht. Eine Zwischenbilanz. In: Klauber J, Robra BP, Schellschmidt H (Hrsg.) Krankenhausreport 2007. Stuttgart, New York, 3–22

Carp HJ (1974) Der Transformationsprozess in Dienstleistungsunternehmen. Berlin

Corsten H (1996) Rationalisierungsmanagement in Dienstleistungsunternehmen. Schriften zum Produktionsmanagement. Arbeitspapier Nr. 6. Kaiserslautern

Corsten H (1998) Dienstleistungsmanagement. Oldenbourg, München, Wien

Conrad HJ (2001) Balanced Scorecard als modernes Management-Instrument im Krankenhaus. Kulmbach

Deutsches Krankenhausinstitut (2007) Krankenhaus Barometer. Umfrage 2007. Düsseldorf

Donabedian A (1980) The Definition of Quality and Approaches to its Assessment. Health Administration Press. Michigan

Eichhorn S (1997) Integratives Qualitätsmanagement im Krankenhaus. Stuttgart

Eichhorn P, Greiling D (2003) Das Krankenhaus als Unternehmen. In: Arnold M, Klauber J, Schellschmidt H (Hrsg.) Krankenhausreport 2002. Stuttgart, New York. 31–41

Engelhardt WH, Kleinaltenkamp M, Reckenfelderbäumer M (1993) Leistungsbündel als Absatzobjekte. Ein Ansatz zur Überwindung der Dichotomie zwischen Sach- und Dienstleistungen. Schmalenbachs Zeitschrift für betriebswirtschaftliche Forschung. 45, 395–436

Greulich A, Berchtold P, Löffell N (2002) Balanced Scorecard im Krankenhaus. Von der Planung bis zur Umsetzung. Heidelberg

Herder-Dorneich P, Kötz W (1972) Zur Dienstleistungsökonomik. Systemanalyse und Systempolitik des Krankenpflegedienstes. Berlin

Hilke W (1989) Grundprobleme und Entwicklungstendenzen des Dienstleistungs-Marketing. In: Hilke W (Hrsg.) Dienstleistungsmarketing. Wiesbaden, 5–44

Kaplan RS, Norton DP (1997) Balanced Scorecard. Strategien erfolgreich umsetzen. Stuttgart

Klaus P (1984) Auf dem Weg zu einer Betriebswirtschaftslehre der Dienstleistungen. Der Interaktions-Ansatz. Die Betriebswirtschaft. 44, 467–475

Langeard E (1981) Grundfragen des Dienstleistungsmarketing. In: Marketing. Zeitschrift für Forschung und Praxis. 3, 233–240

Maleri R (1997) Grundlagen der Dienstleistungsproduktion. Berlin

Meyer A (1991) Dienstleistungs-Marketing. Die Betriebswirtschaft. 51, 195–202

Mills PK, Margulies N (1980) Towards a Core Typology of Service Organizations. Academy of Management Review. 5, 255–265

Morra F (1996) Wirkungsorientiertes Krankenhausmanagement. Bern, Stuttgart, Wien

Oettle K (1970) Die Dienstbereitschaft aus einzel- und gesamtwirtschaftlicher Sicht. In: Linhardt H, Penzhofer P, Scherf P (Hrsg.) Dienstleistungen in Theorie und Praxis. Stuttgart, 16–36

Reisner S (2003) Das integrative Balanced-Scorecard-Konzept. Die praktische Umsetzung im Krankenhaus. Stuttgart

Schmidt C, Möller J (2006) Katalysatoren des Wandels. In: Klauber J, Robra BP, Schellschmidt H (Hrsg.) Krankenhausreport 2006. Stuttgart, New York, 3–19

Thiex-Kreye M (1999) Verstärkung der Kundenorientierung durch eine Profitcenter-Organisation. In: Eichhorn S, Schmidt-Rettig B (Hrsg.) Profitcenter und Prozessorientierung. Stuttgart, 43–56

Vogd W (2006) Von der Organisation zum Behandlungsnetzwerk? Berliner Journal für Soziologie. 4, 97–119

Wendel V (2001) Controlling in Nonprofit-Unternehmen des stationären Gesundheitssektors. Baden-Baden

Wettke J (2007) Deutscher Krankenhausmarkt im europäischen/internationalen Umfeld. In: Klauber J, Robra BP, Schellschmidt H (Hrsg.) Krankenhausreport 2006. Stuttgart, New York, 21–33

Kapitel 2
Operatives Krankenhaus-Controlling

Operatives Controlling im Krankenhaus[1]

Immo Lenz

1 Operatives Controlling als Managementkonzept auch für Krankenhäuser?

Die zunehmende Übertragung der wirtschaftlichen Verantwortung für den Krankenhausbetrieb auf das Krankenhausmanagement und die damit verbundene ökonomische Steuerung der Krankenhausprozesse erfordern die Übertragung des in der industriellen Unternehmenspraxis seit langer Zeit bewährten Controlling-Konzeptes auch auf den Krankenhausbetrieb (Sieben 1986, Schellhaß 1994). Damit verbunden ist die Übertragung der wirtschaftlichen Verantwortung für Leistungsstrukturen und -prozesse auf weitgehend selbstständig handelnde Leistungsbereiche; der obersten Krankenhausleitung verbleibt lediglich die Gesamtverantwortung. Somit erfordert das gesamte Entscheiden und Handeln im Krankenhaus eine entsprechende Aufbereitung von Führungsinformationen durch das Controlling.

Controlling bedeutet im betriebswirtschaftlichen Kontext soviel wie steuern und überwachen und kann in Anlehnung an bestimmte Controllingkonzepte als eine *informationelle Sicherung erfolgsorientierter Unternehmensführung* gesehen werden. Ausgehend von dem Ziel der Erfolgsoptimierung unter Beachtung der Liquiditätssicherung nimmt das Controlling generelle und spezielle Aufgaben war – insbesondere die Unterstützung der Führung gemäß Abbildung 1.

Dabei besteht die *generelle Aufgabe des Controllings* – insbesondere in der informationellen – Sicherstellung erfolgsorientierter Planung, Steuerung und Kontrolle des gesamten Krankenhausgeschehens. Die primäre Basis bildet dabei das Zahlenwerk des Rechnungs- und Finanzwesens.

Aus den generellen Aufgaben lassen sich *spezielle Gestaltungs- und Nutzenaufgaben* ableiten. Die Gestaltungsaufgabe besteht in der Konzipierung des Planungs- und Kontrollsystems mit einer integrierten Planungs- und Kontrollrechnung. Gegenstand der Nutzungsaufgabe ist die Durchführung und Anwendung der erfolgs- und liquiditätsorientierten gesamten Planungs- und Kontrollrechnung einschließlich der Erstellung von Plänen und Berichten (Hahn und Hungenberg 2001, S. 265 ff.).

Mit der 3. Änderungsverordnung zur Krankenhausbuchführungsverordnung (KHBV) wurden die Anforderungen an die Kosten- und Leistungsrechnung im Krankenhaus dem industriellen Standard angepasst. Die Einführung des neuen Entgeltsystems ersetzte im Bereich kalkulierbarer Kosten das Bruttoprinzip durch das Nettoprinzip. Neben der bisher vorgeschriebenen Vollkostenrechnung kommen die *Teilkosten- und Deckungsbeitragsrechnung* zur Anwendung. Dies erfordert auch eine Anpassung des operativen Controllings.

---

1 Überarbeitete und erweiterte Fassung der Beiträge Huch 1993 und Huch 1995 sowie Huch/Lenz 2005, die insbesondere den geänderten gesetzlichen Regelungen (vornehmlich zur Abrechnung von Krankenhausleistungen) angepasst wurde.

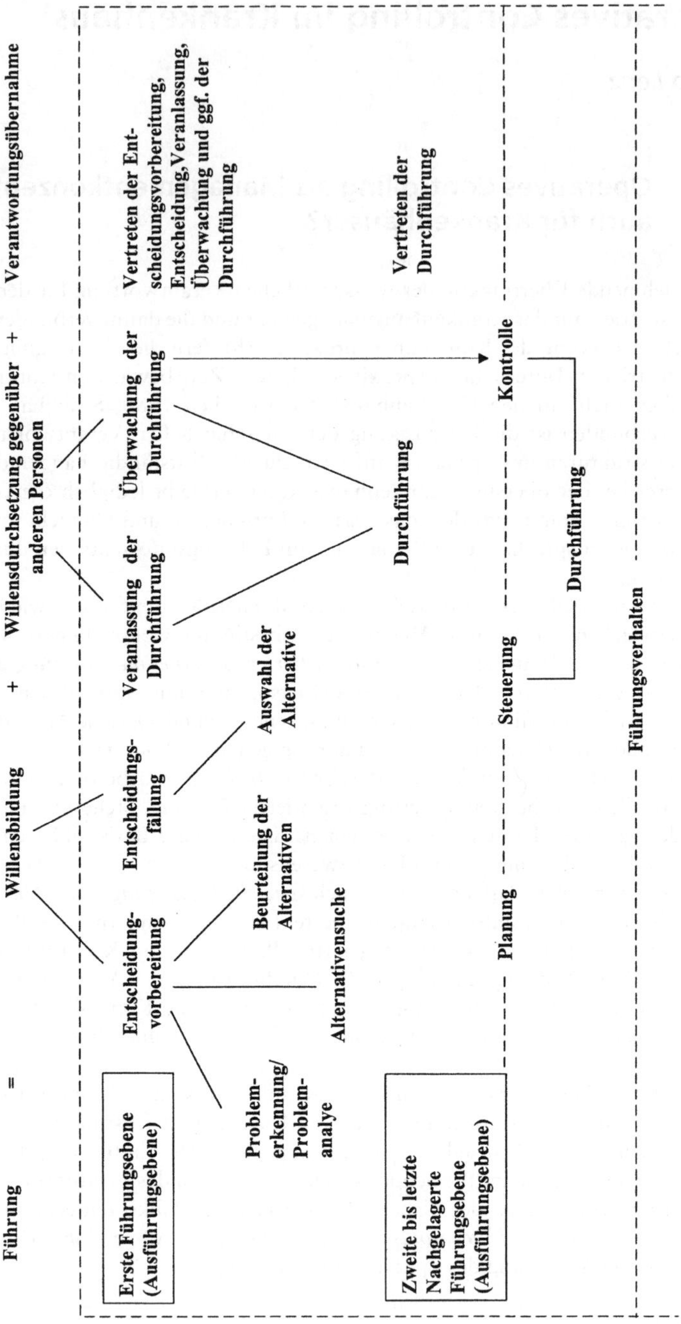

Abb. 1: Führung als Prozess der Willensbildung und Willensdurchsetzung (Hahn und Hungenberg 2001, S. 36)

Operatives Controlling als Konzept bedeutet *zielorientierte Steuerung der Geschäftsabläufe* innerhalb eines Geschäftsjahres – gekennzeichnet durch (Huch, Behme, Ohlendorf 2004, S. 214 ff.):

- *Controllingstrukturen:*
  Delegation von Kompetenz und Verantwortung hinsichtlich Planung, Steuerung und Kontrolle auf in der Aufbauorganisation festgelegte, hierarchisch mehrstufig strukturierte, in sich abgeschlossene und selbstständig eigenverantwortlich gesteuerte Verantwortungsbereiche (responsibility center) mit Zuordnung verantwortungsspezifischer Erträge und Kosten sowie möglichst Finanzen auf der Grundlage eines nach Verantwortungsbereichen strukturierten Abrechnungssystems (responsibility center accounting)
- *Controllingprozesse:*
  Steuerungs- und Regelungsprozesse nach dem Konzept mehrstufiger Regelkreise unter Beachtung der Prinzipien von Gegenstromverfahren, Management-by-objectives, -results und -exceptions
- *Controllinginstrumente:*
  betriebswirtschaftliches Planungs- und Kontrollsystem auf Basis entscheidungsorientierter Rechnungslegung mit Kosten- und Leistungsrechnung sowie Finanz- und Bilanzrechnung; integrierte EDV-gestützte Controlling-Informationssysteme für individuelle Informationsverarbeitungsprozesse.

Diese Controllingkonzepte mit Strukturen, Prozessen und Instrumenten lassen sich auch auf Krankenhausbetriebe übertragen; wichtig ist dabei deren für den Krankenhausbetrieb spezifische Gestaltung. Mit der Einführung der G-DRGs zur Abrechnung von stationären Leistungen findet das *Prozesskostencontrolling* und die Kostenträgerrechnung stärkere Beachtung im Krankenhauscontrolling insbesondere zur Nachkalkulation der Erlöse je Diagnosegruppe.

2 Aufbauorganisation

2.1 Organisation nach Verantwortungsbereichen

Die Organisation des Krankenhauses gliedert sich entsprechend der Arbeitsteilung in eine Vielzahl von Organisationseinheiten, in denen jeweils betriebswirtschaftliche Elementarfaktoren zur Erstellung spezifischer Leistungen eingesetzt werden.

Diese Krankenhausleistungen sind sehr vielschichtig (IABG 1975, S. 30, Krabbe und Manegold 1997, S. 229): Die eigentliche Aufgabe des Krankenhauses liegt in der Erbringung einer Marktleistung als Primärleistung (meist umschrieben mit Fall- oder Diagnosegruppe); dieses ist ein Behandlungsergebnis bzw. eine Untersuchung oder Begutachtung im Auftrag anderer Institutionen des Gesundheitswesens. Um diese Marktleistung erbringen zu können, sind unterschiedliche Vorleistungen (Sekundärleistungen) bei Diagnose, Therapie, Pflege und Unterbringung in den verschiedensten internen Krankenhausbereichen unter Nutzung von Ressourcen (Produktionsfaktoren) zu erbringen.

Dem Krankenhausmanagement als dispositivem Faktor obliegt die Aufgabe der Organisation und Führung dieser verschiedenen Leistungsprozesse zur Erbringung der verschiedenen Leistungen. Im Krankenhausbetrieb hat sich unterhalb der

Krankenhausleitung eine Zweiteilung in einen medizinischen und nichtmedizinischen Bereich durchgesetzt (Axtner 1978, S. 26 ff.), wobei auch diese und diesen nachgelagerte Bereiche jeweils Managementfunktionen für ihren spezifischen Verantwortungsbereich übernehmen.

Der medizinische Bereich übernimmt die Aufgaben der Patientenbehandlung, der medizinischen Aus- und Fortbildung und der medizinischen Forschung und ist dabei wiederum unterteilt in medizinische Haupt- und Hilfsbereiche. Bei Ausklammerung von Aus- und Fortbildung sowie Forschung findet in den medizinischen Hauptbereichen der Patientenbehandlung (Innere Medizin, Chirurgie usw.) – wiederum unterteilt nach stationärer und ambulanter Patientenbehandlung – die stationäre oder ambulante medizinische Leistungserstellung durch Einsatz von originären Produktionsfaktoren (menschl. Arbeitsleistung, Sachgüter, Betriebsmittel) und von Vorleistungen der medizinischen Hilfsbereiche (Labor, Radiologie usw.) sowie der *nichtmedizinischen (Ressourcen-) Infrastruktur* (technische Ver- und Entsorgung, Verwaltung) statt (Hildebrand 1988, S. 379 und S. 404).

2.2 Profit-Center und Cost-Center

Ein erfolgs- und liquiditätsorientiertes Controlling erfordert die Delegation der Managementfunktion auf hierarchisch tiefer angesiedelte Stellen der einzelnen Fachbereiche. Eine solche Delegation von Entscheidungskompetenz und wirtschaftlicher Verantwortung ist aber nur dann möglich, wenn die Aufbauorganisation entsprechende – auch abrechnungstechnisch – selbstständige Verantwortungsbereiche vorsieht (Huch, Behme, Ohlendorf 2004, S. 288 ff.). *Selbstständige Erfolgsbereiche* (responsibility center) lassen sich auch in Krankenhausbetrieben als Profit-Center oder als Cost-Center führen (Globing 1993, Krause und Fengler 1994, S. 338, Weber 1997, S. 36).

Medizinische Hauptbereiche sind meist nach Leistungsarten gegliederte Profit-Center, die ihre Leistungen am Markt absetzen, dafür Erträge erzielen, welche den hierfür entstandenen Kosten gegenübergestellt werden. Der Erfolgsbeitrag der Profit-Center ist je nach Kostenrechnungssystem (Voll- oder Teilkostenrechnung) ein „Roh-Ertrag" oder ein „Deckungsbeitrag" zur Deckung von sonstigen Kosten und Gewinn.

Medizinische oder *nicht-medizinische Hilfsbereiche* sind *Cost-Center* – nach funktionalen Kriterien geführte Leistungsstellen mit Hilfsleistungen für andere Bereiche; ihr Erfolgsbeitrag zeigt sich in der Höhe der Kostendeckung als Saldo zwischen den auf der Grundlage intern abgegebener Leistungen und entsprechender Verrechnungspreise weiter verrechneten Kosten und hier tatsächlich entstandenen Kosten.

Mit dem Krankenhaus-Abrechnungssystem müssen im Sinne eines responsibility center accounting einem jeden Verantwortungsbereich die von diesem verursachten Kosten (bewerteter Faktorverbrauch als Sekundärinput) und erbrachten Erträge (bewertete Leistung als Sekundäroutput) möglichst *verursachungsgerecht* zugerechnet werden, um den Erfolgsbeitrag dieses responsibility center zum Gesamterfolg ermitteln zu können; der Leiter dieses Verantwortungsbereiches ist für diesen Erfolgsbeitrag verantwortlich.

3 Steuerungs- und Regelungsprozesse

3.1 Managementphasenablauf und Regelkreis

Jede Managementtätigkeit – auch in Krankenhausbetrieben – kann als Prozess der Willensbildung und Willensdurchsetzung definiert werden. Ein solcher Prozess dient der zielbezogenen Lösung von Problemen und lässt sich in sechs Phasen gliedern: Problemstellungsphase, Suchphase, Beurteilungsphase, Entscheidungsphase, Realisationsphase und Kontrollphase (Huch, Behme, Ohlendorf 2004, S. 215). Werden die Zielbildung, Steuerung, Planung und Kontrolle durch eine Rückkopplung verbunden und erfolgt eine gegebenenfalls erforderliche Änderung der bisher gegebenen Größen liegt eine *Regelung* vor. Führung erfolgt als delegiertes dezentrales Management bei partizipativem Führungsstil nach dem Regelkreis-Konzept: Vorgelagerte Managementinstanzen geben einem nachgelagerten Management Führungsgrößen vor, damit dieses als Regler nachfolgende und in dessen Verantwortung stehende Betriebsprozesse als Regelstrecke über Stellgrößen steuern kann. Mit dem Krankenhausinformationssystem (KIS) und der Rechnungslegung werden Ist-Ergebnisse dem Regler gemeldet, damit dieser nach Analysen von Abweichungen und deren Ursachen bei interner Regelung Anpassungsmaßnahmen einleiten kann.

3.2 Mehrstufig vermaschte Regelkreise

In der Praxis gibt es viele miteinander verzahnte mehrstufige Regelkreise (Huch, Behme, Ohlendorf 2004, S. 230 ff.). Aus Stellgrößen des übergeordneten Regelkreises werden Führungsgrößen eines untergeordneten Regelkreises abgeleitet. Gemäß Abbildung 2 gibt die übergeordnete Krankenhausleitung der Leitung einer spezifischen Abteilung – geführt als Cost-Center oder auch als Profit-Center – eine Zielgröße vor – z. B. Kostendeckung oder Erfolg; aus dieser werden für die einzelnen untergeordneten Leistungsstellen spezifische Führungsgrößen abgeleitet. Rückmeldungen verbleiben im untergeordneten Regelkreis, sofern Instrumentarium und Vollmachten hier ausreichen, um Abweichungen zu regulieren. Die Rückmeldung muss nur in Ausnahmefällen nach oben gehen, um ressortübergreifende Handlungen auszulösen. So lassen sich sehr kurz die Inhalte des Management-by-objectives, -by-results und -by-exceptions beschreiben.

4 Planungs- und Kontrollsystem

4.1 Struktur des Planungs- und Kontrollsystems

Das Planungs- und Kontrollsystem bildet den betriebswirtschaftlichen Rahmen mit betriebswirtschaftlichen Methoden und Modellen zur Durchführung von Planung und Kontrolle des Krankenhausbetriebs insgesamt und seiner Felder wie Funktionen, Ressourcen, Sparten, Leistungen und Projekte. In komplexen Krankenhausstrukturen lassen sich diese Planungs- und Kontrollfelder je nach anstehenden Entscheidungen mehrdimensional gemäß Abbildung 3 strukturieren nach

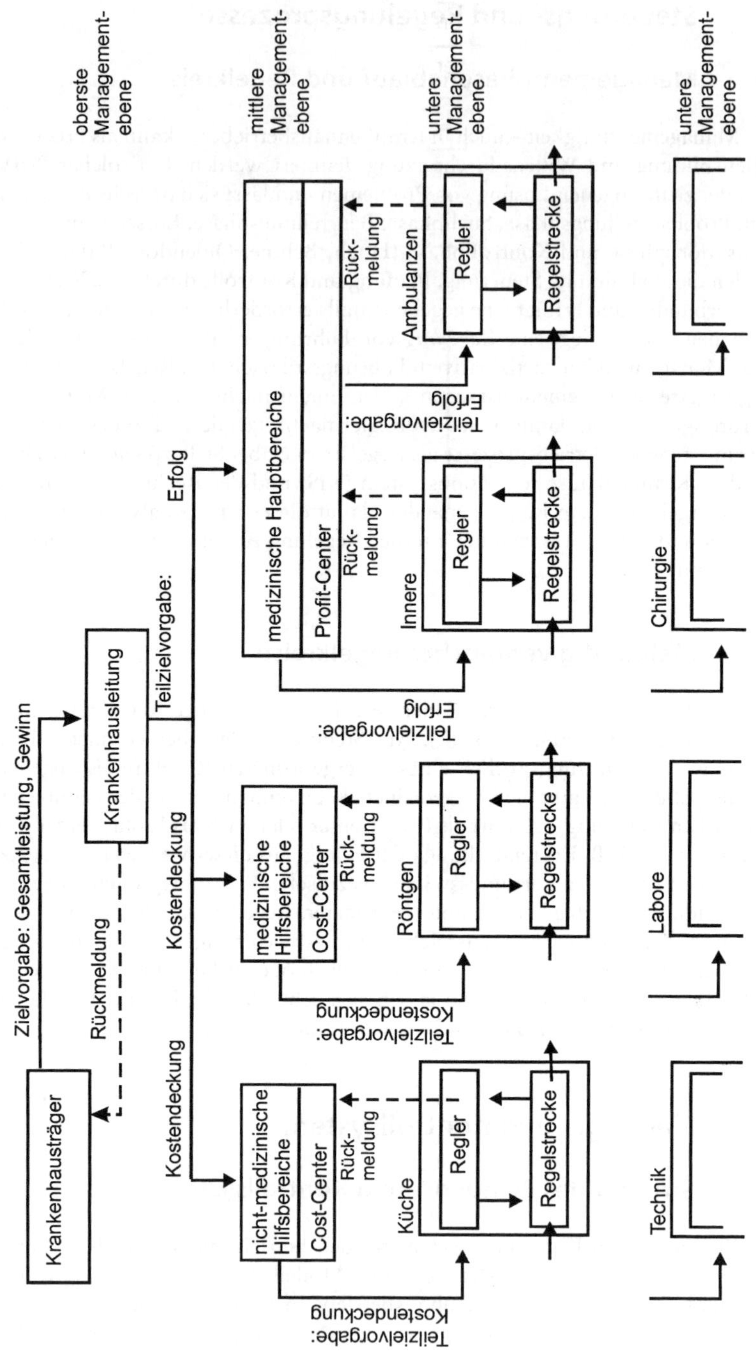

Abb. 2: System mehrstufig vermaschter Regelkreise

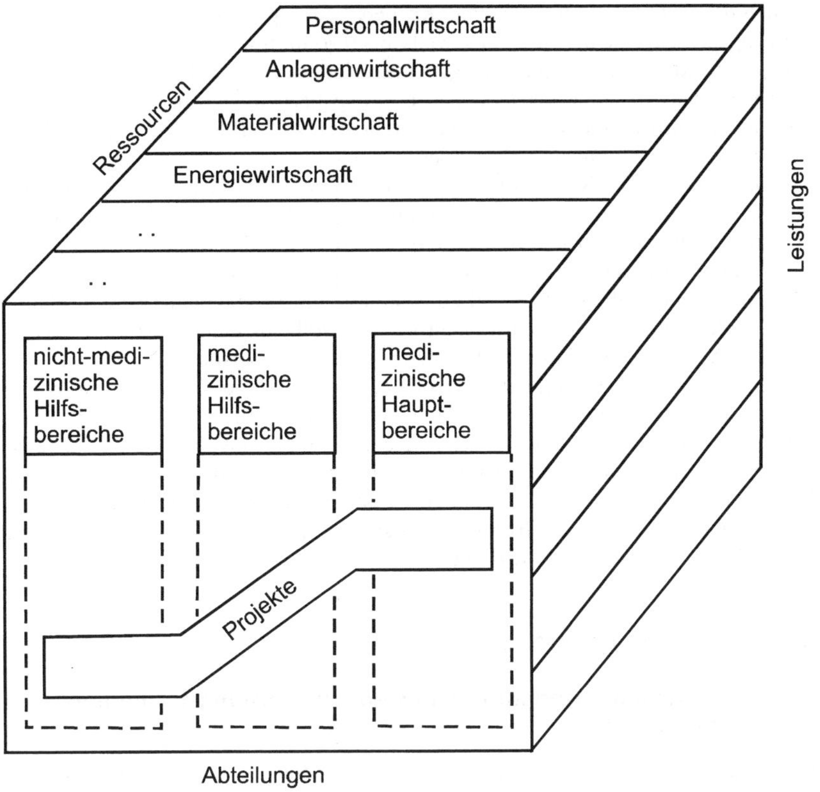

Abb. 3: Planungs- und Kontrollfelder (in Anlehnung an Weber 1987, S. 15)

Ressourcen (Personal, Betriebsmittel, Material), Abteilungen (medizinische und nicht-medizinische Haupt- und Hilfsbereiche) als Profit- oder Cost-Center oder nach Leistungen (medizinische Fälle, Patientenbehandlung).So entstehen unterschiedlich strukturierte Teilpläne mit Schnittstellen und Interdependenzen. Diese werden zwischen den Sachressorts abgestimmt und über Schnittstellen hinweg zu einer gesamtkrankenhausbezogenen *Erfolgs-* und *Finanzplanung* zusammengefasst.

Einen besonderen Stellenwert nehmen die betriebswirtschaftlichen Instrumente ein. In der gesamtkrankenhausbezogenen mehrperiodigen Erfolgs- und Finanzplanung spiegeln sich monetär die *generelle Zielplanung,* die *strategische Planung* und die *operative Planung* wieder die zudem durch die Bilanzplanung (z. B. Rücklagen, Abschreibungsplanung) sowie der Finanzplanung (z. B. Fremdfinanzierungsplanung) mitgestaltet wird. Die gesamtkrankenhausbezogene Erfolgs- und Finanzplanung umfasst dabei die kalkulatorische Erfolgsplanung und -kontrolle, die Bilanzplanung und -kontrolle sowie die Finanzplanung und -kontrolle. Gemäß den komplexen krankenhausbetrieblichen Strukturen ist ein solches Planungs- und Kontrollsystem (Röhrig 1983, S. 55 ff.) nach bestimmten Aufbau- und Ablaufprinzipien komplex strukturiert:

Gemäß der *Aufbauorganisation eines Krankenhauses* gibt es für jeden spezifischen Leistungsbereich eigene Pläne, die jeweils aus (Produktionsfaktor- und Leistungs-) Mengen- und (Kosten- und Ertrags-) Wertplanungen bestehen. Aufgrund der Interdependenz der innerbetrieblichen Leistungsbeziehungen mit Bündelung der Leistungen auf den medizinischen Hauptleistungsstellen (Station) sind auch die entsprechenden Planungen miteinander vernetzt.

Ablauforganisatorisch erfolgt die Planung nach dem Gegenstromverfahren; hier werden Zielsetzungen des gesamten Krankenhauses bereichsspezifisch im Top-down-Ansatz nach unten heruntergebrochen, um dann auf dieser Basis die Teilplanung im Bereich erstellen zu können; diese bottom-up erstellten Bereichspläne werden anschließend zentral konsolidiert zum Krankenhaus-Gesamtplan.

Komplementär zur Planung besteht die Kontrolle als Plankontrolle (Überprüfung der Validität der Plannebenbedingungen und Zielsetzung) und als Realisierungskontrolle bzw. Fortschrittskontrolle (Überprüfung der Realisationsprozesse und als Endergebniskontrolle zur Überprüfung der Planverwirklichung). Nach den Grundsätzen des Management-by-exceptions werden Kontrollen in der Regel dezentral im Bereich durchgeführt und ausgewertet; Korrekturentscheidungen sollen nur in Ausnahmefällen unter Hinzuziehung übergeordneter hierarchischer Instanzen getroffen werden. Grundsätzlich sind aber Erkenntnisse der Kontrollen Input für die nächsten Entscheidungen.

4.2 Operatives Erfolgs-Controlling

4.2.1 Entscheidungsorientierte Kosten- und Leistungsrechnungssysteme

Die Aufgaben der Kosten- und Leistungsrechnung eines Krankenhauses sind nach § 8 Krankenhaus-Buchführungsverordnung (KHBV) betriebsextern und -intern ausgerichtet. Hierzu gehört die Bereitstellung jeglicher Informationen über vergangene und zukünftige Kosten- und Leistungsprozesse als Grundlage betriebsinterner Steuerung, zur Beurteilung der Wirtschaftlichkeit von Krankenhausstrukturen und -prozessen sowie zur Ermittlung der Selbstkosten und Erstellung des Kosten- und Leistungsnachweises, aus dem die Kosten und Erträge/Erlöse des jeweiligen Jahres hervorgehen; letzterer muss gemäß § 18 (2) Bundespflegesatzverordnung (BPflV) für jedes Kalenderjahr erstellt werden.

Die Kosten- und Leistungsrechnung ist nach § 8 KHBV zu gestalten. Dabei ist zu beachten, dass diese gemäß § 20 BPflV zum Zwecke von Kalkulation, Betriebssteuerung und Wirtschaftlichkeitsprüfung erstellt werden muss (differenzierter bei Hentze und Kehres 2008, S. 13 ff., Mis 1996, S. 179).

Die Festsetzung von *Leistungsentgelten* zur Vergütung unterschiedlicher Krankenhausleistungen verlangt gemäß Abbildung 4 eine Kalkulation dieser abzurechnenden Primärleistungen (z. B. Fallgruppen) unter Einbeziehung der für diese zu erbringenden Sekundärleistungen (z. B. verschiedene medizinische Leistungen). Die betriebsinterne Steuerung und Wirtschaftlichkeitsprüfung erfordert eine Überprüfung der Effizienz der innerbetrieblichen Erstellung der Sekundärleistungen (z. B. in den medizinischen Hilfsbereichen wie Laboren) sowie der Erstellung der Primärleistungen (eigentliche Fallbehandlung).

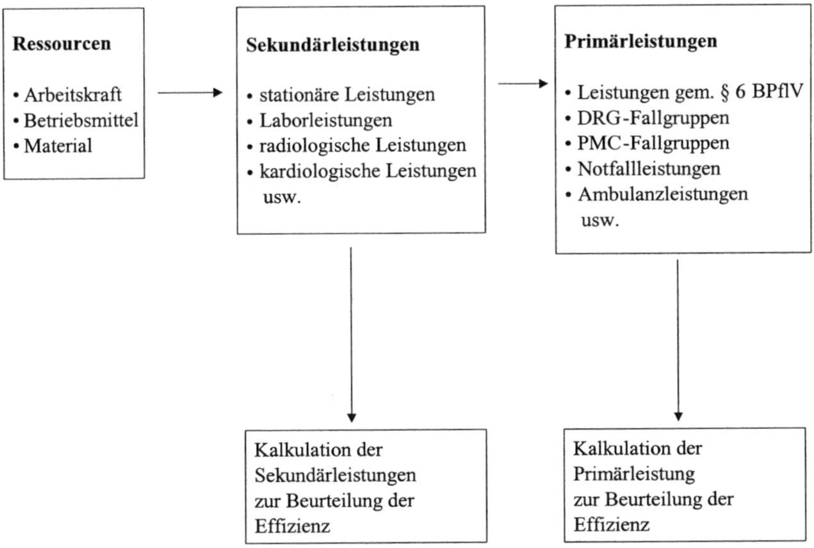

Abb. 4: Aufgaben der Kosten- und Leistungsrechnung (in Anlehnung an Hildebrand 1988, S. 357, ähnlich Hentze und Kehres 2008, S. 4)

Die vielseitigen Aufgaben der Kosten- und Leistungsrechnung erfordern die mehrdimensionale Strukturierung von Kosten (und Erträgen) gemäß der mit Abbildung 3 skizzierten unterschiedlichen Planungs- und Kontrollfelder; diese sind (ähnlich Hildebrand 1988, S. 359):

- Ressourcen:
  - Personal
  - Betriebsmittel
  - Material
- Leistungen (Produkte):
  - medizinische: (Krankheits-)Fälle, Laboruntersuchungen
  - nicht-medizinische: Verpflegungen
- Kosten- und Leistungsstellen (Abteilungen):
  - medizinische: Pflegestationen, Röntgenabteilungen
  - nicht-medizinische: (technische) Ver- und Entsorgung
- Leistungsprozesse:
  - medizinische: (Stations-)Pflege, Operationen
  - nicht-medizinische: Energieerzeugung, Reinigungsprozesse
- Projekte :
  - Reorganisation
  - Qualitätssicherung

1993 wurde das Selbstkostendeckungsprinzip für die Krankenhausbetriebe abgeschafft. Seit 1996 bis 2003 galt ein differenziertes, leistungsabhängiges Finanzierungssystem, welches folgende Vergütungsformen zuließ (Weber 1997, S. 33 f., Hentze und Kehres 2008, S. 120 ff.):

- *Basispflegesätze* deckten alle nicht-ärztlichen und nicht-pflegerischen Leistungen wie sogen. Hotel- und Infrastrukturleistungen ab.
- *Abteilungspflegesätze* enthielten medizinische Leistungen aller bettenführenden Fachabteilungen (medizinische Hauptbereiche) mit Ausnahme der operativen Eingriffe.
- *Sonderentgelte* betrafen abgrenzbare Teilleistungen wie operative Eingriffe.
- Fallpauschalen bezogen sich in Abgrenzung zu Sonderentgelten nicht auf einzelne medizinische Teilleistungen, sondern auf eine gesamte Behandlung. Sofern Fallpauschalen angesetzt wurden, entfielen im Regelfall die anderen Vergütungsformen.
- *Sonstige Entgelte* galten für vor- und nachstationäre sowie ambulante Behandlungen.

Mit dem Gesundheitsreformgesetz von 2000 hat der Gesetzgeber die Einführung eines neuen Vergütungssystems für die deutsche Krankenhauslandschaft beschlossen. § 17b Krankenhausfinanzierungsgesetz (KHG) regelt die Einführung eines *vollpauschalierenden Vergütungssystems*. Somit war der Grundstein für die Einführung der DRGs gelegt.

Zum 01.01.2003 bestand die Möglichkeit, nach australischen Regelwerken bereits auf das neue Vergütungssystem umzusteigen. Anreiz für den frühzeitigen Umstieg war die Vermeidung einer Nullrunde des Krankenhausbudgets für alle optionierenden Häuser.

Seit 01.01.2004 ist die Abrechnung nach dem deutschen G-DRG-System für alle Krankenhäuser und Krankenkassen verpflichtend. Die Einführung im Jahr 2004 erfolgte budgetneutral, d. h. das Krankenhausbudget wird wie bisher mit den Krankenkassen verhandelt, die Abrechnung erfolgt jedoch bereits über DRGs.

Von 2005 bis 2009 findet die sog. Konvergenzphase statt. In diesem Rahmen wird der krankenhausindividuelle Basisfallwert schrittweise (2005: 15 %; 2006–2008: je 20 %; 2009: 25 %) angeglichen, bis im Jahr 2009 ein landesweites Vergütungsniveau erreicht ist.

Die Schlüsselung der Erlöse wird in einem *DRG orientierten Vergütungssystem* über den Patientenfall erfolgen (Lauterbach und Lüngen 2001, S. 53). Grundsätzlich wird im DRG-System jedem Behandlungsfall (vom Beginn der stationären Aufnahme bis hin zur Entlassung) jeweils genau eine DRG zugeordnet und durch diese abgebildet. Der DRG-Erlös berechnet sich wie folgt:

DRG-Relativgewicht x Basisfallwert.

„Durch die Relativgewichte ist es auch möglich, die pro Zeiteinheit bezogene durchschnittliche ökonomische Fallschwere der behandelten Fälle zu quantifizieren" (Veröffentlichung der Asklepios Kliniken GmbH 2003, S. 5). Hierzu muss der Case-Mix-Index (CMI) gebildet werden (Summe aller Relativgewichte dividiert durch die Anzahl der behandelten Fälle).

Ein wesentlicher Aspekt im Hinblick auf die Erlössituation im DRG-System ist die Kodierqualität und somit die Dokumentation aller erbrachten Leistungen und aller relevanten Rahmenbedingungen. „Aufwandsentsprechende Erlöse können nur erzielt werden, wenn die zugrunde liegende Dokumentation vollständig ist" (Hehner, Jaeger, Krishnan, Messemer 2002, S. 12). Oder anders gesagt: Die Leistungen und behandelten Diagnosen, die nicht dokumentiert werden, werden im DRG-System auch nicht vergütet. Eine adäquate Dokumentation muss somit Ziel aller Beteiligten sein und durch die Führungsebene entsprechend eingefordert sowie kontrolliert werden. „Das hohe Maß an medizinischem Fachwissen, das im Rahmen der Leistungserbringung benötigt wird, bewirkt, dass sich Krankenhäuser nur dann betriebswirtschaftlich sinnvoll steuern lassen, wenn das Controlling ebenfalls an diesem medizinischen Fachwissen partizipiert" (Kuntz und Vera 2003, S. 31). Aus diesem Grund muss insbesondere im Rahmen des Erlöscontrolling das betriebswirtschaftliche Controlling im Krankenhaus um ein entsprechendes Medizincontrolling erweitert werden. „Medizincontroller befassen sich hauptsächlich mit der Struktur-, Prozess- und Ergebnisqualität der medizinischen Leistungsprozesse im Krankenhaus. Unter einem DRG-Regime sind die vom Medizincontrolling gestalteten Informationsflüsse maßgeblich für die Bestimmung der abrechenbaren DRG und damit für die Ermittlung der vom Krankenhaus erzielbaren Erlöse" (Kuntz und Vera 2003, S. 7) und schlussendlich für die Existenzsicherung des Hauses. *Pflegesätze* gelten unverändert in der Psychiatrie. *Sonstige Entgelte* finden sich für ambulante Behandlungen in der integrierten Versorgung über mehrere Versorgungsstufen hinweg. Unabhängig davon werden *Wahlleistungen* weiterhin gesondert abgerechnet.

Aufgrund der neuen Vergütungssystematik und im Hinblick auf zukünftige Vergütungsformen muss die Kostenerfassung, Kostenverrechnung und Kostenzuordnung grundsätzlich entsprechend mehrdimensional und auch offen für künftige Vergütungsformen sein; eine solche Mehrdimensionalität und Offenheit der Rechnungslegung (Kostenrechnung) ist Grundlage der nachfolgenden Betrachtungen.

Zum Zwecke der Kalkulation von extern zu vergütenden Krankenhausleistungen sind innerhalb einer Kostenträgerrechnung die Kosten (als Stückkosten) pro Kostenträger (Krankenhausleistung), d. h. grundsätzlich je nach geltender Regelung pro Tagespflege, Fall oder pro Leistungsgruppe oder Einzelleistung, dabei jeweils patientenbezogen, zu erfassen.

Die Kosten- und Leistungsrechnung ist grundsätzlich strukturiert in die Phasen der Kostenarten-, Kostenstellen-, Kostenträgerrechnung, um die Kosten innerhalb einer Abrechnungsperiode pro Kostenart (Ressource, Produktionsfaktor) in der Kostenartenrechnung, pro Kosten- und Leistungsstelle (meist funktional abgegrenzter Verantwortungsbereich) in der Kostenstellenrechnung und pro Kostenträger (abzurechnende Leistungseinheit: Tagespflege, Fall oder Einzelleistung) in der Kostenträgerrechnung zu erfassen.

Die *Kostenartenrechnung* erfasst die Kosten pro Produktionsfaktorart für die Abrechnungsperiode ohne Zuordnung auf Bezugsgrößen – aber in Abgrenzung zur Finanzbuchhaltung gemäß § 8 KHBV (Leonhardt 1988, S. 79 ff.).

In der *Kostenstellenrechnung* werden die Kosten der Kostenartenrechnung den Orten ihrer Entstehung möglichst verursachungsgerecht zugeordnet. Für die Strukturierung und Abgrenzung von Kostenstellen als Bereiche spezifischer Leistungserstellung und Verantwortung sind unter Berücksichtigung funktionsbezogener und/oder räumlicher Kriterien Gliederungen nach Verantwortungsbereichen oder unter Berücksichtigung des Kostenträgerplans in Abhängigkeit von den Vergütungsformen nach abrechnungstechnischen Gesichtspunkten möglich (Leonhardt 1988, S. 88 ff.).

In Anlage 6 zu § 8 KHBV ist gemäß Abbildung 5 ein dekadisch gegliederter Kostenstellenplan vorgesehen (Hentze und Kehres 2008, S. 67 ff.).

Entsprechend der Aufbauorganisation des Krankenhauses werden die Kosten im Rahmen einer *Primärkostenrechnung* den diese Kosten hervorrufenden Kostenstellen möglichst verursachungsgerecht zugeordnet. Mit Hilfe der innerbetrieblichen Leistungsverrechnung *(Sekundärkostenrechnung)* werden die Kosten der allgemeinen oder Hilfs-Kostenstellen (Cost-Center) auf die medizinischen Hauptbereiche (Profit-Center) entsprechend der innerbetrieblichen Leistungsströme möglichst verursachungsgerecht verteilt.

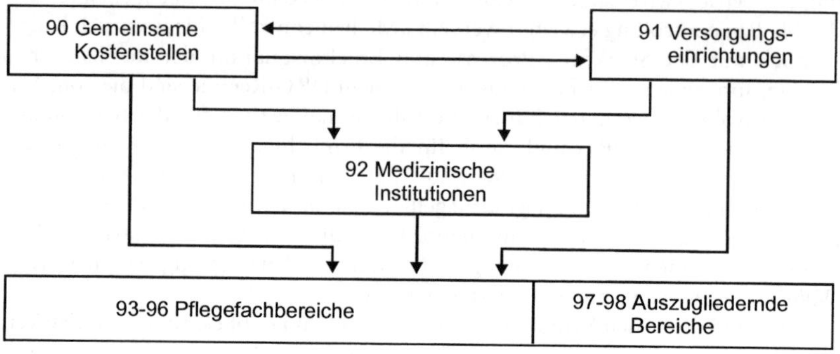

Abb. 5: Kostenstellenplan (Hildebrand 1988, S. 400)

Die Leistungen und Kosten der medizinischen Institutionen und der nicht-medizinischen Versorgungseinrichtungen bündeln sich bei Ausklammerung der Ambulanz auf der Station als medizinischem Hauptbereich und werden dort jeweils gemäß Abbildung 6 fallbezogen zugeordnet.

Im Rahmen der gesamten Kostenstellenrechnung müssen sämtliche Kosten auf die verschiedenen Stationen verursachungsgerecht verrechnet werden, um damit zum einen eine Kostenzuordnung nach Verantwortungsbereichen und zum anderen die Kostenaggregation als Grundlage einer *Kostenträgerrechnung (Kalkulation)* zu ermöglichen.

Mit dieser Kostenträgerrechnung wird die Kalkulation der extern abzurechnenden Krankenhausleistungen durchgeführt. Je nach Form der Vergütung muss eine fallbezogene Kalkulation möglich werden, wobei die Problematik der Grenzverweildauer berücksichtigt werden muss. Bei dieser Kalkulation werden die Kosten einer (Funktions-) Kostenstelle mit Hilfe unterschiedlicher Kalkulationsverfahren einer Mengeneinheit der intern oder extern abzurechnenden Leistungsart zugeteilt (Hildebrand 1988, S. 418 ff.).

Insgesamt ergibt sich dabei mit Abbildung 7 eine zweidimensionale, patienten- und stellenbezogene Kosten- und Leistungsrechnung, die in ihrem Ablauf jeweils eine leistungsbezogene Zuordnung der Kosten auf Fälle, Patienten und Station ermöglicht und damit auch im Hinblick auf ein integriertes Krankenhaus-Informationssystem die Grundlage für eine Grundrechnung als zentrale Datenbank im Sinne eines Data Warehouse (Huch, Behme, Ohlendorf 2004, S. 470 ff.) bildet.

Mit der *(Betriebs-) Erfolgsrechnung* wird der durch den Leistungsprozess insgesamt erwirtschaftete Erfolg (Gewinn, Verlust) durch Gegenüberstellung von Erträgen (aus der Leistungsverwertung) und Kosten (aus Produktionsfaktoreinsatz) errechnet. Eine solche Erfolgsrechnung ist grundsätzlich in drei Formen möglich: als Gesamtkostenverfahren, Umsatzkostenverfahren und Bereichsrechnung.

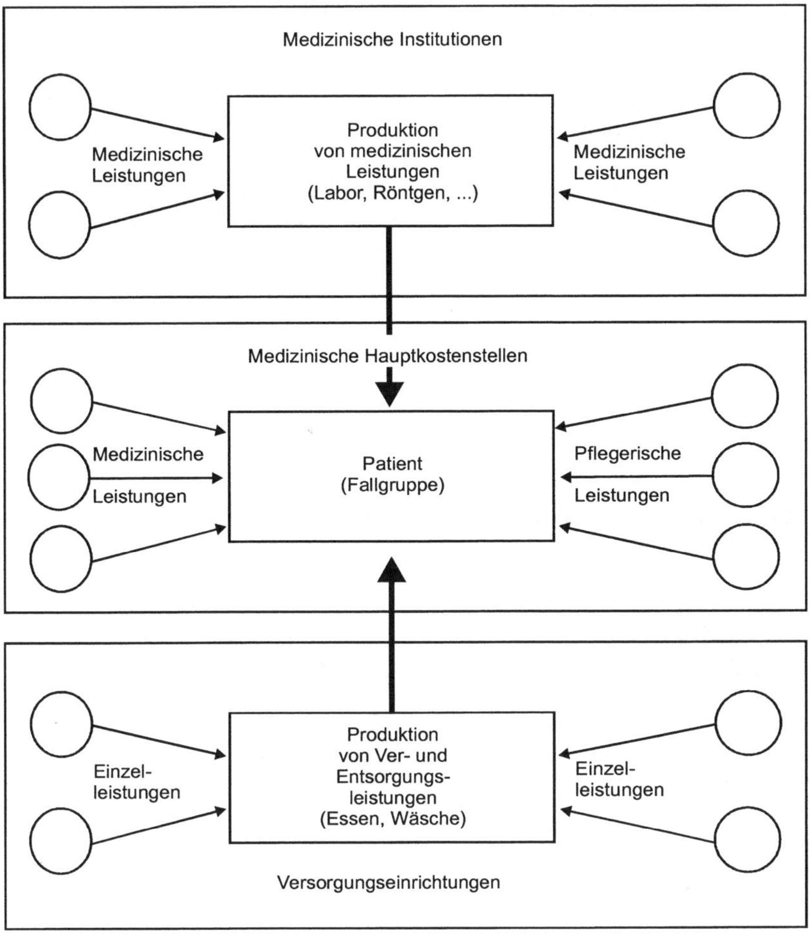

Abb. 6: Fallbezogene Leistungs- und Kostenbündelung (Hildebrand 1988, S. 379)

Beim *Gesamtkostenverfahren* werden die nach Kostenarten gegliederten Gesamtkosten den nach Leistungsarten gegliederten Gesamterträgen des Krankenhauses gegenübergestellt. Beide Erfolgskomponenten sind unterschiedlich strukturiert und erlauben keinerlei Möglichkeiten der Analyse nach Leistungsarten, Leistungsstellen oder sonstigen Bezugsgrößen. Dieses Gesamtkostenverfahren entspricht der klassischen Struktur der Erfolgsrechnung der externen Rechnungslegung ohne betriebswirtschaftliche Aussagekraft.

Das *Umsatzkostenverfahren* erlaubt leistungsbezogene Erfolgsanalysen, indem die mit Hilfe der Kalkulation auf die Leistungseinheit bezogenen Kosten den entsprechenden Erträgen gegenübergestellt werden.

Der Gesamterfolg eines Krankenhauses ergibt sich damit als Summe der Erfolge einzelner Leistungsarten im Sinne von Produkten (spezifische Pflegetage, Fälle usw.), die sich selbst wiederum aus der Multiplikation des (Stück-) Erfolgs einer

Leistungseinheit dieser jeweiligen Leistungsart und der erbrachten Leistungsmenge ergibt. Mit dem Umsatzkostenverfahren lässt sich die Effizienz einzelner Leistungsarten (Produktarten) messen. Voraussetzung hierfür ist eine bis zur Kostenträgerrechnung (Kalkulation) durchgängige Kostenrechnung mit Verteilung aller Kosten auf die Leistungsarten.

Mit der *Bereichsrechnung* ist eine dritte Möglichkeit der Erfolgsrechnung gegeben, mit der im Sinne des responsibility center accounting der Erfolg eines Krankenhauses bereichs-, d. h. kosten- und leistungsstellenspezifisch ausgewiesen wird.

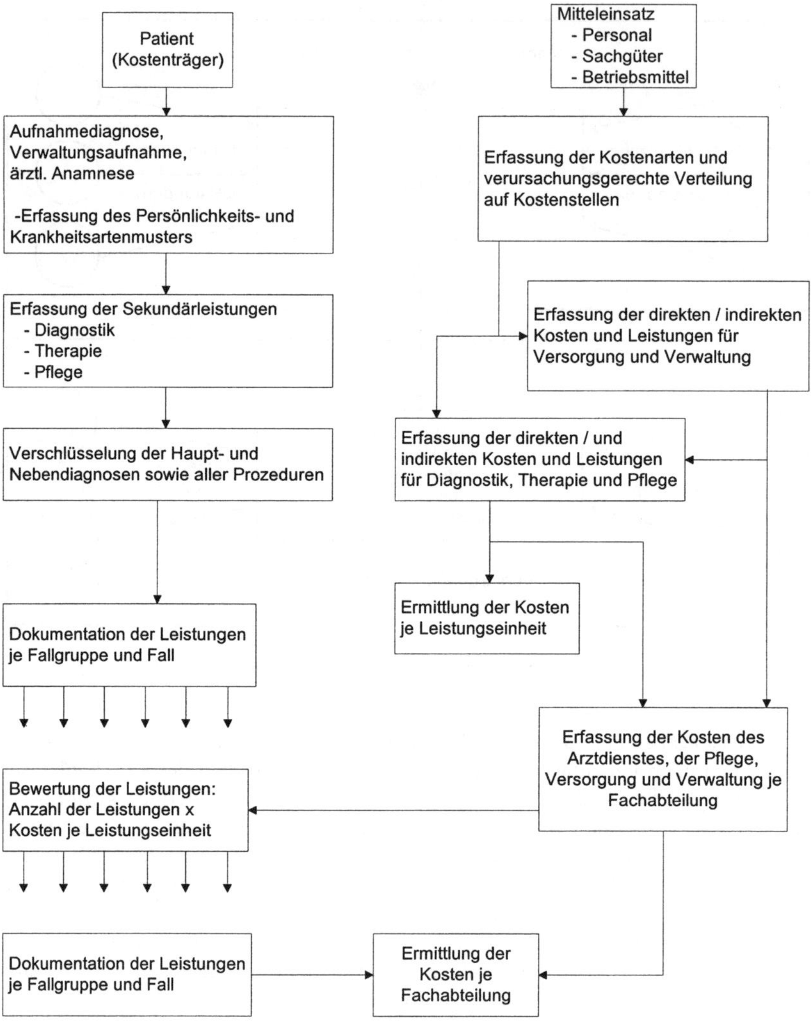

Abb. 7: Patienten- und stellenbezogene Kosten und Leistungsrechnung (in Anlehnung an Eichhorn 1988, S. 23)

Damit soll der Erfolgsbeitrag jeder einzelnen Abteilung – gleich welchen Bereichs: medizinisch oder nicht-medizinisch – ausgewiesen werden. Medizinische Hauptbereiche weisen in ihrem Charakter als Profit-Center echte Erfolgsbeiträge durch Gegenüberstellung des Case-Mix-Index (CMI), durch Ermittlung der durchschnittlichen Verweildauer, Anzahl der Fälle oder sonstige spezifische Leistungen verrechneten Erträgen und diesen entsprechenden Kosten unter Einbeziehung innerbetrieblich verrechneter Kosten durch Inanspruchnahme innerbetrieblicher Leistungen aus. Medizinische Hilfsbereiche und Kostenstellen der nicht-medizinischen Infrastruktur sind Cost-Center und weisen Erfolgsbeiträge als Kostenüber- oder -unterdeckung aufgrund von gegenüber dem Kostenanfall zu viel oder zu wenig verrechneten Kosten aus. Der Gesamterfolg eines Krankenhauses ergibt sich damit als Summe der Erfolge einzelner Leistungsstellen medizinischer (Haupt- und Hilfs-) Bereiche sowie der nicht-medizinischen Infrastruktur, wobei diese Bereichserfolge sich selbst wiederum aus der Menge von Teilerfolgen der in diesen Bereichen erstellten Teilleistungen ergeben.

Im Controlling relevante Erfolgsrechnungen sind in erster Linie sowohl als Umsatzkostenverfahren als auch als Bereichsrechnung strukturiert, um Erfolgsanalysen nach verschiedensten Bezugsgrößen vornehmen zu können. Dieses erfordert die bereits skizzierte mehrdimensionale patienten-, fall- und stellenbezogene Kosten- und Leistungsrechnung mit Zuordnung der Kosten und Erträge auf Fälle, Patienten und Stellen (z. B. Stationen), wobei eine entsprechende Kosten- und Leistungserfassung im Mittelpunkt steht. Diese Erfassungen stellen im Krankenhausbetrieb das wichtigste Problem dar.

Der Ablauf der Kostenarten- und Kostenstellenrechnung mit *innerbetrieblicher Verrechnung der Sekundärleistungen* erfolgt gemäß Abbildung 8 mehrstufig. Aus der Kostenartenrechnung werden in Abstimmung mit der Finanzbuchhaltung die Kosten den verschiedensten Kostenstellen zugeordnet; Sekundärleistungen werden im Rahmen einer innerbetrieblichen Leistungsverrechnung zugunsten der Cost-Center auf die Profit-Center (einschließlich der auszugliedernden Bereiche mit gesonderter Kostenerstattung) verrechnet. Hier erfolgt dann die Gegenüberstellung mit extern geleisteten Vergütungen oder Erstattungen. Bereichserfolge ergeben sich im Cost-Center durch Kostenüber- oder -unterdeckungen bei innerbetrieblicher Leistungsverrechnung und im Profit-Center durch Gegenüberstellung der jeweiligen Gesamtkosten mit den extern getätigten Vergütungen oder Erstattungen.

Innerhalb des *Erfolgs-Center* sollte gemäß Abbildung 9 auch eine leistungseinheitsbezogene Erfolgsrechnung möglich sein; dieses erfordert allerdings der jeweiligen Leistungseinheit über die Kalkulation zugeordnete Kosten und Erträge.

Da in einem Profit-Center bei heterogener Leistungs- und Abrechnungsstruktur unterschiedliche Vergütungsformen möglich sind, muss bei der Erfolgsrechnung innerhalb dieser Kostenstellenrechnung nach unterschiedlichen Vergütungsformen gemäß Abbildung 10 differenziert werden.

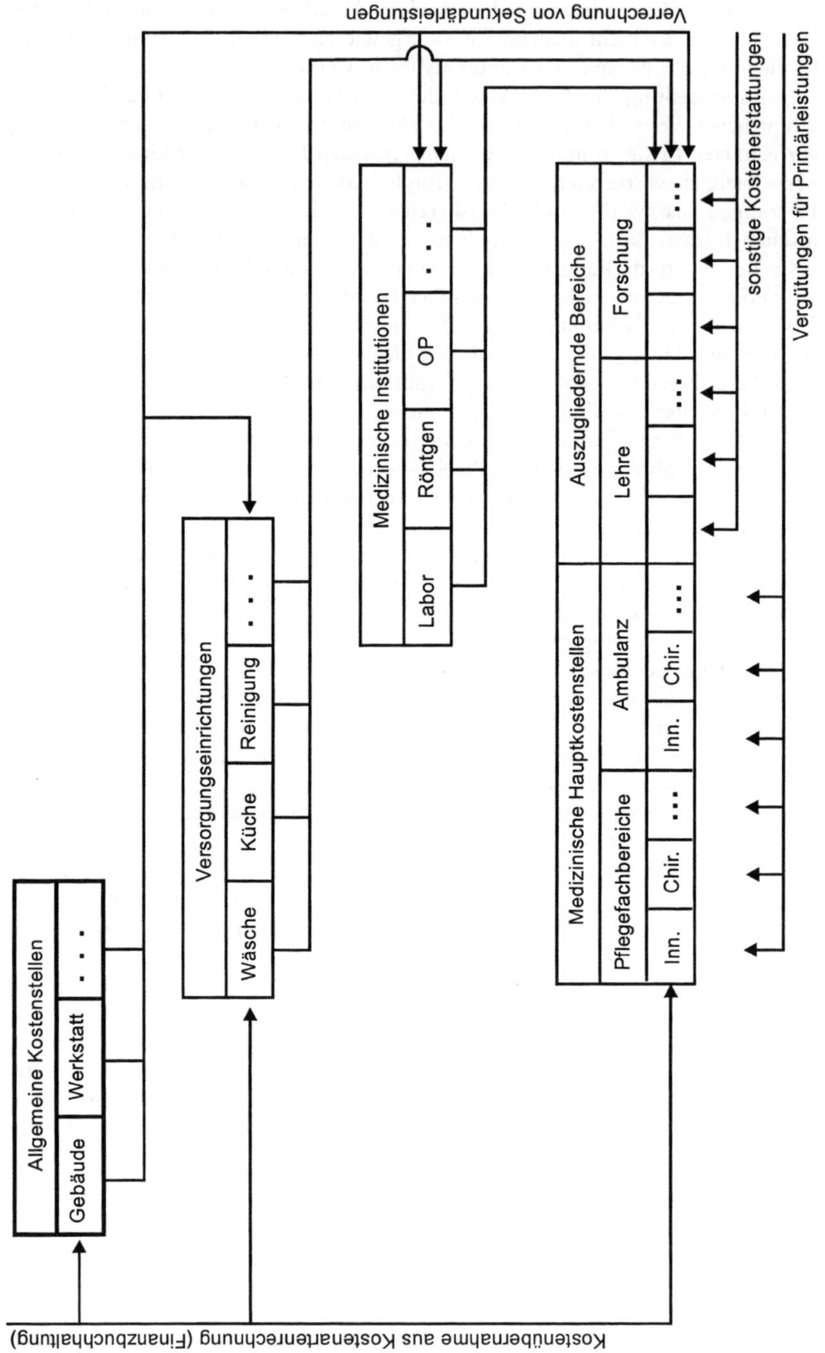

Abb. 8: Ablauf der Kostenarten- und Kostenstellenrechnung

	z.B. Medizinische Institutionen	Medizinische Hauptkostenstellen
	Labor | Röntgen | OP | ...	Pflegefachbereiche: Inn. | Chir. | ... ; Ambulanz: Inn. | Chir. | ...
Erfolgs-Center:*) bereichsspezifische Gegenüberstellung von Kosten und Erträgen	Erfolg = + über (innerbetriebl.) Sekundärleistungen verrechnete Erträge - entstandene, teilweise innerbetrieblich verrechnete Kosten	Erfolg = + durch (am Markt abgesetzte) Primärleistungen entstandene Erträge - entstandene, teilweise innerbetrieblich verrechnete Kosten
Erfolgs-Einheit:*) leistungsspezifische Gegenüberstellung von Kosten und Erträgen	Erfolg = + (Verrechnungs-) Preis - Stückkosten	Erfolg = + (vergüteter Markt-) Preis - Stückkosten

*) in Anlehnung an: Krause und Fengler 1994, S. 338

Abb. 9: Erfolgs-Center- und Erfolgs-Einheits-Rechnung

Kostenstelle	**Allgemeine Chirurgie**				
Erlösformen	**Summe**	**DRG-Erlöse** [1]	**sonst. stationäre Erlöse** [2]	**Wahlleistungen** [3]	**Ambulante Erlöse**
Kosten	2.230.000	1.780.000	150.000	30.000	270.000
Erlöse	2.270.000	1.800.000	180.000	50.000	240.000
Über- /Unterdeckung	*+40.000*	*+20.000*	*+30.000*	*+20.000*	*-30.000*

Anmerkungen:
1) inkl. Zu- und Abschläge
2) Zusatzentgelte nach § 6 KHEntgG (z.B. teilstationäre Leistungen)
3) gemäß § 17 KHEntgG

Abb. 10: Erfolgs-Center-Rechnung bei mehreren Vergütungsformen jeweils differenziert nach:
- Kostenstellen: Chirurgie, Innere
- Vergütungsformen: DRG-Erlös, Pflegesatz, Sonderentgelte
- Krankheitsfällen/Patienten

4.2.2 Leistungs-, Kosten- und Erfolgsplanung und -kontrolle

Im Mittelpunkt des Planungs- und Kontrollsystems steht das Instrument der bereichs- bzw. kostenstellenspezifischen Kostenplanung und -kontrolle nach dem Konzept der flexiblen Plankostenrechnung (Hentze und Kehres 2008, S. 159 ff.). Das System der flexiblen Plankostenrechnung ist in der industriellen Unternehmenspraxis allgemein anerkannt und wird erfolgreich angewendet; auch Dienstleistungsbetriebe haben dieses System verstärkt eingeführt. Das Krankenhaus als betriebswirtschaftliches System kann dieses Instrument für Planung und Kontrolle aller Leistungsprozesse übernehmen. Problematisch ist dabei allerdings besonders in den Kostenstellen des medizinischen Bereichs die Wahl der Bezugsgrößen zur Quantifizierung der Beschäftigung; doch gibt es auch hier sehr erfolgreiche Ansätze (Leonhardt 1988, S. 94 ff.).

Das Gesundheitsstrukturgesetz (GSG) von 1992 bedeutete den Fortfall des Selbstkostendeckungsprinzips und Vergütung meist auf Basis allgemeiner Pflegesätze mit Einführung von Abteilungspflegesätzen, Sonderentgelten oder Fallpauschalen; damit reichte eine kostenorientierte Planung gemäß der Gliederung des Kosten- und Leistungsnachweises nicht mehr aus. Aus Gründen einer differenzierten Kalkulation muss auch in Krankenhausbetrieben künftig kostenstellen- und kostenträger- (d. h. nach DRGs/Diagnosegruppen) orientiert geplant und kalkuliert werden (Görtz und Fengler 1994, S. 30).

Kostenplanung bedeutet grundsätzlich Planung der Kosten als Produktionsfaktormengen- und -wertplanung in der Kostenarten- (für jede Ressourcen-, Faktor-, Kostenart), Kostenstellen- (für jede Abteilung, Kostenstelle) und Kostenträgerrechnung (für jede Leistung). Im Mittelpunkt steht die kostenstellenspezifische Kostenplanung für Einzel- und Gemeinkosten als Grundlage von Kostenvorgaben für die Kostenstellen und als Grundlage der Plankalkulation von Produkten und Leistungen.

Mit der *flexiblen Plankostenrechnung* werden für jede Kostenstelle – entsprechend der Aufbauorganisation des Krankenhauses für jede Kostenstelle des medizinischen und nicht-medizinischen Bereichs, und hier für Haupt- und Hilfskostenstellen – die Kosten über eine Produktionsfaktormengen- und -wertplanung in Abhängigkeit von einer Planbezugsgröße – meist der Planbeschäftigung, ausgedrückt in der geplanten Leistungsmenge – dieser Kostenstelle geplant (Krause und Fengler 1994, S. 340 ff., Weber 1997, S. 37). Auf diese Weise ermittelte Plankosten werden im Rahmen einer Divisionskalkulation durch die Planbezugsgröße dividiert, um im Rahmen einer Vollplankostenrechnung den Plankostensatz als Vollkostensatz pro Bezugsgrößeneinheit – meist Leistungsmengeneinheit – zu erhalten.

Beispielsweise werden für die Leistungsstellen des medizinischen Hilfsbereichs die Leistungsmengen und die dafür erforderlichen Faktormengen und Kosten geplant, um dann auf Basis abgegebener Leistungen und ihrer kalkulatorisch ermittelten Kostensätze Planerträge ansetzen zu können; gleiches gilt für andere Bereiche, so auch für die medizinischen Hauptleistungsstellen.

Diese Plankostenrechnung wird als flexible Plankostenrechnung (Böing 1990, S. 145 f.) bezeichnet, weil mit dieser Kostenplanung bei der Planbezugsgröße – meist Planbeschäftigung – auch mit den Sollkosten den Kostenverantwortlichen alternative Kostenvorgaben bei alternativen Beschäftigungsgraden in Abweichung von der Planbeschäftigung als flexibles Budget vorgegeben werden. Dabei werden fixe Kosten von variablen Kosten unterschieden: Fixe Kosten entstehen durch Bereitstellung einer Kapazität und können kurzfristig nicht verändert werden; variable Kosten können in der Regel zu Beschäftigungsänderungen proportional angepasst werden. Im Krankenhausbetrieb sind durchschnittlich ca. 80 % der Gesamtkosten als fix anzusehen.

Ergebnis der Kostenplanung nach der *flexiblen Vollplankostenrechnung* sind zum einen flexible Kostenbudgets als Führungsgrößen im kostenstellenspezifischen Regelkreis für die Kostenstellenverantwortlichen und zum anderen leistungsbezogene Planstückkosten als Vollkosten für innerbetriebliche Leistungen, aber auch für Endleistungen.

Kostenplanung verlangt permanente innerjährliche – meist monatliche – Kostenkontrolle und Analyse der Kostenabweichungen. Tatsächlich angefallene Istkosten werden bei der tatsächlichen Istbeschäftigung den (über die Istbeschäftigung über den Plankostensatz verrechneten) Plankosten und den (als flexibles

Budget bei der Istbeschäftigung vorgegebenen) Sollkosten gegenüberstellt. Sollten die Istkosten bei gegenüber der Planbeschäftigung geringerer Istbeschäftigung über den Plan- und Sollkosten liegen, so ergeben sich gemäß Abbildung 11 beschäftigungs- und verbrauchsabhängige Mehrkosten (Hildebrand 1988, S. 441, Hentze und Kehres 2008 S. 205 ff.).

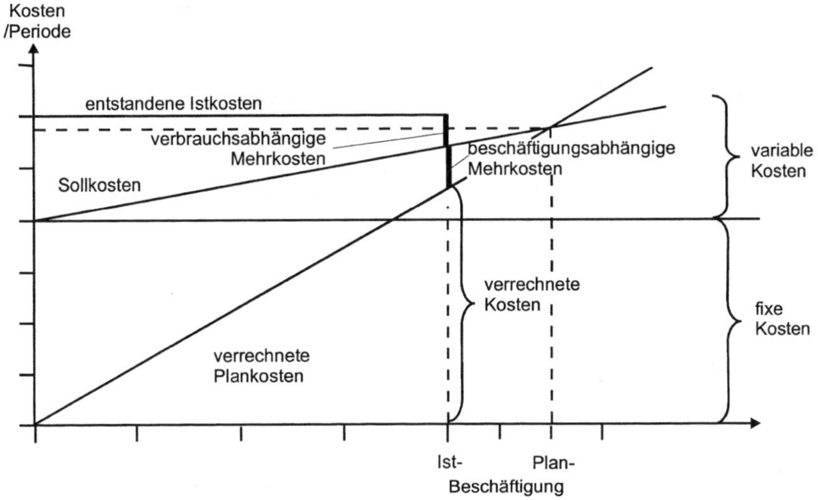

Abb. 11: Prinzip der flexiblen Plankostenrechnung
(Hildebrand 1988, S. 441; ähnlich Huch 1986, S. 189)

Beschäftigungsabhängige Mehr- (oder umgekehrt *Minder-) Kosten* sind grundsätzlich dadurch bedingt, dass die fixen (Kapazitäts-) Kosten kalkulatorisch aufgrund der geringeren (oder höheren) Auslastung unzureichend (oder zu viel) verrechnet sind; diese Beschäftigungsabweichungen sind in der Regel nicht von den Bereichen zu verantworten und können – nur soweit noch nach Pflegetagen abgerechnet wird – nach § 4 BPflV mit dem Leistungsträger nachträglich ausgeglichen werden. Verbrauchsabhängige Mehr- oder Minderkosten sind von dem Bereich zu verantworten und Anzeichen verschiedener Kostenunwirtschaftlichkeiten. Diese *verbrauchsabhängigen Kostenabweichungen* lassen sich auch im Krankenhaus auf eine Vielzahl von unterschiedlichen Ursachen – beispielsweise auch Leistungsabweichungen – zurückführen, deren Kenntnis notwendig ist, um für künftige Prozesse gegensteuern zu können (Ey 1987, S. 288 ff.).

Gemäß Abbildung 12 lassen sich für die verschiedenen Hilfskostenstellen die jeweiligen Kostenüber- oder -unterdeckungen auf die verschiedensten Kostenabweichungsarten nach dem System der Plankostenrechnung zurückführen.

DRG-Erlöse Pflegesätze, Sonderentgelte

Kostenstellen / Kostenarten/Erträge	Σ	Hilfskostenstellen: Strombezug	Werkstätten	Röntgendiagnostik	Küche	Wäscherei	Hauptkostenstellen: Innere Medizin	Chirurgie	HNO	Ambulanz
Primärkosten	2.114.500	4.500	10.000	12.000	230.000	8.000	600.000	800.000	350.000	100.000
innerbetriebl. Leistungsverrechnung	-	innerbetriebl. verrechnete Kosten					→	→	→	→
Endkosten	2.114.500	200	-100	350	1.300	-250	710.000	890.000	383.500	129.500
Vergütungen	2.024.200	-	-	-	-	-	686.000	905.000	343.200	90.000
Kostendeckung (Kostenabweichung)	-90.300	-200	+100	-350	-1.300	+250	-24.000	+15.000	-40.300	-39.500
davon:										
- Beschäftigung					-850					
- Verbrauch					-620					
- Leistung					+170					
-										
-										
-										

analysierbar als Plan-/Soll-/Ist-Abweichung nach
- Kostenstellen (Erfolgs-Center)
- Leistungen (Erfolgs-Einheit)

Abb. 12: Kostenabweichungen in der Erfolgsrechnung

4.2.3 Prozessmanagement im Krankenhaus

Im Zuge der Einführung und Umsetzung der DRGs als neues Abrechnungssystem für deutsche Krankenhäuser findet eine immer stärkere Auseinandersetzung mit den Prozessen innerhalb des Krankenhauses statt. Auch im Rahmen von Qualitätssicherungsmaßnahmen rücken die Bereiche *Struktur-, Prozess-* und *Ergebnisqualität* in den Mittelpunkt. Ein wichtiges Instrument in diesem Zusammenhang ist die Einführung von *klinischen Behandlungspfaden,* die den Durchlauf des Patienten für eine bestimmte Indikation regeln. Hiernach kann der Patient von der Aufnahme bis hin zur Entlassung und im Rahmen von Konzepten der integrierten Versorgung sogar im Vorfeld und über die Entlassung hinaus zielgerichtet gesteuert werden. Für den Patienten sollen einheitliche Qualitätsstandards geschaffen werden und durch den strukturierten Prozess soll der Durchlauf des Patienten durch verschiedene Bereiche optimiert werden. Hierdurch wird u. a. die Patientenzufriedenheit gesteigert, wenn beispielsweise längere Wartezeiten vermieden und alle Untersuchungen und Maßnahmen den Patienten betreffend besser und nach einem verbindlichen Standard koordiniert werden können. Die Krankenhäuser gehen dazu über, interdisziplinäre Aufnahme- und Kurzliegerstationen einzurichten, um die Prozessstrukturen zu optimieren.

„Prozessmanagement umfasst planerische, organisatorische und kontrollierende Maßnahmen zur zielorientierten Steuerung der Wertschöpfungskette eines Unternehmens hinsichtlich Qualität, Zeit, Kosten und Kundenzufriedenheit" (Haubrock und Schär 2007, S. 174 f.). Hierin liegt der Vorteil des Prozessgedankens für das Krankenhausmanagement; durch die Analyse der intern bereits vorhandenen Prozesse können Schwachstellen aufgedeckt werden und im Sinne einer optimalen Patientenversorgung und im Hinblick auf eine Kostenoptimierung verändert werden. „Gekennzeichnet wird ein Prozess durch das systematische Zusammenwirken von Menschen, Maschinen, Material und Methoden entlang der *Wertschöpfungskette* zur Erzeugung eines Produktes oder Erbringung einer Dienstleistung" (Haubrock und Schär 2007, S. 172). „Fallorientierte Pauschalentgelte erfordern eine kostenstellenübergreifende Betrachtung der Abläufe, weil nur die Kenntnis über alle zwischen Patientenaufnahme und -entlassung entstehenden Kosten eine Aussage darüber erlaubt, ob die erzielbaren Erlöse die Kosten decken" (Breinlinger-O'Reilly und Krabbe 1998, S. 56.).

Im Bereich der Kostenrechnung lässt sich dies im Rahmen der Prozesskostenrechnung abbilden. Bei der Prozesskostenrechnung handelt es sich nicht um ein völlig neues Kostenrechnungssystem, sondern sie baut auf den Daten der klassischen Kostenarten- und Kostenstellenrechnung auf. Das Grundkonzept besteht darin, die nicht zurechenbaren Struktur-, Gemein- und meist Fixkosten so aufzulösen, dass sie über Aktivitäten dann Prozessen (als Kostentreiber) zugeordnet und dann den Kalkulationsobjekten (Kostenträgern) je nach Prozessinanspruchnahme über Prozessmengen und Prozesskostensätze wie variable Einzelkosten zugerechnet werden können.

Im Rahmen der DRGs bedeutet dies, dass es dem Krankenhausmanagement möglich wird, die *genauen Kosten für bestimmte Prozesse im Krankenhaus* zu ermitteln und ihnen den Erlös der jeweiligen DRG gegenüber zu stellen. Besonders der hohe Block der Gemeinkosten kann im Rahmen der Prozesskostenrechnung im Wesentlichen verursachungsgerecht zugerechnet werden.

4.3 Finanz- und Bilanzplanung und -kontrolle

Ganzheitliches operatives Controlling umfasst neben Erfolgs-Controlling auch Finanz- und Bilanz-Controlling (Huch 1998). Doch während die Steuerung des Erfolgs nach dem Konzept mehrstufiger vermaschter Regelkreise dezentralisiert und auf die einzelnen selbständigen Verantwortungsbereiche delegiert ist, verbleibt meist die Finanz- und Bilanzsteuerung zentralisiert in der Verantwortung der Gesamtleitung.

Mit der Finanz- und Bilanzplanung werden die vorgeschalteten Teilplanungen wie Erfolgsplanung, Investitionsplanung, Kreditplanung, Steuerplanung usw. auf der finanzwirtschaftlichen Ebene konsolidiert mit der Ermittlung des künftigen Finanz- und Kapitalbedarfs (Gesamt-, Neuverschuldung) oder der künftigen Bilanzwerte.

Erst auf der Grundlage eines finanzierbaren Finanzplans sowie einer den Anforderungen gerecht werdenden Planbilanz kann eine betriebswirtschaftliche Gesamtplanung mit ihren vorgeschalteten Teilplänen verabschiedet werden.

Mit der Finanz- und Bilanzkontrolle werden – auch innerjährlich: monatlich, quartalsweise – die Planwerte auf ihre Realisierung überprüft. Mögliche Abweichungen sind analog den Kosten- und Ertragsabweichungen zu analysieren, um Anpassungsmaßnahmen einleiten zu können.

Im Gegensatz zum Erfolgs-Controlling ist dieses Finanz- und Bilanz-Controlling in Krankenhausbetrieben noch nicht ausreichend konzipiert und eingeführt worden, weil zumindest in öffentlich gehaltenen Krankenhausbetrieben die Finanz- und Bilanzverantwortung zumeist noch beim öffentlichen Krankenhausträger zentral zu finden ist.

5 Controlling-Informationssysteme

Informationssysteme sollen den konkreten Informationsbedarf des Managements – je nach Phasen des Managementprozesses, nach funktionaler und/oder hierarchischer Einordnung des Informationsempfängers in der Aufbauorganisation und nach Zeithorizont des Problems – sach- und zeitgerecht abdecken können; dieses gilt grundsätzlich auch für Krankenhausbetriebe, wenn hier die verschiedenen Stellen des medizinischen und nicht-medizinischen Bereichs mit Informationen zu versorgen sind, die für die Steuerung von Abläufen dieser Stellen relevant sind (Güntert 1990). Aus Literatur und Praxis ist eine mit Abbildung 13 dargestellte Systempyramide bekannt, bei der unterschieden wird zwischen Administrations- und Dispositionssystemen (mengen- und wertorientiert) und Informationssystemen i.e.S. mit Berichts- und Abfragesystemen, Auswertungs- und interpretativen Systemen sowie Entscheidungsunterstützungssystemen (Scheer 1997, S. 5 oder modifiziert bei Huch, Behme, Ohlendorf 2004, S. 475 ff.).

Diese Informationssysteme i.e.S. sollen als Controlling-Informationsversorgungssysteme dem Management – je nach hierarchischer und funktionaler Zuordnung – die für die jeweilige Phase des Managementprozesses sachgerechten Informationen aus dem Planungs- und Kontrollsystem zur Verfügung stellen. Planungs- und Kontrollsystem und Controlling-Informationsversorgungssystem ergänzen einander.

Entscheidungsträger in den unterschiedlichen Bereichen eines Krankenhausbetriebs benötigen die für sie relevanten Informationen (als zweckorientiertes Wissen) im Rahmen der Steuerungsabläufe im Regelkreis: Den Führungsgrößen mit Plan- und Sollkosten bzw. Kostendeckung bei Planbeschäftigung im medizinischen oder nicht-medizinischen Bereich werden die Regelgrößen als Istgrößen gegenübergestellt, um Abweichungen zu erkennen, zu analysieren und um Korrekturentscheidungen abzuleiten.

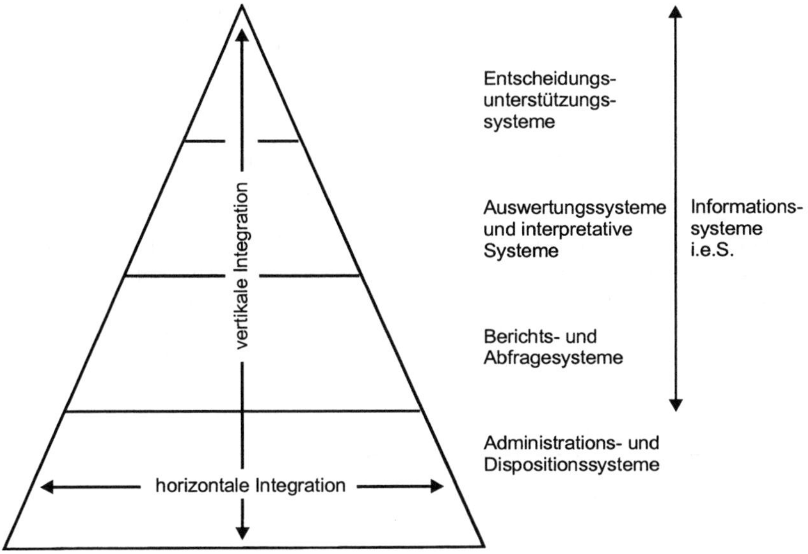

Abb. 13: Pyramide betrieblicher Informationssysteme

Ein *integriertes Krankenhaus-Informationssystem* soll ein in sich geschlossenes und zusammenhängendes Informationssystem darstellen, das unverdichtete, quantitative Daten aus verschiedenen Quellen medizinischer und nicht-medizinischer Bereiche aufnimmt und diese zu Informationen als zweckorientiertes Wissen in verschiedene Richtungen und auf unterschiedlichen Verdichtungsniveaus verarbeitet und dem Management in den verschiedenen Krankenhausbereichen unterschiedlicher hierarchischer Stufen zur Verfügung stellt. Managementorientierte Informationen im Krankenhaus müssen grundsätzlich im Rahmen der krankenhausinternen Berichterstattung beispielsweise folgende Aspekte umfassen: eingesetzte personelle, infrastrukturelle und sachliche Mittel, Leistungserbringung (Organisation, dispositive Systeme, Arbeitsprozesse), erbrachte Einzelleistungen (Patienten, Pflegetage, Untersuchungen, Eingriffe, betriebswirtschaftlicher Erfolg) und Leistungsverwendung (Patientengruppen, medizinische Statusveränderung, Patientenzufriedenheit) (Güntert 1990, S. 239).

Ein integriertes Informationssystem muss grundsätzlich *mehrdimensional strukturiert* sein, dabei neben diesen aufgezeigten internen Informationen auch Umweltinformationen enthalten, grundsätzlich geldwert-, mengenmäßige und qualitative sowie jeweils vergangenheits-, gegenwarts- und zukunftsbezogene Aussagen tätigen und schließlich patienten-, fall- und stellenbezogene Informationen beinhalten (Güntert 1990, S. 233). Diese Integration lässt sich aus verschiedenen Sichtweisen betrachten. Grundsätzlich wird unterschieden zwischen Daten- und Funktionsintegration (Horváth 2006, S. 668 ff.):

Datenintegration bedeutet die möglichst frühzeitige Erfassung der Daten und deren Bereitstellung in einer zweckpluralen Grundrechnung – organisiert als frei zugreifbare Datenbank für eine Vielzahl von Auswertungen unterschiedlichster Art: beispielsweise Patientendaten für medizinische Berichte und für die Rechnungsschreibung, Materialverbrauch für das Bestellwesen und das Rechnungswesen oder die Stationsbelegung über die „Mitternachtsstatistik" für Kapazitätsberechnungen und die Kalkulation. Die Daten der Grundrechnung werden aus verschiedenen Primärquellen (interne: Betriebsanalysen, Patientenumfragen, soziotechnische Analysen; externe: Publikumsbefragungen, Feldforschung) und Sekundärquellen (interne: Rechnungswesen, Krankenhausstatistik; externe: Fachzeitschriften, Verbandsstatistiken, Kongresse) (Güntert 1990, S. 251) zur Verfügung gestellt.

Funktionsintegration – gemäß Abbildung 13 als horizontale und vertikale Integration – bedeutet ein in sich integriertes System von Anwendungssoftware. Abläufe innerhalb eines Programms, aber auch zwischen unterschiedlichen Programmen – der Output eines Teilsystems ist Input des hierauf aufbauenden Teilsystems – erfolgen aufeinander abgestimmt ohne Benutzereingriffe.

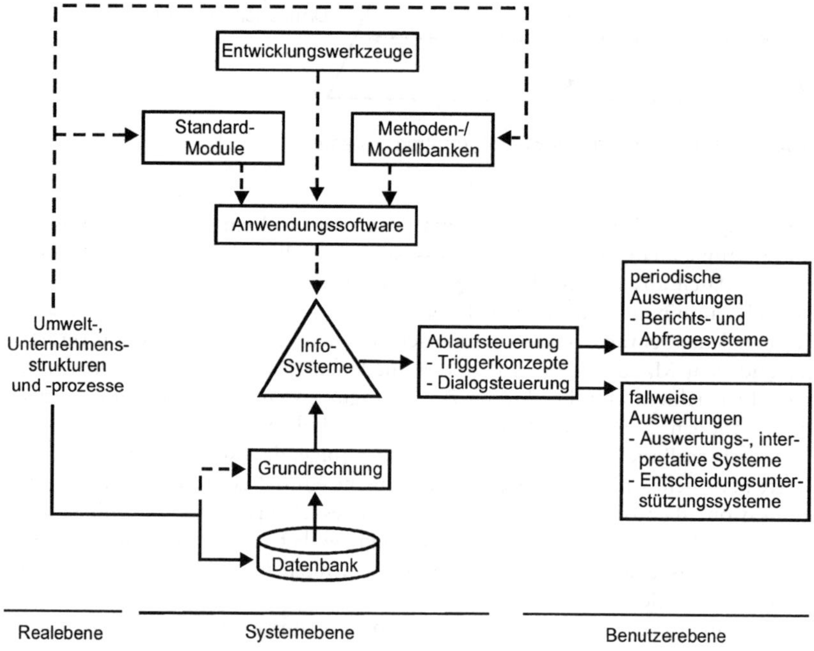

Abb. 14: Architektur EDV-gestützter Informationssysteme

Integrierte Informationssysteme innerhalb dieser Informationssystempyramide werden erstellt auf der Basis einer zentralen Unternehmensdatenbank für die Grundrechnung bei Verarbeitung der Daten mit unterschiedlicher, aber untereinander abgestimmter Anwendungssoftware. Bei Einbeziehung unterschiedlicher Betrachtungsebenen – Realitäts-, System- und Benutzerebene – ergibt sich mit Abbildung 14 eine spezifische Architektur EDV-gestützter Informationssysteme. Diese Architektur EDV-gestützter Informationssysteme zeigt:

- auf der *Benutzerebene* die periodischen und fallweisen Auswertungen durch die Informationssysteme, wobei an der Schnittstelle zum Endbenutzer die Informationsverarbeitung Trigger- oder Dialog-gesteuert abläuft (Scheer 1997, S. 76 ff.).
- auf der *Systemebene* die Pyramide der Informationssysteme auf der Grundlage der Grundrechnung mit integrierter Anwendungssoftware. Die Grundrechnung wird als Datenbanksystem realisiert, wobei diese Datenbank aus verschiedenen systematisch strukturierten Dateien für Patientendaten, Stationsdaten, Personaldaten, Materialdaten, (Krankheits-) Falldaten etc. besteht. Die Anwendungssoftware kann bestehen aus extern bezogenen und intern angepassten Standardsystemen oder aus intern mit Hilfe von Methoden- bzw. Modellbanken und Systementwicklungswerkzeugen entwickelter individueller Software.
- auf der Realitätsebene die Strukturen und Abläufe im Krankenhaus und der relevanten Umwelt und ihrer Einflüsse auf die Grundrechnung einerseits und auf die Gestaltung der Anwendungssysteme andererseits.

Literatur

Asklepios Kliniken GmbH (2003): www.asklepios.com

Axtner W (1978) Krankenhausmanagement, Baden-Baden

Bellingen K (1996) Controllerdienst in der Kreiskrankenhaus Waldbröl GmbH. In: Mayer E, Walter B (Hrsg) Management und Controlling im Krankenhaus, Stuttgart: 83–109

Böing W (1990) Interne Budgetierung im Krankenhaus, Heidelberg

Breinlinger-O'Reilly J, Krabbe M (1998) Controlling für das Krankenhaus, Neuwied u. a.

Eichhorn S (1988) Das Krankenhausrechnungswesen im Gesamtsystem der entscheidungsorientierten Information und Berichterstattung. In: Eichhorn S (Hrsg) Handbuch Krankenhausrechnungswesen. 2. Aufl., Wiesbaden: 11–27

Ey H (1987) Entwurf eines entscheidungsorientierten Kostenrechnungsmodells für ambulant und stationär erstellte Krankenhausleistungen. Frankfurt/M. Bern New York Paris

Globing KF (1993) Profit-Center Krankenhaus, In: Krankenhaus-Umschau: 894–90

Görtz W, Fengler D (1994) Einführung einer controllinggerechten Kosten- und Leistungsrechnung in der Stiftung Rehabilitation Heidelberg. In: Controlling 6: 30–36

Güntert BJ (1990) Management-orientierte Informations- und Kennzahlensysteme für Krankenhäuser, Berlin u. a.

Hahn D, Hungenberg H (2001) PuK, Wertorientiertes Controlling, 6 Aufl., Wiesbaden

Haubrock M, Schär W (2007) Betriebswirtschaft und Management im Krankenhaus, 4. Aufl., Bern

Hehner S, Jaeger H, Krishnan S, Messemer J (2002) Neubeginn mit DRG: Fitness-Kur für Deutschlands Krankenhäuser. In: McKinsey Health 2002, Nummer 1: 6–13 www.mckinsey.de/kompetenz/healthcare/expertise/art_htm

Hentze J, Kehres E (2008) Kosten- und Leistungsrechnung in Krankenhäusern, 5. Aufl., Stuttgart

Hildebrand R (1988) Kostenrechnung. In: Eichhorn S (Hrsg) Handbuch Krankenhausrechnungswesen, 2. Aufl., Wiesbaden: 343–456

Horváth P (2001) Controlling. 8. Aufl., München
Huch B (1986) Einführung in die Kostenrechnung, 8. Aufl., Heidelberg
Huch B (1993) Das Krankenhaus als betriebswirtschaftliches System. In: Hurrelmann K, Laaser U (Hrsg) Gesundheitswissenschaften. Weinheim Basel: 361–381
Huch B (1995) Krankenhaus-Controlling. In: Sierke BRA, Albe F, (Hrsg) Branchenübergreifende Erfolgsfaktoren. Wiesbaden: 91–107
Huch B (1998) Finanz-Controlling. In: Bogaschewsky R, Götze U (Hrsg) Unternehmensplanung und Controlling, Heidelberg 1998: 87–105
Huch B, Behme W, Ohlendorf T (2004) Rechnungswesen-orientiertes Controlling, 4. Aufl., Heidelberg
IABG (Industrieanlagen-Beratungsgesellschaft mbH) (1975) Vergleichende Bewertung von Krankenhäusern hinsichtlich sparsamer Wirtschaftsführung, Ottobrunn
Krabbe M, Manegold I (1997) Controlling und Unternehmensprozesse im Krankenhaus. In: Controller Magazin: 229–233
Krause H, Fengler D (1994) PC-gestützte Leistungs- und Kostenplanung für das Krankenhaus-Controlling. In: Kostenrechnungs-Praxis: 337–343
Kuntz L, Vera A (2003) Krankenhauscontrolling und Medizincontrolling – Eine systematische Schnittstellenanalyse, Arbeitsberichte zum Management im Gesundheitswesen (Hrsg: Kuntz, L), Köln, www.wiso.uni-koeln.de/mig
Lauterbach KW, Lüngen M (2001) DRG-Fallpauschalen: eine Einführung, Anforderungen an die Adaption von Diagnosis Related Groups in Deutschland, Stuttgart u. a.
Leonhardt J (1988) Aufbau und Anwendungsmöglichkeiten einer Grenzplankostenrechnung in Krankenhausbetrieben, Hamburg
Mis U (1996) Controlling im Krankenhaus: Betriebswirtschaftliche Aspekte des krankenhausspezifischen Kosten- und Leistungsmanagements. In: Rieper B, Witte Th, Berens W (Hrsg.) Betriebswirtschaftliches Controlling. Wiesbaden: 167–188
Röhrig R (1983) Die Entwicklung eines Controllingsystems für Krankenhäuser, Darmstadt.
Scheer AW (1997) Wirtschaftsinformatik, Informationssysteme im Industriebetrieb, 7. Aufl., Berlin Heidelberg New York u. a.
Schellhaß U (1994) Leistungsdefinition, Preise, Kostenmanagement und Controlling im Krankenhaus. In: Scheer AW (Hrsg.) Innovatives Controlling – der Weg zum Turnaround, Rechnungswesen und EDV – 15. Saarbrücker Arbeitstagung 1994, Heidelberg: 297–311
Sieben G (1986) Krankenhaus-Controlling, Köln
Weber J (1987) Logistikkostenrechnung, Berlin Heidelberg New York u. a.
Weber W (1997) Krankenhaus-Controlling. In: Management & Computer: 33–40

Kosten- und Leistungsrechnung im Krankenhaus

Erich Kehres

1 Aufgaben der Kosten- und Leistungsrechnung

Die Aufgaben der Kosten- und Leistungsrechnung stehen im Krankenhaus in engem Zusammenhang mit dem Krankenhausfinanzierungssystem. In diesem Sinne werden in § 8 KHBV die Aufgaben der Kosten- und Leistungsrechnung im Krankenhaus festgelegt:

1. Betriebsinterne Steuerung
2. Beurteilung der Wirtschaftlichkeit und Leistungsfähigkeit des Krankenhauses
3. Ermittlung der pflegesatzfähigen Kosten sowie die Erstellung der Leistungs- und Kalkulationsaufstellung nach den Vorschriften der Bundespflegesatzverordnung

Zu (1): *Betriebsinterne Steuerung:* Die betriebsinterne Steuerung stellt ab auf das Erreichen von Zielen, die operational, d. h. nach Zielinhalt, Zielausmaß und zeitlichem Bezug vorgegeben sind.

Die Kosten- und Leistungsrechnung als Kontroll- und Steuerungsinstrument erfüllt nur dann die ihr gestellte Aufgabe, wenn sie sich nicht auf die Analyse der Vergangenheit beschränkt, sondern die Kostenplanung einbezieht. Dieser Forderung wird nur eine zukunftsorientierte (Plan-)Kostenrechnung gerecht. Ausgehend von den geplanten Marktleistungen werden dabei für die verschiedenen Leistungsbereiche/Kostenstellen Betriebsleistungen abgeleitet und deren Kosten geplant. Die Kontrolle von Leistungen und Kosten ist integrierter Bestandteil einer Plankostenrechnung.

Zu (2): *Beurteilung der Wirtschaftlichkeit* und *Leistungsfähigkeit des Krankenhauses:* Das Wirtschaftlichkeitsprinzip greift im Krankenhaus hinsichtlich der Leistungserbringung in der Regel in Form des Minimumprinzips, d. h. die medizinisch notwendigen und zweckmäßigen Leistungen sollten mit möglichst geringen Kosten erbracht werden.

Schwierig und in den Bewertungsmaßstäben zum Teil noch immer umstritten ist das Messen und Beurteilen der Wirtschaftlichkeit im Krankenhaus.

Definiert man Wirtschaftlichkeit als Relation von Ist-Kosten zu Soll-Kosten, so verlagert sich das Problem des Messens der Wirtschaftlichkeit in Richtung der Ermittlung der (vorzugebenden) Sollkosten. Diese können sich orientieren an:

- dem Zeitvergleich, d. h. an Kosten und Leistungen vorangegangener Perioden
- dem zwischenbetrieblichen Vergleich, d. h. den Kosten und Leistungen vergleichbarer Krankenhäuser
- überbetrieblichen Vorgabewerten, insbesondere hinsichtlich des Personaleinsatzes und der Personalkosten, wie sie bei externen Wirtschaftlichkeitsprüfungen praktiziert und weiterentwickelt werden
- kostenstellenbezogener Analyse des Zusammenhanges zwischen Leistungen und Kosten unter Berücksichtigung von Kosteneinflussfaktoren.

Zu (3): *Ermittlung der Selbstkosten sowie Erstellung der Leistungs- und Kalkulationsaufstellung* nach den Vorschriften der Bundespflegesatzverordnung a.F.: Der Begriff der Selbstkosten ist ein Begriff der Kostenträgerrechnung und umfasst alle Kosten, die im Zusammenhang mit dem Erstellen einer betrieblichen Leistung anfallen. Entsprechend der dualen Finanzierung im Krankenhaus ist hierbei zu differenzieren zwischen investiven Kosten und budgetfähigen Kosten, d. h. solchen Kosten, die über Fallpauschalen, Budgets und Pflegesätze sowie durch die Vergütungen für vor- und nachstationäre Behandlung und ambulantes Operieren gedeckt werden.

Die *Krankenhausleistungen* im Sinne der Bundespflegesatzverordnung umfassen allgemeine Krankenhausleistungen und Wahlleistungen.

Allgemeine Krankenhausleistungen sind die Krankenhausleistungen, die unter Berücksichtigung der Leistungsfähigkeit des Krankenhauses für eine nach Art und Schwere der Erkrankung des Patienten medizinisch zweckmäßige und ausreichende Versorgung notwendig sind. Allgemeine Krankenhausleistungen für stationäre Patienten werden vergütet durch einen Gesamtbetrag (Budget) auf der Grundlage der voraussichtlichen Leistungsstruktur und Leistungsentwicklung.

Das *Budget* wird in Rechnung gestellt durch:

(a) *Fallpauschalen* nach dem auf Bundesebene vereinbarten Entgeltkatalog in Verbindung mit verschiedenen Zu- und Abschlägen sowie durch ergänzende Vergütungen lt. § 7 KHEntgG.

(b) *Pflegesätze*, soweit die Abrechnung nicht über das Fallpauschalensystem erfolgt.

Zu (a): Mit *Fallpauschalen* werden die gesamten betrieblichen Leistungen des Krankenhauses für einen bestimmten Behandlungsfall (Patienten) vergütet.

Zu (b): Die BPflV sieht Abteilungspflegesätze für die Leistungen Psychiatrischer Einrichtungen vor, mit denen die ärztlichen und pflegerischen Leistungen des Krankenhauses vergütet werden. Der Basispflegesatz ist das Leistungsentgelt für die übrigen Leistungen (Basisleistungen) des Krankenhauses, insbesondere Unterkunft, Verpflegung und Verwaltungsleistungen. Dementsprechend setzt sich die patientenbezogene Leistungsvergütung über Pflegesätze aus zwei Komponenten zusammen, dem Basispflegesatz und dem Abteilungspflegesatz.

Wahlleistungen (§ 22 BPflV) sind ebenfalls Krankenhausleistungen und können neben den allgemeinen Krankenhausleistungen angeboten werden. Zu den Wahlleistungen gehören insbesondere die wahlärztlichen Leistungen, d. h. die Behandlung durch die liquidationsberechtigten Ärzte (insbesondere Chefärzte), und die gesondert berechenbare Unterkunft im Einbett- oder Zweibettzimmer.

Welche Kosten des Krankenhauses zu den allgemeinen Krankenhausleistungen gehören und durch das Budget bzw. Fallpauschalen und Pflegesätze gedeckt werden und welche Kosten auf andere Weise zu decken sind, regelt § 7 BPflV in Verbindung mit § 2 BPflV. Danach dürfen insbesondere folgende Kosten des Krankenhauses nicht durch Budget und Pflegesätze gedeckt werden:

- die Kosten der vor- und nachstationären Behandlung
- Kosten der ambulanten Leistungen des Krankenhauses
- die Kosten für im Krankenhaus erbrachte ambulante ärztliche Leistungen von Ärzten des Krankenhauses
- die Kosten wahlärztlicher Leistungen

- die Kosten nichtärztlicher Wahlleistungen, insbesondere die Kosten für gesondert berechenbare Unterkunft.

Die Deckung der Kosten dieser Leistungen ist wie folgt geregelt:

Leistungen	Kostendeckung durch:
vor- und nachstationäre Behandlung	Vergütung lt. § 115a SGB V
ambulante ärztliche Leistungen des Krankenhauses	Gebühren nach der jeweils geltenden Gebührenordnung
ambulante ärztliche Leistungen der Ärzte des Krankenhauses	Kostenerstattung durch die Ärzte
wahlärztliche Leistungen	Kostenerstattung durch die Ärzte
gesondert berechenbare Unterkunft	tagesbezogenes Leistungsentgelt

Abb. 1: Die Deckung von nicht pflegesatzfähigen Kosten des Krankenhauses

2 Grundlagen der Kosten- und Leistungsrechnung im Krankenhaus

Kosten sind bewerteter Verzehr von Gütern und Dienstleistungen, der zur Erreichung des Betriebszweckes sowie zur Aufrechterhaltung der erforderlichen Kapazitäten entsteht.

Diese Definition des so genannten *wertmäßigen Kostenbegriffes* ist dadurch gekennzeichnet, dass die Frage der Bewertung der eingesetzten Mengen an Gütern und Dienstleistungen offen ist. Die Bewertung richtet sich grundsätzlich nach dem Zweck der Rechnung.

Soweit im Krankenhaus entstehende Kosten durch das Budget bzw. Fallpauschalen und Pflegesätze gedeckt werden, sind sie laut § 8 KHBV „aus der Buchführung nachprüfbar herzuleiten".

Diese Formulierung macht deutlich, dass Kosten im Sinne des Krankenhausfinanzierungsrechtes *Zweckaufwand (Grundkosten)* bzw. pagatorische Kosten darstellen. Diese Aussage schließt jedoch nicht aus, für Zwecke der Betriebssteuerung und Kontrolle auch von einem anderen *(wertmäßigen) Kostenbegriff* auszugehen.

Laut § 8 KHBV sind die Aufwendungen der Finanzbuchführung (Zweckaufwand) Ausgangspunkt der Kostenrechnung. Die Kosten- und Leistungsrechnung im Krankenhaus ist folglich geprägt durch einen pagatorischen Kostenbegriff, d. h. die Bewertung stellt auf Anschaffungs- bzw. Herstellungskosten ab.

In der Kostenrechnung wird die den Kosten gegenüberstehende Rechengröße in der Regel als *Leistung* bezeichnet. Im Krankenhaus wird der Leistungsbegriff jedoch primär mengenmäßig gebraucht, d. h., die Leistungsrechnung im Krankenhaus ist in erster Linie eine Mengenrechnung, die auf die in den verschiedenen Leistungsbereichen des Krankenhauses erbrachten Betriebsleistungen abstellt.

Im Zusammenhang mit der Beantwortung kostenrechnerischer Fragen ist die Unterscheidung in Einzel- und Gemeinkosten von elementarer Bedeutung. Kriterium für diese Unterscheidung ist die Zurechenbarkeit bzw. Zurechnung von Kosten auf Kalkulationsobjekte.

Einzelkosten sind die Kosten, die ausschließlich für ein bestimmtes Kalkulationsobjekt anfallen und somit diesem direkt zurechenbar sind. Als Kalkulationsobjekte gelten in erster Linie die am Markt abgesetzten Produkte oder Leistungen *(Kostenträger)*, mit denen man den Begriff der Einzelkosten primär in Verbindung bringt. Daneben gibt es jedoch auch andere Kalkulationsobjekte. Für die Wirtschaftlichkeitskontrolle sind dies insbesondere die Kostenstellen (Leistungsbereiche des Krankenhauses). Insofern ist jeweils zu unterscheiden in Kostenträgereinzelkosten und Kostenstelleneinzelkosten.

Besondere Bedeutung kommt im Krankenhaus der (direkten) Zuordnung von Kosten und Leistungen auf die *verschiedenen Leistungsbereiche (Kostenstellen)* zu, ohne die eine Wirtschaftlichkeitskontrolle nicht möglich ist.

In Abgrenzung zum Begriff der Einzelkosten sind Gemeinkosten[1] solche Kosten, die für mehrere Kalkulationsobjekte gemeinsam anfallen und daher nicht unmittelbar dem Kalkulationsobjekt zugeordnet werden können.

Diese umfassendere Definition der Begriffe Einzel- und Gemeinkosten folgt neueren Ansätzen der Kosten- und Leistungsrechnung, insbesondere in Form der von Riebel (Riebel 1994) entwickelten Rechnung mit Einzelkosten und Deckungsbeiträgen.

Die begriffliche Differenzierung in Einzel- und Gemeinkosten führt zu der die Kostenrechnung dominierenden Zurechnungsproblematik.

Als Grundprinzip der Kostenzuordnung wird allgemein das *Verursachungsprinzip* genannt, demzufolge einem Kalkulationsobjekt nur die Kosten zugeordnet werden dürfen, die es verursacht hat. Eine Erklärung des Verursachungsprinzips durch das Wort „verursachen" ist jedoch weder in der Theorie noch in der Praxis hilfreich. Gesucht sind klare Regeln, die auf einen nachweisbaren Zusammenhang zwischen Leistungserbringung und Kostenentstehung abstellen und so sicherstellen, dass die Kostenrechnung die betrieblichen Realitäten unverfälscht abbildet. Hierfür bieten sich zwei Interpretationen des Verursachungsprinzips an: das Finalprinzip und das Identitätsprinzip.

Das Finalprinzip unterstellt eine Mittel-Zweck-Beziehung zwischen Kosten und Leistungen. Das bedeutet, dass einer Leistung die Kosten zugerechnet werden können bzw. müssen, die um dieser Leistung willen bewusst in Kauf genommen werden. Die Kostenzuordnung nach dem Finalprinzip ist eine Kostenzuordnung entsprechend der Inanspruchnahme von Kapazitäten.

Kritisiert wird das Finalprinzip als einheitliches Prinzip für die Kostenermittlung und Kostenzurechnung teilweise deswegen, weil Kosten bereits entstehen, wenn die Entscheidung über die Erstellung von Leistungen getroffen wird und nicht erst mit Aufnahme der Leistungserstellung selbst. Dieser Grundgedanke ist die Grundlage des Identitätsprinzips, aus dem Riebel seinen entscheidungsorientierten Kostenbegriff ableitet. Für ihn sind Entscheidungen die eigentlichen Kalkulationsobjekte. Kosten sind deswegen die mit der Entscheidung über das betrachtete Objekt ausgelösten Ausgaben.

Für Riebel liefert folglich der Zusammenhang von Kosten und Leistungen über einen nachweisbaren gemeinsamen dispositiven Ursprung die Begründung für die Kostenzurechnung.

1 Die Differenzierung in fixe (beschäftigungsunabhängige) und variable (beschäftigungsabhängige) Kosten ist eine Unterscheidung der Kostentheorie. Um das Wesen dieser beiden Kostenbegriffe deutlich zu machen, wird auch von zeitabhängigen und leistungsabhängigen Kosten gesprochen.

In enger Beziehung zum *Identitätsprinzip* steht das Marginalprinzip, das auf die Betrachtung zusätzlicher Kosten und zusätzlicher Erlöse abstellt. Während das Identitätsprinzip zum Ausdruck bringt, dass Kosten und Erlöse die gekoppelte Wirkung einer identischen Entscheidung sind, erklärt das Marginalprinzip, wie das Umsetzen von Entscheidungen in Aktivitäten zusätzliche Kosten und Erlöse auslöst.

Auch dem Identitätsprinzip als schlüssige Interpretation des Verursachungsprinzips sind bei der Kostenzurechnung auf Kalkulationsobjekte Grenzen gesetzt, d. h. die Zurechnungsmöglichkeit ist abhängig von der Definition des Kalkulationsobjektes.

Dieser Sachverhalt führt zum Aufbau von Bezugsgrößenhierarchien, mit denen erreicht wird, dass jede Kostenart an irgendeiner Stelle des Betriebes als Einzelkosten erfasst werden kann. Gleiches gilt hinsichtlich der Kostenträger (einzelne Leistung, Leistungsart, Leistungsgruppe, gesamtes Leistungsprogramm).

Der Hinweis auf die Bezugsgrößenhierarchie macht deutlich, dass mit dem Verursachungsprinzip eine Verrechnung aller Kosten auf die einzelnen Leistungen nicht möglich ist. Will man also eine vollständige Kostenverrechnung erreichen, so ist das Verursachungsprinzip durch andere Prinzipien der Kostenzuordnung bzw. Kostenverrechnung zu ergänzen. Diese Kostenanlastungsprinzipien sind das Durchschnittsprinzip und das Kostentragfähigkeitsprinzip. Beide Verfahren dienen dazu, Gemeinkosten, insbesondere fixe Gemeinkosten, auf Kalkulationsobjekte zu verteilen, für die sie nach dem Verursachungsprinzip nicht erfassbar sind.

Das *Durchschnittsprinzip* gibt nicht Antwort auf die Frage, welche Kosten durch ein Kalkulationsobjekt verursacht werden, sondern lässt nur eine Aussage darüber zu, welche Kosten im Durchschnitt auf ein Kalkulationsobjekt entfallen.[2]

Nach dem *Kostentragfähigkeitsprinzip* werden die nicht verursachungsgemäß zurechenbaren Kosten im Verhältnis der Marktpreise oder Deckungsbeiträge (= Marktpreise ./. direkt zurechenbare Kosten) auf die Kalkulationsobjekte verrechnet.

Beide Kostenanlastungsprinzipien, sowohl das Durchschnittsprinzip als auch das Kostentragfähigkeitsprinzip, ermöglichen die Verrechnung von nach dem Verursachungsprinzip nicht zurechenbaren Kosten, jedoch mit unterschiedlichem Grundgedanken und dementsprechend meist unterschiedlichen Ergebnissen.

Ausgehend von den Aufgaben der Kosten- und Leistungsrechnung sind Festlegungen zu treffen, die zu spezifischen Ausgestaltungsformen der Kosten- und Leistungsrechnung, den Kostenrechnungssystemen, führen.

Nach dem zeitlichen Bezug der verrechneten Kosten *(vergangenheitsbezogene oder zukunftsorientierte Kosten)* unterscheidet man:

- Ist-Kostenrechnungssysteme
- Normalkostenrechnungssysteme
- Plankostenrechnungssysteme

2 In reiner Form findet das Durchschnittsprinzip Anwendung bei der Divisionskalkulation, wo Stückkosten in der Weise ermittelt werden, dass man die Gesamtkosten durch die Anzahl der Leistungseinheiten dividiert. Ist das Kostenanlastungsproblem komplizierterer Natur (z. B. bei der Verrechnung innerbetrieblicher Leistungen), so tritt an die rechnerische Beziehung zwischen Kosten und Leistungen die Beziehung zwischen Kosten und Bezugsgrößen, für die eine proportionale Beziehung zu den Leistungen unterstellt wird.

Die Differenzierung nach dem Sachumfang der auf die Kalkulationsobjekte verrechneten Kosten (Verrechnung aller Kosten oder Verrechnung nur eines Teils der Kosten) führt zu der Differenzierung in:

- Vollkostenrechnungssysteme
- Teilkostenrechnungssysteme

Zur abschließenden Charakterisierung eines Kostenrechnungssystems ist eine Kombination der Kriterien Zeitbezug und Sachumfang der verrechneten Kosten erforderlich.

Die Auswahl des für einen bestimmten Betrieb optimalen Kostenrechnungssystems orientiert sich am Rechnungszweck und den technisch-organisatorischen Gegebenheiten der Leistungserstellung sowie den rechtlichen Rahmenbedingungen, die im Krankenhaus eine besondere Bedeutung haben. Soweit die Kosten- und Leistungsrechnung mehrere Rechnungszwecke zu erfüllen hat, wie das in Krankenhäusern der Fall ist, bedeutet das die Verwendung mehrerer bzw. kombinierter Kostenrechnungssysteme.

Da im Krankenhaus alle Kosten über die Kostenstellenrechnung geleitet werden, eine direkte Zuordnung von Kosten auf Kostenträger unter Umgehung der Kostenstellenrechnung also nicht vorgesehen ist, ist die Kostenrechnung im Krankenhaus eine Vollkostenrechnung, die alle Kosten den Krankenhausleistungen zurechnet.

Da die Kosten- und Leistungsrechnung im Krankenhaus unter anderem dem Erstellen der Leistungs- und Kalkulationsaufstellung dienen soll, muss sie aus geplanten Leistungen geplante Kosten ableiten. Das bedeutet, dass im Krankenhaus eine Plankostenrechnung[3] auf Vollkostenbasis unverzichtbar ist. Ausgehend davon können für spezifische betriebliche Fragestellungen kostenrechnerische Betrachtungen auf Teilkostenbasis angestellt werden.

3 Kostenerfassung und Kostenverteilung

Kostenerfassung und Kostenverteilung erfolgen entsprechend den Teilgebieten bzw. Stufen der Kosten- und Leistungsrechnung:

- Kostenartenrechnung
- Kostenstellenrechnung
- Kostenträgerrechnung

Die *Kostenartenrechnung* erfasst alle im Laufe einer Periode angefallenen bzw. anfallenden Kosten.

In der *Kostenstellenrechnung* werden die einzelnen Kostenarten den Leistungsbereichen (Kostenstellen) zugeordnet, in denen sie entstehen.

Kostenarten- und Kostenstellenrechnung werden häufig unter dem Oberbegriff „Betriebsabrechnung“ zusammengefasst.

3 Die Abgrenzung zwischen Normalkostenrechnung, bei der zukünftige Kosten im Wesentlichen aus Durchschnittswerten der Vergangenheit unter Berücksichtigung von Veränderungen der Kosteneinflussfaktoren abgeleitet werden (aktualisierte Mittelwerte), und einer Plankostenrechnung, bei der künftige Kosten mit analytischen Methoden ermittelt werden und die dadurch Norm- und Vorgabecharakter haben, ist in der Praxis fließend.

In der Kostenträgerrechnung als letzte Stufe der Kostenrechnung werden die anfallenden Kosten auf die Kostenträger verteilt, nachdem sie in der Kostenartenrechnung erfasst und in der Kostenstellenrechnung den betrieblichen Leistungsbereichen zugeordnet worden sind. Die Kostenträgerrechnung zeigt, wofür die Kosten in den verschiedenen Kostenstellen entstanden sind.

3.1 Kostenartenrechnung

Entsprechend den Bestimmungen des § 8 KHBV sind die Kosten aus der Finanzbuchhaltung – und damit auch aus den zugehörigen Nebenbuchhaltungen – abzuleiten. Hiermit stellt die Kostenartenrechnung im Krankenhaus auf den Aufwand laut Finanzbuchhaltung ab. Kalkulatorische Kosten mit abweichenden oder ergänzenden Wertansätzen spielen demgegenüber in der laufenden Rechnung eine untergeordnete Rolle.

Für Krankenhäuser ergibt sich die Gliederung der Kostenarten aus den Bestimmungen der KHBV, insbesondere aus § 8 KHBV in Verbindung mit dem Kontenrahmen, der als Anlage 4 Bestandteil der KHBV ist und damit Verordnungscharakter hat.

Dieser Kontenrahmen als allgemeingültiges Gliederungsschema orientiert sich an den eingesetzten Produktionsfaktoren und ist für das einzelne Krankenhaus Grundlage für die Entwicklung seines individuellen Kontenplanes.

Hilfestellung bei dieser weiteren Differenzierung und Vertiefung des Kontenrahmens im Hinblick auf die betriebsindividuellen Erfordernisse leistet der Musterkontenplan. Ziel des Musterkontenplanes ist es, die Konten und deren Inhalt einheitlich zu definieren und so mit den Zahlen anderer Krankenhäuser vergleichbar zu machen. Diese Vergleichbarkeit hat deswegen große Bedeutung, weil der zwischenbetriebliche Vergleich (Krankenhausvergleich) laut § 3 Abs. 2 BPflV Orientierungsmaßstäbe zur Bemessung des Budgets und der tagesgleichen Pflege-

Kontenklasse 6:	Aufwendungen		Struktur %
60	Löhne und Gehälter	}	
61	Gesetzliche Sozialabgaben	}	
62	Aufwendungen für Altersversorgung	}	67
63	Aufwendungen für Beihilfen und Unterstützung	}	
64	Sonstige Personalaufwendungen	}	
65	Lebensmittel		3
66	Medizinischer Bedarf		16
67	Wasser, Energie, Brennstoffe		3
68	Wirtschaftsbedarf		3
69	Verwaltungsbedarf		2
Kontenklasse 7:	**Aufwendungen**		**Struktur %**
70	Aufwendungen für zentrale Dienstleistungen		1
71	Wiederbeschaffte Gebrauchsgüter		0
72	Instandhaltung		3
73	Steuern, Abgaben, Versicherungen		1
74	Zinsen und ähnliche Aufwendungen		0
78	Sonstige ordentliche Aufwendungen	}	1
79	Außerordentliche Aufwendungen	}	
			100

Abb. 2: Kostenarten und Kostenartenstrukturen

sätze liefert und die Vergütung im Rahmen einer externen Kalkulation ermittelt wird (DKG, GKV, PKV (Hrsg., 2002), Kalkulation von Fallkosten).

In Abbildung 2 sind die Aufwands- bzw. Kostenartengruppen laut Kontenrahmen, soweit sie die pflegesatzfähigen Kosten betreffen, mit einem Hinweis auf die durchschnittliche Struktur dargestellt.

In der Systematik der Leistungs- und Kalkulationsaufstellung (LKA)[4] werden folgende Kostenarten unterschieden:

lfd. Nr.	Kostenarten	
1	Ärztlicher Dienst	
2	Pflegedienst	
3	Med.-technischer Dienst	
4	Funktionsdienst	
5	Klinisches Hauspersonal	
6	Wirtschafts- und Versorgungsdienst	
7	Technischer Dienst	
8	Verwaltungsdienst	
9	Sonderdienste	
10	Sonstiges Personal	
11	Nicht zurechenbare Personalkosten	
12	Personalkosten insgesamt	
13	Lebensmittel und bezogene Leistungen	
14	Medizinischer Bedarf	
15	Wasser, Energie, Brennstoffe	
16	Wirtschaftsbedarf	
17	Verwaltungsbedarf	
18	Zentrale Verwaltungsdienste	
19	Zentrale Gemeinschaftsdienste	
20	Steuern, Abgaben, Versicherungen	
21	Instandhaltung	
22	Gebrauchsgüter	
23	Sonstiges	
24	Sachkosten insgesamt	
25	Innerbetriebliche Leistungsverrechnung	
26	Zinsen für Betriebsmittelkredite	
27	Krankenhaus insgesamt	
28	Personal der Ausbildungsstätten	
29	Sachkosten der Ausbildungsstätten	
30	Umlage nach § 9 Abs. 3	
31	Ausbildungsstätten insgesamt	
32	Insgesamt (Nr. 27 und 31)	

Abb. 3: Kostenarten laut LKA

Die Gliederung lt. KHBV ist eine Mindestgliederung, d. h. für innerbetriebliche Zwecke, auf die die Kostenrechnung primär abstellt, sind weitere Differenzierungen möglich und sinnvoll.

4 Vgl. Anlage 3 zu § 17 Abs. 4 BPflV. Die LKA hat inzwischen nur noch für die Leistungen Bedeutung, die nicht über Fallpauschalen nach dem DRG-System vergütet werden. Trotzdem ist diese Struktur weiterhin Grundlage für die Kostenrechnung.

Grundsätzlich sollten die Kostenarten in der Kostenartenrechnung so gebildet werden, dass der Konteninhalt problemlos den einzelnen Positionen der Leistungs- und Kalkulationsaufstellung zugeordnet werden kann.

Bei der Erfassung der Personalkosten wird in der Kostenartenrechnung zunächst nach den Kontengruppen für den Personalaufwand unterschieden:

60 Löhne und Gehälter
61 Gesetzliche Sozialabgaben
62 Aufwendungen für Altersversorgung
63 Aufwendungen für Beihilfen und Unterstützung
64 Sonstige Personalaufwendungen

Innerhalb der Kontengruppen für den Personalaufwand wird jeweils nach Dienstarten (Personalgruppen) gegliedert. Die Zuordnung der Mitarbeiter zu den verschiedenen Dienstarten ergibt sich aus den Zuordnungsvorschriften des Kontenrahmens. Die Dienstarten und deren relative Kosten zeigt Abbildung 4.

Dienstarten	Struktur der Personalkosten in %
Ärztlicher Dienst	22
Pflegedienst	34
Medizinisch-technischer Dienst	11
Funktionsdienst	9
Klinisches Hauspersonal	4
Wirtschafts- und Versorgungsdienst	9
Technischer Dienst	2
Verwaltungsdienst	6
Sonderdienste	1
Personal der Ausbildungsstätten	1
Sonstiges Personal	1
	100

Abb. 4: Struktur der Personalkosten nach Dienstarten

Während die Kostenartenrechnung die Personalkosten zunächst nach Kostenarten und innerhalb der Kostenarten nach Dienstarten gliedert, werden in der Kostenstellenrechnung die Kostenarten zusammengefasst und für die verschiedenen Dienstarten die Personalkosten insgesamt ausgewiesen. Diese in der Leistungs- und Kalkulationsaufstellung geforderte Art der Verdichtung der Personalkosten ist auch für die laufende Kostenrechnung erforderlich, da für Zwecke der Wirtschaftlichkeitskontrolle weniger die einzelne Aufwandsart innerhalb der Personalkosten interessiert, sondern die Personalkosten für eine bestimmte Dienstart insgesamt.

Hinsichtlich der Gliederung der Personalaufwendungen bzw. Personalkosten ist zu beachten, dass zu den Zielen der Kosten- und Leistungsrechnung insbesondere die Steuerung des Betriebsgeschehens und die Wirtschaftlichkeitskontrolle gehören. Für diese Zwecke empfiehlt sich bei den nach Dienstarten differenzierten Personalkosten eine weitere Unterteilung nach:

- Kosten der Regelarbeitszeit
- Kosten von Überstunden
- Kosten der Bereitschaftsdienste

Hierzu folgende Bemerkungen:
Aufgrund der Aufgabenstellung von Krankenhäusern wird in verschiedenen Kostenstellen bzw. Leistungsbereichen der Personaleinsatz nicht nur bestimmt durch das jeweilige Leistungsvolumen. Unabhängig vom Umfang der Leistungserbringung ist während der gesamten Zeit eines Tages die Patientenversorgung sicherzustellen. Diese ständige *Leistungsbereitschaft* wird entsprechend den tariflichen Bestimmungen durch *Anwesenheitsbereitschaftsdienste* und *Rufbereitschaften* sichergestellt. Diese Dienste werden durch die im jeweiligen Leistungsbereich beschäftigten Mitarbeiter geleistet und zusätzlich vergütet. Entsprechend wirken sich Bereitschaftsdienste nicht in der Ist-Besetzung (Mengenkomponente des Personaleinsatzes) der jeweiligen Dienstart aus, sondern nur in der Dimension €, sofern die geleisteten Bereitschaftsdienste in Geld vergütet werden. Da das Tarifrecht jedoch auch die Möglichkeit einer Abgeltung der Bereitschaftsdienste durch Freizeit vorsieht (Freizeitausgleich), ist diese Art der Vergütung gesondert zu dokumentieren (gewährte Freizeitstunden).

Die Trennung zwischen Kosten der Regelarbeitszeit, Kosten der Überstunden und Kosten der Bereitschaftsdienste ist unter Berücksichtigung der möglichen Vergütungsformen (Geld oder Freizeitausgleich) nicht nur wichtig für die Beurteilung der Kennzahl „€/Kraft und Jahr" im Zeitvergleich und im zwischenbetrieblichen Vergleich, sondern sie hat auch Bedeutung im Zusammenhang mit personalbedarfsrechnerischen Überlegungen, die ein wesentliches Instrument der Wirtschaftlichkeitskontrolle darstellen.

Die angesprochene Trennung der Personalkosten wird in Krankenhäusern bisher zu wenig beachtet. Sie gewinnt jedoch im Zusammenhang mit der Optimierung von Dienstplänen im Hinblick auf die Patientenversorgung und die Wirtschaftlichkeit zunehmende Bedeutung.

Zusammenfassend kann man hinsichtlich der Personalkosten feststellen, dass die Kostenarten entsprechend den Kontengruppen 60–63 nach Dienstarten zu verdichten sind, und die Kosten je Dienstart und Kostenstelle im Hinblick auf Kosten der Regelarbeitszeit, Kosten der Überstunden und Kosten der Bereitschaftsdienste differenziert werden müssen. Letztere Differenzierung ergibt sich aus der Aufgabe der Kosten- und Leistungsrechnung als Instrument der Steuerung und Wirtschaftlichkeitskontrolle.

In der Systematik der Leistungs- und Kalkulationsaufstellung (LKA) werden folgende *Sachkostenarten* unterschieden:

Kostenart	Struktur der Sachkosten in %
Lebensmittel und bezogene Leistungen	9
Medizinischer Bedarf	49
Wasser, Energie, Brennstoffe	9
Wirtschaftsbedarf	11
Verwaltungsbedarf	5
Zentrale Verwaltungsdienste	2
Zentrale Gemeinschaftsdienste	1
Steuern, Abgaben, Versicherungen	1
Instandhaltungen	2
Gebrauchsgüter	10
Sonstiges	1
	100

Abb. 5: Struktur der Sachkosten laut LKA

Die wirtschaftlich größte Bedeutung innerhalb der Sachkosten hat der medizinische Bedarf, der im Kontenrahmen für die Finanzbuchhaltung und in Teil K4 der Leistungs- und Kalkulationsaufstellung wie in Abbildung 6 aufgeschlüsselt wird.

Kontengruppe 66:	Medizinischer Bedarf	Struktur in %
6600	Arzneimittel, Heil- und Hilfsmittel	29
6601	Kosten der Lieferapotheke	1
6602	Blut, Blutkonserven und Blutplasma	7
6603	Verbandsmaterial	4
6604	Ärztliches und pflegerisches Verbrauchsmaterial, Instrumente	12
6606	Narkose- und sonstiger OP-Bedarf	11
6607	Bedarf für Röntgen- und Nuklearmedizin	6
6608	Laborbedarf	8
6609	Untersuchungen in fremden Instituten	7
6610	Bedarf für EKG, EEG, Sonographie	1
6611	Bedarf der physikalischen Therapie	0
6612	Apothekenbedarf, Desinfektionsmaterial	1
6613	Implantate	7
6614	Transplantate	0
6615	Dialysebedarf	2
6616	Kosten für Krankentransporte	1
6617	Sonstiger medizinischer Bedarf	3
		100

Abb. 6: Struktur des medizinischen Bedarfs

Diese Gliederung ist eine *Mindestforderung*. Betrachtet man die Aufgabe Steuerung und Wirtschaftlichkeitskontrolle sowie Erfordernisse der Kostenträgerrechnung, so sind verschiedene weitergehende Differenzierungen angezeigt. Beispiele zeigt Abbildung 7.[5]

Kostenart	Differenzierung nach ...
Arzneimittel	Indikationsgruppen (z. B. Antibiotika, ..., Zytostatika ...)
Blut, Blutkonserven und Blutplasma	Blut, Blutkonserven und Blutplasma
Bedarf für Röntgen und Nuklearmedizin	Röntgenfilme, Entwickler und Fixierer, Kontrastmittel, Katheter und Führungsdrähte, Sonstiges
Narkose- und sonstiger OP-Bedarf	Narkose- bzw. Anästhesiemittel; Katheter, Infustionsbestecke, Kanülen; Nahtmaterial; Klammergeräte; Skalpelle; übriger Narkose- und OP-Bedarf
Bedarf EKG, EEG, Sonographie	EKG, EEG, Sonographie, Sonstiges
Implantate	Arten der Implantate (z. B. Hüftendoprothesen, Knieendoprothesen, Herzschrittmacher, Linsen für Katarakt-Operationen)
Sonstiger medizinischer Bedarf	Honorare für nicht am Krankenhaus angestellte Ärzte, übriger sonstiger medizinischer Bedarf

Abb. 7: Beispiele zur weiteren Differenzierung des medizinischen Bedarfs

5 Die Differenzierungen können auch innerhalb der Materialrechnung (Nebenbuchhaltung) vorgenommen werden.

Insbesondere bei den Artikeln des medizinischen Bedarfs ist es wichtig, artikelbezogen die Kostenartenkontierung festzulegen, weil nur so die Kostenartenrechnung aussagefähige Ergebnisse liefern kann.

Die Erfassung der Kosten von *Verbrauchsgütern* erfolgt je nach Bedeutung und organisatorischem Stand des Rechnungswesens überwiegend nach der *Skontrationsmethode (Fortschreibungsmethode),* d. h. in einer Lagerbuchhaltung mit Hilfe von Entnahme- und Zugangsscheinen, so dass nicht nur der Verbrauch, sondern auch der Soll-Lagerbestand jederzeit feststellbar ist. Moderne Formen der Materialrechnung bedienen sich grundsätzlich dieses Verfahrens und liefern zusätzlich Informationen für die Bestellpolitik. Verfahren der Materialrechnung werden in fast allen Krankenhäusern für die Erfassung des Verbrauchs an Arzneimitteln eingesetzt und gewinnen auch bei den anderen Kostenarten zunehmend an Bedeutung, so dass sie heute nahezu „flächendeckend" eingesetzt werden.

Die *Inventurmethode (Befundrechnung),* bei deren Anwendung sich der Güterverbrauch am Ende einer Periode aus der Beziehung

Verbrauch = Anfangsbestand + Zugang ./. Endbestand[6]

ergibt, wird in Krankenhäusern immer weniger angewendet.

Teilweise werden Verbrauchsgüter, insbesondere des medizinischen Bedarfs, nicht in der Apotheke oder im Lager für den übrigen medizinischen Bedarf gelagert, sondern direkt in den Verbrauchsstellen. In diesen Fällen wird der Lagerzugang sofort als Verbrauch gebucht. Das bedeutet, dass entgegen den Grundprinzipien einer Materialrechnung auf eine getrennte mengenmäßige und wertmäßige Erfassung verzichtet wird. Es erfolgt lediglich eine undifferenzierte Werterfassung.

Im Hinblick auf die Kostenkontrolle liefert nur eine differenzierte Mengen- und Preis- bzw. Werterfassung die für eine effiziente Wirtschaftlichkeitskontrolle erforderlichen Informationen. Hierin liegt auch der Grund dafür, dass immer mehr Kostenarten, insbesondere innerhalb des medizinischen Bedarfs, kostenmäßig mit den Verfahren einer Materialrechnung erfasst werden.

Die vollständige und im Hinblick auf die Kostenartenzuordnung richtige Erfassung der angefallenen Kosten liefert bereits wichtige Informationen im Hinblick auf die absolute und relative Höhe der Kosten, insbesondere im Zeitvergleich und Soll-Ist-Vergleich. Da die mit der Kostenartenrechnung möglichen Aussagen sich jedoch immer auf das Krankenhaus insgesamt beziehen, sind sie entsprechend undifferenziert. Die Kostenartenrechnung gibt nur Antwort auf die Frage, welche Kosten entstanden sind. Die Frage, wo und wofür Kosten entstanden sind, werden in der Kostenstellenrechnung bzw. der Kostenträgerrechnung beantwortet.

3.2 Kostenstellenrechnung

3.2.1 Überblick

Die Kostenstellenrechnung hat grundsätzlich folgende Aufgaben:

- kostenstellenbezogene Kontrolle der Wirtschaftlichkeit
- Überwachung kostenstellenbezogener Budgets
- Vorbereitung der Kostenträgerrechnung

6 Der Endbestand wird durch Inventur ermittelt.

In § 8 KHBV sind als Ziele der Kostenrechnung *Wirtschaftlichkeitskontrolle* und *betriebsinterne Steuerung* – sie erfolgt durch die *Überwachung kostenstellenbezogener Budgets* – ausdrücklich genannt. Damit wird deutlich, dass der Schwerpunkt der Kosten- und Leistungsrechnung im Krankenhaus auf der Kostenstellenrechnung liegt. Die Bedeutung der Kostenstellenrechnung im Krankenhaus ergibt sich jedoch nicht nur aus den Formulierungen des § 8 KHBV, sondern steht auch in Übereinstimmung mit den Erfordernissen der Krankenhauspraxis. Wirtschaftliche Leistungserbringung war nicht nur zu Zeiten des Selbstkostendeckungsprinzips Voraussetzung für die Kostendeckung, sondern hat in Bezug auf „medizinisch leistungsgerechte Entgelte" – hierzu zählen auch Fallpauschalen – unveränderte Bedeutung. Wenn das Budget sowie Fallpauschalen und Pflegesätze medizinisch leistungsgerecht sind, dann bedeutet das laut § 3 Abs. 1 BPflV, dass sie es einem Krankenhaus ermöglichen, bei wirtschaftlicher Betriebsführung seinen Versorgungsauftrag zu erfüllen. In dieser Situation kommt der Kostenkontrolle, insbesondere der kostenstellenbezogenen Kostenkontrolle, im Krankenhaus überragende Bedeutung zu, denn Wirtschaftlichkeit ist Voraussetzung für eine Kostendeckung.

Erster Schritt bei der Einrichtung einer Kostenstellenrechnung ist das *Bilden von Kostenstellen,* die im Kostenstellenplan dokumentiert werden.

Liegt der Kostenstellenplan vor, so müssen die Vorschriften für die Zuordnung der Kostenarten auf die Kostenstellen (Kostenstellenkontierung) festgelegt werden. Die Bestimmung der Kosten je Kostenstelle ist im Krankenhaus eine wichtige Aufgabe der *Kostenstellenrechnung*, da hier alle Kosten den Kostenstellen zugeordnet werden und eine direkte Verrechnung von Kosten auf Kostenträger ausscheidet.

Die Verteilung von Kosten innerhalb des Kostenstellensystems bildet die letzte Stufe der Kostenstellenrechnung und bereitet die Kostenträgerrechnung vor.

Aufgrund des Sachzielbezuges der Kosten soll diese Verrechnung leistungsbezogen erfolgen (innerbetriebliche Leistungsverrechnung).

Wo eine Leistungsmessung nicht möglich ist oder wo aus Wirtschaftlichkeitsgründen auf eine Leistungsmessung verzichtet wird, erfolgt die Kostenverteilung üblicherweise anhand von Schlüsselgrößen, die ihrerseits so auszuwählen sind, dass zwischen ihnen und den Kosteneinflussgrößen eine proportionale Beziehung besteht (Umlagenrechnung).

Die leistungsbezogene Kostenverteilung setzt eine krankenhausspezifische Leistungsrechnung voraus. Diese Leistungsrechnung ist Voraussetzung dafür, dass sich sowohl die Produktionswirtschaftlichkeit als auch die Anforderungswirtschaftlichkeit[7] im Krankenhaus kostenstellenbezogen kontrollieren lassen.

7 Mit dem Begriff der „Anforderungswirtschaftlichkeit" wird auf das sparsame und sich auf das medizinisch Notwendige und Zweckmäßige beschränkende Anfordern von insbesondere diagnostischen Leistungen abgestellt. Am Beispiel des Labors lässt sich das wie folgt erläutern: Der Leiter des Labors kann bei gegebenen Leistungen die Höhe der Kostenstellenkosten beeinflussen und trägt hierfür auch die Verantwortung. Er hat jedoch keinen unmittelbaren Einfluss auf die Anzahl der zu erbringenden Leistungen. Diese wird durch das Anforderungsverhalten der Fachabteilungen bestimmt, die hierfür die Verantwortung zu tragen haben.

3.2.2 Kostenstellenplan

Soll die Kostenstellenrechnung ihren oben genannten Aufgaben gerecht werden, so sind bei der *Kostenstellenbildung* folgende Grundsätze zu beachten:

- Jede Kostenstelle soll ein selbstständiger Verantwortungsbereich sein, d. h. es wird die Identität von Kostenstelle und Verantwortungsbereich gefordert. Diese Forderung ist dann besonders wichtig, wenn, wie im Krankenhaus, der kostenstellenbezogenen Wirtschaftlichkeitskontrolle ein besonders hoher Stellenwert zukommt.
- Die Kostenstellen sollen so gegliedert werden, dass möglichst eindeutige Beziehungen bestehen zwischen den in der Kostenstelle erstellten Leistungen und den anfallenden Kosten.
- Bei der Bildung von Kostenstellen ist ferner darauf zu achten, dass sich die Kosten zweifelsfrei und eindeutig den einzelnen Kostenstellen zuordnen lassen (Kostenstellenkontierung).
- Bei der Differenzierung der Kostenstellen im Rahmen der Kostenstellengliederung sind generell die Prinzipien von Übersichtlichkeit und Wirtschaftlichkeit zu beachten, d. h., dass insbesondere der Nutzen einer weitergehenden Gliederung in einem angemessenen Verhältnis zum damit verbundenen Aufwand stehen muss.

Wie für die Kostenartenrechnung, so gibt auch für die Kostenstellenrechnung im Krankenhaus die Krankenhausbuchführungsverordnung (KHBV) die Grundstruktur vor und zwar in Form des Kostenstellenrahmens für die Kosten- und Leistungsrechnung, der als Anlage 5 Bestandteil der KHBV ist.

Dieser Kostenstellenrahmen[8] ist für die Krankenhäuser verbindlich, d. h. es sind mindestens die im Kostenstellenrahmen aufgeführten Kostenstellen zu bilden, wobei je nach Betriebsgröße und Betriebsstruktur eine weitere Differenzierung möglich, eine weitergehende Verdichtung jedoch unzulässig ist.

Ausgehend vom *Kostenstellenrahmen* entwickelt das Krankenhaus seinen individuellen Kostenstellenplan, der im Wesentlichen durch Betriebsgröße, Leistungsprogramm sowie Aufbau- und Ablauforganisation bestimmt wird.

Beim Erarbeiten des *krankenhausindividuellen Kostenstellenplanes* ist im Zusammenhang mit den oben genannten Grundsätzen Folgendes zu beachten:

- Im Hinblick auf das direkte Zuordnen von Kosten zu Kostenstellen ist es erforderlich, „allgemeine Kostenstellen“ im Sinne einer Kostenstellenhierarchie vorzusehen. Nur so ist es vielfach möglich, bei der Kostenstellenkontierung „Schlüsselungen“, insbesondere von Personalkosten, zu vermeiden. So werden z. B. auf der Kostenstelle 930 (allgemeine Kostenstelle) die Kosten gesammelt, die zwar die Pflegefachbereiche betreffen, sich jedoch nicht der einzelnen Fachabteilung zuordnen lassen (z. B. Pflegedienstleitung), auf Kostenstelle 9310 (allgemeine Kostenstelle Innere Medizin) werden die Kosten kontiert, die sich nicht den einzelnen Stationen (Kostenstellen 9311 ff.) zuordnen lassen, insbesondere die Kosten des ärztlichen Dienstes.
- Besondere Bedeutung kommt kostenrechnerisch gesehen den Kostenstellen der Gruppe 92 (Medizinische Institutionen) zu.

8 Vgl. Abbildung 8

90	**Gemeinsame Kostenstellen**		
900	Gebäude einschl. Grundstücke und	939	Infektion
	Außenanlagen	940	Lungen- und Bronchialheilkunde
901	Leitung und Verwaltung des	941	Allgemeine Chirurgie
	Krankenhauses	942	Unfallchirurgie
902	Werkstätten	943	Kinderchirurgie
903	Nebenbetriebe	944	Endoprothetik
904	Personaleinrichtungen (für den Be-	945	Gefäßchirurgie
	trieb des Krankenhauses unerlässlich)	946	Handchirurgie
905	Aus-, Fort- und Weiterbildung	947	Plastische Chirurgie
906	Sozialdienst, Patientenbetreuung	948	Thoraxchirurgie
907	frei	949	Herzchirurgie
908	frei	950	Urologie
909	frei	951	Orthopädie
91	**Versorgungseinrichtungen**	952	Neurochirurgie
910	Speisenversorgung	953	Gynäkologie
911	Wäscheversorgung	954	HNO und Augen
912	Zentraler Reinigungsdienst	955	Neurologie
913	Versorgung mit Energie, Wasser,	956	Psychiatrie
	Brennstoffen	957	Radiologie
914	Innerbetriebliche Transporte	958	Dermatologie und Venerologie
915	frei	959	Zahn- und Kieferheilkunde, Mund- und
916	frei		Kieferchirurgie
917	Apotheke/Arzneimittelausgabestelle	**96**	**Pflegefachbereiche - abweichende**
918	Zentrale Sterilisation		**Pflegeintensität**
919	frei	960	Allgemeine Kostenstelle
92	**Medizinische Institutionen**	961	Intensivüberwachung
920	Röntgendiagnostik und -therapie	962	Intensivbehandlung
921	Nukleardiagnostik und -therapie	963	frei
922	Laboratorien	964	Intensivmedizin
923	Funktionsdiagnostik	965	Minimalpflege
924	Sonst. diagnostische Einrichtungen	966	Nachsorge
925	Anästhesie, OP-Einrichtungen und	967	Halbstationäre Leistungen -
	Kreißzimmer		Tageskliniken
926	Physikalische Therapie	968	Halbstationäre Leistungen -
927	Sonst. therapeutische Einrichtungen		Nachtkliniken
928	Pathologie	969	Chronisch- und Langzeitkranke
929	Ambulanzen	**97**	**Sonstige Einrichtungen**
93-95	**Pflegefachbereich - Normalpflege**	970	Personaleinrichtungen (für den Betrieb
930	Allgemeine Kostenstelle		des Krankenhauses unerlässlich)
931	Allgemeine Innere Medizin	971	Ausbildung
932	Geriatrie	972	Forschung und Lehre
933	Kardiologie	973-979	frei
934	Allgemeine Nephrologie	**98**	**Ausgliederungen**
935	Hämodialyse/künstliche Niere	980	Ambulanzen
	(alternativ 962)	981	Hilfs- und Nebenbetriebe
936	Gastroenterologie	982-989	frei
937	Pädiatrie	**99**	**frei**
938	Kinderkardiologie		

Abb. 8: Kostenstellenrahmen für die Kosten- und Leistungsrechnung nach KHBV

Diese *Kostenstellen des Untersuchungs-* und *Behandlungsbereiches* erbringen diagnostische und therapeutische Leistungen nicht nur für stationäre, sondern in der Regel auch für ambulante Patienten.

Soweit Leistungen für stationäre Patienten erbracht werden, handelt es sich um *innerbetriebliche Leistungen,* die von Endkostenstellen der Kostenstellengruppe 93 bis 96 angefordert werden. Bezüglich der ambulanten Behandlung sind diese

Kostenstellen selbst Endkostenstellen, da sie für ambulante Patienten Marktleistungen erbringen.

Eine Besonderheit ist bei den „Ambulanzen" zu beachten, die im Kostenstellenrahmen zweimal vorkommen:

929 Ambulanzen
980 Ambulanzen

Bei den Kostenstellen der Untergruppe 929 handelt es sich, differenziert nach Fachabteilungen, um zentrale Diagnose- und Therapiebereiche, in denen eine Vielzahl qualitativ unterschiedlicher Leistungen erbracht wird:

- Stationäre Leistungen
  - Aufnahmeuntersuchungen
  - Erstversorgung von Notfällen
  - Behandlung stationärer Patienten der eigenen Abteilung
  - konsiliarische Tätigkeit für stationäre Patienten anderer Abteilungen des Krankenhauses
- Ambulante Leistungen des Krankenhauses
  - Notfallbehandlungen (sofern nicht Nebentätigkeit des Chefarztes)
  - Leistungen für stationäre Patienten anderer Krankenhäuser (sofern nicht Nebentätigkeit des Chefarztes)
- Ambulante Leistungen der Ärzte (Nebentätigkeitsbereich)
  - Notfallbehandlungen (soweit Nebentätigkeit)
  - Leistungen für stationäre Patienten anderer Krankenhäuser (soweit Nebentätigkeit)
  - Gutachten
  - übrige ambulante Behandlung (Kassenambulanz, Privatambulanz, Durchgangsarztambulanz)

Eine Trennung der Kosten dieser Leistungsbereiche in Kosten der stationären und Kosten der ambulanten Behandlung ist Aufgabe der *Ambulanzkostenrechnung*[9]. Dies gilt auch für die übrigen Kostenstellen der Gruppe 92, soweit sie Leistungen für ambulante Patienten erbringen (z. B. Labor, Röntgendiagnostik).

Die Kostenstellen der Untergruppe 980 sind keine Leistungsbereiche. Sie haben nur eine rechentechnische Funktion, denn hier werden die Ergebnisse der Kostenausgliederung[10] den (laufend gebuchten) Erlösen (aus der Leistungsabrechnung oder aus der Kostenerstattung z. B. der Ärzte) gegenübergestellt.

3.2.3 Kostenstellenkontierung

Laut § 8 KHBV sind die Kosten und Leistungen verursachungsgerecht nach Kostenstellen zu erfassen. Die Voraussetzungen hierfür werden durch einen Kostenstellenplan erfüllt, wie er in Abschnitt 3.2.2 beschrieben wurde.

---

9 Zur spezifischen Fragestellung und Methode der Ambulanzkostenrechnung vgl. Kehres 1994.

10 Die „Kostenausgliederung" ist eine spezifische Kostenträgerrechnung für solche Leistungen, die nicht über Budget und Pflegesätze vergütet werden. Kostenträger ist dabei die Summe von ambulanten Leistungen einer bestimmten Art (z. B. ambulante Leistungen eines nebentätigkeitsberechtigten Arztes).

Wie bei der Kostenartenkontierung ist auch bei der Kostenstellenkontierung der *Grundsatz der Einheitlichkeit* zu beachten. Die entsprechenden Zuordnungsvorschriften, die in Form eines Kostenstellenkontierungskataloges dokumentiert werden, werden durch die Organisationsform der der *Kostenrechnung vorgelagerten Nebenrechnungen* (Personalrechnung, Materialrechnung) bestimmt.

Die Zuordnung der Personalkosten erfolgt in der Regel über ein gesondertes DV-Programm Personalrechnung. Indem jedem Mitarbeiter je nach Einsatzbereich ein Kostenstellenmerkmal zugeordnet wird, wird jede Aufwandsartenbuchung gleichzeitig zur Kostenstellenkontierung.[11]

Dieser Grundsatz, dass jede Aufwandsbuchung durch Angabe eines Kostenstellmerkmales gleichzeitig zur Kostenstellenkontierung wird, gilt nicht nur für die Zuordnung der Personalkosten, sondern auch für die übrigen Kosten.

Der Kostenstellenplan der Krankenhäuser ist so aufgebaut, dass es in den meisten Fällen möglich ist, die Kosten an irgendeiner Stelle „direkt" zu erfassen. Für diese Möglichkeit sorgen die Kostenstellengruppen 90 (gemeinsame Kostenstellen) und 91 (Versorgungseinrichtungen) sowie die oben erwähnten allgemeinen Kostenstellen, die je Kostenstellenuntergruppe üblicherweise eingerichtet werden. Für die Pflegefachbereiche bedeutet das, dass z. B. neben den Stationen eine (übergeordnete) allgemeine Kostenstelle existiert, der die Kosten zugeordnet werden, die alle Stationen der Fachabteilung gemeinsam betreffen, die jedoch diesen nicht direkt zugeordnet werden können (z. B. Kosten des ärztlichen Dienstes und des Chefarztsekretariats).

Die bisherigen Überlegungen galten der kostenstellenbezogenen Erfassung der Kosten. § 8 KHBV schreibt jedoch nicht nur eine Erfassung von Kosten, sondern auch von Leistungen vor, und zwar ebenfalls differenziert nach Kostenstellen. Mehr noch: Kosten und Leistungen sind darüber hinaus den anfordernden Kostenstellen zuzuordnen, soweit dies für Zwecke der Kosten- und Leistungsrechnung erforderlich ist.
Voraussetzung für die Erfassung von Leistungen und die Verteilung von Kosten und Leistungen auf die anfordernden Kostenstellen im Rahmen der innerbetrieblichen Leistungsverrechnung ist die Definition der systematisch zu erfassenden Leistungen.

Wegen ihres Sachzusammenhanges werden die Fragen der Leistungserfassung und der Kosten- und Leistungsverrechnung gemeinsam im folgenden Abschnitt behandelt.

11 Die Kosten der ärztlichen Mitarbeiter, die sowohl in Vorkostenstellen (z. B. OP, Endoskopie, Röntgendiagnostik) als auch in Endkostenstellen (bettenführende Fachabteilungen) Leistungen erbringen, werden generell der Endkostenstelle zugeordnet. Der in der Leistungs- und Kalkulationsaufstellung (LKA) geforderte Ausweis von (beantragten) Kosten der innerbetrieblichen Leistungen und die Patientenkalkulation für die Fallpauschale verlangen eine leistungsbezogene Verteilung der Arztkosten auf die Kostenstellen, in denen die Ärzte ihre Leistungen erbringen. Diese Kostenverteilung erfolgt am Ende eines Abrechnungszeitraumes im Rahmen der Verteilung der Kosten innerhalb des Kostenstellensystems (vgl. Abschnitt 3.2.4).

3.2.4 Verteilung der Kosten innerhalb des Kostenstellensystems

3.2.4.1 Inhalt und Aufgaben

Im Rahmen der Kostenstellenkontierung werden den verschiedenen Kostenstellen im Krankenhaus die Kosten als Kostenstelleneinzelkosten (direkt) zugeordnet, die durch den Einsatz von Produktionsfaktoren in der jeweiligen Kostenstelle entstehen (primäre Kosten).

Den Kostenstellen, die Marktleistungen erstellen (Endkostenstellen), sind – je nach Zielsetzung – jedoch nicht nur die Kosten zuzuordnen, die dort im Rahmen der Kostenstellenrechnung direkt als Einzelkosten zugeordnet werden, sondern auch die Kosten solcher Leistungen, die sie von anderen Kostenstellen (Vorkostenstellen) als Betriebsleistungen in Anspruch nehmen (sekundäre Kosten).

Vorkostenstellen sind die Kostenstellen der Kostenstellengruppen 90 bis 92. Eine Verrechnung dieser Kosten ist jedoch nur insoweit erforderlich, als sie für die Kostenstellen- und die Kostenträgerrechnung unverzichtbar ist.

Im Rahmen der beschriebenen Kostenverteilung werden die primären Kosten der Vorkostenstellen zu sekundären Kosten der Endkostenstellen. Die *Kostenverteilung* kann grundsätzlich auf zweierlei Art und Weise erfolgen:

- auf der Grundlage gemessener Leistungen (innerbetriebliche Leistungsverrechnung)
- ohne Leistungsmessung (Umlagenrechnung).

Die Verteilung der Kosten innerhalb des Kostenstellensystems (innerbetriebliche Leistungsverrechnung[12]) dient nicht nur der Vorbereitung der Kostenträgerrechnung, sondern auch der Wirtschaftlichkeitskontrolle, insbesondere der Kontrolle der *Anforderungswirtschaftlichkeit*[13]. Ferner liefert die Kostenverteilung Informationen für den *Wirtschaftlichkeitsvergleich* zwischen Eigenherstellung und Fremdbezug[14].

Der Umfang der erforderlichen Kostenverteilung innerhalb des Systems der Kostenstellenrechnung wird hinsichtlich der Vorbereitung der Kostenträgerrechnung geprägt durch die laut BPflV und KHEntgG vorgegebenen und sonstigen Kostenträger (Marktleistungen).

Entscheidend für die Kostenverteilung innerhalb des Kostenstellensystems ist, dass die Trennung zwischen Basisleistungen und medizinischen Leistungen mit Hilfe einer Kostenartenbetrachtung erfolgt. Welche Kostenarten den verschiedenen betrieblichen Leistungen zuzuordnen sind, zeigt Abbildung 9.

Die Kostenarten, die den Basispflegesatz bzw. die Basisleistungen betreffen, fallen im Wesentlichen in den Kostenstellen der Kostenstellengruppen 90 und 91 an. Das hat zur Folge, dass auf die Verteilung dieser Kosten auf die Vorkostenstellen der Gruppe 92 und auf die Endkostenstellen verzichtet werden kann, da die dort erbrachten Leistungen nicht mit den so genannten Basiskosten belastet werden.

---

12 Eine Umlagenrechnung ist im Krankenhaus verzichtbar (vgl. Abschnitt 3.2.1).

13 Im Begriff der Anforderungswirtschaftlichkeit wird hier das Maß der Beschränkung auf die notwendigen Leistungen zum Ausdruck gebracht. Demgegenüber beschreibt die zweite Komponente wirtschaftlicher Betriebsführung, die „Produktionswirtschaftlichkeit", die Wirtschaftlichkeit bei der Leistungserstellung.

14 In diesem Sinne werden im Krankenhaus nicht nur die Kosten von Marktleistungen, sondern auch von Betriebsleistungen kalkuliert und den Kosten bei Fremdbezug gegenübergestellt.

Die Kostenverteilung innerhalb des Systems der Kostenstellenrechnung kann sich folglich beschränken auf die Verteilung der Kosten, die in den Kostenstellen der Gruppe 92 (medizinische Institutionen) erbracht werden. Es handelt sich dabei um die Kosten diagnostischer Leistungen (z. B. Röntgen, Labor, kardiologische Diagnostik, gastroenterologische Diagnostik) und therapeutischer Leistungen (z. B. Operationen, Leistungen der physikalischen Therapie), die von den bettenführenden Abteilungen (Endkostenstellen) angefordert werden.

Da die Kosten des ärztlichen Dienstes jeweils der allgemeinen Kostenstelle der entsprechenden Fachabteilung (Kostenstellengruppen 93–96) zugeordnet werden, müssen diese Kosten zunächst auf die Kostenstellen verteilt werden, in denen die Ärzte ihre Leistungen erbringen (z. B. OP, Endoskopie, Stationen).

U Nr. (1)	Kostenarten	Basis- leistungen- (2)	Medizinische Leistungen (3)
1	Ärztlicher Dienst		1
2	Pflegedienst		2
3	Medizinisch-technischer Dienst		3
4	Funktionsdienst		4
5	Klinisches Hauspersonal	5	
6	Wirtschafts- und Versorgungsdienst	6	
7	Technischer Dienst	7	
8	Verwaltungsdienst	8	
9	Sonderdienste	9	
10	Sonstiges Personal	10	
11	Nicht zurechenbare Personalkosten	11	
12	Personalkosten insgesamt		
13	Lebensmittel	13	
14	Medizinischer Bedarf		14
15	Wasser, Energie, Brennstoffe	15	
16	Wirtschaftsbedarf	16	
17	Verwaltungsbedarf	17	
18	Zentrale Verwaltungsdienste	18	
19	Zentrale Gemeinschaftsdienste	19	
20	Steuern, Abgaben, Versicherung	20	
21	Instandhaltung	21	21
22	Gebrauchsgüter	22	22
23	Sonstiges	23	
24	Sachkosten insgesamt		
25	Zinsen für Betriebsmittelkredite	25	
26	Krankenhaus insgesamt		

Abb. 9: Zuordnung der Kostenarten zu den betrieblichen Leistungen

Voraussetzung für eine Kostenverteilung anhand der erbrachten Leistungen ist, dass nicht nur der Input (Kosten), sondern auch der Output (Leistungen) bekannt ist. Das bedeutet, dass für jede leistungsabgebende Kostenstelle entweder die Leistungen und/oder – stellvertretend für die einzelnen Leistungen – Bezugsgrößen als Maßgrößen der Kostenverursachung definiert und erfasst werden müssen.

Die Erfassung von Leistungen und anderen Maßgrößen der Kostenverursachung ist jedoch nicht nur für Zwecke der Kostenverteilung innerhalb des Kostenstellensystems erforderlich, sondern auch, und vor allem, zur kostenstellenbezogenen Wirtschaftlichkeitskontrolle und für die Kostenträgerrechnung.

3.2.4.2 Leistungsrechnung

Betriebssteuerung und Wirtschaftlichkeitskontrolle sowie Kostenträgerrechnung sind nur möglich, wenn detaillierte Informationen über die zu erbringenden bzw. die erbrachten Leistungen vorliegen. Die Leistungsrechnung macht das Leistungsgeschehen im Krankenhaus transparent, indem sie Antwort auf folgende Fragen gibt:

Wer erbringt wo für wen wann welche Leistungen?

Mit diesen Fragen sind angesprochen:

- die Dienstart, die die Leistung erbringt
- die Leistungsstelle, in der die Leistung erbracht wird
- die Stelle, die die Leistung anfordert (leistungsanfordernde Stelle)
- der Patient bzw. die Patientenkategorie, für den bzw. die die Leistung erbracht wird
- Zeitpunkt der Leistungserbringung
- Art und Menge der Leistung.

Stehen neben den Kosteninformationen je Kostenstelle auch Leistungsinformationen in dieser Form zur Verfügung, so lässt sich, bezogen auf die leistungserbringende Stelle, eine Aussage über die *Wirtschaftlichkeit der Leistungserbringung* (Produktionswirtschaftlichkeit) machen.

Die Kosten einer Kostenstelle werden in ihrer absoluten Höhe jedoch nicht nur beeinflusst durch die Wirtschaftlichkeit der Leistungserstellung, sondern durch die Anzahl der erbrachten Leistungen.

Die Anzahl der von einer Kostenstelle angeforderten Leistungen (z. B. die von der Inneren Medizin angeforderten Laborleistungen) bringt das Anforderungsverhalten dieser Stelle zum Ausdruck, das bei gegebener Patientenstruktur Ausdruck der Anforderungswirtschaftlichkeit ist und damit Ausdruck dafür, inwieweit das Ziel einer sparsamen Wirtschaftsführung erreicht wird.

Hauptaufgabe der Leistungsrechnung sind somit *Wirtschaftlichkeitskontrolle* (*Kontrolle der Produktionswirtschaftlichkeit und Kontrolle der Anforderungswirtschaftlichkeit*) und *Betriebssteuerung*. Mit Inkrafttreten der patientenbezogenen Vergütungsformen, die die Pflegesätze weitgehend ersetzt haben, gewinnen zusätzlich Zwecke der Kostenträgerrechnung an Bedeutung.

Die Differenzierung der in einer Kostenstelle erbrachten Leistungen nach den anfordernden Kostenstellen ermöglicht es der Leistungsrechnung, eine weitere Aufgabe zu erfüllen, nämlich Grundlage zu sein für die *Kostenverteilung innerhalb des Kostenstellensystems*. Die zusätzliche Information, für welche Patienten

(Patientenkategorie/Entgeltform) die Leistung erbracht wurde, ist Voraussetzung für eine leistungsbezogene bzw. patientenbezogene Kostenträgerrechnung.

Kostenstelle/Leistungsbereich	Leistungen/Bezugsgrößen
Röntgendiagnostik Nuklearmedizin Strahlentherapie Labor Funktionsdiagnostik Endoskopie Ultraschall Pathologie	Leistungen laut GOÄ (Definition, Zählweise, Punktbewertung)
Physikalische Therapie	Bewertete Leistungen laut DKG-NT Band I, Teil S
Kreißsaal	Anzahl der Entbindungen laut Fallpauschalenkatalog, CTG außerhalb der Entbindung
Anästhesie	Anzahl und Dauer der Anästhesien (Zeit von der Einleitung bis zur Ausleitung)
OP	Anzahl der operierten Patienten; OP-Dauer (Schnitt-Naht-Zeit); OP-Team (Ärzte)

Abb. 10: Definition von Leistungen/Bezugsgrößen

Von der Leistungsrechnung ist begrifflich die *Leistungsstatistik* zu unterscheiden, die die Leistungen je leistungserbringender Stelle ausweist und dabei nicht nach den leistungsanfordernden Stellen differenziert.

Die Definition der Leistungen bzw. Bezugsgrößen erfolgt überwiegend wie in Abbildung 10 dargestellt.

Die überwiegende Vergütung stationärer Krankenhausleistungen durch Fallpauschalen erfordert im Hinblick auf die Kostenträgerrechnung eine *patientenbezogene Leistungsrechnung*. Ausgehend von den oben genannten Fragen, die mit der Leistungsrechnung beantwortet werden, muss die Leistungsrechnung auf die Frage „für wen" nicht nur die anfordernde Kostenstelle, sondern auch den Patienten bzw. die Patientenkategorie[15] angeben. Die Information hinsichtlich der Leistungen je Entgeltform schließt die Information über die anfordernde Kostenstelle ein, da sich jede Entgeltform einer anfordernden Kostenstelle (Endkostenstelle) zuordnen lässt.

Mit Hilfe einer patientenbezogenen Leistungsrechnung ist jedoch nicht nur die Zuordnung von Leistungen auf Entgeltformen, sondern auch auf Diagnosen möglich, die dann Grundlage einer diagnosebezogenen Kostenträgerrechnung für die Fachabteilungen sein kann, in denen Fallpauschalen bisher nicht vorgesehen sind.

15 Da zum Zeitpunkt der Leistungserbringung die Entgeltform nicht immer feststeht, wird bei der Leistungsdokumentation das Patientenmerkmal (Patientennummer) angegeben. Bei der Entlassung erhält jeder Patient in der Dokumentation das Abrechnungsmerkmal, so dass über die Verbindung Patientennummer und Abrechnungsmerkmal (Fallpauschalennummer, Abteilungspflegesatz) die Zuordnung von diagnostischen und therapeutischen Leistungen auf Entgeltformen möglich wird.

3.2.4.3 Kostenverteilung

Bevor die Kosten der medizinischen Institutionen den jeweiligen Leistungen gegenübergestellt und so die Kosten der Betriebsleistungen kalkuliert werden können, müssen ihnen die *anteiligen Kosten des ärztlichen Dienstes* zugeordnet werden, soweit das nicht im Rahmen des Kontierens von Kostenstelleneinzelkosten bereits geschehen ist.

	Regelarbeitszeit		Bereitschaftsdienstzeit	
	Vollkräfte	%	„Vollkräfte“	%
Stationäre Grundversorgung Gynäkologie	1,6	21	0,3	15
OP-Tätigkeit Gynäkologie	2,8	37	0,2	10
Gynäkologische Diagnostik	0,3	4	--	--
Chemotherapie	0,1	1	--	--
Stationäre Grundversorgung Geburtshilfe	1,6	21	0,2	10
Kreißsaal einschl. Kreißsaal-OP	0,8	11	1,3	65
Säuglingszimmer	0,1	1	--	--
Ambulante Behandlung	0,3	4	--	--
Insgesamt	7,6	100	2,0	100

Abb. 11: Kapazitätsbedarf laut Personalbedarfsrechnung und Analyse der Bereitschaftsdienste

Diese innerbetriebliche Verrechnung von Kosten des ärztlichen Dienstes betrifft vor allem die bettenführenden Fachabteilungen, die Diagnostik und Therapie in spezifischen Leistungsbereichen (Kostenstellen) betreiben, z. B. Chirurgen (OP, Ambulanzbereich), Internisten (kardiologische Diagnostik, Endoskopie), Gynäkologen (OP, Kreißsaal).

Die Verteilung der Kosten des ärztlichen Dienstes erfolgt auf Basis einer *Personalbedarfsrechnung* und einer *Analyse der Bereitschaftsdienste.* Ein vereinfachtes (verkürztes) Beispiel soll die Vorgehensweise mit folgenden Daten verdeutlichen:

- Personalkosten ärztlicher Dienst Gynäkologie/Geburtshilfe laut Kostenstelle 95303 (Allgemeine Kostenstelle des Pflegefachbereiches Gynäkologie/Geburtshilfe) = 660.000 €, davon 500.000 € Regelarbeitszeit und 160.000 € Bereitschaftsdienste
- Ist-Besetzung: 8,0 Vollkräfte[16]
- Kapazität der Bereitschaftsdienste: 2,3 Vollkräfte[17].

16 „Vollkraft“ ist dabei ein abstrakter Kapazitätsbegriff für einen Mitarbeiter bzw. eine Mitarbeiterin, der (die) ganzjährig mit tariflicher Wochenarbeitszeit beschäftigt ist.

17 Umrechnung der durch Bereitschaftsdienste abgedeckten Zeit unter Berücksichtigung der Inanspruchnahme (ein Anwesenheitsbereitschaftsdienst der Stufe D mit einer Inanspruchnahme von 45 % und ein Rufbereitschaftsdienst mit einer Inanspruchnahme von 20 %):

$$\frac{125{,}5 \text{ Stunden/Woche} \times 52 \text{ Wochen/Jahr} \times (0{,}45+0{,}20)}{1636 \text{ Stunden/Kraft/Jahr}} \times 0{,}9 = 2{,}3 \text{ Vollkräfte}$$

Der Faktor 0,9 berücksichtigt dabei die besonderen Arbeitsbedingungen im Bereitschaftsdienst (teilweise geringere Effizienz durch Wege- und Wartezeiten).

Die Verteilung der Personalkosten kann ausgehend vom Ergebnis der Kapazitätsanalyse auf zweierlei Art und Weise erfolgen:

- Übertragung der relativen Inanspruchnahme auf die Ist-Kosten. Das hat zur Folge, dass die Kapazitätsreserve (negativ formuliert: die Überbesetzung) auf alle Tätigkeitsbereiche verteilt wird.
- Modifizierte Übertragung der relativen Inanspruchnahme in der Weise, dass die Kapazitätsreserve gezielt bestimmten Tätigkeitsbereichen zugeordnet wird (z. B. schwerpunktmäßig der stationären Grundversorgung, bei der der Personalbedarf mit einem belegungsbezogenen Richtwert ermittelt wird, oder unter Aspekten der Kostentragfähigkeit).

Sind die Kosten des ärztlichen Dienstes im Rahmen der innerbetrieblichen Leistungsverrechnung auf die Kostenstellen verteilt, in denen die Ärzte Leistungen erbracht haben, können dort die Kosten der jeweiligen Betriebsleistung kalkuliert werden.

Die Verteilung auf die anfordernden Kostenstellen und Kostenträger (Marktleistungen) kann in einem Arbeitsgang erfolgen.

Da die Kostenverteilung mit Hilfe einer Kalkulation der Betriebsleistungen erfolgt, werden die entsprechenden Rechenschritte nachfolgend bei der Kostenträgerrechnung beschrieben.

3.2.5 Kostenstellenbezogene Kostenkontrolle

Da die Kosten- und Leistungsrechnung im Krankenhaus eine Plankostenrechnung sein muss, erfolgt die kostenstellenbezogene Kostenkontrolle primär durch einen Soll-Ist-Vergleich bei den Leistungen und den Kosten.

Zum Soll-Ist-Vergleich gehört auch eine Abweichungsanalyse, die die Gründe für Abweichungen aufzeigt und so entweder zu einer Plankorrektur oder zu Maßnahmen führt, die die Leistungs- und Kostenentwicklung entsprechend der Planung beeinflussen.

Maßstab für die erreichte Wirtschaftlichkeit in einer Kostenstelle können auch Verrechnungssätze[18] sein, die sich aus einer Gegenüberstellung von Kosten und Leistungen der Kostenstelle ergeben.

Während bei der Kalkulation der Kosten stationärer Betriebsleistungen[19] die Kosten den stationären Leistungen gegenübergestellt werden, umfasst die Wirtschaftlichkeitsbetrachtung alle Kosten und alle Leistungen der jeweiligen Kostenstelle.

Verrechnungssätze beschreiben die Wirtschaftlichkeit bei der Leistungserstellung. Wirtschaftlichkeit (Sparsamkeit) bei der Leistungsanforderung (z. B. beim Anfordern von Laborleistungen) kommt durch die

$$\text{Leistungsdichte} = \left(\frac{\text{Leistungen}}{\text{Patientenzahl}}\right)^{20}$$

zum Ausdruck. Zu Steuerungszwecken lässt sich die Anzahl der Leistungen bzw. die Zahl an Bezugsgrößeneinheiten, die stellvertretend für die Leistung stehen,

18 Vgl. Abschnitt 3.3.3.
19 Vgl. Abschnitt 3.
20 Je Fachabteilung bzw. je Patientenkategorie.

verwenden. Für das Beispiel Labor bedeutet das, dass jede Fachabteilung, ausgehend von der geplanten Zahl und Struktur der Patienten, die Zahl der geplanten Laborleistungen und die entsprechenden GOÄ-Punkte[21] vorgegeben bekommt.

Die Information über die angeforderten Leistungen in der Dimension „Punkte laut GOÄ" ist für die anfordernde Leistungsstelle wichtiger als die anteiligen Kosten, die ja nicht nur von der Sparsamkeit der anfordernden Kostenstellen (Fachabteilungen), sondern auch von der Wirtschaftlichkeit der Leistungserstellung abhängen. Damit vermischen sich in der Information über anteilige Kosten „Anforderungswirtschaftlichkeit" und „Produktionswirtschaftlichkeit", für die jeweils unterschiedliche Mitarbeiter verantwortlich sind.[22]

Wirtschaftlichkeit in jedem Leistungsbereich (Kostenstelle) des Krankenhauses – hierzu gehören auch die Kostenstellen, in denen Basisleistungen erbracht werden – ist ein entscheidender Schritt hin zur wirtschaftlichen Sicherung des Krankenhauses. Mehr noch: Laut Bundespflegesatzverordnung ist Wirtschaftlichkeit Voraussetzung für die unverzichtbare Kostendeckung.

3.3 Kostenträgerrechnung

3.3.1 Aufgaben und Stufen der Kostenträgerrechnung

In der Kostenträgerrechnung als letzte Stufe der Kostenrechnung werden die anfallenden Kosten auf die Kostenträger verteilt, nachdem sie in der Kostenartenrechnung erfasst und in der Kostenstellenrechnung den verschiedenen Leistungsbereichen zugerechnet wurden.

Kostenträger aus Sicht der Kostenrechnung sind alle betrieblichen Leistungen, durch die Kosten verursacht werden und die dementsprechend die entstandenen Kosten „tragen" müssen. Die wichtigsten Kostenträger sind die für den Absatz bestimmten Leistungen *(Marktleistungen)*. Kostenträger sind jedoch auch innerbetriebliche Leistungen *(Betriebsleistungen)*, soweit sie erfasst, kalkuliert und verrechnet werden[23]; mehr noch: Die Kosten der Marktleistungen ergeben sich aus der Summe der Kosten der entsprechenden Betriebsleistungen.

Die Verrechnung innerbetrieblicher Leistungen ist grundsätzlich Aufgabe der Kostenstellenrechnung. Da jedoch im Krankenhaus auch in Vorkostenstellen Absatzleistungen erbracht werden, insbesondere für ambulante Patienten, und sich die Absatzleistungen je nach Entgeltform aus verschiedenen Betriebsleistungen zusammensetzen, resultiert hieraus im Krankenhaus eine Verzahnung von Kostenstellen- und Kostenträgerrechnung.

Als Aufgaben der Kostenträgerrechnung sind zu nennen:
(1) Preisbildung
(2) Wirtschaftlichkeitskontrolle
(3) Planung, Steuerung und Analyse des Leistungsprogramms

---

21 Die Leistungen werden mit Punkten laut GOÄ bewertet, um sie „gleichnamig" zu machen und eine einheitlich Bezugsgröße zu erhalten. Die Relation zwischen Punkten laut GOÄ und Anzahl der Leistungen bringt dabei die Leistungsstruktur zum Ausdruck.

22 Die Verrechnung von anteiligen Kosten ist Gegenstand der Kostenträgerrechnung (vgl. Abschnitt 3.3.1).

23 Vgl. die Ausführungen zur Verrechnungssatzkalkulation in Abschnitt 3.3.2.

Zu (1): *Preisbildung:* Die Hauptaufgabe der Kostenträgerrechnung besteht allgemein in der Ermittlung von Angebotspreisen und Preisuntergrenzen. Letztere Aufgabe ist vor allem dann von Bedeutung, wenn für betriebliche Leistungen Marktpreise existieren und Preise nicht vom einzelnen Unternehmen autonom festgesetzt werden können. Diese Situation trifft für Krankenhäuser bei den Leistungen zu, die über Fallpauschalen vergütet werden. Für den Basispflegesatz und die Abteilungspflegesätze werden Angebotspreise kalkuliert und in Form einer Leistungs- und Kalkulationsaufstellung mit den Krankenkassen verhandelt.

Zu (2): *Wirtschaftlichkeitskontrolle:* Die Wirtschaftlichkeitskontrolle ist primär Aufgabe der Kostenstellenrechnung, indem am Ort der Kostenentstehung Leistungen und Kosten oder geplante Kosten und Ist-Kosten einander gegenübergestellt werden.

Die Kostenträgerrechnung als Instrument der Wirtschaftlichkeitskontrolle hat insofern Bedeutung, als die Kalkulation von Betriebsleistungen ein wichtiges Instrument des zwischenbetrieblichen Vergleichs darstellt und hilft, bei bestimmten Leistungen die erreichte Wirtschaftlichkeit zu beurteilen und die Frage nach Eigenherstellung oder Fremdbezug zu beantworten.

Zu (3): *Planung, Steuerung und Analyse des Leistungsprogramms:* Zur Planung, Steuerung und Analyse des Leistungsprogramms werden neben Erlösinformationen auch Kosteninformationen benötigt, die die Kostenträgerrechnung zur Verfügung stellt.

Planung, Steuerung und Analyse des Leistungsprogramms machen es erforderlich, die Kostenträgerstückrechnung (Kalkulation) um eine Kostenträgerzeitrechnung zu ergänzen, die zusammen mit der Erlösrechnung zur Kostenträgerergebnisrechnung (kurzfristige Erfolgsrechnung) wird.

Die Kostenträgerrechnung im Krankenhaus umfasst folgende Stufen bzw. Schritte:

(1) Umsetzung des geforderten Nettoprinzips (Kostenausgliederung für nicht über das Budget bzw. Fallpauschalen und Pflegesätze zu deckende Leistungen)
(2) Kalkulation von (stationären)[24] Betriebsleistungen
(3) Kalkulation von (stationären)[25] Marktleistungen

3.3.2 Nettoprinzip

Da in der Leistungs- und Kalkulationsaufstellung (LKA), mit der die Vergütungen für die verschiedenen stationären Krankenhausleistungen beantragt werden, der Ausweis von Nettokosten – differenziert nach Kostenarten – verlangt wird, sind zunächst von den Gesamtkosten des Krankenhauses (Bruttokosten) die Kosten der Leistungen abzuziehen, die nicht Budget und Pflegesätze betreffen, insbesondere ambulante Behandlung, Personalunterkunft und Personalverpflegung. Dieses Prinzip gilt auch für die Kalkulation von Fallkosten in der DRG-Systematik, die letztlich eine Patientenkalkulation ist.[26]

24 Nach erfolgter Kostenausgliederung, die eine spezifische Form der Kostenträgerrechnung darstellt, betreffen die verbleibenden Kosten stationäre Leistungen.
25 Nach erfolgter Kostenausgliederung, die eine spezifische Form der Kostenträgerrechnung darstellt, betreffen die verbleibenden Kosten stationäre Leistungen.
26 Vgl. Deutsche Krankenhausgesellschaft et al. (2002), S. 26ff.

Die Umsetzung des Nettoprinzips ist der erste Schritt im Rahmen der Kostenträgerrechnung. Die nach außen gerichtete „Kostenausgliederung“, d. h. die in der LKA des Krankenhauses wirksam werdende Kostenausgliederung, orientiert sich hierbei meist an den jeweiligen Erlösen des Krankenhauses, die ausgehend vom kostenrechnerischen Ergebnis eine Kostenartenstruktur erhalten. Dadurch, dass für „auszugliedernde“ Bereiche, die nicht kostendeckend sind, nur Kosten in Höhe der Erlöse von den Gesamtkosten abgesetzt werden, wird erreicht, dass Unterdeckungen in diesen Bereichen nicht sofort realisiert werden, sondern die Chance erhalten bleibt, diese über die Vergütung der stationären Leistungen ausgeglichen zu bekommen.[27]

Die Kalkulation der Betriebsleistungen als Baustein für die Kalkulation der Marktleistungen bezieht sich immer auf die stationären Leistungen und deren Kosten. Geht es um die Wirtschaftlichkeit der Leistungserbringung insgesamt, so sind die ambulanten Leistungen in die Betrachtung einzubeziehen.[28]

3.3.3 Kalkulation der Betriebsleistungen

Die in Wirtschaftsbetrieben angewandten Kalkulationsverfahren werden insbesondere vom Leistungsprogramm, vom Fertigungsverfahren und anderen speziellen Merkmalen der verschiedenen Branchen geprägt. Das in Krankenhäusern angewandte Kalkulationsverfahren ist die *Verrechnungssatzkalkulation (Bezugsgrößenkalkulation)*. Bei Anwendung der Verrechnungssatzkalkulation werden die Kosten der verschiedenen Kostenstellen proportional zu deren Leistungsvolumen verrechnet. Der *Verrechnungssatz je Kostenstelle* ergibt sich allgemein aus der Relation von Kostenstellenkosten zu Leistungen der Kostenstelle. Die Schwierigkeit bei der Anwendung dieses Kalkulationsverfahrens besteht allgemein in der Messung der Kostenstellenleistungen, die je Kostenstelle in einer einheitlichen Dimension erfolgen muss, da es nur dann möglich ist, einen Verrechnungssatz pro Leistung der Kostenstelle zu ermitteln.[29]

Für Krankenhäuser liefert die *Leistungsrechnung*[30] die Leistungsinformationen, auf deren Grundlage die Kostenverrechnung erfolgt. Sind je Kostenstelle die Leistungen gemessen, so werden die Verrechnungssätze (Kalkulationssätze) mit den *Methoden der Divisionskalkulation* ermittelt. Da sowohl die Kostenstellenkosten als auch die Leistungen Ist-Werte und/oder Planwerte sein können, lassen sich sowohl Ist- als auch Plankalkulationssätze ermitteln.[31] Das Verfahren der Ver-

27 Für betriebliche Entscheidungen ist demgegenüber die Kalkulation der tatsächlichen Kosten der entsprechenden Leistungen unverzichtbar. Zur Ermittlung der Kosten der ambulanten Behandlung vgl. Kehres, E. (1994) Kosten und Kostendeckung der ambulanten Behandlung im Krankenhaus, Essen.

28 Vgl. Abschnitt 3.2.5.

29 Werden im Sinne der Verfeinerung dieses Kalkulationsverfahrens für eine Kostenstelle, differenziert nach Kostenarten oder Arbeitsplätzen, mehrere Verrechnungssätze gebildet, so können für jeden dieser Verrechnungssätze die Leistungen der Kostenstelle in einer unterschiedlichen Dimension angegeben werden.

30 Vgl. Abschnitt 3.2.4.2.

31 Die Verrechnungssätze (Kalkulationssätze) lassen sich als Instrument der Wirtschaftlichkeitskontrolle einsetzen, indem man die Leistungen mit dem Planverrechnungssatz multipliziert und diesen Wert den Ist-Kosten der Kostenstellen gegenüberstellt.

rechnungssatzkalkulation sei anhand eines Beispiels (Abbildung 12) für die Kostenstelle Endoskopie[32] erläutert.

Kostenstelle 92400 Endoskopie	€
Personalkosten:	
Ärztlicher Dienst	25.000
Funktionsdienst	72.000
	97.000
Sachkosten:	
Medizinischer Bedarf	14.400
Instandhaltung	6.400
Gebrauchsgüter	1.100
	21.900
Kosten insgesamt:	118.900

Abb. 12: Kostenstellenkosten

Die Leistungsrechnung liefert u. a. folgende Informationen[33]:

Tarif-Nr.	Leistung	Leistungen/ Jahr (1)	Punkte/ Leistung (2)	Punkte/ Jahr (3)
683	Gastroskopie einschl. Oesophagusskopie	1.000	1.000	1.000.000
685	Duodenoskopie	800	1.350	1.080.000
687	Hohe Koloskopie	600	1.500	900.000
688	Partielle Koloskopie	200	900	180.000
689	Sigmoidoskopie	300	700	210.000
690	Rektoskopie	300	350	105.000
691	Oesophago-/Gastro-/Bulboskopie m. nachfolgender Sklerosierung von Oesophagusvarizen	3000	1.400	420.000
701	Laparoskopie mit intraabdominalem Eingriff	200	1.050	210.000
705	Proktoskopie	300	152	45.600
		4.000		4.150.600

Abb. 13: Leistungsrechnung

Die Kostenstellenkosten in Höhe von 118.900 € beinhalten die Kostenstelleneinzelkosten (Kosten des Funktionsdienstes, Kosten des medizinischen Bedarfs, Instandhaltung Medizintechnik, medizinische Gebrauchsgüter) und die Kosten der Inanspruchnahme des ärztlichen Dienstes als Ergebnis der innerbetrieblichen Verrechnung der Arztkosten.[34]

32 Die kostenrechnerische Betrachtung beschränkt sich auf die medizinischen Kostenarten; die Basiskosten (vgl. Abschnitt 3.2.4.1) werden über den Basispflegesatz gedeckt bzw. für die Patientenkalkulation (Kalkulation von Fallkosten) durch einen gesonderten Verrechnungssatz dargestellt (vgl. Abschnitt 3.3.4).

33 Neben diesen Informationen im Sinne einer Leistungsstatistik gibt die Leistungsrechnung jeweils die anfordernden Kostenstellen und die betroffenen Kostenträger (Patienten) an.

34 Vgl. Abschnitt 3.2.4.3.

Die Leistungen pro Jahr liefert die Leistungsrechnung[35]; mit Hilfe der GOÄ-Punkte pro Leistung werden die unterschiedlich aufwändigen Leistungen gleichnamig gemacht mit der Folge, dass die Leistungen der Kostenstelle durch die Bezugsgröße „Anzahl der GOÄ-Punkte" beschrieben werden können.

Die Kosten der verschiedenen Leistungen werden mit Hilfe der Verrechnungssätze[36] (€/GOÄ-Punkt) ermittelt.

Personalkosten: $$\frac{97.000\text{ €}}{4.150.600\ \textit{Punkte}} = 0{,}023\text{ €}/\textit{Punkt}$$

Sachkosten: $$\frac{21.900\text{ €}}{4.150.600\ \textit{Punkte}} = 0{,}005\text{ €}/\textit{Punkt}$$

Kosten insgesamt: $$\frac{118.900\text{ €}}{4.150.600\ \textit{Punkte}} = 0{,}028\text{ €}/\textit{Punkt}$$

So ergeben sich z. B. für eine Gastroskopie folgende Kosten:

1.000 Punkte x 0,028 €/Punkt = 28,00 €

Mit der Information über die Kosten je Leistung bzw. Kosten je GOÄ-Punkt ist eine Verrechnung der Kosten auf die anfordernden Kostenstellen (z. B. Station Innere Medizin oder Station Allgemeinchirurgie) und auf die jeweiligen Patienten als Kostenträger möglich. Der Verrechnungssatz in Höhe von insgesamt 0,028 €/Punkt gibt darüber hinaus einen Hinweis auf die erreichte Wirtschaftlichkeit.[37] Der entscheidende Schritt bei der Kalkulation der Betriebsleistungen ist das Ermitteln der Verrechnungssätze bzw. – als Vorarbeit hierzu – das Festlegen von Bezugsgrößen.

Da die Fallpauschalen extern vorgegebene Vergütungen darstellen, die im Auftrag der Spitzenverbände (DKG, GKV, PKV) kalkuliert wurden, empfiehlt es sich, sich an den hierbei benutzten Bezugsgrößen zu orientieren.[38]

Die Kalkulation der Betriebsleistungen erfolgt entweder mit einer Bezugsgröße, insbesondere GOÄ-Punkten für diagnostische Leistungen, oder differenziert nach Kostenarten mit unterschiedlichen Bezugsgrößen bzw. unterschiedlichen Verrechnungssätzen (z. B. im OP-Bereich).

In Abbildung 14 sind für die wichtigsten Leistungsbereiche (Kostenstellen) die Bezugsgrößen bzw. Verrechnungssätze zur Kalkulation der Betriebsleistungen zusammengestellt. Hierbei ist Folgendes zu beachten:

Mit der Bezugsgröße Punkte lt. GOÄ sind nur die Kosten angesprochen, die in der Systematik der GOÄ mit der Gebühr für die ärztliche Leistung abgegolten werden. Über die Gebühr für die ärztliche Leistung hinaus abrechenbare Kosten (Auslagen

35 Zur Ermittlung des Verrechnungssatzes werden nur die Leistungen pro Jahr benötigt. Die Differenzierung der Leistungen nach anfordernden Kostenstellen bzw. Kostenträgern ist ein weiterer Schritt in der Kostenträgerrechnung.

36 Die Systematik der Leistungs- und Kalkulationsaufstellung verlangt eine Trennung in Personal- und Sachkosten.

37 Die Bewertung der Leistungen laut GOÄ erfolgt mit einem Punkt-Wert von 0,058 € (GOÄ-1-fach-Satz). Mit diesem Betrag sind jedoch auch „Basiskosten" und investive Kosten abgegolten.

38 Vgl. hierzu auch Deutsche Krankenhausgesellschaft et al. (2002), Anlage 5.

im Sinne der GOÄ bzw. besondere Kosten im Sinne der Sachkostentarife der Deutschen Krankenhausgesellschaft) sind den einzelnen Leistungen gesondert zuzuordnen. Das gilt insbesondere im Röntgenbereich für Kontrastmittel und Katheter.

Leistungsbereiche/ Kostenstellen	Bezugsgrößen	Verrechnungssätze
Röntgendiagnostik Nuklearmedizin Labor Funktionsdiagnostik Endoskopie Ultraschall Pathologie	} Punkte laut GOÄ	} €/GOÄ-Punkt
Physikalische Therapie	Leistungen laut DKG-NT Band I, Teil S	€ Kosten/€ Wert
Kreißsaal - Ärztlicher Dienst - Hebammen - Medizinischer Bedarf	} zeitliche Bindung Verbrauch je Entgeltform	} €/Stunde € laut Stückliste/€ je Hebammenstunde[39]
- Instandhaltung - Gebrauchsgüter	} zeitliche Bindung der Hebammen je Entgeltform	} €/Stunde
OP:[40] - Ärztlicher Dienst Anästhesie - Funktionsdienst Anästhesie - Ärztlicher Dienst Operateure - Funktionsdienst OP - Medizinischer Bedarf	} zeitliche Bindung (Einleitungs-Ausleitungs-Zeit) } zeitliche Bindung (Schnitt-Naht-Zeit zzgl. Nebenzeit) Verbrauch je Entgeltform	} €/Anästhesieminute } €/OP-Minute € laut Stückliste/€ je Leistung
- Instandhaltung - Gebrauchsgüter	} Anzahl/Dauer je Operation bzw. Entgeltform	} €/OP-Minute bzw. } OP-Stunde
Normalstationen: - Ärztlicher Dienst - Pflegedienst - Medizinischer Bedarf - Instandhaltung - Gebrauchsgüter	Pflegetage Pflegeminuten laut PPR Pflegetage[41] } Pflegetage	€/Pflegetag €/Pflegeminute €/Pflegetag } €/Pflegetag
Intensivstation: - Ärztlicher Dienst - Pflegedienst - Medizinischer Bedarf - Instandhaltung - Gebrauchsgüter	 zeitliche Bindung[42] zeitliche Bindung[42] Pflegetage[43] Pflegetage Pflegetage	 €/Stunde €/Stunde €/Pflegetag €/Pflegetag €/Pflegetag

Abb. 14: Bezugsgrößen und Verrechnungssätze

39 Soweit geringwertige Artikel nicht über Stücklisten erfasst werden.
40 Einschließlich Aufwachraum und Sterilisation.
41 Zuvor ggf. direkte Zuordnung (z. B. Kosten der Chemotherapie als patientenbezogene Einzelkosten).
42 Differenziert nach den Kategorien Intensivüberwachung und Intensivbehandlung ermittelt.
43 Eventuell teilweise direkte patientenbezogene Zuordnung, insbesondere bei teuren Artikeln.

Bei der Kalkulation der Betriebsleistungen ist Folgendes zu beachten:

- Die Kalkulation[44] sollte sich nicht auf Fallpauschalen und Sonderentgelte beschränken, sondern immer den jeweiligen Abteilungspflegesatz einbeziehen. Die dadurch gegebene Vollständigkeit der Kostenbetrachtung bedeutet eine wichtige Plausibilitätskontrolle der kostenrechnerischen Ergebnisse.
- Die Kalkulation sollte immer kostenstellenbezogen erfolgen und damit sicherstellen, dass die Kosten des Krankenhauses in der Kostenträgerrechnung vollständig verarbeitet werden, das gilt insbesondere für die den Fallpauschalen und Sonderentgelten zuzuordnenden Kosten.

3.3.4 Kalkulation der Marktleistungen

Die Kosten der Marktleistungen ergeben sich jeweils – wie oben bereits festgestellt – aus der Summe anteiliger Kostenstellenkosten.

Die Kalkulation der Marktleistungen erfolgt grundsätzlich in zwei Stufen:

- Kalkulation der Leistungen, die nicht über das Budget bzw. Fallpauschalen und Pflegesätze vergütet werden. Hierauf wurde oben (Abschnitt 3.3.2 Nettoprinzip) eingegangen.
- Kalkulation der stationären Leistungen auf Basis der Nettokosten.

Die DRG-bezogenen Fallpauschalen, mit denen der überwiegende Teil der stationären Patienten abgerechnet wird, bedingen eine *Patientenkalkulation*. Da die Zuordnung der Patienten zu einer Abrechnungskategorie oft erst am Abschluss der Behandlung möglich ist, müssen die betrieblichen Leistungen patientenbezogen erfasst und kalkuliert werden. Die Kosten je Entgeltform, insbesondere je DRG, ergeben sich dann als Summe der Kosten der jeweiligen Patienten.

Bei der Patientenkalkulation ist es sinnvoll, sich an die Systematik anzulehnen, die vom Institut für das Entgeltsystem im Krankenhaus zur Bestimmung der Relativgewichte angewendet wird.[45]

Hauptmerkmale dieser Systematik sind die Unterscheidung in

- direkte und indirekte sowie gemischte und abzugrenzende Kostenstellen
- die Verdichtung der Kosten zu Kostengruppen und zwar zu Kostenartengruppen und zu Kostenstellengruppen.

Direkte Kostenstellen sind solche Kostenstellen, die Leistungen am Patienten erbringen, insbesondere hinsichtlich Diagnostik, Therapie und Pflege.

Indirekte Kostenstellen erbringen nur mittelbar Leistungen für die Patienten. Es handelt sich hierbei um Kostenstellen der nichtmedizinischen Infrastruktur (z. B. Küche, Verwaltung) und der medizinischen Infrastruktur (z. B. Apotheke, Zentralsterilisation).

---

44 Die Kalkulation des Basispflegesatzes bzw. der Basiskosten erfolgt in der Regel nicht kostenstellen-, sondern kostenartenbezogen. Unabhängig davon lassen sich – insbesondere in den Kostenstellen des Versorgungsbereiches – Betriebsleistungen kalkulieren, sei es zur Wirtschaftlichkeitskontrolle, sei es im Hinblick auf eine mögliche Fremdvergabe solcher Leistungen. Vgl. Deutsche Krankenhausgesellschaft et al. (2002).

45 Vgl. Deutsche Krankenhausgesellschaft et al. (2002).

Gemischte Kostenstellen erbringen sowohl Leistungen für stationäre Patienten (DRG-relevante Leistungen) als auch für ambulante Patienten und sonstige Kostenträger (nicht DRG-relevante Leistungen). Gemischte Kostenstellen können direkte oder indirekte Kostenstellen sein. Die Trennung der Kosten dieser Kostenstellen in DRG-relevante und nicht DRG-relevante Kosten ist der schwierigste Teil bei der Umsetzung des Nettoprinzips.

Abzugrenzende Kostenstellen erbringen keine Leistungen für stationäre Patienten bzw. für Patienten, deren Kosten über Fallpauschalen abgerechnet werden.

Durch die Verdichtung der Kosten zu Kostenartengruppen und Kostenstellengruppen wird es möglich, die Kosten je Patient bzw. je Patientengruppe (DRG) in übersichtlicher Form darzustellen. Abbildung 15 zeigt die so entstehende modulare Struktur der Kosten, die als fallbezogener Datensatz an das InEK geliefert wird, wenn Krankenhäuser an der externen DRG-Kalkulation teilnehmen.

Kostenstellengruppen		Personalkosten			Sachkosten					Infrastr.-Kosten	
		KoArtGrp 1: Personalkosten ärztlicher Dienst	KoArtGrp 2: Personalkosten Pflegedienst	KoArtGrp 3: Personalkosten med.-techn. Dienst/Funktionsdienst	KoArtGrp 4a: Sachkosten Arzneimittel	KoArtGrp 4b: Sachkosten Arzneimittel (Einzelkosten/Istverbrauch)	KoArtGrp 5: Sachkosten Implantate u. Transplantate	KoArtGrp 6a: Sachkosten übriger med. Bedarf	KoArtGrp 6b: Sachkosten übriger med. Bedarf (Einzelkosten/Istverbrauch)	KoArtGrp 7: Personal- u. Sachkosten medizinische Infrastruktur	KoArtGrp 8: Personal- u. Sachkosten nicht medizinische Infrastruktur
Bettenführend Bereiche	KoStGrp 1: Normalstation	1.1	1.2	1.3	1.4a	1.4b	-	1.6a	1.6b	1.7	1.8
	KoStGrp 2: Intensivstation	2.1	2.2	2.3	2.4a	2.4b	2.5	2.6a	2.6b	2.7	2.8
	KoStGrp 3: Dialyseabteilung	3.1	3.2	3.3	3.4a	3.4b	-	3.6a	3.6b	3.7	3.8
Untersuchungs- und Behandlungsbereiche	KoStGrp 4: OP-Bereich	4,1	-	4.3	4.4a	4.4b	5.4	4.6a	4.6b	4.7	4.8
	KoStGrp 5: Anästhesie	5.1	-	5.3.	5.4a	5.4b	-	5.6a	5.6b	5.7	5.8
	KoStGrp 6: Kreißsaal	6.1	-	6.3	6.4a	6.4b	-	6.6a	6.6b	6.7	6.8
	KoStGrp 7: Kardiologische Diagnostik/ Therapie	7.1	-	7.3	7.4a	7.4b	7.5	7.6a	7.6b	7.7	7.8
	KoStGrp 8: Endoskopische Diagnostik/ Therapie	8.1	-	8.3	8.4a	8.4b	8.5	8.6a	8.6b	8.7	8.8
	KoStGrp 9: Radiologie	9.1	-	9.3	9.4a	9.4b	9.5	9.6a	9.6b	9.7	9.8
	KoStGrp 10: Laboratorien	10.1	-	10.3	10.4a	10.4b	-	10.6a	10.6b	10.7	10.8
	KoStGrp 11: Übrige diagnostische u. therapeutische Bereiche	11.1	11.2	11.3	11.4a	11.4b	11.5	11.6a	11.6b	11.7	11.8
	KoStGrp 12: Basiskostenstelle	-	-	-	-	-	-	-	-	-	12.8

Abb. 15: Kostenmodule für die Patientenkalkulation

Diese Übersicht zeigt auch, dass die indirekten Kosten, d. h. die Kosten der medizinischen und nicht medizinischen Infrastruktur, grundsätzlich auf zweierlei Weise verrechnet werden können:

- *undifferenziert*, d. h. über eine „Basiskostenstelle", auf der entsprechende Kosten zusammengefasst werden, mit der Bezugsgröße Pflegetage für die Umlage
- *differenziert*, d. h. mit verschiedenen Bezugsgrößen für die Umlagenrechnung.

Je nach Stand und Zielsetzung der Kostenrechnung ist auch eine Mischform dieser beiden methodischen Ansätze möglich.

Entscheidend für die Qualität der kalkulatorischen Ergebnisse ist eine patientenbezogene Leistungsrechnung und die patientenbezogene Erfassung von teuren Materialien als Einzelkosten.

4 Stand der Kosten- und Leistungsrechnung in Krankenhäusern

Die Kosten- und Leistungsrechnung im Krankenhaus kann ihren Aufgaben nur dann gerecht werden, wenn sie sich durch einen angemessenen methodischen Ansatz und insbesondere sachliche Richtigkeit der verarbeiteten Daten auszeichnet.

Es wurde bereits festgestellt, dass die Kosten- und Leistungsrechnung im Krankenhaus eine Plankostenrechnung sein muss. Die Leistungs- und Kostenplanung sollte jedoch nicht in einem einfachen Fortschreiben der Vergangenheit bestehen, sondern eine differenzierte Analyse der Leistungen und Kosten in den verschiedenen Leistungsbereichen/Kostenstellen des Krankenhauses beinhalten. Das bedeutet insbesondere eine *Analyse des Personaleinsatzes bzw. des Personalbedarfs.*

Die Leistungsplanung beginnt mit der *Planung der Marktleistungen (Belegungsplanung)* und leitet hieraus – vor allem mit dem Instrument der Leistungsdichte – die verschiedenen Betriebsleistungen ab.

Kernstück der Kostenrechnung ist die Erfassung von Kostenstelleneinzelkosten und den dazugehörigen Leistungen bzw. Bezugsgrößen. Mit Blick auf die sachliche Richtigkeit der verarbeiteten Zahlen, sind Plausibilitätskontrollen (z. B. Zeitvergleich, Relation zwischen Personalkosten und mengenmäßigem Personaleinsatz) unverzichtbar.

Eine differenzierte Darstellung und auch Planung der Kosten ist nur möglich mit einer patientenbezogenen Leistungsrechnung und einer patientenbezogenen Erfassung teurer Materialien als Einzelkosten.

Die Ergebnisse bei der Ermittlung der Relativgewichte im DRG-System machen deutlich, dass sich der Schweregrad von Erkrankungen in den kalkulatorischen Ergebnissen bisher nur unbefriedigend niederschlägt. Die fallbezogenen Kostenunterschiede sind bisher überwiegend in der Verweildauer begründet. Hieraus ergibt sich, dass die Bezugsgrößen, insbesondere Fallzahl und Pflegetage durch differenzierte Ansätze, ggf. mit Hilfe von Äquivalenzziffern ersetzt bzw. verbessert werden müssen.

Die Kosten- und Leistungsrechnung als *Plankostenrechnung* wird in vielen Fällen noch nicht so eingesetzt, wie es ihrer Aufgabenstellung entspricht. Insbesondere Soll-Ist-Vergleich und Abweichungsanalyse, die sich sowohl auf Kosten und auf Leistungen beziehen, sind Ausgangspunkt von Entscheidungen. Eine

Kosten- und Leistungsrechnung, die nicht zu Entscheidungen führt bzw. die nicht Grundlage von Entscheidungen ist, ist unter materiellem Aspekt eine verzichtbare Rechnung.

Die *Weiterentwicklung* geht dahin, dass gesamte Leistungs- und Kostengeschehen im Krankenhaus transparenter zu machen. Das gilt insbesondere für die Analyse des medizinischen Leistungsgeschehens.

Literatur

Deutsche Krankenhausgesellschaft (DKG), Spitzenverbände der Krankenkassen (GKV), Verband der privaten Krankenversicherung (PKV) (Hrsg) (2002) Kalkulation von Fallkosten, Handbuch zur Anwendung in Krankenhäusern, Version 2.0, Düsseldorf

Hentze J, Kehres E (2008) Kosten- und Leistungsrechnung in Krankenhäusern – Systematische Einführung, 5. Aufl., Stuttgart Berlin Köln

Kehres E (1994) Kosten und Kostendeckung der ambulanten Behandlung im Krankenhaus. Essen

Kehres E, Ernst A (2002) DRGs sachgerecht kalkulieren. In: Krankenhaus Umschau 6/2002: 458 ff.

Riebel P (1994) Einzelkosten- und Deckungsbeitragsrechnung, 7. Aufl., Wiesbaden

Finanz- und Investitionscontrolling im Krankenhaus

Joachim Mertes

1 Grundlagen der Krankenhausfinanzierung – Problemstellung

Die Grundlagen der Krankenhausfinanzierung sind aktuell im Gesetz zur wirtschaftlichen Sicherung der Krankenhäuser und zur Regelung der Krankenhauspflegesätze (Krankenhausfinanzierungsgesetz – KHG) definiert. Zweck dieses Gesetzes ist die wirtschaftliche Sicherung der Krankenhäuser, um eine bedarfsgerechte Versorgung der Bevölkerung mit leistungsfähigen, eigenverantwortlich wirtschaftenden Krankenhäusern zu gewährleisten und zu sozial tragbaren Pflegesätzen beizutragen (§ 1 Abs. 1 KHG) sowie eine Trägervielfalt (öffentlich-rechtliche, frei-gemeinnützige und private Krankenhäuser) sicherzustellen.

Das KHG regelt die Grundlagen der sogenannten dualen Finanzierung im Gesundheitswesen. Hintergrund der dualen Finanzierung ist die Verteilung der Investitions- und der Betriebskosten auf unterschiedliche Kostenträger. Danach werden die Betriebskosten eines Krankenhauses über die Leistungsentgelte (§ 4 KHG) nach der Bundespflegesatzverordnung (BPflV) und dem Krankenhausentgeltgesetz (KHEntgG) durch die Patienten beziehungsweise deren Krankenversicherungen getragen. Die Investitionskostenfinanzierung erfolgt durch die Bundesländer mittels öffentlicher Förderung und auf der Basis der durch die Länder aufgestellten Krankenhauspläne (vgl. auch Abb. 1).

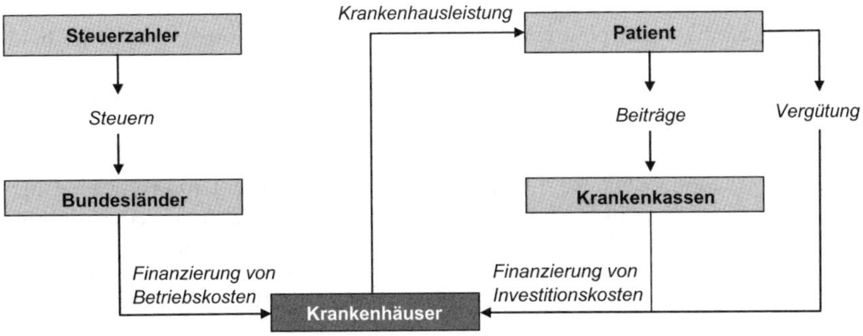

Abb. 1: Aufbau der dualen Finanzierung.

Voraussetzung für eine Investitionsförderung ist die Aufnahme eines Krankenhauses in den Krankenhausplan. Gemäß § 9 Abs. 1 KHG erhalten die aufgenommenen Krankenhäuser Fördermittel für die Errichtung von Krankenhäusern einschließlich der Erstausstattung mit den für den Krankenhausbetrieb notwendigen Anlagegütern sowie für die Wiederbeschaffung von Anlagegütern mit einer durchschnittlichen Nutzungsdauer von mehr als drei Jahren. Gemäß § 9 Abs. 3 KHG fördern die Länder die Wiederbeschaffung kurzfristiger Anlagegüter sowie kleine bauliche Maßnahmen durch feste jährliche Pauschalbeträge. Darüber hinaus stellen die Länder laut KHG gemäß § 9 Abs. 2 Mittel für unterschiedliche Sondertatbestände auf Antrag zur Verfügung. Seit der Einführung des KHG in der ursprünglichen Fassung vom 11. November 1972 (BGBl. I, S. 1009) unterliegt der deutsche Krankenhaussektor jedoch einem permanenten gesetzlichen Wandel; unter anderem Kostendämpfungsgesetze in den Jahren 1977 bis 1983, das Gesetz zur Strukturreform im Gesundheitswesen (Gesundheitsreformgesetz – GrG) vom 01.01.1989, das Gesetz zur Sicherung der Strukturverbesserung der gesetzlichen Krankenversicherung (Gesundheitsstrukturgesetz) vom 01.01.1993, das Gesetz zur Beitragsentlastung der gesetzlichen Krankenversicherung vom 01.01.1997, das Gesetz zur Reform der gesetzlichen Krankenversicherung (GKV-Reformgesetz 2000) vom 01.01.2000 und das Gesetz zur Modernisierung der gesetzlichen Krankenversicherung (GKV-Modernisierungsgesetz – GMG) vom 01.01.2004, haben das System der Krankenhausfinanzierung stark belastet. Insbesondere durch die sogenannte Budgetdeckelung und den Rückzug der Länder aus Ihrer Pflicht zur Finanzierung der Krankenhaus-Investitionskosten, unterliegt das Volumen des Finanzierungsbudgets einer kontinuierlichen Verringerung. Im Bereich der Länder-Investitionsmittel ist zum Beispiel in 2006 ein Rückgang der Fördermittel von ca. 3,6 Mrd. Euro in 1991 auf rund 2,7 Mrd. Euro zu erkennen (Rürup 2008, S. 8).

Als Budgetdeckelung wird die festgelegte Begrenzung des Budgetwachstums bezeichnet. Eine Budgetsteigerung der Krankenhäuser ist an die Grundlohnsummensteigerung, also an die Lohnentwicklung der Vergangenheit gebunden. Jährlich, jeweils vor den Budgetverhandlungen, gibt das Bundesministerium für Gesundheit die aktuelle Veränderungsrate bekannt, die für 2008 zum Beispiel 0,64 % beträgt. Diese Steigerungsrate stellt die Obergrenze für eine Budgeterhöhung des Folgejahres dar.

Gemäß § 8 Abs. 1 Gesundheitsstrukturgesetz (GSG) haben Krankenhäuser nach Maßgabe dieses Gesetzes [den] Anspruch auf Förderung, soweit und solange sie in den Krankenhausplan eines Landes und bei Investitionen nach § 9 Abs. 1 Nr. 1 in das Investitionsprogramm aufgenommen sind. Die zuständige Landesbehörde und der Krankenhausträger können für ein Investitionsvorhaben nach § 9 Abs. 1 [jedoch] eine nur teilweise Förderung mit Restfinanzierung durch den Krankenhausträger vereinbaren. Für den Fall der nur teilweisen öffentlichen Förderung von Investitionen sieht das KHG eine alternative Finanzierung über den „Pflegesatz" vor. Gemäß § 17 Abs. 5 S. 3 KHG können, soweit bei teilweiser Förderung Investitionen nicht öffentlich gefördert werden und ein vergleichbares Krankenhaus nicht vorhanden ist, [...] die Investitionskosten in den Pflegesatz einbezogen werden, soweit die Landesverbände der Krankenkassen und die Verbände der Ersatzkassen der Investition zugestimmt haben. Spätestens seit der Einführung des pauschalierten Leistungsentgelts nach den Diagnosis Related Groups (DRG), fehlt es jedoch den Krankenhäusern an einer Möglichkeit, diesen Anspruch nach § 17 Abs. 5 S. 3 KHG gelten zu machen.

Rürup (ebd., S. 10) beschreibt, bei einer Steigerung der Krankenhaushausausgaben analog der Entwicklung des Bruttoinlandprodukts (BIP), einen Rückgang der im Rahmen der dualen Finanzierung zur Verfügung gestellten Mittel von 0,24 % des BIP auf rund 0,12 % des BIP in den Jahren 1991 bis 2006. Bezogen auf die Gesamtausgaben der bundesdeutschen Krankenhäuser in dieser Zeit, hat sich die KHG-Fördermittelquote von 10 % auf 4,7 % reduziert (ebd., S. 11). Besonders eindrucksvoll erscheint diese Quote im Vergleich zur allgemeinen volkswirtschaftlichen Investitionsquote, die sich im selben Zeitraum im Vergleich zum BIP lediglich von circa 22 % auf rund 17,4 % verringert hat. Absolut umfasst somit das Investitionsvolumen volkswirtschaftlich etwa den dreifachen Umfang der Investitionen im Krankenhaussektor[1],[2].

Die offensichtlich fehlende Investitionsmöglichkeit der bundesdeutschen Krankenhäuser stellt mittlerweile eine der größten Herausforderungen im Krankenhausmanagement dar. Gilt es doch, die Geldströme innerhalb des Unternehmens vollständig und transparent zu erfassen und bei Ein- und Auszahlungen eine Allokation der Finanzressourcen in den Bereichen sicher zu stellen, in denen dadurch der höchste Unternehmenserfolg erzielt werden kann. Nur so erscheint es möglich, an die Markterfolge der privaten Krankenhausträger anzuknüpfen.

2 Finanzcontrolling

2.1 Definition

Finanzmanagement, welches dem Finanzcontrolling übergeordnet ist, wird als ein Instrument zur „Planung, Steuerung und Kontrolle der finanzwirtschaftlichen Prozesse sowie [als] die finanzielle Koordination aller Prozesse im Unternehmen" angesehen (Mensch 2001, S. 15). Durch ein Finanzmanagement wird die Optimierung des finanzwirtschaftlichen Gewinns bei Reduktion des finanzwirtschaftlichen Risikos angestrebt. Die Aufgabe des Finanzcontrollings liegt in der Unterstützung des Finanzmanagements, im Wesentlichen durch die Darstellung monetärer Veränderungen (Ein- und Auszahlungen) sowie der monetären Strukturen (Zahlungsmittelbestände) des Unternehmens. Wichtigstes Ziel eines Finanzcontrollings ist es, das Finanzmanagement dahingehend zu unterstützen, die Zahlungsfähigkeit des Krankenhauses jederzeit sicherzustellen und gleichzeitig frei werdende Finanzmittel sofort wieder in die Unternehmung einzubinden und am Gesamterfolg zu beteiligen. Insbesondere soll ein Ungleichgewicht zwischen den Ausgaben für die Beschaffung von Produktionsfaktoren einerseits und den Einnahmen aus der Abrechnung der Krankenhausleistungen andererseits möglichst vermieden werden.

Hierzu muss das Finanzcontrolling die Krankenhausleitung in die Lage versetzen, sich über die Finanzsituation aktuell und prospektiv zu informieren und eigene Strategien der Unternehmensausrichtung zu entwickeln.

An das Management eines Krankenhauses werden besondere Anforderungen gestellt, da die unternehmerischen Aktivitäten in weiten Teilen auf eine einnahmenorientierte Ausgabenpolitik ausgerichtet sein müssen (Einnahmen sind nur schwer

1 Europäische Kommission: Statistischer Anhang der europäischen Wirtschaft, November 2006, Katalog-Nr.: ECFIN/REP/52683/2006-DE, S. 70f., Deutschland bis 1990 BRD, danach Gesamtdeutschland, veröffentlicht im Internet, URL: http://www.dervolkswirt.de/investitionsquoten.htm (6. Juli 2008).

2 Wirtschaftskammern Österreichs: Investitionsquoten, veröffentlicht im Internet, URL: http://www. wko.at/statistik/eu/europa-investitionsquoten.pdf (20. Juli 2008).

beeinflussbar und geben daher wesentliche Impulse für die strategische Ausrichtung des Krankenhauses). Die besondere Situation der zweckgebundenen und mit Auflagen versehenen *Zuweisung von Fördermitteln* sowie die daraus entstehenden Risiken eines Liquiditätsabflusses im Moment einer unternehmerischen Neuausrichtung erhöhen weiterhin den Bedarf eines verlässlichen Finanzcontrollings.

Die Krankenhausleitung benötigt im Wesentlichen folgende *Funktionen des Finanzcontrollings* (Mensch 2001, S. 19 ff.):

- Informationsversorgung
- Mitarbeit bei finanzwirtschaftlicher Planung und Kontrolle
- Gestaltung des Finanzcontrolling-Systems
- Betriebswirtschaftliche Beratung bei Sonderfragen.

2.1 Wesentliche Bestandteile

2.1.1 Finanzplan

Aus der Ableitung der Bilanz sowie Gewinn- und Verlustrechnung des Krankenhauses erfolgt die Erstellung einer zahlungsorientierten Finanzplanung für den Krankenhausbetrieb. Hier finden alle Krankenhäuser in Deutschland eine relativ komfortable Situation vor, da seit der Einführung der Krankenhausbuchführungsverordnung (KHBV) im Jahr 1987 ein für alle Krankenhäuser verbindliches, einheitliches und relativ detailliertes buchhalterisches Rechenwerk vorliegt.

Die Finanzplanung hat sowohl für die Sicherstellung der kurzfristig benötigten Liquidität als auch für die langfristige Mittelbereitstellung hohe Wichtigkeit. In der Regel steigt die Validität der Planung, je kürzer der Planungshorizont ist, da eine vorausschauende *Liquiditätsplanung* in der Prognoserechnung im Zeitverlauf von Periode zu Periode stärker werdenden Unschärfen unterliegt. Aus diesem Grund ist für die Einrichtung einer Finanzplanung eine vorgeschaltet ordnungsgemäße und periodengerechte Buchhaltung von besonderer Bedeutung.

Auf der Grundlage der unternehmerischen Ausrichtung des Krankenhauses und der durch die Krankenhausleitung erwarteten Liquiditätsströme der Zukunft lässt sich die Finanzplanung ableiten. Hierbei ist die Finanzplanung auf Daten aus verschiedenen Planungsrechnungen beziehungsweise auf Einschätzungen der Krankenhausleitung angewiesen.

Wesentliche Informationen zur Erstellung einer Prognose zur zukünftigen Entwicklung liefern die *Krankenhaus-Entgeltvereinbarung* (Entwicklung der Erlöse), der *Investitionsplan* (Mittelabflüsse aus Investitionstätigkeit), der *Personalplan* (Entwicklung des Personalaufwands aufgrund von Veränderungen des Personalstamms) sowie weiterführende Erläuterungen zu *Veränderungen einzelner Ausweispositionen* der Gewinn- und Verlustrechnung.

Der Finanzplan dient der Gegenüberstellung der Ein- und Auszahlungen aufeinander aufbauender Perioden unter Beachtung des Anfangsbestands vorhandener Liquidität. In Anlehnung an die Struktur der Gewinn- und Verlustrechnung gemäß KHBV[3] erscheint die Darstellung des Finanzplans in Staffelform, also in einer

3 Verordnung über die Rechnungs- und Buchführungspflichten von Krankenhäusern (Krankenhaus-Buchführungsverordnung – KHBV): Anlage 2.

tabellarischen Form, als sinnvoll (s. Tab. 2). Die tabellarische Form hat gegenüber der zweiten Alternative, der Kontoform, den Vorteil, dass sich dem Berichtsleser die ausgewiesenen Kennzahlen besser erschließen, weil dieser an die bekannte Form der Gewinn- und Verlustrechnung erinnert wird.

Tab. 2: Struktur des Finanzplans.

Periode	Periode 1	Periode 2	Periode 3	Perioden
Einzahlungen/Auszahlungen (in T€)	Plan	Plan	Plan	Plan
I *Einzahlungen* aus operativem Geschäft				
aus Krankenhausleistungen	3.600	3.800	3.940	
Zuweisung und Zuschüsse der öffentlichen Hand	350	350	350	
sonstige Einzahlungen	1.750	1.770	2.440	
Summe Einzahlungen	**5.700**	**5.920**	**6.730**	0
II *Auszahlungen* aus operativem Geschäft				
Personalauszahlungen	4.300	4.500	4.750	
Materialauszahlungen	1.100	1.250	1.440	
sonstige Auszahlungen	280	310	450	
Summe Auszahlungen	**5.680**	**6.060**	**6.640**	0
Liquidität aus operativem Geschäft	**20**	**-140**	**90**	0
I *Einzahlungen* aus Investitionstätigkeit				
Zuweisung und Zuschüsse der öffentlichen Hand	1.200	1.200	1.200	
sonstige Einzahlungen	350	350	350	
Summe Einzahlungen	**1.550**	**1.550**	**1.550**	0
II *Auszahlungen* aus Investitionstätigkeit				
Projekt 1/Anlagegut 1	1.400	1.000	0	
Projekt 2/Anlagegut 2	350	485	3.200	
...				
Summe Auszahlungen	**1.750**	**1.485**	**3.200**	0
Liquidität aus Investitionstätigkeit	**-200**	**65**	**-1.650**	0
I *Einzahlungen* aus dem Kapitalbereich				
Kapitaleinzahlungen	0	0	1.000	
Kreditaufnahme	150	50	600	
Summe Einzahlungen	**150**	**50**	**1.600**	0
II *Auszahlungen* aus dem Kapitalbereich				
Kapitalauszahlungen	0	0	0	
Tilgung von Krediten	20	22	40	
Summe Auszahlungen	**20**	**22**	**40**	0
Liquidität aus dem Kapitalbereich	**130**	**28**	**1.560**	0
Liquiditätsvortrag	**100**	**50**	**3**	3
Gesamtliquidität am Periodenende	**50**	**3**	**3**	3

So aufgebaut liefert die dargestellte Finanzmatrix bisher lediglich eine *Finanzmittelprognose* zu den im Plan ausgewiesenen Prognoseperioden. Bereits dieser Aspekt stellt jedoch für die unternehmerische Steuerung des Krankenhauses einen nicht zu unterschätzenden Beitrag dar. Bereits zum Zeitpunkt der Vorlage des Finanzplans können (erwartete) Liquiditätsengpässe der Zukunft erkannt und Steuerungsimpulse zur Sicherstellung der permanenten Zahlungsfähigkeit des Krankenhauses durch die Krankenhausleitung gesetzt werden.

Weiterführendes Controlling im Sinne der Informationsversorgung und Führungsunterstützung der Krankenhausleitung erfordert eine Erweiterung der Planperioden um entsprechende Ist-Werte, um eine Kontrolle der erreichten Ausweiszahlen zu ermöglichen. Auf diesem Weg lassen sich Feststellungen zur Qualität der Prognose und Rückschlüsse auf die Validität der ausgewiesenen Planperiodenzahlen treffen.

Neben der Aufstellung einer Plan-/Ist-Abweichung besteht die Möglichkeit, strukturierte Abweichungsanalysen zu einzelnen Ausweiswerten zu erstellen, um Schwachstellen im Planungssystem zu identifizieren. Die Ursachen der festgestellten Abweichungen liegen in der Regel in der Verarbeitung falscher oder unzureichender Daten, zum Beispiel durch Schwachstellen im Rahmen der Festlegung der Höhe und der Periodenzuordnung von Ausweiszahlen.

Moderne Krankenhausunternehmen gehen mit einem *Treasury Management* noch einen Schritt über den Bereich der Finanzplanung hinaus. Hinter diesem Begriff verbirgt sich neben der Disposition und Anlage vorhandener Geldmittel die Sicherung finanzieller Risiken wie beispielsweise der Zinsänderungsrisiken aus laufenden Darlehensvereinbarungen oder der Preisänderungsrisiken aus dem Bezug von Roh-, Hilfs- und Betriebsstoffen oder Energie. In kleinen Unternehmen liegt der Tätigkeitsschwerpunkt des Treasury-Managements oft auf einem dem Finanzplan folgenden *Cash Management*. Im Einzelnen zählen hierzu:

- Planung und Optimierung von ein- und ausgehenden Zahlungen
- Organisatorische Gestaltung von Zahlungsabwicklungen (Bankverbindungen, Bankenclearing, Electronic Banking)
- Steuerung von Kreditlinien
- Verbesserung der Zinsergebnisse.

Im „Treasury“ des Krankenhauses werden täglich die unterschiedlichsten Finanztransaktionen auf Grundlage des aktuellen Tagesfinanzstatus und vor dem Hintergrund der Finanzplanung getätigt. Hierbei liefern moderne EDV-Systeme umfangreiche Unterstützung durch Funktionalitäten, wie beispielsweise automatisiertes Auslesen von Kontoauszügen, automatische Kontenbuchung, automatisches Kontenclearing, Linien- und Limitverwaltung und die Unterstützung des Zahlungsverkehrs. Durch die schnelle Erfassung, Darstellung, Weiterverarbeitung und Steuerung der Zahlungsein- und -ausgänge können kurzfristige Geldanlagen und -aufnahmen optimiert und – bei größeren Krankenhausgesellschaften mit mehreren Einzelunternehmungen – ein konzernweites *Cash-Pooling* eingerichtet werden. Aufgrund der erarbeiteten Plandaten lassen sich Unternehmensrisiken, zum Beispiel beim Liquiditätsabfluss aus Rohstoff und Energiebezügen ableiten und Hedgegeschäfte aufbauen.

Probleme treten bei der Treffsicherheit der Zukunftsprognose insoweit auf, als mit fortschreitender Zeit die Genauigkeit der Darstellung abnimmt beziehungsweise in der Regel erst mit der kurzfristigen Liquiditätsvorschau exakte Liquidi-

Tab. 3: Analyse des Finanzplans.

Periode	Periode 1	Periode 1	Periode 1	Periode 1
Einzahlungen/Auszahlungen (in T€)	Plan	Ist	Abweichung total	Abweichung %
I *Einzahlungen* aus operativem Geschäft				
aus Krankenhausleistungen	3.600	3.450	-150	-4,2
Zuweisung und Zuschüsse der öffentlichen Hand	350	350	0	0,0
sonstige Einzahlungen	1.750	1.700	-50	-2,9
Summe Einzahlungen	**5.700**	**5.500**	**-200**	**-3,5**
II *Auszahlungen* aus operativem Geschäft				
Personalauszahlungen	4.300	4.250	-50	-1,2
Materialauszahlungen	1.100	990	-110	-10,0
sonstige Auszahlungen	280	320	40	14,3
Summe Auszahlungen	**5.680**	**5.560**	**-120**	**-2,1**
Liquidität aus operativen Geschäft	**20**	**-60**	**-80**	**-400,0**
I *Einzahlungen* aus Investitionstätigkeit				
Zuweisung und Zuschüsse der öffentlichen Hand	1.200	1.200	0	0,0
sonstige Einzahlungen	350	350	0	0,0
Summe Einzahlungen	**1.550**	**1.550**	**0**	**0,0**
II *Auszahlungen* aus Investitionstätigkeit				
Projekt 1/Anlagegut 1	1.400	1.420	20	1,4
Projekt 2/Anlagegut 2	350	350	0	0,0
Summe Auszahlungen	**1.750**	**1.770**	**20**	**1,1**
Liquidität aus Investitionstätigkeit	**-200**	**-220**	**-20**	**10,0**
I *Einzahlungen* aus dem Kapitalbereich				
Kapitaleinzahlungen	0	0	0	0,0
Kreditaufnahme	150	200	50	33,3
Summe Einzahlungen	**150**	**200**	**50**	**33,3**
II *Auszahlungen* aus dem Kapitalbereich				
Kapitalauszahlungen	0	0	0	0,0
Tilgung von Krediten	20	20	0	0,0
Summe Auszahlungen	**20**	**20**	**0**	**0,0**
Liquidität aus dem Kapitalbereich	**130**	**180**	**50**	**38,5**
Liquiditätsvortrag	**100**	**100**	**0**	**0,0**
Gesamtliquidität am Periodenende	**50**	**0**	**-50**	**-100,0**

tätszahlen folgender Perioden vorliegen. Zahlungen, die nicht durch das eigene Unternehmen ausgelöst werden, stellen die größte Herausforderung an eine Prognosestellung dar.

Dem Krankenhaus kommt in diesem Zusammenhang der Sachverhalt zu Gute, dass, bezogen auf die bereits aufgezeigte einnahmenorientierte Ausgabenpolitik, eine Ausrichtung der Liquiditätsvorschau an Planzahlen gute Anhaltswerte liefert. Selbst aufwendige Berechnungsverfahren lassen oft keine genaueren Plandaten zu, da durch das Verfahren der prospektiven Budgetverhandlung und der relativ starren Veränderungsraten im Budgetbereich insgesamt die Einnahmensituation eines Krankenhauses, auch langfristig, relativ stark fixiert ist. Abgesehen von monatlichen Schwankungen folgt die Liquiditätsentwicklung unterjährig einem relativ linearen Verlauf. Die in den Erfolgsplänen auf dieser Grundlage gewissenhaft angepassten Planaufwendungen im Personalbereich sowie im Bereich der Sachkosten liefern ebenfalls verhältnismäßig genaue Plandaten. Zur Vervollständigung der Liquiditätsplanung sind lediglich noch die zu erwartenden Liquiditätsflüsse aus dem Investitionsbereich einzubeziehen.

Mit Hilfe einer in die Buchhaltung integrierten Planungssoftware lassen sich empirische Daten in die Planung einbeziehen. Auf der Grundlage von Vergangenheitsverläufen können wiederkehrende Muster (Linearen, Trends, wiederkehrende Ausreißer) erkannt und entsprechend berücksichtigt oder angepasst werden.

2.3 Kapitalbindungsplan

Als besonderer Ausdruck eines strategischen Ansatzes des Finanzcontrollings kommt der sogenannte Kapitalbindungsplan als *langfristiger Finanzplan* zum Einsatz. Der Grundansatz des Kapitalbindungsplans resultiert aus der Überlegung, dass Veränderungen der Bilanzpositionen zwangsläufig Liquiditätsflüsse nach sich ziehen.

Einer Aktivzunahme werden Investitionen und damit ein Mittelabfluss unterstellt. Ebenso ist von einem Mittelabfluss auszugehen, soweit eine Passivminderung vorliegt. Treten Aktivminderungen oder Passivmehrungen ein, so kann von einem entsprechenden Mittelzufluss ausgegangen werden.

Tab. 4: Differenzbilanz.

Aktiva	31.12.x1	31.12.x0	Differenz
	T€	T€	T€
A. Anlagevermögen			
I. Immaterielle Vermögensgegenstände	101.170	68.953	32.217
II. Sachanlagen	157.57.337	14.635.955	1.121.382
	15.858.507	**14.704.908**	**1.153.599**
B. Umlaufvermögen			
I. Forderungen und sonstige Vermögensgegenstände			
1. Forderungen aus Lieferungen und Leistungen	1.231.092	872.501	358.591
2. Sonstige Vermögensgegenstände	87.384	33.418	53.966
II. Kassenbestand, Guthaben bei Kreditinstituten	163.303,50	760.976,62	-597.673,12
	1.481.780	**1.666.895**	**-185.116**
	17.340.287	**16.371.804**	**968.483**

Passiva	31.12.x1	31.12.x0	Differenz
	T€	T€	T€
A. Eigenkapital			
I. Gezeichnetes Kapital	100.000	100.000	0
II. Kapitalrücklage	9.379.659	9.379.659	0
III. Andere Gewinnrücklagen	543.281	543.281	0
	10.022.940	**10.022.940**	0
B. Rückstellungen			
1. Rückstellungen für Pensionen und andere Verpflichtungen	511.524	271.388	240.136
2. Sonstige Rückstellungen	2.114.278	1.604.106	510.173
	2.625.802	**1.875.494**	**750.309**
C. Verbindlichkeiten			
1. Verbindlichkeiten gegenüber Kreditinstituten	4.052.496	4.091.290	-38.794
2. Verbindlichkeiten aus Lieferungen und Leistungen	331.940	85.132	246.808
3. Sonstige Verbindlichkeiten	307.109	296.948	10.160
	4.691.545	**4.473.370**	**218.175**
	17.340.287	**16.371.804**	**968.483**

Auf der Grundlage der stichtagsbezogenen Planbilanzen für kommende Perioden können Differenzbilanzen aufgebaut werden, welche die Veränderungen der Bilanzdaten zwischen zwei Stichtagen ausweisen. Die so ermittelten Differenzwerte lassen sich dann in den Kapitalbindungsplan verschieben. Im Vergleich zu den Stichtagsbilanzen weist der Kapitalbindungsplan keine Aktiva oder Passiva aus. Er zeigt vielmehr die *Mittelherkunft und Mittelverwendung* nach folgendem Schema:

Tab. 5: Struktur des Kapitalbindungsplans.

Mittelverwendung	Mittelherkunft
Aktivmehrung	**Passivmehrung**
Mehrung des Anlagevermögens	Erhöhung des Gezeichneten Kapitals/ der Kapitalrücklage
Mehrung des Umlaufvermögens	Mehrung des Eigenkapitals
Mehrung der Bank-/Kassenbestände	Mehrung des Fremdkapitals
Passivminderung	**Aktivminderung**
Minderung des Eigenkapitals	Minderung des Anlagevermögens
Minderung des Fremdkapitals	Minderung des Umlaufvermögens
	Minderung der Bank-/Kassenbestände

Die Mittelverwendung stellt Investitionen in Sach- und Finanzvermögen sowie den Kapitalentzug durch Tilgungen, Kapitalentnahmen oder Ausschüttung von Gewinnen dar. Die Mittelherkunft ergibt sich zum Beispiel aus Kapitalerhöhungen, Aufnahmen von Krediten sowie aus Kapitalfreisetzungen durch Rückflüsse aus Verkäufen.

Ausgehend von der oben gezeigten Differenzbilanz (vgl. Tab. 4) lässt sich durch die Umverteilung der absoluten Veränderungswerte der Differenzbilanz folgender Kapitalbindungsplan ableiten:

Tab. 6: Kapitalbindungsplan.

Mittelverwendung		Mittelherkunft	
Aktivmehrung		**Passivmehrung**	
Mehrung des Anlagevermögens	1.153.599	Erhöhung des Gezeichneten Kapitals/der Kapitalrücklage	0
Mehrung des Umlaufvermögens	412.557	Mehrung des Eigenkapitals	0
Mehrung der Bank-/Kassenbestände	0	Mehrung des Fremdkapitals	1.007.277
Passivminderung		**Aktivminderung**	
Minderung des Eigenkapitals	0	Minderung des Anlagevermögens	0
Minderung des Fremdkapitals	38.794	Minderung des Umlaufvermögens	0
		Minderung der Bank-/Kassenbestände	597.673
	1.604.950		**1.604.950**

Die Werte der Mittelverwendung können im Kapitalbindungsplan eindeutig denen der Mittelherkunft gegenübergestellt werden. Der Liquiditätsbedarf aus den Investitionen in das Anlagevermögen, der Mehrung des Umlaufvermögens und aus dem Ausgleich von Fremdkapitalverbindlichkeiten wird im oben gezeigten Planbeispiel durch zusätzliches Fremdkapital und durch die Verwendung von Bankbeständen eigener Liquidität gedeckt. Bei Verwendung der bilanzierten Gliederung der Krankenhausbuchführungsverordnung (KHBV) als Grundstruktur des Kapitalbindungsplans ist eine notwendige Darlehensaufnahme (oben als Teil der Mehrung des Fremdkapitals) bereits langfristig erkennbar.

Durch den Kapitalbindungsplan ist die Bindung von *Liquidität* langfristig transparent darstellbar. Im Unterscheid zum Finanzplan, der seine größte Aussagekraft im kurzfristigen Bereich (bis ein Jahr) entwickelt, sind mit dem Kapitalbindungsplan längerfristige Effekte der grundsätzlichen Ausrichtung des Krankenhausbetriebs beziehungsweise der damit einhergehenden Veränderungen des Finanzmittelfonds darstellbar. Als sinnvoller Planungshorizont des Kapitalbindungsplans kann ein Zeitraum von drei Jahren angesehen werden. Eine längerfristige Planung hat sich als störanfällig erwiesen und erbringt nur unzureichend verwertbare Plandaten.

Das Ziel des Kapitalbindungsplans liegt im Gleichgewicht der wesentlichen Ein- und Auszahlungen der Berichtsperioden und damit in der langfristigen Sicherstellung der Zahlungsfähigkeit des Krankenhauses.

3 Investitionscontrolling im Krankenhaus

3.1 Definition

In der betrieblichen Praxis jedes Unternehmens, und als solche sind auch moderne Krankenhäuser zu sehen, stellen Investitionen eine wesentliche Schlüsselfunktion des Wirtschaftens dar. Investitionen können durch die langfristige Verwendung von Finanzmitteln für Sach- und Finanzanlagen entstehen. In der betrieblichen Krankenhauspraxis bezieht sich Investitionscontrolling allerdings meist auf das Sachanlagevermögen sowie auf immaterielle Vermögensgegenstände. Finanzanlagen finden sich oft lediglich im kurzfristigen Bereich des Umlaufvermögens und bedürfen in diesen Fällen keines weitreichenden Investitionscontrollings.

Investitionstätigkeit kann als Erstinvestition zur Ausstattung einzelner Geschäftsbereiche, als Ersatzinvestition zur Wiederbeschaffung bereits verschlissener Vermögensgegenstände oder als Rationalisierungs- oder Erweiterungsinvestition entstehen. In allen Fällen durchläuft der regelhafte Investitionsentscheidungsprozess eine Vielzahl von Stufen von der Ziel- und Problemanalyse über die Alternativensuche und Investitionsrechnung bis hin zur Investitionsentscheidung.

Als Folge der dualen Finanzierung investieren Krankenhäuser oft lediglich in Höhe der zur Verfügung stehenden Fördermittel. Mit dem Rückgang öffentlicher Zuwendungen und der zunehmenden Ausweitung der monistischen Finanzierung von Krankenhausinvestitionen müssen sich Anschaffungsauszahlungen in angemessener Zeit als wirtschaftlich erweisen. Vor diesem Hintergrund gewinnt das Investitionscontrolling im Krankenhaus zunehmend an Bedeutung.

Das Investitionscontrolling als Teil des betrieblichen Controllings unterstützt die Phasen der Entscheidung, Realisation und Kontrolle einer Investition durch die Darstellung der daraus entstehenden betriebswirtschaftlichen Auswirkungen. Ziel des Investitionscontrollings ist die Optimierung des Investitionsergebnisses aus gesamtunternehmerischer Sicht des Krankenhauses. Hierbei stehen dem Investitionscontrolling keine eigenen methodischen Ansätze zur Verfügung. Das Investitionscontrolling bedient sich einer Vielzahl von betriebswirtschaftlichen Verfahren zur Klärung der Frage nach der Vorteilhaftigkeit und der Auswirkung unterschiedlicher Handlungsalternativen, der Wirtschaftlichkeit einzelner Investitionen und der Übereinstimmung der Investitionsauswirkung mit der bestehenden Finanzplanung.

Die Grundlage hierfür liefert in allen Fällen der Investitionsprozess, der aus den Schritten Investitionsplanung, Investitionsrealisierung, Investitionskontrolle und Steuerung von Anpassungsmaßnahmen besteht. Bei der Investitionsplanung werden neben einem finanzwirtschaftlichen Ansatz strategische, taktische und operative Aspekte berücksichtigt. Im Rahmen der Investitionskontrolle werden Abweichungen zwischen der geplanten und der tatsächlichen Auswirkung aus der Investition analysiert.

Bezogen auf den Krankenhausbetrieb sollten beispielsweise Investitionen in medizinische Großgeräte, in Krankenhausgebäude oder -bestandteile sowie in zentrale Verwaltungsstrukturen im Fokus des Investitionscontrollings stehen. Bei wesentlichen Anschaffungen haben sowohl monetäre als auch strategische Aspekte eine Auswirkung auf die Investitionsentscheidung. Neben den Finanzzielen müssen auch die Sachziele (Rösgen 1999, S. 72 ff.) der Krankenhausleitung in den Controllingprozess mit einbezogen werden.

Erfolgreiche Krankenhausunternehmen betreiben *Marktforschung und Konkurrenzanalysen,* sie versuchen neben der Kostensenkung die Qualität der medizinischen Leistungserbringung zu steigern und flexible Leistungsstrukturen aufzubauen, mit denen sie auf den Markt und das Patientenverhalten schnell und leicht reagieren können. Die Vorstellung, Investitionscontrolling diene lediglich zur Informationsversorgung der Krankenhausleitung mit konkreten Kosten- und Gewinngrößen sowie der investitionsbedingten Entwicklung von Vermögenswerten und Rückflussinformationen, beschreibt das Verfahren nur unzureichend. Vielmehr treten darüber hinaus zunehmend qualitative Aspekte in den Vordergrund.

4 Instrumente zum Controlling der Sachziele

4.1 Abgrenzung

Mit einer Investition werden neben monetären auch Sachziele verfolgt. Beispiele hierfür sind die Steigerung der Leistungsqualität, des Automatisierungsgrads und der Effizienz sowie die Erhöhung des Informationsflusses. Die Aufgabe des Investitionscontrollings liegt darin, strategische Erfolgsfaktoren einer Investition bezogen auf die oben genannten Ziele darzulegen.

Im Krankenhauswesen sind die Investitionskosten zum Aufbau einer modernen und auch ansprechenden Medizin erheblich. Gleichzeitig ist die Einflussmöglichkeit auf den Gesundheitsmarkt nahezu ausgeschlossen. Daher ist die sorgfältige Abwägung der Wirkung einer Investition auf den regionalen Krankenhausmarkt von besonderer Wichtigkeit.

4.2 Wettbewerbsanalyse

Zur Ausstattung der Krankenhausleitung mit Entscheidungshilfen kann sich das Controlling der Wettbewerbsanalyse bedienen. Durch die Wettbewerbsanalyse kann ein umfassendes Bild der regionalen Konkurrenzsituation erstellt werden. Wichtig ist dabei die Kenntnis der Wettbewerber mit ihren Stärken und Schwächen, die Einschätzung ihrer voraussichtlichen Strategien und Erfolgsaussichten sowie ihrer Flexibilität in einem sich verändernden Marktumfeld. Daraus ergeben sich Hinweise auf die eigene Marktposition und Ansätze für Investitionsentscheidungen. Möglich wird ebenfalls die Ausrichtung am Besten im Markt (Benchmarking) sowie die Erstellung eines Bilds des idealen Krankenhauses, an dem sich weitere Investitionsentscheidungen orientieren.

4.3 Produkt-Lebenszyklus-Analyse

Für Krankenhäuser, in denen Lehre und Forschung betrieben wird, kommt die Produkt-Lebenszyklus-Analyse als besondere Form des Investitionscontrollings zum Einsatz. Betrachtet wird der Lebenszyklus aus Einführung, Wachstum, Reife und Rückgang einzelner Investitionsobjekte oder Technologien mit dem Ziel, eine Prognose zum künftigen Absatzverlauf zu treffen. Wichtig sind insbesondere die

Fragen, ob und in welchem Umfang das Investitionsobjekt/die Technologie am Patienten eingesetzt werden kann, ob für die entsprechende Leistung ein Budget verhandelt werden kann, wie sich die Patientenzahlen entwickeln und ob ggf. Marktbegleiter ein gleiches oder ähnliches Produkt zur Marktreife führen werden. Auf dieser Basis lassen sich die Absatz- und Umsatzzahlen eines Produkts ermitteln, die Vorteilhaftigkeit der Investition abschätzen und eine Investitionsentscheidung treffen.

4.4 Szenario-Technik

Bei der Szenario-Technik (SzT) handelt es sich um eine Methode, die es ermöglicht, ausgehend von formulierten Gegenwartsfaktoren nach strengen Verfahrensregeln die Zukunft zu beschreiben. Durch die SzT können unterschiedliche *Entwicklungen von Lebenstatbeständen* und deren etwaigen Endpunkten abgebildet werden. Dies veranschaulicht die folgende Abbildung eines sogenannten Szenariotrichters (von Reibnitz 1999, S. 26 ff.; Albers 2001, S. 21 ff.; Meyer-Schönherr 1992, S. 12 ff.).

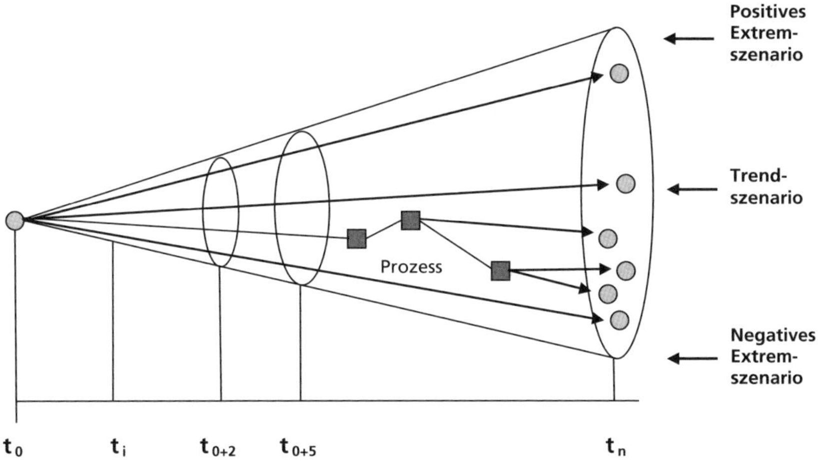

Abb. 2: Szenariotrichter

Bei der Betrachtung einer gegebenen Situation zeigt sich, dass viele der Faktoren, die auf die Entwicklung der Zukunftsszenarien einen direkten Einfluss haben (Märkte, Wettbewerb, Gesetze, Normen, Verträge, wirtschaftliche Situation etc.), festen Regeln unterliegen oder inhaltlich festgeschrieben sind, sich also durchaus Zukunftsentwicklungen bestimmen lassen (von Reibniz 1999, S. 26 f.).

Während der Bestimmung der Szenarien wird darauf geachtet, bestimmte Kriterien einzuhalten, welche wie folgt beschrieben werden (ebd., S. 28):

„Größtmögliche Stimmigkeit, Konsistenz und Widerspruchsfreiheit innerhalb eines Szenarios (die einzelnen Entwicklungen innerhalb eines Szenarios dürfen sich nicht gegenseitig aufheben). [...] Jedes Szenario sollte eine größtmögliche Stabilität besitzen. Stabilität heißt, dass das Szenario nicht bei kleineren Erschütterungen oder Veränderungen zusammenbricht."

Im Rahmen der Szenarioarbeit werden die Stufen Aufgabenanalyse, Einflussanalyse, Trendprojektion und Szenarioentwicklung durchlaufen. Bei im Rahmen der Trendprojektion nicht eindeutig beschreibbaren Einflussgrößen müssen Entwicklungsvoraussagen, gegebenenfalls unter Einbeziehung von Nutzereinstellungen und -meinungen definiert werden. Die daraus abzuleitenden Ergebnisse stellen eine Entscheidungshilfe zur Prognosestellung zukünftiger Trendentwicklungen dar und dienen so der Evaluierung und Abwandlung der Szenarien, wie im folgenden Schaubild visualisiert.

Aus validen Zukunftsszenarien lassen sich sichere Investitionsentscheidungen ableiten.

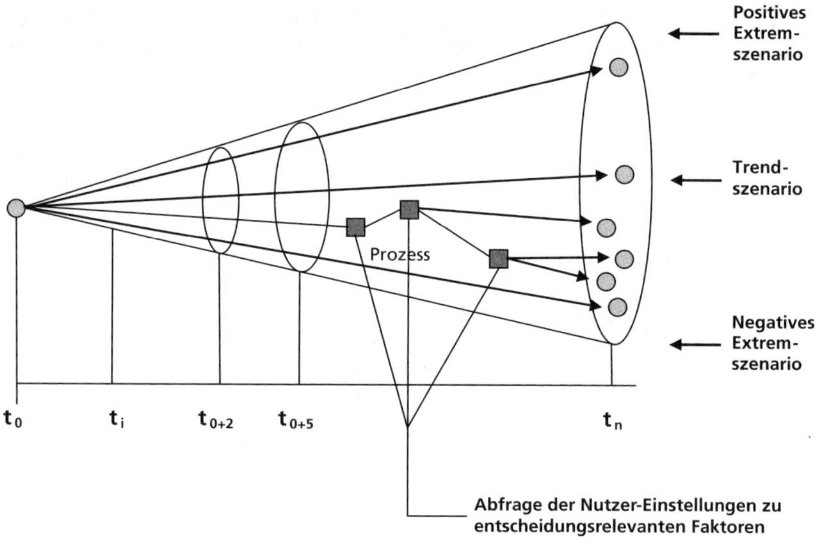

Abb. 3: Szenariotrichter

5 Statische Instrumente zum Controlling der Finanzziele

5.1 Abgrenzung

Neben den Zielen der adäquaten und hochwertigen Sicherstellung der Patientenversorgung verfolgt jedes Krankenhaus Finanzziele. Diese bestehen in der Regel darin, durch eine Investition Zahlungsmittelrückflüsse zu erzeugen, welche die Zahlungsmittelabflüsse der Investition übersteigen. Die wesentliche Aufgabe des Finanzziel- Controllings besteht daher darin, die *Mittelab- und -zuflüsse* zukünftiger Perioden abzuschätzen. Hierzu bedient sich das Investitionscontrolling einer Reihe klassischer Investitionsrechnungen, die sich in zwei Hauptgruppen aufteilen. Statische Verfahren, bei denen der Zeitfaktor keine Berücksichtigung findet und dynamische Verfahren, in denen die zu erwartenden Zahlungsmittelflüsse auf den Investitionszeitpunkt abgezinst werden.

Die statischen Verfahren haben in der Praxis den Vorteil, dass diese zeitpunktbezogen, relativ einfach und schnell anwendbar sind. Die Aussagekraft ist allerdings eingeschränkt, da ein vereinfachtes Zahlungstableau nach folgendem Schema zur Anwendung kommt:

Einzahlungen abzüglich Auszahlungen = Investitionserfolg.

Bei den statischen Verfahren handelt es sich um die Kostenvergleichsrechnung, die Gewinnvergleichsrechnung, die Rentabilitätsrechnung und die Amortisationsrechnung.

5.2 Kostenvergleichsrechnung

Bei der Kostenvergleichsrechnung werden die Gesamtkosten (verschiedener) infrage kommender Investitionsobjekte miteinander beziehungsweise mit den Kosten der im Einsatz befindlichen Anlage verglichen. Die Vorteilhaftigkeit einer Investition wird nach folgender Formel bestätigt:

$K2 < K1$,

wobei K1 die *laufenden Kosten* der bestehenden Anlage abbildet (inkl. kalkulatorischer Abschreibung und kalkulatorischer Zinsen) und K2 die entsprechenden *Kosten der neuen Anlage* beinhaltet. Zur Bewertung werden bei einer vorhandenen Anlage die Ist-Kosten herangezogen, bei der neuen Anlage müssen die Kosten geschätzt oder näherungsweise ermittelt werden. Die Erträge werden bei dieser Methode nicht berücksichtigt.

Die Kostenvergleichsrechnung stellt eine schlichte aber schnelle Methode dar. Außer der Sicherheit, dass aus der Investition keine zusätzlichen negativen Ergebniseffekte entstehen, liefert diese Vergleichsrechnung jedoch keinerlei weitere Informationen.

5.3 Gewinnvergleichsrechnung

Anders ist dies bei der Gewinnvergleichsrechnung, die eine Erweiterung der Kostenvergleichsrechnung um die Erlöse aus der Investition darstellt. Hier gilt eine Investition als vorteilhaft, wenn:

$G2 > G1$,

wobei G1 den *Gewinn der bestehenden Anlage* und G2 den Gewinn der neuen *Anlage* abbildet. Der Gewinn wird definiert als erwarteter Periodenerlös abzüglich der erwarteten Kosten der Periode.

Dieses Verfahren ist somit theoretisch der Kostenvergleichsrechnung deutlich voraus, im praktischen Krankenhausalltag lässt sich der Gewinn jedoch oft nicht einzelnen Investitionen zurechnen, außerdem kann sich der Gewinn mit der Belegung, der Anwendung neuer Behandlungsmethoden oder einem Personalwechsel deutlich ändern, so dass eine valide Gewinneinschätzung oft nur schwer möglich ist.

5.4 Rentabilitätsrechnung

Die Rentabilitätsrechnung (auch Rentabilitätsvergleich oder Renditemethode genannt) stellt eine Erweiterung der Gewinnvergleichsrechnung dar, bei der eine *Bewertung des Kapitaleinsatzes* aus der Anschaffungsauszahlung (Ao) vorgenommen wird. Zur Berechnung der Rentabilität (r) in Prozent wird der erwartete Gewinn in Relation zum durchschnittlichen gebundenen Kapital gesetzt. Dies erfolgt nach der Formel:

$r = G/\text{durchschn. geb. Kapital} * 100$

In der Krankenhauspraxis erscheint es sinnvoll, beim durchschnittlichen gebundenen Kapital von der halben Anschaffungsauszahlung auszugehen (Ao/2). Dieser Ansatz unterstellt, dass sich das investierte Kapital linear bis zu einem Wert von Null reduziert.

Die Vorteilhaftigkeit der Investition kann ermittelt werden, indem die errechnete Rentabilität und die von der Krankenhausleitung festgelegte Mindestrentabilität miteinander verglichen werden. Solange die geplante Investition den vorgegebenen Vergleichswert überschreitet, kann eine Investitionsfreigabe aus Sicht des Investitionscontrollings erfolgen.

5.5 Amortisationsrechnung

Anhand der Amortisationsrechnung lässt sich ermitteln, in welcher Zeit die Anschaffungsauszahlung dem Krankenhaus wieder zur Verfügung steht. Die Vorteilhaftigkeit der Investition kann ermittelt werden, indem die erwartete Wiedergewinnungszeit der Geldmittel und der von der Krankenhausleitung festgelegte späteste Rückflusstermin der Geldmittel aus der Investition miteinander verglichen werden. Solange die errechnete Rückflusszeit den vorgegebenen Vergleichswert unterschreitet, kann eine Investitionsfreigabe aus Sicht des Investitionscontrollings erfolgen. Zur Berechnung der Amortisationszeit (t) wird die Anschaffungsauszahlung (Ao) um einen etwaigen Restwert (Rw), soweit dieser als sicher angenommen werden kann, bereinigt und in Relation zu den Geldrückflüssen gesetzt. Sind die Einzahlungen (e) und Auszahlungen (a) bekannt, erfolgt dies nach der Formel:

$t = (Ao - Rw)/(e - a)$

Soweit die Einzahlungen (e) und Auszahlungen (a) nicht bekannt sind, kann der Mittelzu- und -abfluss als überschlägiger Cashflow aus dem jährlichen Gewinn zuzüglich der jährlichen Abschreibung ermittelt werden. Zum Ansatz kommt dann die Formel:

$t = (Ao - Rw)/(G - AfA)$

Die Rückflüsse einer Investition können mit einem durchschnittlichen, angenommenen Wert oder anhand der kumulierten erwarteten *Periodenrückflüsse* auf die Anschaffungsauszahlung angerechnet werden.

Die Amortisationsrechnung ist das einzige statische Verfahren, das über die Einzelperiode hinaus rechnet. Wie alle anderen statischen Verfahren hat jedoch auch dieses Rechenverfahren eine wesentliche Schwachstelle. Keines dieser Verfahren berücksichtigt einen finanzmathematischen Ansatz. Die errechneten oder näherungsweise geschätzten Kapitalwerte berücksichtigen nicht den Zeitverlauf eines Investitionszyklusses, zum Beispiel durch Abzinsung eines Betrages auf den Betrachtungsstichtag.

Damit eignen sich die statischen Investitionsrechnungsverfahren nur bedingt als Entscheidungsgrundlage. Genauere Hinweise liefern die dynamischen Verfahren.

6 Dynamische Instrumente zum Controlling der Finanzziele

6.1 Abgrenzung

Die dynamischen Investitionsrechenverfahren führen zu aussagefähigeren Ergebnissen als die statischen Ansätze. Sie basieren auf *kalkulatorischen Ein-* und *Auszahlungen,* beziehen sich im Gegensatz zu den statischen Verfahren auf alle Nutzungsperioden einer Investition und berücksichtigen unter finanzmathematischen Rechenansätzen die Zinseffekte aus der Investition (Diskontierung der Ein- und Auszahlungen). Dies geschieht unter der grundsätzlichen Annahme, dass ein heute fälliger Geldbetrag anders bewertet werden muss, als ein Geldbetrag, der zu einem späteren Zeitpunkt fällig wird.

Trotzdem ist auch hier eine Vielzahl von Annahmen zu treffen. Hinzu kommen Probleme in der Erfassung der Ein- und Auszahlungsströme sowie ihrer Verwendung beziehungsweise Herkunft. Zur Anwendung kommen die Kapitalwertmethode, die Interne Zinsfußmethode und die Annuitätenmethode.

6.2 Kapitalwertmethode

Mit der Kapitalwertmethode (auch Barwertmethode, Discounted-Cash-Flow-Methode = DCF-Methode, Diskontierungsmethode, Gegenwartsmethode, Net-Present-Value-Methode oder Nettobarwertmethode genannt) wird überprüft, ob eine von der Krankenhausleitung festgelegte Mindestverzinsung, auch Kalkulationszins (i) genannt, mit einer geplanten Investition erwirtschaftet werden kann.

Werden alle Einzahlungen, die nach der Anschaffung des Investitionsobjekts erfolgen, mit dem Kalkulationszinssatz abgezinst, ergibt sich der Ertragswert. Wird dieser um die Anschaffungsauszahlung vermindert, ergibt sich der Kapitalwert.

So lange der Kapitalwert positiv ist, erscheint die Investition als vorteilhaft. Im positiven Fall wird der vorgegebene Mindestzinssatz und in Höhe des Kapitalwerts ein zusätzlicher Vermögenswert erzielt. Soweit mehrere Investitionsobjekte miteinander zu vergleichen sind, gilt dasjenige am ehesten als vorteilhaft, welches den höchsten Kapitalwert erbringt.

Beispielfall: Anschaffungsauszahlung: € 1.000,00; Ertrag Jahr 1: € 700,00/Jahr 2: € 900,00; Kalkulationszins (i): 0,08

$$E = \frac{700}{(1+0{,}08)^1} + \frac{900}{(1+0{,}08)^2}$$
$$= \frac{700}{1{,}08} + \frac{900}{1{,}1664} = 648 + 772$$
$$= 1.420$$
$$K = 1.420 - 1.000$$
$$= 420$$

Als *vorteilhaft* gilt eine Investition, so lange der Kapitalwert bei einem gegebenen Kalkulationszinssatz einen barwertigen Überschuss ausweist, der größer oder mindestens gleich 0 ist. Dies ist im vorgegebenen Beispiel mit einem barwertigen Gewinn von 420,00 Euro gegeben.

Problematisch ist bei dieser Methode, dass die kalkulierten Einzahlungs- und Auszahlungsbarwerte lediglich geschätzt werden können. In der Regel lassen sich für Investitionen in Krankenhausinfrastruktur, medizinisches Gerät oder technische Anlagen eines Krankenhauses keine unmittelbaren Kalkulationswerte aus der Krankenhaus-Kostenrechnung ermitteln. Die Kapitalwertermittlung unterliegt nach dieser Methode einer relativ großen Fehleranfälligkeit.

6.3 Interne Zinsfußmethode

Wie bei der Kapitalwertmethode wird bei der Internen Zinsfußmethode (auch Barwertrentabilitätsmethode oder Methode des internen Ertragssatzes genannt) davon ausgegangen, dass die Krankenhausleitung eine Mindestverzinsung auch *Kalkulationszins* (i) genannt, festgelegt hat. Mit der Internen Zinsfußmethode wird die Verzinsung ermittelt, die dem Investitionsobjekt inne steckt und mit dem Kalkulationszins verglichen. Die Investition gilt dann als vorteilhaft, wenn der interne Zinssatz größer als der Kalkulationszinssatz ist.

Beispielfall: Anschaffungsauszahlung: € 442.000,00; Ertrag Jahr 1: € 200.000,00/ Jahr 2: € 300.000,00; Kalkulationszins (i): 0,08

$$E = \frac{200.000}{(1+0{,}08)^1} + \frac{300.000}{(1+0{,}08)^2} = 185.000 + 257.000 = 442.000$$

Im gezeigten Beispielfall führt der Zinsfuß (hier i = 0,08) zu einem Kapitalwert von 0,- (Anschaffungsauszahlung T€ 442 abzgl. Erträge T€ 442).

In der Praxis wird die Berechnungsaufgabe durch zwei unterschiedliche Kalkulationszinsansätze (als Versuchszinssätze) auf der Grundlage der sogenannten Regula falsi gelöst, die im Ergebnis einen positiven und einen negativen Kapitalwert ausweisen. Die Feststellung des internen Zinsfußes erfolgt dann durch eine graphische Darstellung oder durch Interpolation mit Versuchszinssätzen.

Das *Regula-Falsi-Verfahren* (lat. „Regel des falschen Ansatzes") geht davon aus, dass zwischen den beiden Kalkulationszinssätzen, die in der Funktionsauswertung zu Ergebnissen mit unterschiedlichen Vorzeichen führen müssen, ein Zinssatz liegen muss, der eine Funktionsauflösung mit einem Ergebnis „0" herbeiführen kann. Diesem gesuchten Zwischenwert wird sich in mehreren Iterationsschritten angenähert. In der Praxis wird dieses Rechenverfahren aufgrund des vermeintlich hohen Rechenaufwandes oft nicht gerne verwendet. Mit einem geeigneten *Tabellenkalkulationsprogramm*, welches die Möglichkeit der Zielwertsuche bietet, lässt sich der zu ermittelnde Zinssatz, der dieses Null-Ergebnis herbeiführt und den internen Zinsfuß der Investition darstellt, jedoch schnell und, mit einem bisschen Übung, sehr einfach ermitteln.

Die so errechnete effektive Rendite der geplanten Investition muss dem Vergleich mit dem Kalkulationszinssatz der Krankenhausleitung Stand halten. Die Investition gilt als vorteilhaft, sobald der interne Zinsfuß den Kalkulationszins überschreitet.

6.4 Annuitätenmethode

Häufig sind von einem Investitionsobjekt nur die Anschaffungsauszahlungen und die geschätzte Nutzungsdauer bekannt, so dass die vorgenannten Methoden die Frage nach der Vorteilhaftigkeit einer Investition aufgrund fehlender Grundlagendaten oft nicht oder nur unzureichend beantworten können. Die Annuitätenmethode kann auf dieser Basis nunmehr die Frage beantworten, wie hoch die jährliche Nettoeinzahlung sein muss, damit die Investition einen bestimmten Kalkulationszinssatz verdient.

Auch hier ist es notwendig, dass die Krankenhausleitung einen Kalkulationszinssatz festlegt.

Beispielfall: Die Kosten zur Anschaffung einer neuen Röntgenanlage betragen 800.000,00 Euro. Die alte Anlage ist abgeschrieben, ein Verkaufserlös ist nicht zu realisieren. Die Krankenhausleitung beschäftigt sich mit der Frage, wie hoch die jährlichen Netto-Einnahmen im Durchschnitt sein müssen, damit bei einem Kalkulationszinssatz von 5 % die Anschaffungsauszahlung in 8 Jahren verdient werden kann.

Zur Berechnung kommt die Formel $d = \ddot{u} - A_0 \cdot (\frac{q^n * (q-1)}{q^n - 1})$ zur Anwendung, wobei gilt:

d = Annuität/€ ü = Überschuss
Ao = Anschaffungsauszahlung q = Zinssatz

Danach ergibt sich $0 = \ddot{u} - 800.000 \cdot (\frac{1{,}05^8 * (1{,}05 - 1)}{1{,}05^8 - 1})$, was zu einem Überschuss von durchschnittlich 154.822,00 Euro p. a. führen muss.

Anhand dieses Ergebnisses lässt sich eine Einschätzung darüber treffen, ob mit der Anlage ein entsprechender (Mindest-)Überschuss erzielt werden kann.

Die Investition gilt als vorteilhaft, wenn der jährliche Überschuss, unter Zugrundelegung des Kalkulationszinssatzes, größer Null ist.

Wie bei allen zukunftsorientierten Investitionsrechnungen beruhen die Ansatzwerte weitgehend auf Schätzungen. Darüber hinaus ist es oft schwierig, den Kalkulationszinssatz sinnvoll festzulegen.

7 Ausblick

Die Übernahme der Investitionskosten durch die Bundesländer im Wege der öffentlichen Förderung ist seit Jahren rückläufig. Gleichzeitig scheint der Übergang zu einer monistischen Krankenhausfinanzierung dem Grunde nach sicher zu sein. Lediglich zur zeitlichen Entwicklung und zu den Übergangsszenarien ist derzeit kaum eine Abschätzung möglich.

Eine gezielte Investitionsförderung durch die Krankenkassen ist im Rahmen der Monistik nicht gewünscht, da dies faktisch zum Beibehalt der dualen Finanzierung führen würde. Vielmehr sollen dem Krankenhausträger Investitionsmittel zur Verfügung gestellt werden, über deren Einsatz die Krankenhausleitung frei entscheiden kann.

In der Vergangenheit war das unternehmerische Handeln vieler Krankenhäuser im Wesentlichen auf die Sicherung des Jahresergebnisses und der Zahlungsfähigkeit ausgerichtet. Der Investitionsbereich verhielt sich meist neutral, da die benötigten Mittel auf Antrag gewährt und die Abschreibungen auf das Anlagevermögen gemäß der Krankenhausbuchführungsverordnung neutralisiert wurden. Durch die Einführung der Monistik werden die Anreize verstärkt, auf die Rentabilität von Investitionen zu achten. Die ergebniswirksame Neutralisierung der Abschreibungen entfällt, und die Liquidität zur (Re-)Investition muss durch den Krankenhausträger selbst vorgehalten werden.

Dies stellt eine große Herausforderung für das Finanz- und Investitionscontrolling dar, dem damit eine weitreichende Funktion bei der langfristigen Sicherung der Wirtschaftlichkeit des Krankenhausbetriebs zukommt.

Literatur

Albers O (2001) Zukunftswerkstatt und Szenariotechnik. Schnell und innovativ die Unternehmenszukunft gestalten. Fit for Business. Regensburg, Düsseldorf, Berlin

Mensch G (2001) Finanz-Controlling. Finanzplanung und -kontrolle. München

Meyer-Schönherr M (1992): Szenario-Technik als Instrument der strategischen Planung. Berlin

Rösgen K (1999) Investitionscontrolling. Konzeption eines lebenszyklusorientierten Controllings von Sachanlagen. Frankfurt a. M.

Rürup B (2008) Umstellung auf eine monistische Finanzierung von Krankenhäusern. Expertise im Auftrag des Bundesministeriums für Gesundheit. Darmstadt

von Reibnitz U (1999) Szenario Technik. Instrumente für die unternehmerische und persönliche Erfolgsplanung. Wiesbaden

Medizincontrolling im Krankenhaus

Jörg Noetzel und Steffen Gramminger

1 Einführung

Das Medizincontrolling ist inzwischen in Deutschland zu einer festen Größe des Krankenhausmanagements herangewachsen, was auch dazu führt, dass erstmals ein Kapitel dieses Werkes dem Thema gewidmet wird. Mit der Geburtsstunde der DRGs und der Vorbereitung auf deren Einführung mit der verpflichtenden Dokumentation von Diagnosen und Prozeduren bestand um die Jahre 2000/2001, orientiert am nun zunehmenden Bedarf für Abrechnungsoptimierung eine neue Aufgabenstellung, aus der sich erst später ein eigenständiges, damals noch neues Berufsbild entwickelte. Im Vordergrund stand zunächst die *Optimierung der Kodierung von Diagnosen und Prozeduren* anhand der neu eingeführten ICD[1]- und OPS[2]-Kodierwerke. Hierzu wurde man sich seitens der Krankenhäuser zunächst eher zögerlich aber später durchgehend bewusst, dass eine besondere Besetzung dieser damals noch nicht klar definierten Position erforderlich war. Allein für die Kodierung bedurfte es u. a. einer Kompetenz zur projektorientierten Etablierung der Kodierabläufe und der dazugehörenden IT-Systemen. Weiterhin war es erforderlich, dass jemand sowohl die ärztliche Sprache beherrschte als aber auch sich mit der DRG- und Kodiersystematik auseinandersetzte. Für diese „Dolmetscherfunktion" an der Schnittstelle zwischen Krankenhausmanagement und klinischem Personal eigneten sich für die Besetzung der Position insbesondere ärztliche Mitarbeiter mit Interesse an betriebswirtschaftlichen Fragestellungen. Zunächst wurden zumeist so genannte DRG-Beauftragte mit der DRG-Einführung beauftragt, die sich neben ihrer eigentlichen ärztlichen Tätigkeit quasi „nebenberuflich" des Themas annahmen bevor aufgrund der zunehmenden Aufgabenfülle in den meisten Krankenhäusern hauptamtliche Medizincontroller-Stellen geschaffen wurden.

2 Aufgabenbereiche des Medizincontrollings und Organisationsstruktur

Inzwischen lässt sich beobachten, dass es zu einer *Weiterentwicklung und Diversifizierung des Berufsbildes* gekommen ist. Es fällt auf, dass sich das ursprüngliche Medizincontrolling sowohl operativer als auch zunehmend strategischer Belange annimmt. Eine übersichtliche, wenn auch nicht abschließende Darstellung der aktuellen Aufgabenbereiche des Medizincontrollings ist in Tabelle 1 und 2 dargestellt.

---

1 ICD = International Classification of Diseases (Diagnosenkatalog).
2 OPS = Operationen und Prozedurenschlüssel im Gesundheitswesen als deutsche Modifikation der Internationalen Klassifikation der Prozeduren in der Medizin (ICPM).

Tab. 1: Aufgabenbereiche des operativen Medizincontrollings.

Operatives Medizincontrolling
Kodierung
• Überprüfung korrekter Kodierung (Einzelfallkontrolle und Kodierqualitätsüberprüfung mittels Batchverfahren) • Bedarfsorientierte Schulung der korrekten Kodierung (Pflege, ärztlicher Dienst, Kodierpersonal) • Alljährliches Schulungs-Update DRG-Katalog, Definition Manual, Kodierrichtlinien, gesetzliche Grundlagen, etc.
MDK-Management
• Überprüfung korrekter Krankenaktendokumentation contra Fehlbelegung • Direkte Beantwortung von MDK-Anfragen bzw. Schulung und Beratung der beteiligten Berufsgruppen (Pflege, Ärztliches Personal, Administration) • Überwachung und Leitung des kompletten MDK-Managements sowie der Verhandlungen mit Kostenträgern bis hin zum Sozialgerichtsverfahren
Berichtswesen
• Leistungsreporting anhand spezifischer DRG-Kennzahlen • Budgetreports und Kostenreports (oftmals in enger Zusammenarbeit mit dem Finanzcontrolling) • MDK-Reporting
Budgetverhandlungen
• Vorbereitung (Katalogüberleitung, Darstellung Katalogeffekte und veränderter Kodierrichtlinien und ICD-/OPS-Kataloge, Leistungsentwicklung, Differenzierung Leistungsveränderung vs. „rightcoding", Erstellung E1-Statistiken) • Mitwirkung unmittelbar beim Verhandlungstermin mit den Kostenträgern (Diskussion „rightcoding" vs. Leistungsveränderung, Darstellung medizinischer Veränderungen und medizinischer Leistungsentwicklung, etc.)
Prozess- und Qualitätsmanagement
• Prozessanalysen und Einführung von Clinical Pathways • Unterstützung bei der Prozesskostenrechnung • Etablierung und Optimierung von Kodier- und MDK-Abläufen • Optimierung von abrechnungsrelevanten IT-Workflows • Vorbereitung und Durchführung von Zertifizierungen • Auf- bzw. Ausbau des Qualitätsmanagements • Überwachung und Sicherstellung der externen Qualitätssicherung • Unterstützung bei der Erstellung der verpflichtende Qualitätsberichte • Aufbau eines Ergebnis-Monitoring (QSR = Qualitätssicherung aus Routinedaten)

Teile der ursprünglichen Medizincontrollertätigkeit, insbesondere im Bereich der Kodierung und der MDK[3]-Sachbearbeitung werden inzwischen zunehmend von einer neuen Berufsgruppe, den *Medizinischen Codierassistenten* (MCA)[4] oder auch *Medizinischen Dokumentaren* (MD) bzw. *Medizinischen Dokumentationsassistenten* (MDA), übernommen. Insbesondere Mitarbeiter mit klinischem Background, wie z. B. aus der Pflege aber auch Arzthelfer sind besonders geeignet, sich im Rahmen von Lehrgängen und Berufsausbildungsprogrammen gezielt zu quali-

3 MDK = Medizinischer Dienst der Krankenversicherung (Beratungs- und Begutachtungsdienst der gesetzlichen Krankenkassen).

4 Die Bezeichnungen sind hier noch nicht einheitlich und reichen vom „Clinical Coder" über „Casemix performer" bis zum/zur „MCA".

fizieren, da diese Mitarbeiter sowohl die klinischen Abläufe kennen als auch durch Ihre Berufserfahrung die nicht immer einfache berufsgruppenübergreifende Kommunikation beherrschen.

Tab. 2: Aufgabenbereiche des strategischen Medizincontrollings.

Strategisches Medizincontrolling
• Mitarbeit bei der Entwicklung der Medizin-Strategie und innerbetrieblicher Optimierungen (z. B. Zentrenbildung) • Aufbau eines strategischen Kennzahlensystems (Balanced Scorecard) und Umsetzung entsprechender BI-Systeme in Zusammenarbeit mit der IT • Leistungsanalyse für geplante Kooperationen/Übernahmen im vor- und nachgelagerten Bereich sowie bei horizontaler Vernetzung, Due Diligence • Analyse des Leistungsspektrums einzelner Kostenträger im Vorfeld geplanter Kooperationen (Direktverträge/IV) sowie Mitarbeit bei der Ausgestaltung und Umsetzung von IV-Verträgen • Marktanalyse (Portfolioanalysen, Einzugsgebietsanalysen, Geoanalysen, Marktpotenzialbestimmung, Konkurrenzanalysen), Ermittlung demografischer Trends; Interpretation von Bevölkerungsbewegungen und deren Auswirkung auf den Krankenhausmarkt • Marktentwicklung (Ausbau und Entwicklung neuer stationärer und ambulanter Leistungsfelder sowie Aufbau MVZ, Umsetzung §116b) • Zuweiseranalysen, Zuweisermonitoring, Entwicklung eines gezielten Einweisermanagementkonzeptes • Leistungsprognosen und Kapazitätenplanung

Beispielhaft sei hier ein Anforderungsprofil aus Stellenanzeigen der Autoren angeführt (vgl. Tab. 3).

Tab. 3: Anforderungsprofil an klinisches Kodierpersonal.

Basisqualifikation/Fachkompetenz:
• Abgeschlossene Krankenpflegeausbildung oder Arzthelfer mit klinischer Erfahrung
Persönliche Fähigkeiten/Sozialkompetenz:
• Fachliche und soziale Kompetenz • Kooperationsfähigkeit/Teamfähigkeit • Problemlösungs- und entscheidungsorientiertes Arbeiten • Eigeninitiative und Kommunikative Fähigkeit • Konfliktfähigkeit • Bereitschaft zur eigenen Qualifizierung durch regelmäßige Fortbildung
Aufgabenbereich
• Fortlaufende Überprüfung und Kodierung aus der der Dokumentation des Behandlungsverlaufes bzw. der Patientenakte durch direkten Einsatz auf der Station • Erstellung von Aufnahme- und Entlassmeldungen sowie Überprüfung vorhandener Operationskodierungen • Vorbereitung und Durchführung von fachabteilungsspezifischen DRG-Schulungen u. a. durch Aufbereitung der jährlichen Änderungen des DRG-Kataloges und des Definition-Manuals anhand praktischer Beispiele • Unterstützung im MDK-Management, teilweise durch direkte Zuarbeit für den ärztlichen Dienst (Beantwortung von Erstanfragen) • Enge Zusammenarbeit mit der stationären Patientenabrechnung

Anfangs noch zaghaft, da die Delegationsfähigkeit vom ärztlichen Personal selbst noch kritisch betrachtet wurde, erfolgt nun geradezu großflächig die Weitergabe der eigentlichen Kodiertätigkeit an die o. g.Kodierfachexperten (Noetzel 2007; Gramminger 2008). Auf die Umsetzung und die Gestaltung der daraus resultierenden Prozesse wird weiter unten näher eingegangen (vgl. 3.1).

Eine bundesweite Untersuchung der Deutschen Gesellschaft für Medizincontrolling (DGfM) aus dem Jahre 2006 (Rapp, DGfM 2006) ergab bei 79 Krankenhäusern, die die Umfrage beantworteten, noch 82 % Primärdokumentation durch die Ärzte. Insgesamt gab immerhin knapp die Hälfte der befragten Häuser an, dass die Nachkontrolle durch speziell geschulte Dokumentationskräfte erfolgte. Die primäre Kodierung wurde somit in 18 % der Häuser durch Dokumentationspersonal erledigt, 21 % davon stellten die Kodierung noch während des Krankenhausaufenthaltes sicher. Alleine, wenn man die zunehmende Anzahl an Stellenanzeigen für Medizinisches Kodierpersonal (vgl. Internetportale im Literaturverzeichnis) beobachtet, ist davon auszugehen, dass dieser Trend noch zunimmt.

Das Medizincontrolling ist in der Regel direkt der Geschäftsführung als Stabsabteilung angesiedelt. Oftmals wird die Position auch in Kombination mit der Leitung der Patientenabrechnung *(Patientenmanagement)* oder mit dem Qualitätsmanagement vergeben. Andere Varianten sind die Ansiedlung am ärztlichen Direktor oder in einzelnen Fällen auch im Bereich des Gesamtcontrollings.

3 Praxis des Medizincontrollings

3.1 Operatives Medizincontrolling

Wie aus Tabelle 1 ersichtlich ist, ist das Aufgabenfeld des operativen Medizincontrollings sehr umfangreich. Exemplarisch soll hier auf den Bereich Kodierung, MDK-Management und Berichtswesen näher eingegangen werden.

Auch fünf Jahre nach der DRG-Einführung ist die Steigerung bzw. Sicherung der Kodierqualität immer noch ein zentrales Thema innerhalb des operativen Medizincontrollings in den Krankenhäusern. Das DRG-System wurde deutlich komplexer und dadurch eine korrekte Kodierung immer schwieriger, eine gute Dokumentationsqualität ist mittlerweile Voraussetzung, um eine Kodierung auch gegenüber dem Medizinischen Dienst der Krankenkassen vertreten zu können. Die Flut der MDK-Prüfungen – durchschnittlich werden ca. 15 % aller Krankenhausfälle durch den MDK überprüft – machen auch hier eine Professionalisierung notwendig. Die Zeiten, in welchen die Kodierung in Form eines Medizincontrollers mit ärztlicher Unterstützung gehandhabt werden konnte, sind vorbei. Letztendlich muss klar sein, dass die Kodierung nicht nur das Finden des richtigen Kodes darstellt, sondern integraler Bestandteil eines *umfänglichen Fallmanagements* ist, welches sich aus Fallsteuerung, Dokumentation, Kodierung, Rechnungsstellung und schließlich der MDK-Prüfung zusammensetzt.

Insofern ist der gesamte Prozess – von der Dokumentation zur Erfassung von Diagnosen und Prozeduren sowie der Ermittlung der korrekten Kodes bis hin zur abschließenden Überprüfung durch den MDK – von Bedeutung. Diese Prozesse individuell für das jeweilige Krankenhaus optimiert zu gestalten und entsprechende Strukturen aufzubauen, zu begleiten und zu führen, sind die *Hauptaufgaben des Medizincontrollers* von heute und bilden zusammen mit dem Berichtswesen das Kernstück des operativen Medizincontrollings.

Kodierprozesse zu optimieren, zu modifizieren oder gar ganz neu zu strukturieren, setzt immer eine saubere *IST-Analyse* voraus. Kennzahlen der Kodierqualität sind zum Beispiel der CMI[5], der PCCL[6]-Mittelwert, die durchschnittliche Nebendiagnosenanzahl und/oder die durchschnittliche Prozedurenanzahl pro Fall sowie die Anzahl an unspezifischen Nebendiagnosen bzw. Symptomkodes als Hauptdiagnosen. Bei der Auswertung und Interpretation dieser Kennzahlen ist selbstverständlich hoher Sachverstand gefragt, da es ansonsten schnell zu Fehleinschätzungen kommt. Die Zahlen müssen als vergleichende Zeitreihe aufgearbeitet und um nicht beeinflussbare Einflüsse bereinigt werden. So wirkt sich die jährliche Überarbeitung des DRG-Systems durch das InEK[7] erheblich auch auf die oben genannten Kennzahlen aus. Als Beispiel sei hier die Überarbeitung der CC[8]-Matrix genannt. Nebendiagnosen, welche im Jahr zuvor noch direkten Einfluss auf den CMI hatten, werden abgestuft oder verschwinden gänzlich aus der Liste der CC-relevanten Nebendiagnosen. Auch Änderungen der Deutschen Kodierrichtlinien müssen beachtet werden, da diese nicht selten ebenfalls zu einer veränderten Fallschwere führen.

Die Anzahl der Kurz- und Langliegerfälle sowie die Differenz zwischen mittlerer Krankenhausverweildauer und mittleren Verweildauer des Fallpauschalenkatalogs, bringen wichtige Aufschlüsse über die *Qualität der Verweildauersteuerung*. Eine Kennzahl kann somit auch der Anteil der „Optimallieger" sein, d. h. der Anteil der Patienten, deren Aufenthaltsdauer zwischen unterer Grenzverweildauer und mittlerer Katalogverweildauer liegt.

Die Krankenhausfälle in kurzer Zeit mit einer hohen Kodierqualität abzurechnen ist einer der wichtigsten *Qualitätsansprüche eines optimalen Kodierworkflows*. Kennzahlen hierfür sind beispielsweise der Zeitraum von der Entlassung bis zur Rechnungsstellung eines Krankenhausfalls oder die Anzahl der entlassenen aber noch nicht endabgerechneten Fälle pro Monat.

Weiterhin ist ein ausgefeiltes MDK-Berichtswesen für Rückschlüsse auf die Kodier- und Dokumentationsqualität unerlässlich. Ein solches MDK-Berichtswesen sollte die Anzahl der MDK-Prüfungen (einschließlich einer Übersicht der Kostenträger, die die MDK-Anfrage in Auftrag gegeben haben), die Anfragerate (mit der erbrachten Fallzahl in Relation gesetzte Anzahl an MDK-Anfragen), die Casemixpunkte vor und nach der Prüfung sowie die Gründe der Überprüfung aufzeigen. Entscheidend ist natürlich auch die Erfolgsrate der MDK-Bearbeitung durch das

---

5 CMI = Case Mix Index (durchschnittliche Fallschwere anhand des im Grouper ermittelten Relativgewichts).

6 PCCL = Patient Clinical Complexity Level (Schweregrad von 0 bis 4 anhand kodierter Nebendiagnosen; 0 = leichter Fall, 4 = maximal schwerer Fall).

7 InEK= Institut für das Entgeltsystem im Krankenhaus. (Die Aufgaben im Zusammenhang mit der Einführung, Weiterentwicklung und Pflege des neuen Vergütungssystems haben die Selbstverwaltungspartner im Gesundheitswesen – die Deutsche Krankenhausgesellschaft, die Spitzenverbände der Krankenkassen und der Verband der privaten Krankenversicherung – der InEK GmbH als deutsches DRG-Institut übertragen; vgl. http://www.g-drg.de).

8 CC = comorbidity and complexity; resultierend aus dem CCL (comorbidity and complexity level einer Nebendiagnose); Aussage über die Entgeltrelevanz kodierter Nebendiagnosen unabhängig vom jeweils vorliegenden Fall.

Krankenhaus. Somit ist ein weiterer wesentlicher Parameter die *„Verlustrate"*, d. h. die Anzahl der Fälle, die dem Krankenhaus im Verfahrensausgang verloren gingen im Verhältnis zur angefragten Fallzahl zu untersuchen. Setzt man die Anzahl verlorener Fälle in Bezug zu der erbrachten Fallzahl, so erhält man einen idealen Parameter, der gewissermaßen als „Problemrate" angibt, wie problematisch das aktuell erbrachte Fallspektrum sich aus Abrechnungssicht darstellt. Bei einer Verlustrate aller MDK-Anfragen einer Fachabteilung von beispielsweise 33 % aller angefragten Fälle und einer MDK-Anfragerate von insgesamt 15 % aller erbrachten Fälle liegt die Problemrate bei 5 %.

Beispiel: Bei einer Fachabteilung, die z. B. 1.000 Fälle p. a. mit einem CMI von 1,2 und einer Base Rate von 2.700,00 Euro erbringt, würde dieses eine Problemrate in Höhe von 162.000,00 Euro bei einem Gesamtumsatz von 3,6 Mio. Euro bedeuten.

Erst durch die hier genannte Problemrate ist es möglich, die Anfragehäufigkeit sowohl mit der erbrachten Fallzahl als auch mit dem Ausgang der MDK-Verfahren in Relation zu setzen und Fehlinterpretationen zu vermeiden. Andernfalls könnte es z. B. bei alleiniger Betrachtung einer erhöhten Anfragerate bei jedoch überproportional vom Krankenhaus häufig gewonnenen Verfahren dazu führen, dass das Fallspektrum der betroffenen Abteilung alleine aufgrund einer erhöhten (in diesem Falle unberechtigten) Anfrageaktivität der Kostenträger falsch negativ bewertet werden würde.

Anhand einer Auflistung der Anfragegründe kann dann fachabteilungsbezogen bis auf Fall-/DRG-/Hauptdiagnosenebene usw. über Gegenmaßnahmen entschieden werden. Letztendlich muss grundsätzlich diskutiert werden, ob es sich um ein Dokumentations- und/oder Fehlbelegungsproblem handelt. Sofern sich bestimmte Kostenträger auf Anfragearten und Fallspektren fokussieren, macht auch ein direktes Gespräch mit diesen Kostenträgern über das zukünftige Fallmanagement Sinn. Einen Überblick über sinnvolle Parameter des MDK-Berichtswesens gibt Tabelle 4:

Tab. 4: Beispiele für MDK-Parameter.

MDK-Bericht Messwerte
• Anfrageanzahl bzw. angefragter Umsatz [Casemix, €] und MDK-Risiko (realistisch bedrohter Umsatz aufgrund der rückwirkend ermittelten Verlustrate) und der Bewertung angefragter Diagnosen/Prozeduren • Anfragerate [Fallzahl, Casemix, €] = angefragte Fälle/erbrachte Fälle • Verlustrate [Fallzahl, Casemix, €] = Anteil verloren gegangener Fälle nach Abschluss des Verfahrens • Problemrate [Fallzahl, Casemix, €] = Anfragerate * Verlustrate
MDK-Bericht Dimensionen
• Verbund > Krankenhaus > Standort > Zentrum > Fachabteilung • MDC > Basis.DRG > DRG (3-Steller > vollständig) > Hauptdiagnose (Kategorie > 3-Steller > vollständig) • Anfrageart (Fehlbelegung, Verweildauer, Zusatzentgelt, Komplexkode, Fallzusammenführung etc.) • Kostenträger

Um die ermittelten Kennzahlen dem angefragten Fallspektrum sowie der betreffenden Einheit (z. B. Fachabteilung oder Zentrum) zuordnen zu können, müssen die o. g. Parameter idealerweise mit einem „Drilldown" den entsprechenden Dimensionen zuordenbar sein. Interessiert den Anwender z. B. die Frage, welche Fachabteilung die meiste Anzahl von Fehlbelegungsanfragen (Anfrageart) hat, so möchte er als Nächstes wissen, um welches Fallspektrum es sich handelt. In diesem Fall sollte es möglich sein, ohne größeren Aufwand diese Auswertung von der MDC bis auf die Hauptdiagnoseebene herunterzubrechen.

Eine hervorragende Aussagekraft über die Kodier- und Dokumentationsqualität erhält man, wenn man im Rahmen der MDK-Prüfungen ein eigenes Scoring-System durchführt. Hierzu werden nach MDK-Prüfungen im Rahmen eines fest definierten Systems Punkte vergeben (z. B. gute Qualität ohne Rechnungsänderung = 1, schlechte Qualität ohne Rechnungsänderung = 2, schlechte Qualität mit Rechnungsänderung = 3 etc.). Dividiert man diese Punktzahl durch die Anzahl der geprüften Fälle, erhält man einen Qualitätsquotienten, der umso besser ist, desto niedriger er ausfällt.

Nach entsprechender Analyse der Kennzahlen stellt sich die Frage nach dem *optimalen Kodierworkflow*. Zu Beginn der DRG-Einführung war die Aufgabe der Kodierung schnell vergeben. Wer sollte denn besser kodieren können, wie diejenigen, welche die Leistungen erbringen? Also wurden die Stationsärzte durch zahlreiche Schulungen und Motivationsbemühungen fit für die DRG gemacht. Der Arzt als Kodierer galt als Selbstverständlichkeit in den frühen DRG-Jahren, zumal die Umsetzung primär kostenneutral erfolgen konnte. Der Medizincontroller hatte die Aufgabe, die kodierenden Ärzte durch Schulungen auf dem Laufenden zu halten, die Qualität der Kodierung zu kontrollieren bzw. spezielle Fälle selbst zu kodieren. Der Kodierworkflow gestaltete sich einfach, da er sich in die gegebenen Strukturen reibungslos einpasste. Der Stationsarzt kodierte, der Kodierverantwortliche gab die Kodierung frei, der Medizincontroller kontrollierte und die „Verwaltung" rechnete ab. Die Defizite dieses Modells, wie u. a. der große Schulungsaufwand bei hoher Personalfluktuation, erhöhter administrativer Aufwand für die Ärzte zu Lasten der medizinischen Versorgung, Risiken für systematische Fehler, fehlende Motivation, zeitlich verschleppte Kodierung und letztlich eine suboptimale Kodierqualität, sind augenscheinlich und mehrfach belegt (Schnabel 2004).

Eine Weiterentwicklung ist die Primärkodierung durch professionelle Kodierkräfte. Ein beispielhafter Ablauf von der Aufnahme des Patienten bis zur abschließenden Kodierung des Falls nach erfolgter Entlassung ist in Abbildung 1 dargestellt.

Idealerweise ist das Kodierpersonal in der Lage, bereits während des Patientenaufenthalts die Kodierung soweit auf dem Laufenden zu halten, so dass schnellstmöglich insbesondere nach erfolgter Hauptintervention (Operation, Endoskopie, Herzkatheteruntersuchung etc.) bereits eine „Arbeits-DRG" vorliegt, anhand derer wiederum den behandelnden Ärzten Auskunft über die Katalogverweildauer erteilt werden kann. Anhand entsprechender Visitenlisten mit Angaben der erwarteten DRG, der Katalogverweildauer und der aktuellen Aufenthaltsdauer des Patienten, die zu den Visitenzeiten aktualisiert und stationsbezogen vorliegen, kann dann die Verweildauer – natürlich immer unter primärer Berücksichtigung aktueller medizinischer Gesichtspunkte – stringent gesteuert und insbesondere einer sekundären Fehlbelegung entgegengewirkt werden. Insbesondere, wenn ein sogenanntes *Case Management* im Krankenhaus vorhanden ist, das sich mit den

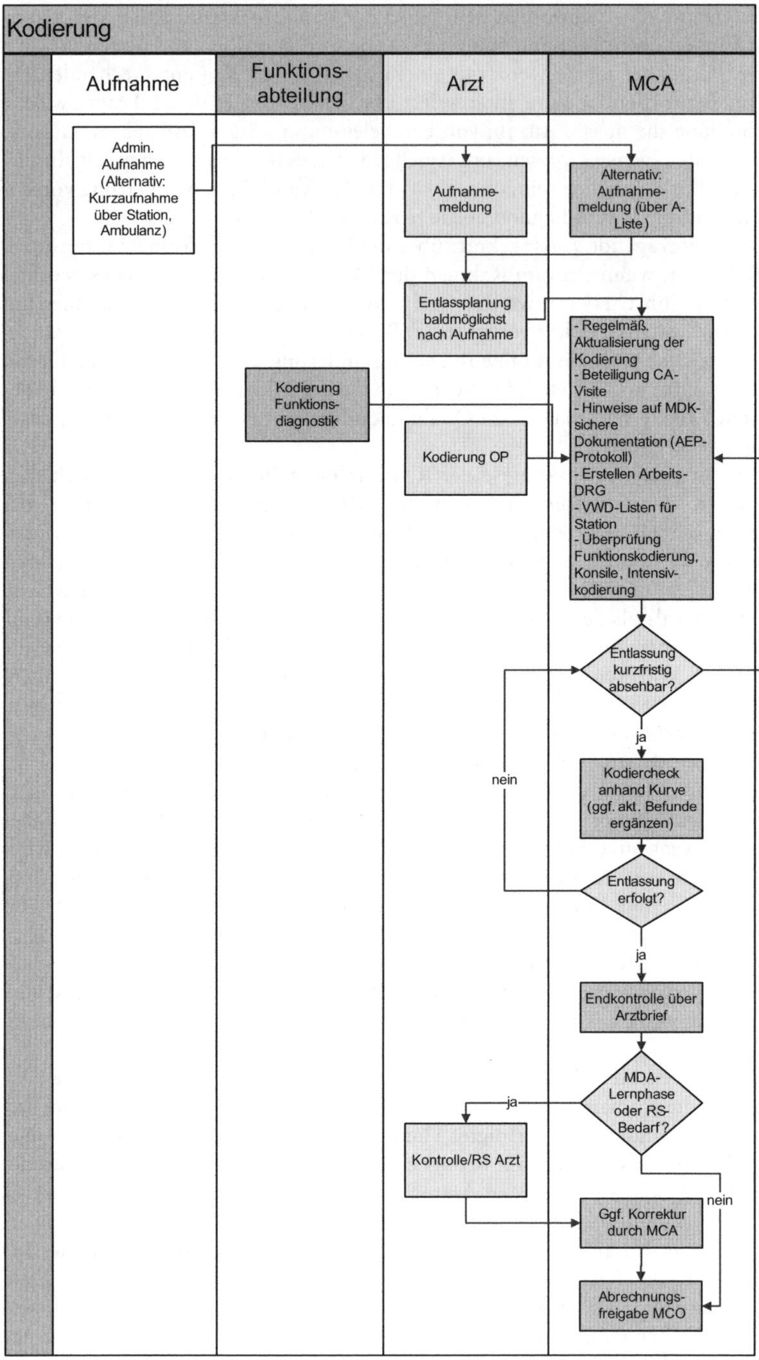

Abb. 1: Dokumentationsabläufe unter Einbindung von Kodierpersonal.

Patientenströmen in das Krankenhaus und der Weiterbetreuung nach dem stationären Aufenthalt befasst, kann hier durch eine enge Verzahnung des Kodier- mit dem Case Managment-Personal sehr gezielt eine optimale Kapazitätenauslastung durch frühzeitige Absprachen sichergestellt werden. Wichtige Zeitpunkte der Kodierung sind insbesondere

- die Aufnahmemeldung,
- die postoperative/postinterventionelle Grundkodierung zur ersten Erstellung einer „Arbeits-DRG“,
- die Kodierung nach/während Intensivaufenthalt,
- die Aktualisierung der Dokumentation unmittelbar vor Entlassung[9] sowie
- die Endkodierung.

Je weiter die Kodierkraft unmittelbar in den klinischen Ablauf eingebunden ist, umso besser gestaltet sich der Prozess. Wenn z. B. die Kodierung erst nach Entlassung erfolgt, kann die Kodierung immer nur so gut sein, wie die Dokumentation in der Krankenakte ist. Aufgrund des Workflows entsteht ein langer Zeitraum von Entlassung bis zur Rechnungsstellung und führt dadurch möglicherweise zu Liquiditätsengpässen. Des Weiteren ist eine Steuerung praktisch nicht möglich, da die Kodierung und Gruppierung erst nach der Entlassung erfolgt.

Hingegen wird durch die Integration der Kodierfachkraft in den Stationsablauf gewährleistet, dass die Kodierung schon während der stationären Behandlung des Patienten ein fester Bestandteil im Arbeitsprozess ist, die Dokumentation zielgerichtet durchgeführt wird und die Möglichkeit der Fallsteuerung besteht.

Ein weiterer und entscheidender Vorteil der *Vorkodierung* während des stationären Aufenthalts ist die Möglichkeit, direkt – und zwar noch während der Patient vor Ort ist und der behandelnde Arzt den Fall kennt – auf Dokumentationsmängel hinzuweisen. Wenn dann noch die Kodierkräfte unmittelbar in die MDK-Bearbeitung eingebunden sind, ist eine optimale Rückkoppelung zwischen beiden Bereichen Optimierung einer sachgerechten Kodierung einerseits und der MDK-Problematik andererseits gewährleistet. Eine Beispiel-Workflow für die Einbindung von Kodierpersonal in den MDK-Ablauf geben Abbildung 2a und b wieder. Die Mitarbeit der Kodierkräfte ist insbesondere bei Kodieranfragen sinnvoll und bezieht sich vor allem auf qualifizierte Vorarbeit im Rahmen der Erstanfrage bzw. des Erstgutachtens, bevor in späteren Schritten der Medizincontroller und/oder der Arzt der betroffenen Fachabteilung die endgültige Stellungnahme vornimmt.

9 Dieser Punkt unterstreicht die Bedeutung einer rechtzeitigen Planung und Absprache des voraussichtlichen Entlasszeitpunkts.

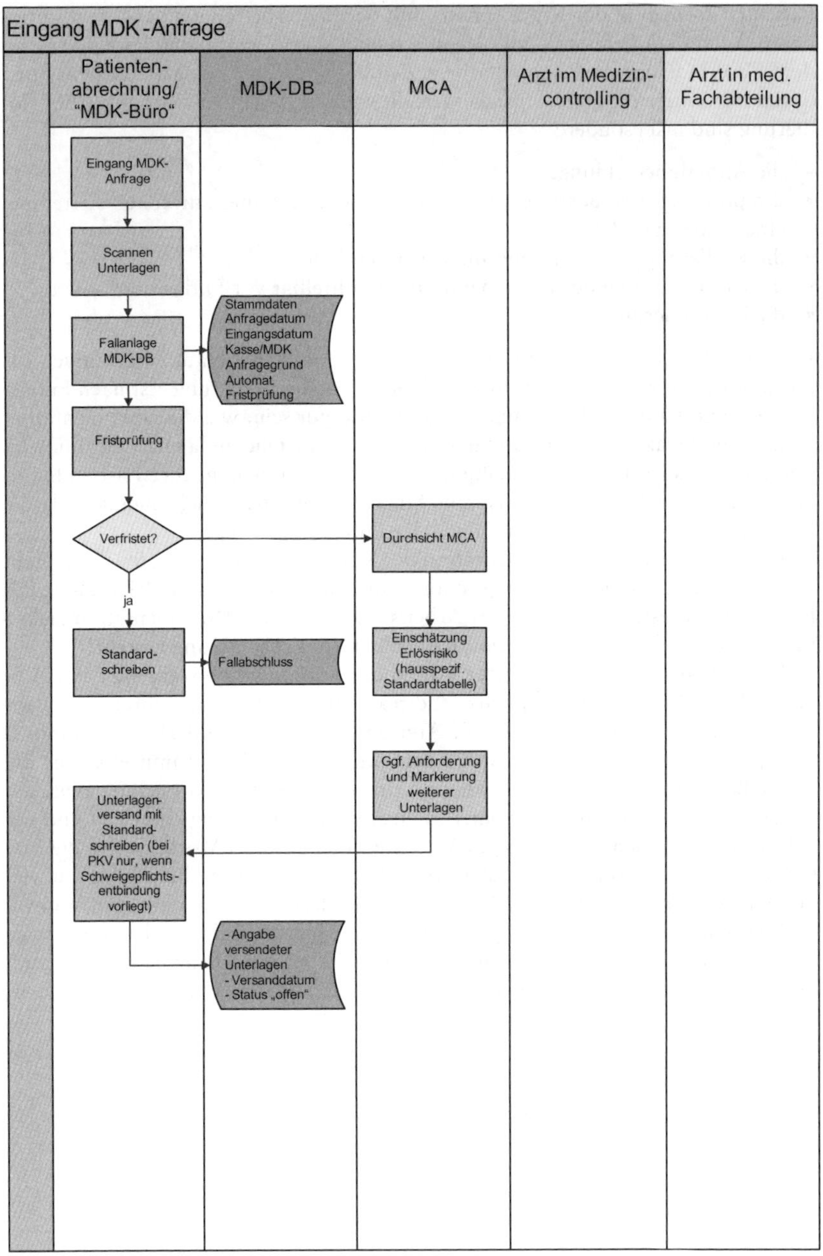

Abb. 2a: MDK-Abläufe unter Einbindung von Kodierpersonal, Eingang MDK-Anfrage.

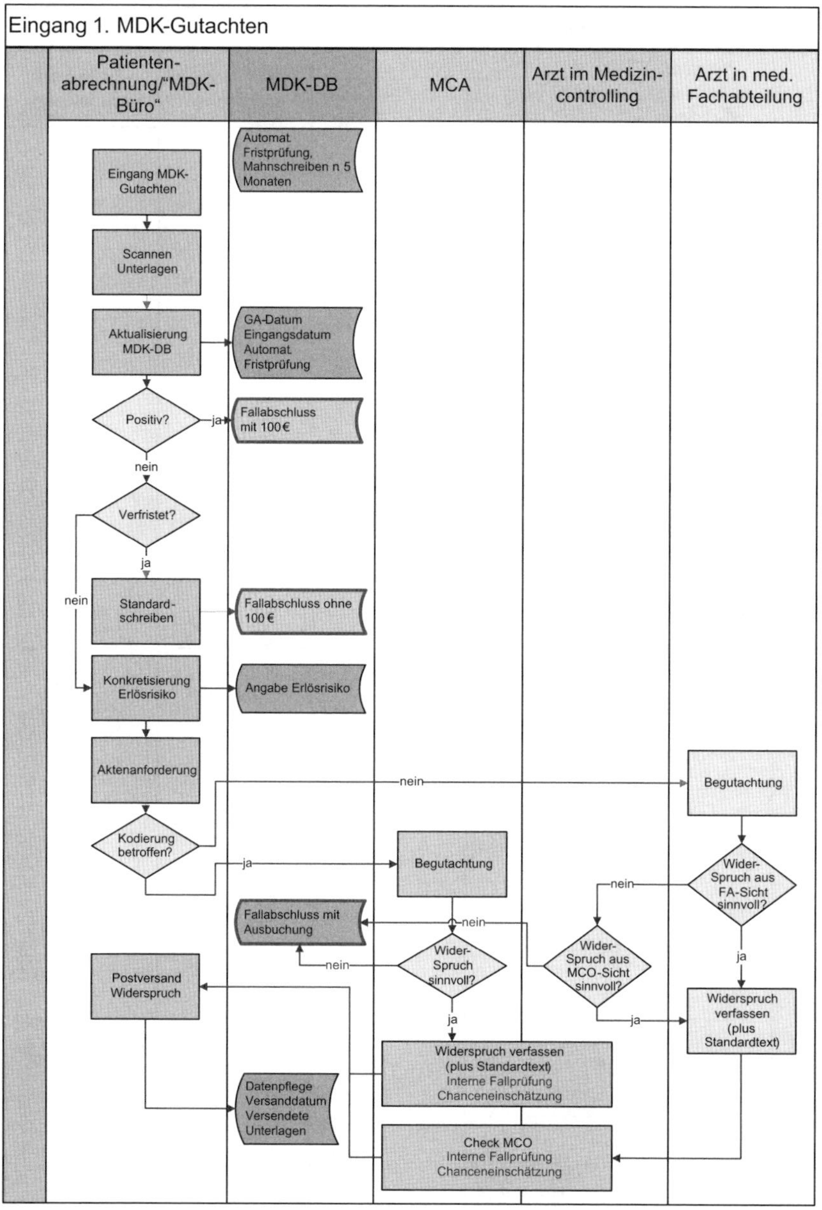

Abb. 2b: MDK-Abläufe unter Einbindung von Kodierpersonal, Bearbeitung des 1. MDK-Gutachtens.

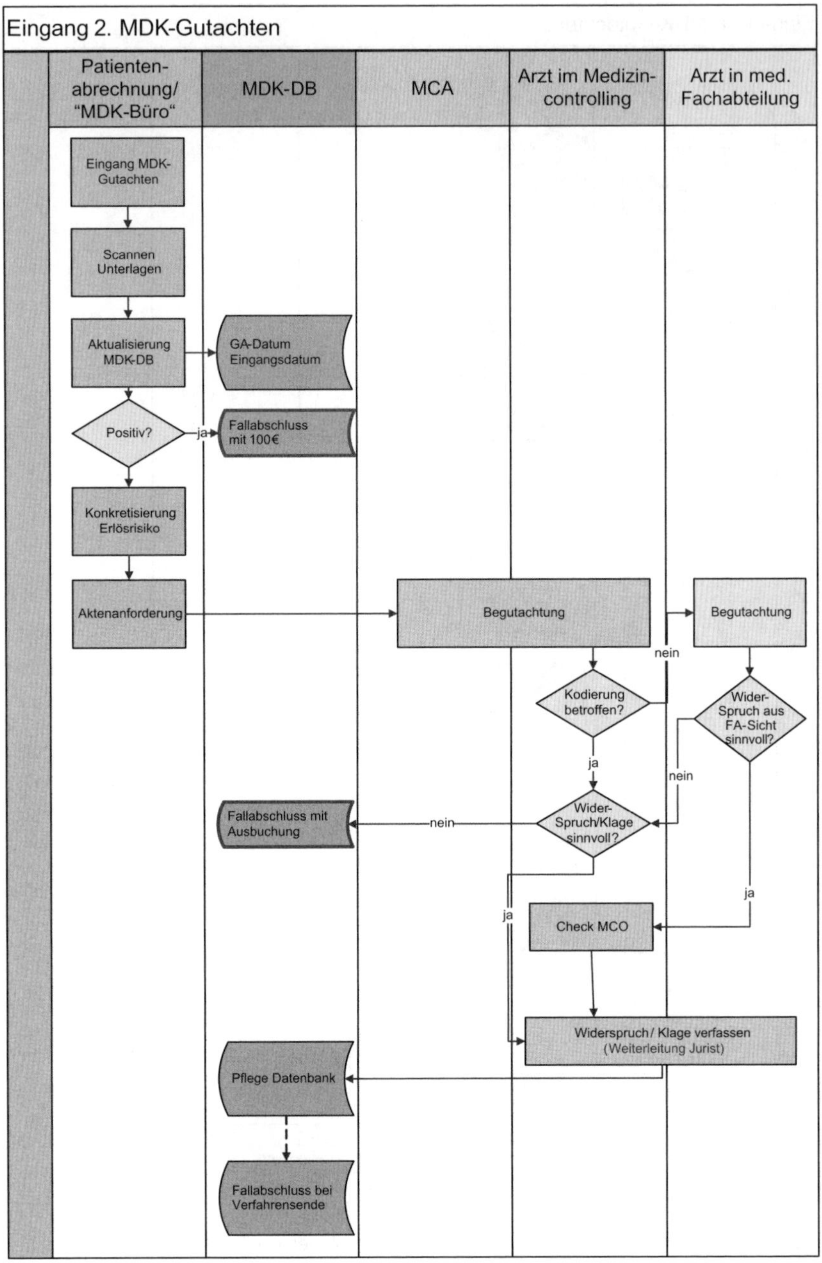

Abb. 2c: MDK-Abläufe unter Einbindung von Kodierpersonal und Verfahrens-abschluss.

3.2 Strategisches Medizincontrolling

Die Palette der Kompetenzfelder des Medizincontrollings im strategischen Bereich ist breit gefächert. Einsatzbereiche des strategischen Medizincontrollings betreffen letztendlich alle Bereiche, die der Leistungs- und Marktentwicklung von Krankenhäusern dienen. Dieses erfordert selbstverständlich die *Einbettung in den gesamten Strategieprozess*. Hierzu zählt u. a. die Leistungsanalyse und -prognose in Bezug auf die Zusammenarbeit mit eventuellen Kooperationspartnern (Krankenhäuser im Rahmen von Kooperationen bzw. Due Diligence bei Übernahme, Kostenträger-Fall-Portfolio im Rahmen von denkbaren IV[10]-Modellen), die Mitarbeit bei der Strategieentwicklung des Krankenhauses und unterstützende Mitwirkung beim Aufbau eines strategischen Kennzahlensystems (Balanced Scorecard), die Analyse und der Ausbau von Kooperationen mit dem niedergelassenen Bereich und die Erschließung neuer stationärer und ambulanter Erlösfelder (Medizinische Versorgungszentren, ambulante Leistungserbringung durch Krankenhäuser im Rahmen des Verfahrens nach § 116b SGB V etc.).

Ein weiterer wichtiger Baustein des strategischen Medizincontrollings, der hier beispielhaft näher erläutert werden soll, ist die *Portfolioanalyse* des eigenen Leistungsspektrums im Sinne von Marktabdeckung einerseits und Marktentwicklungspotenzial andererseits (demographische Entwicklung, Bevölkerungsentwicklung im Einzugsgebiet, stationäres vs. ambulantes Versorgungspotential) sowie die geokodierte Einzugsgebiets- und Konkurrenzanalyse.

Die Datenanalyse alleine bringt das Krankenhaus zunächst nicht weiter. Es bedarf als Konsequenz z. B. der Entwicklung von *Einweisermanagementkonzepten*, die untrennbar mit einem Einweisermonitoring (Geokodierung, TOP- bzw. Noch-Nicht-Einweiser, Umsatz je Einweiser, Fallzahlentwicklung) verbunden sind, insbesondere wenn man bedenkt, dass etwa über 60 % der Patienten über den einweisenden Arzt den Weg ins Krankenhaus finden (Janßen und Schmidt 2007). Meistens ist hierzu jedoch erhebliche Vorarbeit zu leisten, da die eigenen Einweiserdaten oftmals nur unzureichend gepflegt sind.

Die Bedeutung der Marktanalysen für die Krankenhäuser ist inzwischen den meisten Leistungsanbietern im Gesundheitswesen klar geworden, da es ja nicht nur darum geht, neue Märkte der Natur der Sache nach vor allem bei Elektivleistungen zu „erobern“, sondern in hart umkämpften Ballungsräumen bei zunehmender Bildung von Krankenhausverbünden und Klinikketten die Patientenströme und somit die eigene Existenz zu sichern.

Inzwischen bieten bereits einige Software-Hersteller entsprechende Analyseinstrumente an, die vor allem auf den § 21-Daten[11] des eigenen Krankenhauses und eigenen Zuweiserdaten beruhen. Für die Bestimmung des Marktpotenzials bzw. der eigenen Marktabdeckung benötigt man die Erwartungswerte der diversen Krankheitsbilder, die auf den Datensätzen des statistischen Landes-/Bundesamtes (aufgegliedert nach Postleitzahlenbereich bezogen auf Hauptdiagnosen, Prozeduren, Alter und Geschlecht) beruhen.

10 IV = Integrierte Versorgung.

11 Datensätze nach §21 Krankenhausentgeltgesetz (Daten eines Krankenhauses bis auf Ebene des einzelnen Krankenhausfalls mit Angabe der behandelnden Fachabteilung, Verweildauer, kodierten Diagnosen, Aufnahme- und Entlassart, Anzahl der Beatmungsstunden u. a.).

Entscheidend bei der Marktanalyse ist zunächst die Bestimmung des eigenen Einzugsbereichs, den man sehr gut an den eigenen Daten erkennen kann. Hierzu kann man z. B. bei der Betrachtung der Krankenhausfälle des gesamten Standortes alle diejenigen herausfiltern, deren Marktanteile unter 5 % liegen (Elmhorst 2008). Insbesondere innerhalb dieses Bereichs sollten Zuweisungslücken erkannt, analysiert und durch entsprechende Maßnahmen (wie z. B. Zuweisermanagement) angegangen werden. Durch eine Quantifizierung des noch nicht ausgeschöpften Marktpotentials, insbesondere mit Fokussierung auf die Bereiche, die außerhalb engerer Einzugsgebiete von Konkurrenzanbietern liegen, lassen sich Maßnahmenpakete priorisieren. Ein noch nicht ausgeschöpftes Marktpotenzial von 3 % kann eben – in Abhängigkeit von der Krankheitshäufigkeit insgesamt – eine nicht ausgeschöpfte Fallzahl von z. B. 2 oder 50 Fällen bedeuten. Diese Quantifizierung in Kombination mit dem erwarteten Casemix[12] sollte unbedingt vorgenommen werden, bevor man sich ohne Aussicht auf größeren Erfolg auf Kampagnen zur Gewinnung einiger weniger „exotischer“ Fälle bemüht.

Ein weiterer Punkt, den es zu beachten gilt, ist die *Bevölkerungsprognose*, die unabhängig vom demographischen Trend, die Zu- und Wegzugsbewegungen aus verschiedenen Regionen betrachtet. Diese Daten sind ebenfalls mittels entsprechender Softwareanbieter auf dem Markt erhältlich.

Sämtliche o. g.Analysen, die insbesondere auf ICD- (Hauptdiagnosen) und OPS-Ebene mit Zuordnung zur Fachabteilung durchgeführt werden sollten, beinhalten idealerweise eine Zeitreihenanalyse, um die Wirksamkeit möglicherweise bereits erfolgter Maßnahmen zu überprüfen.

4 Fazit und zukünftige Perspektiven

Das Medizincontrolling ist im deutschen Krankenhauswesen inzwischen nicht mehr wegzudenken. Es hat sich aufgrund der Dynamik im Gesundheitswesen gewandelt. Zu Beginn der DRG-Einführung konnte das Medizincontrolling noch als „One-Man-Show“ gehandhabt werden, mittlerweile haben sich aber eigene Abteilungsstrukturen aus Ärzten, Pflegekräften, Kodierern und Abrechnungsfachleuten gebildet. Der Medizincontroller übernimmt hier die *Funktion als Supervisor*. Er strukturiert, kontrolliert und korrigiert und hält somit das Schiff auf Kurs.

Gerade die *Schnittstellenfunktion* zwischen Geschäftsführung, Patientenmanagement, Qualitätsmanagement, Controlling und klinischem Bereich hat sich sowohl in operativen als auch in strategischen Fragestellungen des Medizincontrollings bewährt und setzt entsprechende soziale Kompetenz voraus.

Wer von seiner beruflichen Qualifikation her als Medizincontroller in Frage kommt, ist nicht endgültig festgelegt. Die aktuellen Stellenausschreibungen zeigen aber, dass i. d. R. (fach)ärztliches Personal auf dem Markt sehr gefragt ist. Die beruflichen Perspektiven sind bei dauerhaftem Bedarf und aktuellem Mangel an qualifiziertem Personal als glänzend zu bezeichnen, insbesondere wenn man bedenkt, dass sich einige Medizincontroller, die mal als „Kodierexperten“ den Einstieg in das Krankenhausmanagement begonnen hatten, inzwischen – je nach

12 Casemix = Produkt aus Fallzahl und Fallschwere (CMI * Fallzahl).

Qualifikation und Eigeninteresse – zu ärztlichen Direktoren und Geschäftsführern weiterentwickelt haben.

Literatur

Elmhorst D (2008) Marktanalyse als Element der mittel- und langfristigen Unternehmensplanung von Krankenhäusern. In: Hellmann W, Baumann H, Bienert M, Wichelhaus P (Hrsg.) Krankenhausmanagement für leitende Ärzte, Heidelberg: 52–74

Gramminger S (2008) Kodierfachkräfte. Ran ans Krankenbett! Das Koder-Casemanagement-Modell. Forum der Medizin-Dokumentation und Medizin-Informatik. 2, 60–64

Janßen U, Schmidt E (2007) Die Keimzelle des Erfolges. Entwicklung eines Zuweisermarketingkonzeptes. In: Saßen S, Franz M (Hrsg.) Zuweisermarketing und sektorenübergreifende Kommunikation. Heidelberg, 107–129

Noetzel J (2007) Wer kodiert? Ärzte versus Kodierkraft. Vortrag im Rahmen des 14. Deutschen Krankenhauscontrollertages in Berlin. http://dvkc.infoxchg.de/downloads/getfile.php?fileid=331 (24.09.08)

Rapp B (2007) DGfM-Umfrage DRG-Strukturen. Deutsche Gesellschaft für Medizincontrolling e. V. (DGfM). http://www.medizincontroller.de/info/20061028_DGfM-DRG-Strukturen-Auswertung.pdf (24.09.08)

Schnabel M, Conrad H, Mann D, Efe T, El-Zayat B, Gotzen L, Schrag M (2004) Herausforderung. Interprofessionelle Workflowoptimierung. Dokumentations- und Kodierqualitat. Umsetzungsstrategien an der Philipps-Universitat Marburg. Führen und Wirtschaften im Krankenhaus. 1, 29–33

Internetportale

Homepage der Deutschen Gesellschaft für Medizincontrolling e. V. (DGfM): http://www.medizincontroller.de

myDRG: http://www.mydrg.de

Medinfoweb: http://www.medinfoweb.de

Risikomanagement im Krankenhaus

Matthias Hennke, Simone Müller, Simone Palmer und Ulrich Palmer

1 Einleitung

In Krankenhäusern können selbst kleinste Fehler verheerende Auswirkungen haben: Während der Eintritt eines Risikos in anderen Unternehmen zumeist „nur" finanzielle Belastungen zur Folge hat, sind hier u. U. die Gesundheit oder gar das Leben von Menschen gefährdet. Doch auch außerhalb des klinischen Bereichs müssen sich Krankenhäuser mit einer äußerst komplexen Risikolandkarte auseinander setzen: Faktoren wie die permanenten Eingriffe von Seiten des Gesetzgebers, der zunehmende Kosten-, Wettbewerbs- und Konsolidierungsdruck innerhalb der Branche oder die steigenden Ansprüche der Patienten eröffnen nicht nur erhebliche Chancen, sondern bergen auch gravierende Risiken.

Der folgende Beitrag diskutiert den Ansatz des ganzheitlichen Risikomanagements unter Berücksichtigung sowohl klinischer als auch betriebswirtschaftlicher Risiken für ein Krankenhaus. Ausgehend von der Organisation und dem Aufbau eines Risikomanagementsystems werden die Schritte des Risikomanagement-Prozesses beschrieben. Darauf aufbauend werden die Möglichkeiten der Softwareunterstützung für das Risikomanagementsystem eines Krankenhauses erläutert.

2 Gesetze, Richtlinien und Standards

Der Gesetzgeber schreibt für die Geschäftsführung von Aktiengesellschaften in § 91 Abs. 2 Aktiengesetz (AktG) vor, ein Überwachungssystem einzurichten, mit dessen Hilfe die den Fortbestand der Gesellschaft gefährdenden Entwicklungen frühzeitig erkannt werden können. Diese Verpflichtung geht zurück auf das im Mai 1998 in Kraft getretene Gesetz zur Kontrolle und Transparenz im Unternehmensbereich (KonTraG). Diese gesetzliche Regelung gilt nicht nur für Aktiengesellschaften, denn in der Gesetzesbegründung zum KonTraG spricht der Gesetzgeber auch von einem angemessenen Risikomanagement im Sinne einer generellen Leitungsaufgabe in Unternehmen. Insoweit strahlt diese Verpflichtung auch auf die Geschäftsleitung anderer Gesellschaftsformen aus – auch auf gemeinnützige Organisationen. Neue rechtliche und wirtschaftliche Rahmenbedingungen wie das Transparenz- und Publizitätsgesetz (TransPuG) und der Deutsche Corporate-Governance-Kodex unterstreichen die Bedeutung von Kontrolle und Transparenz in der Unternehmensführung. Dahinter steht die Annahme, dass Krisen auch durch mangelndes Risikobewusstsein verursacht werden. Höhere Transparenz hinsichtlich bestehender Risiken und das frühzeitige Erkennen bestandsgefährdender Entwicklungen sollen dem entgegenwirken.

Demnach sollten sich auch Einrichtungen des Gesundheits- und Sozialwesens mit der Erfassung und Überwachung ihrer bestandsgefährdenden Risiken auseinandersetzen. Hierbei sind alle denkbaren Risikobereiche in den Blick zu nehmen, wie z. B. Finanzierung, Personalbereich, Qualitätsmanagement, Leistungsangebot etc. Die relevanten Informationen über die Risikoentwicklung sind systematisch zu erfassen und zu verarbeiten (Berichtswesen), entsprechende Gegensteuerungsmaßnahmen einzuleiten und zu dokumentieren.

Einige Eigentümer oder Aufsichtsgremien von Krankenhäusern haben bereits die Einführung eines RMS durch die Geschäftsführung beschlossen und dies in den Geschäftsordnungen und den Controllingabteilungen verankert. Ergänzend dazu wird inzwischen häufiger der Abschlussprüfer mit einer Prüfung des Risikofrüherkennungssystems beauftragt; Pflichtbestandteil ist diese ohnehin bei Krankenhäusern, für die gemäß § 53 Haushaltsgrundsätzegesetz (HGrG) eine Prüfung der Ordnungsmäßigkeit der Geschäftsführung durchzuführen ist.

Die Notwendigkeit der Einführung eines umfassenden und systematischen Risikomanagementsystems in Einrichtungen des Gesundheits- und Sozialwesens ergibt sich auch aus der Tatsache, dass die entsprechenden Unternehmen in zunehmendem Maße auf Fremdkapital angewiesen sind, um notwendige Umstrukturierungen vorzunehmen. Hierbei stoßen kreditsuchende Organisationen insbesondere des Gesundheitswesens und der Sozialwirtschaft auf zunehmende Schwierigkeiten bei den Banken, da aufgrund der Vereinbarungen nach „Basel II" höhere Hürden im Rahmen der Qualitätsprüfung durch entsprechend angepasste Ratingsysteme entstanden sind. In ein Rating nach Basel II fließen sowohl quantitative als auch qualitative Faktoren ein. Im Unterschied zur traditionellen Kreditwürdigkeitsprüfung werden qualitative Faktoren, zu denen ganz entscheidend auch das Risikomanagementsystem gehört, stärker gewichtet. Insoweit trägt ein umfassendes Risikomanagementsystem auch dazu bei, möglicherweise günstigere Kreditkonditionen zu erlangen.

Ergänzt werden diese gesetzlichen Vorgaben zunehmend durch allgemein gültige Risikomanagement-Standards, die als Framework für Risikomanagementsysteme dienen. Hervorzuheben ist hierbei die ONR 49000:2008[1]. Dieses vom Österreichischen Normungsinstitut herausgegebene Regelwerk beschreibt den Risikomanagementprozess sehr ausführlich und enthält auch wesentliche Ansätze und Hinweise für Krankenhäuser. Zudem orientiert es sich an der ISO 31000:2009. Diese Norm gibt als international anerkannte Richtlinie wesentliche Rahmenbedingungen für Risikomanagementsysteme vor.

Aber nicht nur aufgrund gesetzlicher oder interner Vorgaben sollte sich die Geschäftsführung eines Krankenhauses dazu verpflichtet fühlen, ein strukturiertes Risikomanagement einzuführen. Vielmehr sollten die Sicherung des zukünftigen Unternehmenserfolgs und das Streben nach einer kontinuierlichen Verbesserung die Motivation zur Einführung beeinflussen. Risikomanagement sollte als dynamischer Prozess und als Bestandteil eines jeden Managements und auch als wesentliche Verantwortung des Krankenhauscontrollings verstanden werden.

1 ONR: Vom ON Österreichischen Normungsinstitut herausgegebenes Regelwerk (vgl. www.on-norm.at).

3 Risikomanagement als Bestandteil des Krankenhaus-Controllings

Die Zeiten im deutschen Gesundheitssystem stehen auf Umbruch und Überraschungen. Viele Krankenhäuser befinden sich kurz vor dem Auslaufen der DRG-Konvergenzphase in einer wirtschaftlich schwierigen Situation. 2010 endet nun – nach einer weiteren Teilung des letzten Konvergenzschrittes – die Konvergenzphase für die Krankenhäuser und das Fallpauschalensystem geht in die Echtphase. Gleichzeitig soll der ordnungspolitische Rahmen und damit die Finanzierung der Krankenhäuser neu gestaltet werden.

Was bedeuten diese Änderungen für die Krankenhäuser und ihre Controllingabteilungen? Wie managen und beherrschen die Krankenhauscontroller die Risiken, wenn es zukünftig z. B. selektive Verträge und veränderte Erwartungshaltungen von den Krankenkassen gibt? Wie werden Chancen z. B. in neuen Dienstleistungsprodukten generiert?

Die Weiterentwicklung des DRG-Systems, Einweisermarketing, zukunftsorientierte Krankenhausstrukturen, strategische Optionen durch Beschlüsse des Gemeinsamen Bundesausschusses (G-BA) und Mindestmengen sowie vermutlich hinzunehmende Abschläge für Mehrleitungen sind weitere beispielhafte Themen, die Chancen aber auch erhebliche Risiken beinhalten und von den Controllern in den Krankenhäusern frühzeitig erkannt und beherrscht werden müssen.

Auf der einen Seite geht das Tagesgeschäft für alle Krankenhäuser weiter und auf der anderen Seite kann es sich kein Krankenhauscontrolling leisten, diese neuen Chancen und Risiken in seinen Überlegungen zu ignorieren. In diesen Zeiten sind klare Zielvorstellungen, die ständige Überwachung der gesetzten Ziele sowie die Identifizierung von Einflussfaktoren, welche ein Erreichen der Zielvorgaben erschweren oder verhindern, daher unerlässlich. Dies kann nur mit einem Risikomanagementsystem (RMS) effektiv und effizient gewährleistet werden.

Als Konsequenz hieraus verändern sich auch die Schwerpunkte des Controllings in den Krankenhäusern und erfordern einen neuen Umgang mit operativen und strategischen Risiken sowie in der Berücksichtigung externer Einflussfaktoren. Gleichzeitig haben sich durch die oben dargestellten gesetzlichen Veränderungen und die Empfehlungen des Deutschen Corporate Governance Kodexes die Anforderungen an den Umgang mit Risiken und Chancen aus der unternehmerischen Steuerungstätigkeit erhöht. Die Krankenhauscontroller müssen zukünftig deutlich stärker als bisher den systematischen Umgang mit Risiken sowie die daraus erwachsenden Chancen berücksichtigen.

Ein Risikomanagementsystem im Krankenhaus sollte sich daher an den wirtschaftlichen und strategischen Anforderungen, Kompetenzen und Umfeldfaktoren orientieren. Es muss dabei in der Lage sein, frühestmöglich bestandsgefährdende Entwicklungen zu erkennen und den nötigen Handlungsspielraum für Gegenmaßnahmen zu gewährleisten. Die Implementierung eines solchen Systems muss sich dabei an den vorhandenen Strukturen in den Krankenhäusern orientieren und gleichzeitig den Integrationsaufwand auf ein Minimum reduzieren.

Ein Risikomanagementsystem systematisiert und dokumentiert den Prozess der Risikoidentifikation, Risikoanalyse, Risikobewältigung und Risikosteuerung. Systematisierung bedeutet hierbei insbesondere, dass die Strukturen des Risikomanagements, d. h. die Aufbau- und Ablauforganisation des Systems, eindeutig definiert sind und regelmäßig gesteuert und überwacht werden. Zudem sollte eine strukturierte Identifikation relevanter Risiken mehrmals im Jahr vorgenommen werden (sog. Risikoinventur). Die Dokumentation der Aktivitäten des Risikomanagements im Bereich des Controllings ist insbesondere für die Entlastung des Krankenhausmanagements ein wesentlicher Aspekt. Das Risikocontrolling trägt die Gesamtverantwortung für den Risikomanagementprozess und übernimmt damit die Aufgabe, das Risikomanagement zu einem effizienten System auszubauen und die Funktionsfähigkeit des Systems insgesamt zu gewährleisten. Das Risikocontrolling

- erarbeitet und vereinheitlicht Methoden im gesamten Risikomanagementsystem;
- erstellt Dokumentenvorlagen und andere Werkzeuge;
- entwickelt ein geeignetes Berichtswesen;
- sammelt und kommentiert die Einzel-Risikoberichte;
- prüft die Risikoberichte auf Plausibilität und Vollständigkeit;
- erstellt den Risikobericht zu Händen des Managements, des Aufsichtsorgans und des Wirtschaftsprüfers;
- unterstützt die beteiligten Personen bei deren Aufgaben
  - Erstellen von Überwachungsmeldungen und Einzelberichten,
  - Quantitativen Einschätzung von Risiken,
  - Erarbeitung von Bewältigungsmaßnahmen;
- übernimmt Koordinationsaufgaben;
- führt Schulungen der Mitarbeiter zum Verständnis für Risikomanagementsysteme durch;
- kommuniziert zeitnah und flexibel mit allen „Risikoverantwortlichen" des Risikomanagementprozesses.

Die „Risikoverantwortlichen" beschäftigen sich mit der Überwachung von Risikofeldern und Einzelrisiken. Sie „managen" die jeweiligen Risiken im Krankenhaus. Der „Risikoverantwortliche"

- ist verantwortlich für das Risikofeld;
- setzt die zentralen Vorgaben um;
- erfasst die Risiken für den jeweiligen Bereich und die jeweiligen Risikofelder;
- analysiert und beurteilt die Risiken;
- stößt Risikobewältigungsmaßnahmen an bzw. setzt sie um;
- erstellt periodische Überwachungsberichte über Risikofelder;
- erstellt bei Bedarf ad-hoc-Berichte;
- überwacht wichtige Einzelrisiken und erstellt die Einzel-Risikoberichte.

4 Ganzheitliches Risikomanagement im Krankenhaus

Ein Risikomanagementsystem (RMS) eines Krankenhauses sollte ganzheitlich und umfassend betrachtet werden und somit innerhalb des Systems alle Bereiche und Abteilungen eines Krankenhauses sowie alle internen und externen Einflüsse, die auf ein Krankenhaus einwirken, berücksichtigen (Abb. 1).

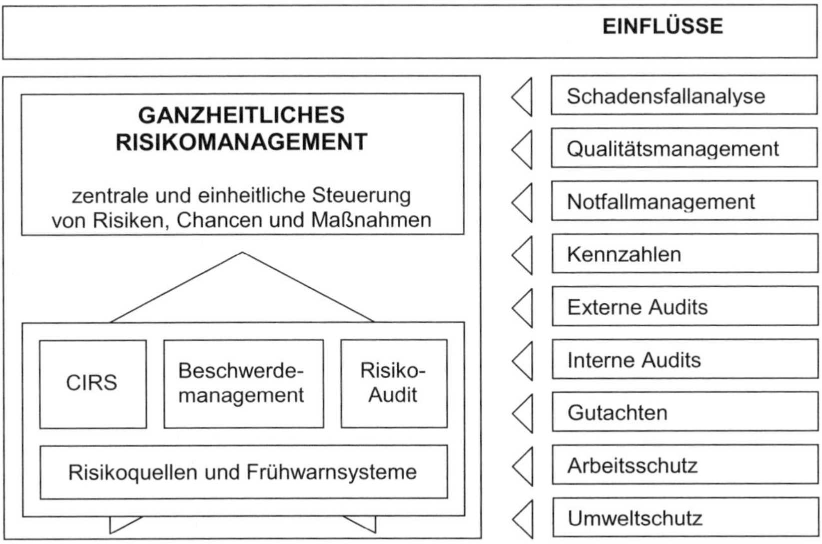

Abb. 1: Ganzheitliches und integriertes Risikomanagement (Quelle: Solidaris Unternehmensberatungs-GmbH).

Das RMS sollte sich integrativ auf das gesamte Krankenhaus und nicht nur auf einzelne Bereiche beziehen. Dies bedeutet für ein Krankenhaus, dass zwar primär Risiken im „Produktivsystem“ (Krankenversorgung) abzuwenden sind, aber dabei keine Risiken in anderen Bereichen vernachlässigt werden dürfen. So bestehen neben den medizinischen Risiken auch betriebswirtschaftliche Risiken, Risiken aus der Personalgewinnung und der Personaladministration, Risiken aus dem Einkauf oder beispielsweise aus der Wartung medizinischer Geräte. Es kann nicht automatisch davon ausgegangen werden, dass eine einzelne Person oder eine einzige Organisationseinheit an einem Großklinikum in der Lage ist, alle Risiken zu überblicken und zu überwachen. So kann beispielsweise der einzelne Personalsachbearbeiter nicht zwingend die ökonomischen Konsequenzen für das Gesamtunternehmen überblicken, die aus der Zustimmung zu Anträgen für die Wahrnehmung der Altersteilzeit resultieren. Einzelne Genehmigungen mögen ökonomisch unkritisch sein, die Summe aller Genehmigungen hat aber eventuell eine deutliche Erhöhung der bilanzwirksamen Rückstellungen zur Folge mit entsprechender Ergebniswirkung.

Für ein Krankenhaus bedeutet dies, dass ein betriebswirtschaftliches und ein klinisches Risikomanagement in einem ganzheitlichen RMS zusammengeführt werden sollten. Nur diese ganzheitliche Betrachtung aller relevanten unternehmerischen Risiken lässt ein Erkennen von Wechselwirkungen zwischen Risiken zu und kann Synergieeffekte im Rahmen der Risikobewältigung nutzen. Im primären Fokus des Risikomanagements sollten solche Risikoquellen und Fehlertypen stehen, bei denen sich durch Verbesserungsmaßnahmen, insbesondere im Bereich der Organisation und Prozessoptimierung, die Risiko- und Fehlerhäufigkeit bzw. das Risikopotential reduzieren lassen.

Ein RMS darf zudem nicht losgelöst von anderen (Management-)Systemen betrachtet werden – daher der Begriff integriertes Risikomanagement. Viele Bereiche des Krankenhauses können zur frühzeitigen Identifikation von relevanten Risiken genutzt werden. In vielen bestehenden Verfahren und Prozessen schlummern Hinweise auf mögliche Risiken, die ein Krankenhaus an seiner zuvor definierten Zielerreichung hindern können. Diese Hinweise müssen systematisch erfasst, analysiert und bewertet werden. Neben den in Abbildung 1 dargestellten Einflüssen können weitere Bereiche des Krankenhauses zur frühzeitigen Risikoidentifikation genutzt werden. Dies sind beispielsweise die Interne Revision, das Interne Kontrollsystem und das Controlling.

5 Der Risikomanagement-Prozess

Aufbauend auf einer Risikostrategie sollte ein Risikomanagementsystem in Form eines kontinuierlichen Verbesserungsprozesses (KVP) im Krankenhaus eingeführt werden. Vergleichbar mit dem PDCA-Zyklus (Plan-Do-Check-Act-Zyklus), bekannt aus dem Qualitätsmanagement, werden die Prozessschritte des Risikomanagements in Form eines kontinuierlichen Kreislaufs (RM-Regelkreis; Abb. 2) – ausgehend von der Risikoidentifikation über die Risikoanalyse (Risikobeschreibung und Risikobewertung) und der Risikobewältigung bis hin zur Steuerung des Einzelrisikos und des Gesamtrisikoportfolios – durchlaufen. Risikomanagement sollte zudem als elementarer Bestandteil der wertorientierten Krankenhausführung verstanden werden.

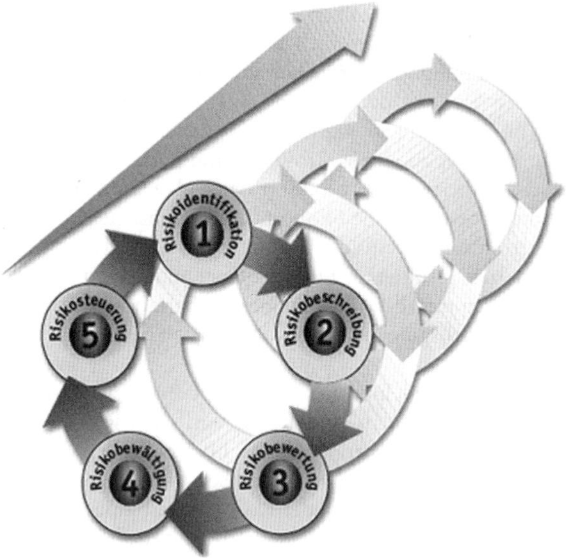

Abb. 2: Der Risikomanagement-Regelkreis (Quelle: Solidaris Unternehmensberatungs-GmbH).

5.1 Risikoidentifikation

Der Risikoidentifikation, als erster Schritt des RM-Regelkreises, kommt im gesamten Gesundheitswesen eine besondere Bedeutung zu. Durch die vielfältigen Prozesse und vor allem durch die Aktivitäten am und mit den Menschen sowie durch die vielfach historisch gewachsenen Strukturen sollte ein Risikomanagementsystem im Krankenhaus ganzheitlich eingeführt werden. Risiken aus allen internen und externen Bereichen (z. B. EDV-Risiken, Risiken aus Gesetzgebung, Verordnungen, Vorschriften, Risiken aus medizinischen und pflegerischen Prozessen, aus Kooperationen und Outsourcing etc.) sollten in diesem System Berücksichtigung finden. Um eine solche Ganzheitlichkeit erreichen zu können, sollte die Risikoidentifikation auf eine Vielzahl von Instrumenten zurückgreifen. Beispiele für solche Instrumente wie Workshops und Interviews sowie Risikofrüherkennungssysteme werden in den folgenden Abschnitten diskutiert.

5.1.1 Workshops und Interviews

Im Rahmen von interdisziplinären Workshops oder Interviews, beispielsweise mit den Abteilungs-, Bereichs- und Stabstellenleitern, können Risiken strukturiert und systematisch identifiziert werden. Ein Hilfsmittel zur Risikoidentifikation bildet der sog. Risikoatlas. Er ist eine Wissensdatenbank mit möglichen Risikokategorien und Subkategorien sowie weiteren Erläuterungen, z. B. über mögliche Frühwarnindikatoren und Ursachen zu den jeweiligen Subkategorien. Auf dieser Basis kann eine erste systematische Risikoidentifikation vorgenommen werden.

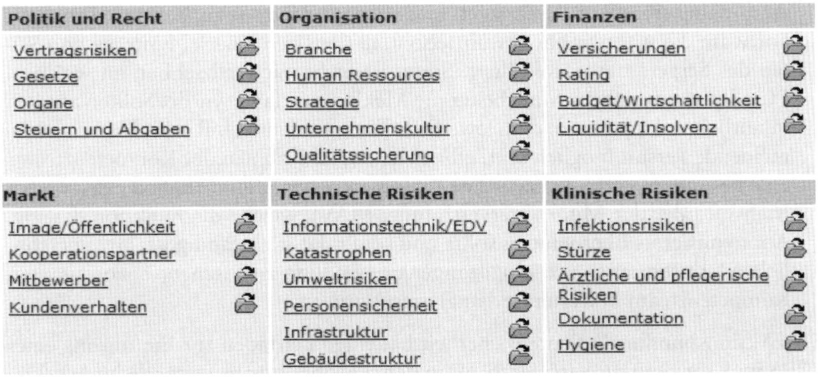
Politik und Recht
Vertragsrisiken
Gesetze
Organe
Steuern und Abgaben
Organisation
Branche
Human Ressources
Strategie
Unternehmenskultur
Qualitätssicherung
Finanzen
Versicherungen
Rating
Budget/Wirtschaftlichkeit
Liquidität/Insolvenz
Markt
Image/Öffentlichkeit
Kooperationspartner
Mitbewerber
Kundenverhalten
Technische Risiken
Informationstechnik/EDV
Katastrophen
Umweltrisiken
Personensicherheit
Infrastruktur
Gebäudestruktur
Klinische Risiken
Infektionsrisiken
Stürze
Ärztliche und pflegerische Risiken
Dokumentation
Hygiene

Abb. 3: Auszug aus einem Risikoatlas (Quelle: Risikomanagementsoftware R2C_risk to chance der Schleupen AG)

5.1.2 Instrumente und Methoden zur Risikofrüherkennung

Weitere Instrumente zur Durchführung einer systematischen und strukturierten Risikoidentifikation sind sog. Risikofrüherkennungssysteme, auf deren Basis ein frühzeitiges Erkennen von negativen Zielabweichungen möglich ist.

Critical Incident Reporting System (CIRS)

Ein *Critical Incident Reporting System (CIRS)* oder auch Incident Reporting System genannt, ist ein Meldesystem, in welchem Mitarbeiter des Krankenhauses anonym Beinahe-Fehler, Fehler, Beinahe-Schäden und weitere unerwünschte Ereignisse ohne Schadenseintritt melden können. Diese Ereignisse werden systematisch, beispielsweise von einem Kompetenzteam, analysiert und bewertet und Verbesserungsmaßnahmen vorgeschlagen. Des Weiteren sollte das Kompetenzteam aus den bereits vorhandenen Ereignissen mögliche zukünftige Risiken für das Unternehmen identifizieren. Hierzu gibt es die Möglichkeit, dem Kompetenzteam eine einheitliche Szenariotechnik zur Unterstützung der systematischen Identifikation zur Verfügung zu stellen.

Drei wichtige Kernelemente eines solchen sehr sensiblen Systems sind:

1. *Ursachenanalyse:* Zentrales Ziel eines CIRS ist die Klärung der eigentlichen Ursachen von Beinahe-Fehlern. Hierfür sind insbesondere Informationen zu Fragen relevant wie „Was ist passiert?“, „Wobei ist es passiert?“, „Wo ist es passiert?“ und „Warum ist es passiert?“ und *nicht „Wer ist schuld?“*
2. *Keine Schuldzuweisungen oder Sanktionen*: Grundsätzlich erfolgen aufgrund von CIRS-Meldungen keinerlei Schuldzuweisungen oder Sanktionen. Ziel ist es vielmehr, die erkannten Probleme offen und konstruktiv zu diskutieren und eine sinnvolle Lösung zu erarbeiten. Nur wenn diese Voraussetzung erfüllt ist, kann eine offene und positive Fehlerkultur – oder auch besser Sicherheitskultur genannt – im Unternehmen entstehen, in der jegliche unerwünschte Ereignisse als Chance zur Weiterentwicklung begriffen werden.
3. *Anonymität*: Die Anonymität der Meldenden muss wenn von den Meldenden selbst gewünscht in jedem Fall gewährleistet sein. Wenn ein CIRS mit der Unterstützung eines Softwaresystems eingeführt wird, muss zunächst natürlich die Software die Anonymität gewährleisten, in dem sie keinerlei Einträge von Seiten des Servers mitprotokolliert. Somit ist nicht nachvollziehbar, an welchem PC oder von welchem Mitarbeiter die Meldung verfasst wurde. Sollten aus den inhaltlichen Angaben zu dem jeweiligen Ereignis dennoch Rückschlüsse auf die meldende Person möglich sein, gibt es häufig im Rahmen des Kompetenzteams eine besonders vertrauenswürdige Person (evtl. sogar ein Mitglied aus dem Betriebsrat oder der Mitarbeitervertretung, MAV), welche die Funktion des sog. Anonymisierers übernehmen sollte und somit dafür zuständig ist, alle „persönlichen“ Daten einer neu eingegangenen Meldung zu löschen, bevor sie vom Kompetenzteam bewertet und analysiert wird.

Das Aktionsbündnis Patientensicherheit hat einen Leitfaden zur Einführung eines CIRS im Krankenhaus veröffentlicht, in dem darüber hinaus wesentliche Aspekte, die bei der Einführung eines solchen Systems zu beachten sind aufgeführt werden (siehe http://www.aktionsbuendnis-patientensicherheit.de).

Risikoanalysen von Beschwerden

Beschwerden sollten als explizit gewollte Hinweise auf Missstände, Sicherheitslücken, Fehler und unerwünschte Ereignisse von Patienten, Angehörigen und Kooperationspartnern verstanden werden und können ebenso wie Ereignisse aus dem CIRS zur Risikofrüherkennung genutzt werden. Beschwerden können systematisch analysiert und bewertet werden und als weiteres Indiz zur Risikofrüherkennung in die Risikoidentifikation des Krankenhauses einfließen.

Risiko-Audits

Als Audits werden im Allgemeinen systematische und unabhängige Untersuchungsverfahren bezeichnet, die dazu dienen, Prozessabläufe hinsichtlich der Erfüllung von internen und externen Anforderungen und Richtlinien zu bewerten. Unter einem Risiko-Audit bzw. einer Risiko-Prozessanalyse verstehen wir eine spezielle Facette eines Qualitäts-Audits. Risiko-Audits untersuchen systematisch risikorelevante Prozesse, Verfahren und Bereiche, v. a. Schnittstellenbereiche in der Patientenversorgung.

Mit der Durchführung von Risiko-Audits wird das Ziel verfolgt, mögliche Sicherheitslücken aufzudecken und somit klinische Risiken rechtzeitig zu identifizieren. Audits unterstützen die Optimierung von Prozessen durch Empfehlung von Maßnahmen. Die Mitarbeiter werden für Risikoaspekte sensibilisiert und eine positive Risikokultur wird gefördert.

Schadensfallanalysen

Als weiteres mögliches Instrument zur Risikoidentifikation kann eine retrospektive Analyse von bereits eingetretenen Schadensfällen genutzt werden. Entweder können diese Auswertungen bereits durch den Versicherungsmakler zur Verfügung gestellt werden oder die Schadensfallstatistiken können bei dem jeweiligen Haftpflichtversicherer angefordert und eigenständig ausgewertet werden. Von besonderem Interesse sind am häufigsten eingetretene Schäden, die Schäden mit einer besonders hohen Schadenshöhe sowie die diagnostizierten Ursachen.

5.2 Risiko- und Ursachenanalyse

Als Risiko bezeichnen wir im Allgemeinen eine negative Abweichung von einem zuvor definierten Ziel. Als Chance hingegen bezeichnen wir eine positive Abweichung. Zudem zeichnen sich Risiken stets durch zwei Ausprägungen aus: Einer Eintrittswahrscheinlichkeit und einer Auswirkung.[2] Fehlt eine dieser Ausprägungen, dann handelt es sich nicht um ein Risiko, d. h. wenn beispielsweise die Eintrittswahrscheinlichkeit des identifizierten Sachverhalts fehlt, dann sprechen wir über bereits bestehende Probleme, Schwierigkeiten, Schwachstellen bzw. Ursachen für mögliche Risiken. Ein Risiko ist etwas „Zukünftiges“. Ein Risikomanagementsystem ist ein strategisches Instrument, das sich mit zukünftigen Entwicklungen bzw. zukünftigen möglichen negativen Zielabweichungen eines Krankenhauses beschäftigt.

2 Eine genaue Erläuterung zu den beiden Ausprägungen finden Sie unter dem Abschnitt Risikobewertung.

5.3 Risikobewertung

Im Rahmen der Risikobewertung werden die Risiken gemäß ihrer Eintrittswahrscheinlichkeit und ihrer Auswirkungen (beispielsweise bezogen auf das Eigenkapital, das Budget oder das Jahresergebnis) analysiert, um eine Priorisierung der Risiken zu erreichen. Kernelement eines ganzheitlichen RMS ist eine einheitliche Bewertungssystematik aller Risiken. Insbesondere im Bereich der klinischen Risiken treten häufig Schwierigkeiten bei der Bewertung auf. Es sind daher einheitliche Bewertungsschemata zu konzipieren, die die Bewertung eines klinischen Risikos gleichermaßen ermöglichen, wie die Bewertung eines betriebswirtschaftlichen Risikos (vgl. Abb. 4). Zur Lösung dieses Problems kann man beispielsweise auf Methoden zurückgreifen, die sich im Qualitätsmanagement bereits bewährt haben.

Darüber hinaus bringt eine Bewertung von Risiken folgenden Nutzen:

- Risiken können besser kommuniziert werden.
- Risikoentwicklungen im Portfolio können beobachtet werden.
- Plausibilitätsüberlegungen bezüglich der Unternehmensplanung können durchgeführt werden.

5.4 Risikobewältigung

Auf der Grundlage der Risikobewertung sollten geeignete Maßnahmen zur Risikobewältigung eingeleitet werden. Hierbei wird zwischen Maßnahmen zur Risikoreduzierung, zur Risikovermeidung und zur Risikoüberwälzung (beispielsweise auf Zulieferer über die AGBs oder auf Versicherer) unterschieden. Abhängig vom Risiko wird ein Krankenhaus einen Teil der Risiken stets selbst tragen. Diese Akzeptanz eines Risikos sollte im Rahmen des RMS ebenso dokumentiert werden wie beispielsweise eine Maßnahme zur Risikovermeidung. Jede Maßnahme zur Risikobewältigung sollte folgende Punkte beinhalten:

- Maßnahmenverantwortlicher
- Beschreibung der Maßnahme
- Strategie zur Durchführung (ggf. einzelne Schritte/Phasen)
- Maßnahmenstatus (möglich, beschlossen, eingeleitet, durchgeführt, verworfen)
- Umsetzungstermin

5.5 Risikosteuerung und -berichterstattung

Die Steuerung des Einzelrisikos erfolgt über die Überwachung der eingeleiteten Maßnahmen und die kontinuierliche Überprüfung der Risikobewertung. Zudem ist es sinnvoll, zur Steuerung einzelner Risiken Frühwarnindikatoren zu definieren, die gleichermaßen zu einer Plausibilitätsprüfung der Risikobewertung beitragen können.

Die Steuerung des Gesamtrisikoportfolios eines Krankenhauses erfolgt unter anderem über eine regelmäßige Berichterstattung an die zuständigen Leitungsorgane (Geschäftsführung, Aufsichtsgremium) des Krankenhauses und die Reaktion (Entscheidungen, Beschlüsse, Maßnahmen) dieser Gremien auf die Risikosituation.

Eintrittswahrscheinlichkeit des Risikos

Eintritts-wahrschein-lichkeit	Beschreibung Klinische Risiken	Beschreibung betriebsw. Risiken	%
Sehr gering	Die Wahrscheinlichkeit, dass ein solches Risiko wieder eintritt, ist sehr gering. Der Prozessablauf ist überwiegend standardisiert. Offensichtliche Mängel sind im Prozessablauf nicht erkennbar. Die Eintrittswahrscheinlichkeit des Risikos innerhalb eines Jahres beträgt höchstens 5 %.	Es ist unwahrscheinlich, dass ein solches Risiko innerhalb eines Jahres eintritt. Das Risiko tritt höchstens zu 5 % innerhalb der nächsten 12 Monate ein.	0–5
gering	Die Wahrscheinlichkeit, dass ein solches Risiko wieder eintritt, ist gering. Der Prozessablauf ist in großen Teilen standardisiert und weist nur geringe Mängel auf. Die Eintrittswahrscheinlichkeit des Risikos innerhalb eines Jahres beträgt höchstens 25 %.	Es ist relativ unwahrscheinlich, dass ein solches Risiko innerhalb der nächsten 12 Monate eintritt. Maximale Eintrittswahrscheinlichkeit 25 %.	5–25
mittel	Die Wahrscheinlichkeit, dass ein solches Risiko wieder eintritt, ist mittelgradig ausgeprägt. Der Prozessablauf ist teilweise standardisiert und weist Prozessmängel auf. Die Eintrittswahrscheinlichkeit des Risikos innerhalb eines Jahres beträgt höchstens 50 %.	Es ist möglich, dass das Risiko innerhalb der nächsten 12 Monate eintritt. Maximale Eintrittswahrscheinlichkeit 50 %.	25–50
hoch	Die Wahrscheinlichkeit, dass ein solches Risiko wieder eintritt, ist hoch. Der Prozessablauf ist nicht standardisiert und weist erhebliche Mängel auf. Die Eintrittswahrscheinlichkeit des Risikos innerhalb eines Jahres ist größer als 50 %.	Es ist nahezu sicher, dass das Risiko innerhalb der nächsten 12 Monate eintritt. Maximale Eintrittswahrscheinlichkeit größer 50 %.	50–100

Auswirkung des Risikos

Auswirkung	Beschreibung Klinische Risiken	Beschreibung betriebsw. Risiken	T€
Sehr gering	Die Auswirkung des Risikos ist sehr gering. Die Patientensicherheit ist kaum gefährdet. Eine nennenswerte Gefährdung von Personen oder für die Umwelt ist nicht erkennbar.	Risiken, die das Jahresergebnis nur marginal beeinflussen oder höchstens eine spürbare Beeinträchtigung des Jahresergebnisses bewirken.	< 250
gering	Die Auswirkung des Risikos ist gering. Die Patientensicherheit ist vereinzelt gefährdet. Es besteht das Risiko einer geringfügigen, aber nicht nachhaltigen Gefährdung von Personen oder für die Umwelt.	Risiken, die das Jahresergebnis stark beeinträchtigen oder das Entwicklungspotenzial negativ beeinflussen	250–500
mittel	Die Auswirkung des Risikos ist mittelgradig ausgeprägt. Die Patientensicherheit ist gefährdet. Es besteht das Risiko einer nachhaltigen Gefährdung von Personen, z. B. durch Verletzung oder für die Umwelt.	Risiken, die zu einem deutlichen Jahresfehlbetrag führen und das Entwicklungspotenzial erheblich beeinträchtigen.	500–1.000
hoch	Die Auswirkung des Risikos ist hoch. Die Patientensicherheit ist deutlich gefährdet. Es besteht das Risiko einer äußerst schwerwiegenden Gefährdung von Personen, z. B. durch irreversible Schädigung oder Tod, oder für die Umwelt.	Bestandsgefährdende Risiken, die mit einer hohen Wahrscheinlichkeit den Fortbestand oder nachhaltig das Entwicklungspotenzial des Klinikums gefährden.	> 1.000

Abb. 4: Auszug aus einer ganzheitlichen Bewertungsmatrix (Quelle: Solidaris Unternehmensberatungs-GmbH).

Art und Umfang der Berichterstattung sollten in Abhängigkeit vom Empfängerkreis jeweils unterschiedlich gestaltet werden. Beispielsweise könnte das Thema Risikomanagement für den Empfängerkreis der sog. Risikoverantwortlichen (in der Regel Abteilungs-, Stabsstellen- und Bereichsleiter) als ständiger Tagesordnungspunkt in die regelmäßig stattfindenden Sitzungen integriert werden, so dass dieser Kreis in relativ kurzen zeitlichen Abständen, z. B. alle vier Wochen, über das Risikoportfolio und evtl. Veränderungen diskutiert. Die Geschäftsführung hingegen kann in Form eines ausführlichen Risikoberichts beispielsweise einmal pro Quartal über die Risikosituation informiert werden. Zusätzlich sollten jedoch Meldegrenzen eingerichtet sein, bei denen es zu einer Ad-hoc-Berichterstattung an die Geschäftsführung kommen muss. Dem Aufsichtsgremium wiederum könnte halbjährlich über die Top-10-Risiken des Krankenhauses und deren Veränderung strukturiert berichtet werden.

6 Softwareunterstützung

Der vorgestellte ganzheitliche Risikomanagementansatz basiert auf einer engen Verzahnung der einzelnen Risikomanagementmodule. So stellt eine einheitliche Softwareplattform und durchgängige Systemarchitektur bereits einen wesentlichen Erfolgsfaktor dar. Eine Redundanz bei den erfassten Daten ist zu vermeiden und die einzelnen Systeme und Teilprozesse sind aufeinander abzustimmen.

Die folgenden Abschnitte beschreiben die wesentlichen Programmeigenschaften und Funktionalitäten für die Module Risikomanagement, CIRS und Beschwerdemanagement.

6.1 Software zur Unterstützung des Risikomanagementprozesses

Ein softwaregestütztes Risikomanagementsystem sollte einen kontinuierlichen Risikomanagement-Prozess unterstützen. Der erste Schritt innerhalb eines kontinuierlichen Risikomanagement-Prozesses besteht darin, Risiken aus allen Bereichen innerhalb und außerhalb der Einrichtung systematisch und in regelmäßigen Zeitabständen zu identifizieren. Als Hilfsmittel für die systematische Identifikation von Risiken und Chancen hat sich die Verwendung eines individuell konfigurierbaren Risiko- und Chancenatlasses etabliert. Darin werden wertvolle Risikomanagement-Informationen und umfassendes Risikomanagement-Know-how hinterlegt. Auf diese Weise dient der Atlas den Mitarbeitern einer Einrichtung einerseits als wertvolle Wissensdatenbank, andererseits stellt er die Basis für organisationsübergreifende Risikoanalysen und Auswertungen dar.

Zur Unterstützung des Prozessschrittes der Risiko-Beschreibung sollte eine Risikomanagement-Software eine übersichtliche und benutzerfreundliche Erfassungsmaske bereitstellen, damit Informationen über den verantwortlichen Mitarbeiter und die Unternehmenseinheit sowie eine ausführliche Beschreibung einfach und schnell im System erfasst werden. Eine Gegenüberstellung von Chancen und Risiken sollte optional möglich sein.

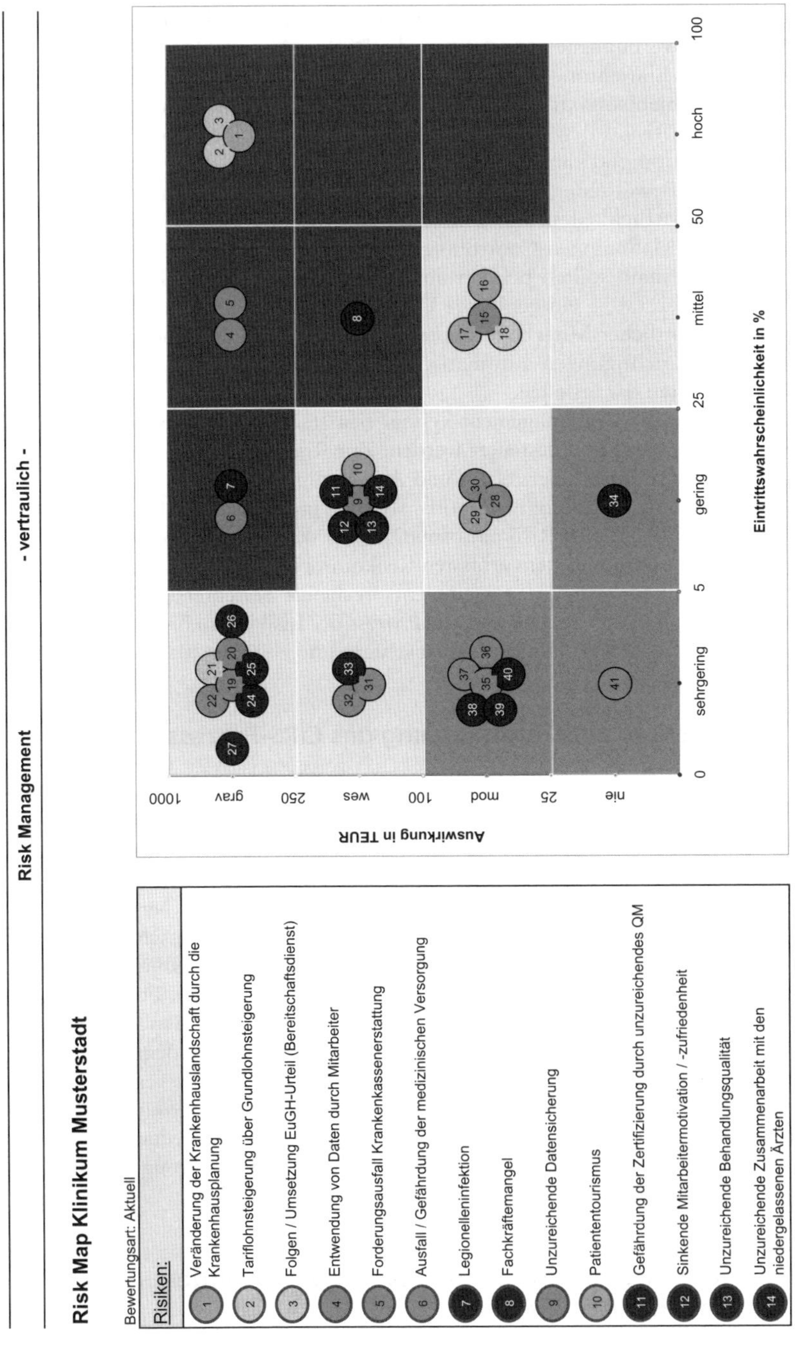

Abb. 5: Risk-Map als Bestandteil der Risikoberichterstattung (Quelle: Risikomanagementsoftware R2C_risk to chance der Schleupen AG).

Die Risiko-Bewertung dient insbesondere der Priorisierung der einzelnen Risiken und der damit verbundenen Einordnung der Risiken aus einzelnen Bereichen und/oder einzelnen Einrichtungen im Gesamtrisikoportfolio eines Unternehmens. Eine Risikomanagementsoftware sollte hierbei sowohl qualitative als auch quantitative Methoden zur Risiko-Bewertung unterstützen. Zudem sollten Möglichkeiten zur Risikoaggregation und -simulation bereitgestellt werden.

Die Risiko-Bewältigung beinhaltet u. a. die konkrete Festlegung von Maßnahmen, Verantwortlichkeiten und Umsetzungsschritten. Das durch eine Software bereitgestellte Maßnahmen-Controlling muss eine effiziente Risikoverfolgung sicherstellen. Deshalb sollten bei den im System erfassten Maßnahmen zwingend ein Maßnahmenstatus, ein geplanter Umsetzungstermin und ein für die Umsetzung verantwortlicher Mitarbeiter hinterlegt werden. Termine sind mit Hilfe von E-Mail-Benachrichtigungen automatisch zu überwachen und in übersichtlichen Online-Ansichten darzustellen.

Die in einem Risikomanagement-System erfassten Risiken müssen regelmäßig überwacht, berichtet und gesteuert werden. Zur Risiko-Steuerung und Berichterstattung sind vielfältige Übersichten und Auswertungen zur Verfügung zu stellen (vgl. Abb. 5). Sowohl Standard-Reports als auch individuell konfigurierbare Reports zur kontinuierlichen Risikoinformation und -kommunikation sollten bereitgestellt werden. Die im System erfassten Risikoinformationen sind zu bestimmten Stichtagen zu historisieren, damit eine entsprechende Berichterstattung zur Risikoentwicklung möglich ist. Der gesamte Prozess der Risikoaktualisierung ist durch entsprechende Workflow-Funktionen zu steuern und zu unterstützen.

6.2 Software zur Unterstützung des CIRS-Prozesses

Eine effiziente Softwareunterstützung kann die Meldung und Bewertung von kritischen Ereignissen wesentlich vereinfachen und völlig neue Möglichkeiten im Bereich der Analyse ermöglichen. Der Softwareeinsatz versetzt die Mitarbeiter von Einrichtungen im Gesundheits- und Sozialwesen in die Lage, Beinahe-Fehler im Intranet anonym zu erfassen. In der Regel werden die Benutzer über komfortable Web-Clients formulargestützt durch die vorgesehenen Erfassungsschritte geführt. Die Ereignisbewertung und -analyse erfolgt häufig von ausgewählten Systembenutzern über eine FMEA (Fehler-Möglichkeits-Einfluss-Analyse). Für statistische Auswertungen und Analysen sollten vielfältige Online-Ansichten und Reports (Word, Excel) zur Verfügung stehen. Die durch die Meldungen identifizierten Risiken und Maßnahmen zur generellen Prozessverbesserung sollten in das übergeordnete zentrale Risikomanagement-System überführt und dort dokumentiert und verfolgt werden. Dadurch werden redundante Aktivitäten vermieden und es wird die Grundlage für eine ganzheitliche und transparente Betrachtung von Risiken und Maßnahmen geschaffen (Abb. 6).

6.3 Software zur Unterstützung des Beschwerdemanagement-Prozesses

Einen wesentlichen Bestandteil eines ganzheitlichen Risikomanagementsystems stellt das Beschwerdemanagement dar. Entsprechende Softwarelösungen unter-

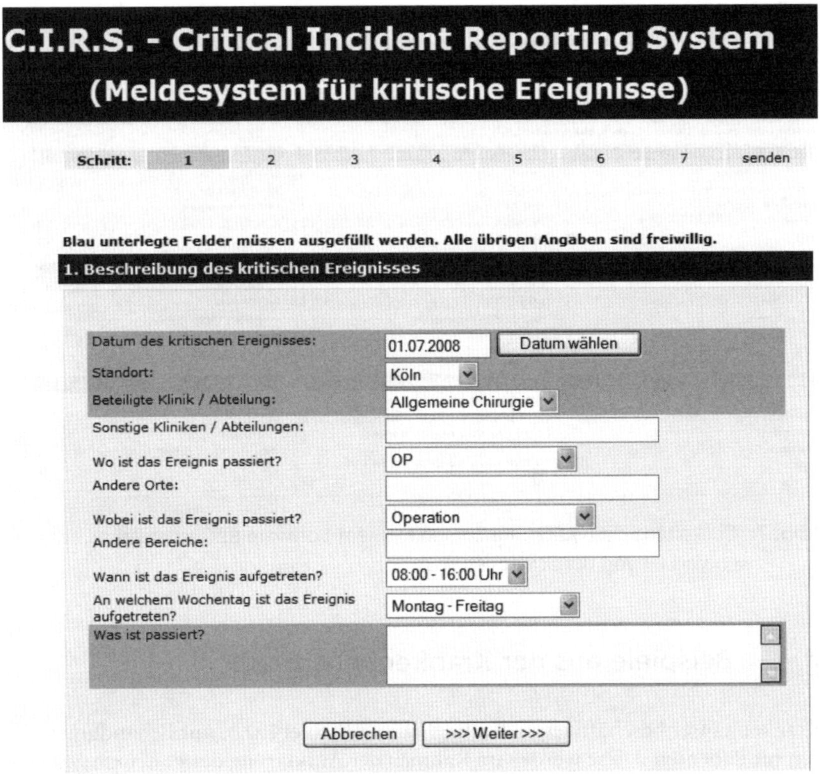

Abb. 6: Erfassungsdialog R2C_CIRS (Quelle: R2C_CIRS-Tool der R2C-Produktfamilie; Schleupen AG).

stützen den gesamten Beschwerdemanagementprozess; von der Beschwerdemeldung über die Analyse bis hin zur workflowgestützten Verfolgung. In der Regel können die Beschwerden im Intranet einfach und übersichtlich erfasst werden. Häufig erfolgt dies formulargestützt in mehreren Schritten. Um die Dringlichkeit des Handlungsbedarfs zu ermitteln, stehen entsprechende Einstufungen zur Verfügung. Für statistische Auswertungen und Analysen sollten auch hier vielfältige Online-Ansichten und Reports bereitgestellt werden (vgl. Abb. 7).

Die Verfolgung und Bearbeitung der Beschwerden ist häufig workfloworientiert aufgebaut. Musteranschreiben und Standardformulare sowie die gesamte Korrespondenz sollten zentral hinterlegt und im Rahmen eines umfassenden Dokumentenmanagement-Systems verwaltet und archiviert werden. Ähnlich wie bei CIRS sollten auch hier die identifizierten Risiken und Maßnahmen einfach in das zentrale Risikomanagement-System überführt werden, so dass auch dieses Modul zum ganzheitlichen Risikomanagement beiträgt und die Erkenntnisse aus dem Beschwerdemanagement entsprechend genutzt werden.

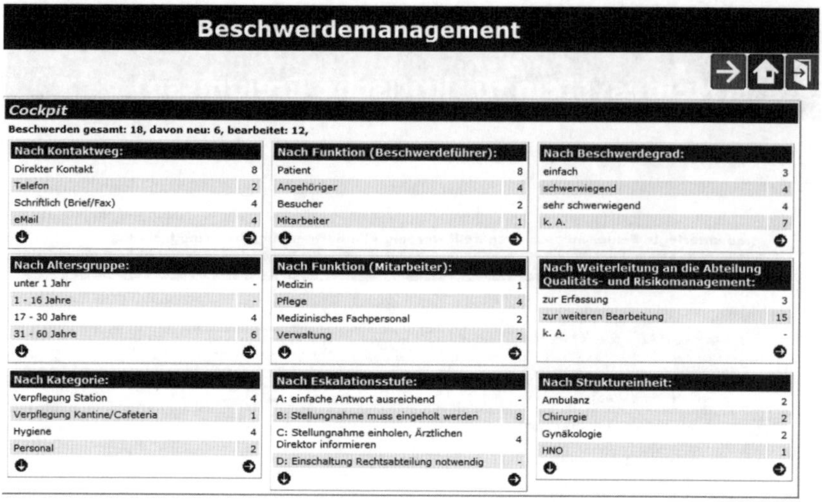

Abb. 7: Cockpitansicht (Quelle: Risikomanagement-Software R2C_complaints, entwickelt von der Schleupen AG).

7 Beispiele aus der Krankenhauspraxis

Krankenhäuser beschäftigen sich alltäglich mit Risiken, z. B. mit Behandlungsrisiken für Patienten. Diese werden im Rahmen der Aufklärung des Patienten gemeinsam mit dem Patienten identifiziert bzw. analysiert und erläutert. Analog hierzu werden im Rahmen des Risikomanagements für das Unternehmen „Krankenhaus" mögliche Risiken, z. B. aus strategischen Prozessen, EDV, Image und Öffentlichkeit, pflegerischen, medizinischen und hauswirtschaftlichen Prozessen identifiziert, analysiert, bewertet und gesteuert. Es werden demnach „Behandlungsrisiken" für das Krankenhaus identifiziert. Im Rahmen der Risikoidentifikation ist es wichtig, zuvor die Ziele des Krankenhauses festzulegen und transparent zu kommunizieren. Erst dann können die Faktoren identifiziert werden, die das Krankenhaus in Zukunft an der Erreichung seiner Ziele hindern könnten – seine Risiken.

Beispielsweise könnten die Ziele eines Sicherheitsbeauftragten des Krankenhauses darin liegen, alle Menschen, die sich im und am Krankenhaus befinden zu schützen. Bei der Risikoidentifikation dieses Bereichs gilt es demnach, zu überlegen, was dieses Ziel in Zukunft gefährden könnte. Führen sie beispielsweise größere Baumaßnahmen in ihrem Krankenhaus durch, bei denen es durch fehlerhafte Staubschutzwände zu hygienischen Risiken für die Patienten kommen kann? Sind Menschen durch fehlende Brandmeldeanlagen gefährdet? Die Grundfrage lautet also, wann und wodurch sind im Hause generell Personen gefährdet? Ein mögliches Risiko im Bereich Sicherheit könnte z. B. lauten:

Aufgrund zahlreicher größerer Baumaßnahmen und unzureichenden Möglichkeiten, die bebauten Bereiche zu isolieren bzw. fehlerhafter Staubschutzwände (Ursache), könnte es zu Hygieneproblemen in angrenzenden besonders gefährdeten

Bereichen kommen (Risiko), mit der Auswirkung z. B. einer Erhöhung der Infektionsrate im Krankenhaus oder einer Beanstandung durch das Gesundheitsamt etc.

Im Folgenden wird exemplarisch die Projektplanung einer Einführung eines RMS in einem Krankenhausverbund dargestellt:

Ausgangspunkt der Einführung war der Projektauftrag der Geschäftsführung. Das Kernteam, das so genannte Risikomanagementteam des Projekts, setzte sich aus internen Risikobeauftragten aus den Bereichen interne Revision, Finanzen- und Controlling sowie ärztlichen Koordinatoren und aus externen Beratern zusammen.

In *Phase 1* wurde das Projekt konzipiert und strukturiert sowie die Risikomanagementsoftware R2C_risk to chance ausgewählt. Alle Mitarbeiter wurden über die Einführung des ganzheitlichen RMS informiert.

In *Phase 2* wurde die Aufbauorganisation des Systems konzipiert. Die Risikoverantwortlichen der Abteilungen wurden benannt und Zuständigkeiten, Verantwortliche und Berichtswege definiert. Innerhalb der Risikomanagementsoftware wurde das Berechtigungskonzept entwickelt und eine einheitliche Bewertungsmatrix festgelegt. Das Kernteam legte zudem fest, welche Abteilungen und Bereiche in welcher Form in das System einbezogen werden sollten.

Innerhalb von *Phase 3* wurde der Risikomanagementprozess implementiert. Im Rahmen von Workshops wurde versucht, ein einheitliches Verständnis zum Thema Risiko- und Chancenmanagement zu schaffen sowie eine erste Risikoinventur anzustoßen. Parallel wurde ein Konzept zur Einführung eines CIRS-Systems erstellt sowie Risiko-Audits in risikorelevanten Bereichen durchgeführt.

In *Phase 4* wurden die Risikoverantwortlichen im Umgang mit der Software geschult. Die Informationen aus der ersten Risikoinventur wurden in die Software übertragen.

Mit der Erstellung des ersten Risikoberichts und der Vorstellung der Ergebnisse wurde in *Phase 5* die Einführungsphase beendet.

Der schwierigste Teil des RMS startet erst nach der Einführungsphase mit dem Anstoß und der Aufrechterhaltung des kontinuierlichen Prozesses. Die Risikomanagementbeauftragten werden hierbei aktiv von der Software unterstützt, beispielsweise durch automatische Erinnerungsfunktionen. Abbildung 8 veranschaulicht die oben dargestellten Projektphasen.

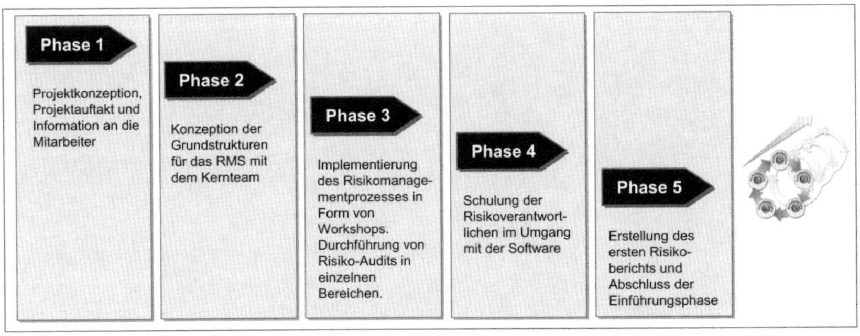

Abb. 8: Beispielhafte Projektstrukturierung zur Einführung eines RMS (Quelle: Solidaris Unternehmensberatungs-GmbH).

8 Fazit und Ausblick

Der ganzheitliche und integrierte Risikomanagementansatz berücksichtigt sowohl die Umfeldentwicklungen des Gesundheits- und Sozialwesens als auch die Risikosituation in den einzelnen Bereichen und Abläufen der Einrichtungen. Dazu gehören sämtliche medizinische, pflegerische und betriebswirtschaftliche Krankenhausbereiche. Dieser Ansatz ermöglicht es, alle für den Fortbestand der Einrichtung bestehenden Risiken und Chancen frühzeitig zu erkennen, zu steuern und zu bewältigen. Das Risikomanagementsystem wird hierbei in die bereits bestehende Organisationsstruktur eingebunden und sollte in angrenzende Systeme, beispielsweise das Qualitätsmanagement, integriert werden.

Die Einführung eines solchen RMS kann für die Kliniken erheblichen Nutzen generieren. Hierzu gehört der ganzheitliche Überblick über alle Risiken, Chancen und Maßnahmen sowie die enge Abstimmung zwischen betriebswirtschaftlichen und klinischen Risiken. Durch die zentrale und dezentrale Ausrichtung des Risikomanagements kann die Risikoverantwortung delegiert werden während gleichzeitig eine gemeinsame Risikokategorisierung in einem Risikoatlas sowie eine einheitliche Bewertungssystematik durch den Softwareeinsatz gewährleistet werden kann. Auch die Risikoberichterstattung und Dokumentation des RMS kann zentral in der Software erfolgen.

Um ein RMS erfolgreich in die Praxis umzusetzen, sollten die Risikomanagementbeauftragten bestimmte Stolpersteine beachten. Ein Stolperstein, der eine erfolgreiche Implementierung behindern kann, ist beispielsweise eine unklare Positionierung der Geschäftsführung zum Thema Risiken und Chancen. Des Weiteren kann fehlende Transparenz über das Vorhaben der Einführung sowie die Risikosituation des Krankenhauses das Projekt nachhaltig behindern. Auch eine ungenügende Reaktion auf Risiko- und Fehlermeldungen sowie eine fehlende Festlegung von Kommunikations- und Berichtsstrukturen wirkt sich nachteilig aus.

Personalcontrolling im Krankenhaus

Joachim Hentze und Andreas Kammel

Personalcontrolling verkörpert längst nicht mehr nur ein modisches Schlagwort, sondern ein ernst zu nehmendes Konzept zur Steuerung des Personalbereichs von Organisationen. Auch die Personalverantwortlichen im Krankenhaus sehen sich zunehmenden Kostensenkungserfordernissen gegenüber und sind mit einem starken Rechtfertigungsdruck hinsichtlich hoher Ausgaben für Personal und Personalprogramme konfrontiert. Deshalb fordern Entscheidungsträger ein wirksames Instrumentarium zur aussagekräftigen Messung von Leistung und Kosten im Personalbereich und darüber hinaus ein *prospektives Steuerungskonzept zur Informationsversorgung, Kontrolle* und *Koordination* von Personalmanagementaktivitäten. Dieser Beitrag soll einerseits klären helfen, was Personalcontrolling im Krankenhaus zu leisten imstande ist, andererseits aber auch, was die (zu) hohen Erwartungen des Praktikers nach heutigem Diskussionsstand enttäuschen muss. Aus der Fülle des Personalcontrolling-Instrumentariums werden personalwirtschaftliche Kennzahlen und das Audit personalwirtschaftlicher Programme im Krankenhaus näher vorgestellt.

1 „Philosophie" und grundlegende Merkmale des Personalcontrollings

Personalcontrolling stellt die Übertragung des Controlling-Konzeptes in den Bereich des Personalmanagements dar. Es ist intendiert, Problemlösungen bzw. für nötig befundene Korrekturen bei Plänen und im Handeln möglichst frühzeitig im Management-Prozess festzulegen und umzusetzen. Im Gegensatz zu einer reinen Feedback-Kontrolle befasst sich das Personalcontrolling mit der frühzeitigen *Unterstützung der Planungsfunktion* im Personalbereich im Hinblick auf eine Realisierung gewünschter zukünftiger Zustände. Daten der Vergangenheit und Gegenwart sowie prognostizierte Früherkennungsinformationen dienen der zielorientierten, Risiken abwehrenden und Chancen konsequent nutzenden Zukunftsgestaltung. Personalcontrolling als Steuerungsinstrument erstreckt sich schwerpunktmäßig auf den Entwurf, die Implementierung, Betreuung und Weiterentwicklung von Planungs-, Kontroll- und Informationssystemen sowie auf die laufende Anpassung und Abstimmung dieser Systeme und Prozesse innerhalb der genannten Teilsysteme (vgl. Hentze und Kammel 1993). Dies schließt die laufende Versorgung desr Entscheidungsträger im Personalbereich mit den notwendigen (möglichst „objektiven", rechenbaren) Informationen ebenso ein wie die (kreative) Entwicklung und Bereitstellung der erforderlichen Instrumente. Konzeptionen des Personalcontrolling lassen sich mit den *folgenden Merkmalen* näher charakterisieren:

(a) *Rationalität und erfolgswirtschaftliche Ausrichtung:*
Personalcontrolling sollte sich explizit an einem methodisch-systematischen Vorgehen orientieren. Es zielt im Wesentlichen auf die Unterstützung der Rea-

lisierung erfolgswirtschaftlicher Ziele der Organisation. Soziale Ziele werden im Sinne von Randbedingungen für die Realisierung wirtschaftlicher Ziele zwar nicht ignoriert, treten aber in diesem Konzept gegenüber ökonomischen Effizienzkriterien in den Hintergrund.

(b) *Informationsversorgung und Koordination:*
Unmittelbares Ziel des Personalcontrolling ist die Entscheidungsunterstützung und die damit verbundene Verbesserung der Gesamtzielerreichung im Personalmanagement. Dieser Unterstützungscharakter bezieht sich funktional und instrumental auf Planungs-, Kontroll-, Koordinations- und Informationsaufgaben. Personalcontrolling stellt sich hierbei als komplexer Prozess der Informationsbeschaffung, -bearbeitung, -speicherung, -übertragung und -analyse dar. Es unterstützt gezielt die Abstimmung der verschiedenen Teilbereiche des Personalmanagements und dessen Ausrichtung in allen Organisationseinheiten auf übergeordnete Ziele und institutionsspezifisch präzisierte Standards.

(c) *Kontinuität und fortlaufende Verbesserung:*
Die Etablierung und Durchführung von Personalcontrolling ist kein fallweises Ereignis, sondern ein fortlaufender Prozess. Eigene Erfahrungen mit dem Instrument, Erkenntnisse erfolgreicher Organisationen („Benchmarking") und neue Ergebnisse der Personalforschung fließen in die Weiterentwicklung und Verfeinerung des spezifischen Personalcontrollingkonzepts einer Organisation ein.

2 Ebenen und Aktionsfelder

Zur Differenzierung der Controlling-Aufgaben empfiehlt sich eine Unterscheidung in verschiedene Leitungsebenen und Aktionsfelder. So sind im Rahmen der Informationsaufgabe für *längerfristige strategische Ziele* (strategische Personalplanung) die höheren Hierarchieebenen Informationsadressaten von weniger differenzierten, gröberen, eher normativen Informationen mit engem Bezug zu wesentlichen (personalbezogenen) Erfolgspotenzialen. Ihrem Charakter nach sollten sie proaktives Handeln vorbereiten sowie, ausgehend von Stärke-/Schwächeprofilen, schwerpunktmäßig die Chancen bzw. Risiken der Organisation im Personalbereich aufzeigen und dabei an externen Einflussgrößen orientiert sein.

In *taktischer* und *operativer Hinsicht* geht es in mittel- bis kurzfristiger Perspektive mehr um Detailgrößen und präzise Informationen innerhalb der Organisation, personalcontrollingbezogen besonders um die *Wirtschaftlichkeit* personalwirtschaftlicher Prozesse.

Das strategisch ausgerichtete Personalcontrolling konzentriert sich dagegen primär auf die Beobachtung und Analyse der für den (künftigen) Organisationserfolg entscheidenden personalbezogenen kritischen *Erfolgsfaktoren*, auf die Koordination von einzelnen Personalplanungen und die Integration der Personalplanung in die strategische Gesamtplanung der betreffenden Organisation.

Während es beim strategischen Personalcontrolling einerseits um die Generierung von Früherkennungsinformationen (Trends im personalrelevanten Umfeld der Organisation, Ergebnisse der Personal- und Arbeitsmarktforschung), andererseits um die Kopplung von Planungen und Informationen im Bereich strategische

Führung und strategisches Personalmanagement geht, orientiert sich das operative Personalcontrolling in kurz- bis mittelfristiger Perspektive unmittelbar am Tagesgeschäft, operieren die hiermit betrauten mittleren und unteren Hierarchieebenen und die Personalabteilung mit detaillierten quantitativen Größen. Das operative Personalcontrolling lässt sich in drei *Hauptaufgabenfelder* unterteilen (Gerpott und Siemers 1995, S. 14ff.):

(a) *Personalinformationsversorgung:*
- Personalinformationssysteme: Aufbau, Betrieb und Weiterentwicklung von Systemen zur Erfassung, Speicherung, Verarbeitung und Übermittlung von personal- und arbeitsplatzbezogenen Daten
- Personalberichtswesen: verdichtende Aufbereitung und periodische Darstellung von Ist- und Plan-Personalbestandsdaten und Daten zur Beschreibung von Aktionen/Programmen des Personalbereichs
- Personalkennzahlen: überschaubare Menge absoluter und relationaler Zahlen, die konzentriert über personalbezogene Sachverhalte im Unternehmen informieren.

(b) *Personalkosten-Controlling:*
- Preis- und Mengenkomponenten bei der Erhebung von Personalkostendaten: Planung, Kontrolle und Analyse des Personalbestandes/-bedarfs sowie der damit verbundenen Personalkostensätze
- Flexibilisierungsanalyse: Analyse von Möglichkeiten zur beschäftigungsabhängigen Personalkostenflexibilisierung (z. B. durch Fremdvergabe, Personalstrukturveränderung)
- Koordination durch Planung: Koordination der Personalkostenplanung mit anderen Planungen im Personalbereich und in der betreffenden Organisation (z. B. Investitions- und Finanzplanung).

(c) *Controlling von Personalprogrammen:*
- Wirkungsanalyse/-prognose: Planung, Kontrolle und Analyse der für den ökonomischen Erfolg relevanten, möglichst monetär quantifizierten (positiven und negativen) Effekte von Personalprogrammen
- Ex ante-Wirtschaftlichkeitsanalysen: Bewertung alternativer Personalprogramme als Basis für Auswahlentscheidungen und Gestaltungsmaßnah-men
- Ex post-Wirtschaftlichkeitsanalysen: Feedback und Basis für Lernprozesse im Personalbereich
- Entscheidungsvorbereitung: Ableitung von Aktionsplänen/Budgets für den Personalbereich durch Integration der verschiedenen programmbezogenen Wirtschaftlichkeitsanalysen und Auswahlentscheidungen.

Von Controllingaktivitäten ist grundsätzlich kein Funktionsbereich des Personalmanagements, kein Programmbereich, keine Organisationsform und kein Wirtschaftszweig ausgeschlossen.

3 Personalplanungsunterstützung und Informationserfordernisse im Krankenhaus

Krankenhäuser können auf der Basis des systemtheoretischen Ansatzes als dynamische soziotechnische, zielgerichtete, offene und adaptive Systeme charakterisiert werden. Da das Krankenhaus in einer wechselseitigen Beziehung zur Umwelt steht, nimmt es Daten und Güter aus der Umwelt auf, transformiert diese in Leistungen sowie Informationen, gibt sie an die Umwelt ab und befindet sich somit in einem kontinuierlichen Anpassungsprozess an die Bedingungen der Umwelt (Eichhorn und Schmidt-Rettig 1995, S. 15).

Die oberste *Zielsetzung bedarfswirtschaftlicher Krankenhäuser* kann aus der Definition des Krankenhausbegriffes im KHG abgeleitet werden. Darin wird das Krankenhaus als Institution beschrieben, die durch ärztliche oder pflegerische Hilfeleistungen Krankheiten, Leiden oder körperliche Schäden feststellt, heilt oder lindert, Geburtshilfe leistet und die zu versorgenden Patienten unterbringt und verpflegt. Neben den *Sachzielen* der Wiederherstellung, Aufrechterhaltung und Verbesserung der Gesundheit des Patienten dürfen die *Formalziele* wie *Rentabilität, Kostendeckung* und *Kostenminimierung* auch im Krankenhaus nicht außer Acht gelassen werden. Aufgrund des steigenden Kostendrucks geraten sie zunehmend in den Vordergrund des Interesses. Dies gilt sowohl für private, der Gewinnerzielung verpflichtete Krankenhäuser als auch für freigemeinnützige („angemessener", zweckgebundener Gewinn) und öffentliche, nach Kostendeckungsgesichtspunkten arbeitende Krankenhäuser. Trotz der Tendenz zur Technisierung und Apparatemedizin basieren die Leistungen des modernen Krankenhauses auf der persönlichen Einsatzbereitschaft und der Qualifikation von Menschen im medizinischen und pflegerischen Bereich.

Die *quantitative* und *qualitative Personalplanung* sollte unter betriebswirtschaftlichen Gesichtspunkten künftig gegenüber einer traditionellen reinen Verwaltung des Personals Vorrang erhalten und das Personalcontrolling das proaktive Personalmanagement informatorisch und koordinierend wirkungsvoll unterstützen. Das Erfordernis eines umfassenden Steuerungssystems impliziert einen *integrativen Ansatz* der Betrachtung. Nur die Kombination von medizinischen, pflegerischen sowie kaufmännischen Daten erlaubt die Perspektive, die Ziele des Krankenhauses und die speziellen Aufgaben des Personalcontrolling im Krankenhaus zu erreichen. Kernpunkt für ein Steuerungssystem sind die *Managementinformationen*. Dabei geht es nicht nur um Informationen für das kaufmännische Management, sondern auch um Informationen für das ärztliche und das Pflegemanagement. Zur Steuerung des Krankenhauses ist ein Zugriff auf aktuelle Leistungs- sowie Kostendaten notwendig. Informationen über das vorhandene Personal sowie die Leistungserstellung sind z. B. Voraussetzungen für die Planung eines wirtschaftlichen Personaleinsatzes. Die Ermittlung der kapazitiven Auslastung des Personals unter besonderer Berücksichtigung der zeitlichen Verteilung der einzelnen Tätigkeiten, die Ermittlung der durchschnittlichen Behandlungszeiten für die verschiedenen Leistungen oder das Erstellen von Tätigkeitsstrukturbildern für die einzelnen Berufsgruppen sind notwendige Leistungsinformationen, um den Erfordernissen nach einem Steuerungssystem in der Personalwirtschaft nachzukommen. Die Forderung nach einer Einbindung der Ärzte in den wirtschaftlichen Ablauf und die Übertragung von Personalverantwortung muss einhergehen mit einer Bereitstellung einer geeigneten *Informationsinfrastruktur*. Dem Arzt müssen Informationen über die Leistungsdaten, Kosten sowie Erlösdaten seiner Abteilung zur Verfügung gestellt werden. Für jede Abteilung eines Klinikums sind drei verschiedene Arten von *Informationskategorien* zu erfassen und systematisch auszuwerten: *Personalinformationen, Patienteninformationen* und *Leistungsinformationen*.

4 Kennzahlen als Instrument des Personalcontrollings im Krankenhaus

Als quantitative Informationen, die die Struktur einer Organisation oder von Teilen davon sowie die sich in ihnen vollziehenden Prozesse und Veränderungen beschreiben, dienen im Controlling *Kennzahlen(-systeme)* (Reichmann 2001). Durch sie sollen große und dementsprechend schlecht überschaubare Datenmengen zu wenigen, aber aussagekräftigen Größen verdichtet werden, so dass aus ihnen die Essenz der gesamten Datenflut abgelesen, dokumentiert und im Zeitablauf verfolgt werden kann. Kennzahlen können der Krankenhausleitung einen umfassenden Überblick über die *Leistung der betreffenden Institution* sowie ihrer Teilbereiche geben. Sie eignen sich bei schneller und zeitnaher Ermittlung als Indikatoren zur *Früherkennung* von positiven und negativen Entwicklungen. Die aus der laufenden Kontrolle gewonnenen Informationen dienen als Grundlage für die Erstellung bzw. Korrektur von Plänen. Planung und Kontrolle können in der Praxis mit Hilfe (hierarchisch aufgebauter) Kennzahlensysteme erfolgen, in die spezielle personalwirtschaftliche Kennzahlen integriert sind.

Allgemein wird die Beurteilung der *Leistungsfähigkeit eines Krankenhauses* an Kennzahlen wie Verweildauer der Patienten oder Bettennutzungsgrad bzw. Auslastungsgrad festgemacht. Diese Kennzahlen sind jedoch von weiteren Faktoren abhängig, z. B. vom Flächenbestand, von der Beschäftigtenzahl, der technischen Ausrüstung, den Diagnostik- und Therapiemethoden usw. (Buchholz und Eichhorn 1992, S. 275 ff.). Als Grundlage für die Entwicklung eines personalwirtschaftlichen Kennzahlensystems bietet sich das nach Funktionen differenzierte Konzept von Schulte (1989) an, das für krankenhausspezifische Gegebenheiten modifiziert und erweitert werden muss (vgl. Abbildung 1). Im Folgenden sollen exemplarisch ausgewählte Kennzahlen des Personalbedarfs, des Personaleinsatzes und der Personalkosten krankenhausbezogen näher erläutert werden.

5 Personalplanung und Personalbedarf

Eine zentrale Aufgabe der Personalplanung im Krankenhaus liegt in der Bestimmung des kostenminimalen Personalbedarfs, jeweils abhängig vom Arbeitsanfall für die einzelnen Dienstarten. Dieser kann zwischen einzelnen Patienten, Krankenhausabteilungen und Krankenhäusern aufgrund unterschiedlicher Verweildauern und Qualitätsstandards erheblich differieren. Die *personelle Sollkapazität* hängt u. a. ab von der Anzahl der zu pflegenden Patienten, der Intensität der Pflege, der Krankenhausorganisation (Transportwege zu Leistungsstellen, Springerpool etc.), der tageszeitlichen und wöchentlichen Diensteinteilung, der Ausfallquote durch Krankheit und Urlaub und der wöchentlichen Arbeitszeit. Der Netto-Personalbedarf setzt sich wie folgt zusammen:

  Brutto-Personalbedarf
– Personalbestand im Zeitpunkt t_0
+ Abgänge
– feststehende Zugänge
———————————————
= Netto-Personalbedarf [Mitarbeiter]

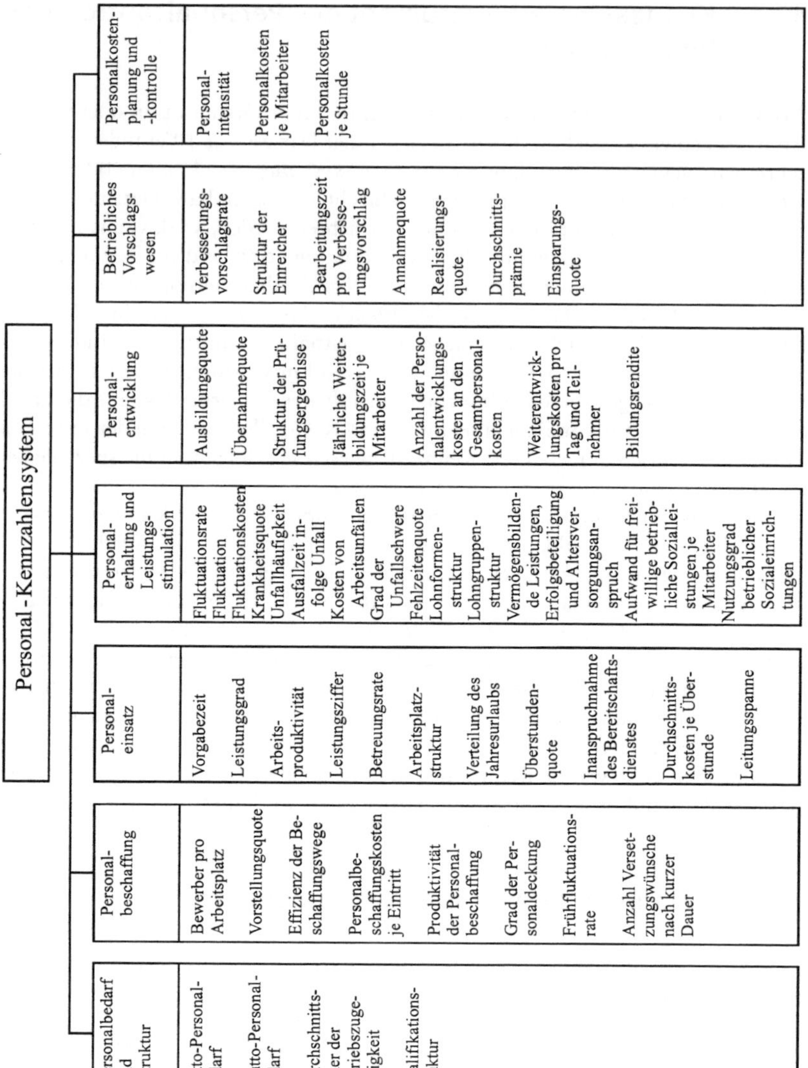

Abb. 1: Personal-Kennzahlensystem

Die Basisdaten für den *Netto-Personalbedarf* sind also der *Brutto-Personalbedarf*, der *Personalbestand*, feststehende *Zugänge* sowie die erwarteten *Abgänge*. Bei den Abgängen kann unterschieden werden zwischen sicheren (Pensionierung, Ende des Zivildienstes), statistisch erfassbaren (insbesondere Fluktuation) und dispositionsbedingten Abgängen (Versetzung, Beförderung). Die Erhebung der relevanten Daten kann beispielsweise differenziert nach Mitarbeitergruppen

(Pflegepersonal, Fachärzte), Kostenstellen oder bei einem Krankenhausverbund nach den einzelnen Krankenhäusern geschehen. Diese Kennzahl dient als Maß für die Über- oder Unterdeckung des Personalbedarfs. Der Brutto-Personalbedarf kann durch folgende Formel dargestellt werden:

$$\text{Bruttopersonalbedarf} = \frac{\text{Benötigte Arbeitsstunden}}{\text{Verfügbare Arbeitsstunden pro Mitarbeiter}} \text{ [Mitarbeiter]}$$

Als Basisdaten für die benötigten Arbeitsstunden gehen hier einerseits die geplanten Leistungen, multipliziert mit einem für die jeweilige Leistung ermittelten Zeitfaktor, ein. Andererseits werden die Kalendertage im Jahr – bereinigt um Fehlzeiten (Feiertage, Urlaubsansprüche, Krankheit usw.) – mit der täglichen Arbeitszeit multipliziert, um verfügbare Zeit zu ermitteln. Die Bestimmung des Brutto-Personalbedarfs kann arbeitsplatzbezogen oder in Abhängigkeit von der jeweiligen Organisationseinheit (Labor, Intensivpflege) bzw. Mitarbeitergruppe geschehen. Diese Kennzahl stellt ein *Maß für den Personalbedarf* im direkten Bereich dar. Eine exakte Planung des Personalbedarfs setzt die genaue Kenntnis des Arbeitsvolumens voraus. Die Kenntnis der benötigten Zeiten für bestimmte Leistungen kann nur aus arbeitswissenschaftlichen Zeitstudien erlangt werden und ist für den Bereich der Pflege z. B. in der Psychiatrie Personalverordnung (§ 5) festgehalten. Der tatsächliche Bedarf an Krankenhausleistungen ist jedoch nur schwer abzuschätzen.

Die Beziehungen zwischen Betriebsleistungen und leistungsbezogenem Personalbedarf lassen sich je nach Dienstart und Kostenstelle durch folgende Kennzahlen zum Ausdruck bringen (vgl. hierzu und zum Folgenden Hentze und Kehres 2008, S. 176 ff.):

(1) Minuten/Leistung
(2) Leistungen/Kraft und Jahr
(3) durchschnittlich belegte Betten/Kraft bzw. (stationäre) Fälle/Kraft

Zu (1): Minuten/Leistung
Die Bewertung geplanter Leistungen mit einer durchschnittlichen zeitlichen Bindung pro Leistung, die im Wesentlichen aus externen Wirtschaftlichkeitsmaßstäben gewonnen wird, findet vor allem bei diagnostischen Leistungen (z. B. Röntgendiagnostik, Endoskopie, Ultraschall) und bestimmten therapeutischen Leistungen (z. B. physikalische Therapie) Anwendung.

Voraussetzung für eine Bewertung von Leistungen mit derartigen Minutenfaktoren, die keinen Vorgabecharakter im Sinne eines Leistungslohnes haben, sondern lediglich Orientierungshilfen bei der Ermittlung des leistungsbezogenen Personalbedarfs sind, ist eine exakte Leistungsdefinition und eine klare Festlegung, welche für die Leistungserbringung erforderlichen Tätigkeiten abgegolten sind. Hierbei geht es zum einen um die Frage, ob Rüst- und Verteilzeiten im Minutenfaktor bereits berücksichtigt sind und zum anderen darum, ob mit einer „Kernleistung“ zusammenhängende Nebenleistungen gesondert anzurechnen sind oder ob diese ebenfalls mit dem Minutenfaktor berücksichtigt sind. Das Produkt aus geplanten Leistungen/Jahr und durchschnittlicher zeitlicher Bindung in der Dimension Minuten/Leistung ergibt die zeitliche Bindung in der Dimension „Minuten/Jahr“.

Die Kapazität einer Vollkraft in der Dimension Minuten/Jahr bzw. Stunden/Jahr ist abhängig von der regelmäßigen tariflichen Arbeitszeit[1], der Anzahl der Wochenfeiertage und den Ausfallzeiten. Bei durchschnittlich 11 Wochenfeiertagen einer Ausfallquote von 15 % und z. B. 38,5 Std./Woche ergibt sich folgende jährliche Arbeitszeit:

Tage/Jahr	365
Samstage/Sonntage	104
Zwischenergebnis	261
Wochenfeiertage	11
Sollarbeitstage	250

250	Tage/Jahr x 7,7 Std./Tag = 1.925 Stunden/Jahr
– 15 %	Ausfallquote bzw. x 85 % „Anwesenheitsquote“
= 1.636	Stunden/Jahr
1.636	Stunden/Jahr x 60 Minuten/Stunde = 98.160 Minuten/Jahr

Zu (2): Leistungen/Kraft und Jahr
Vorgabewerte in der Dimension Leistungen/Kraft und Jahr finden z. B. in der Befundschreibung und bei der Durchführung von Laboruntersuchungen Anwendung. Neben den bereits beschriebenen Problemen der Leistungsdefinition und -abgrenzung ist in diesem Fall zusätzlich darauf zu achten, auf welche regelmäßige Arbeitszeit sich die Vorgabewerte beziehen. Da Vorgabewerte der genannten Art externe Orientierungshilfen sind, die nicht schematisch, sondern unter Berücksichtigung der individuellen Verhältnisse des einzelnen Krankenhauses anzuwenden sind, kommt es eben bei dieser betriebsindividuellen oder situativen Anpassung darauf an, den Vorgabewert in einer Dimension auszudrücken, die dem Vorstellungsvermögen der Person, die den Vorgabewert anwenden bzw. modifizieren soll, zugänglich ist, (z. B. 7 Minuten/Befund).

Es wird nur eine mittelbare Beziehung zwischen „Leistung“ und Personalbedarf hergestellt. Im vorliegenden Beispiel hängt die Antwort auf die Frage, wie viele Befunde eine Mitarbeiterin pro Jahr schreiben kann, wesentlich davon ab, wie umfangreich die Befunde sind (Anzahl der Anschläge/Befund), wie die Leistung „Befund“ definiert ist (untersuchungsbezogen oder patientenbezogen), welche Schreibgeschwindigkeit (Anschläge/Minute) unterstellt wird und welcher Anteil der Arbeitszeit auf das Schreiben der Befunde und welcher Anteil auf sonstige Tätigkeiten (z. B. Ablage, Archivierung, Vervielfältigen, Unterschriften einholen) entfällt.

1 Je nach Tarifgebiet (Bund oder Kommunen, West oder Ost) ist die Arbeitszeit mit 38,5 bis 40 Stunden wöchentlich festgelegt (Beschäftigte des Bundes durchschnittlich 39 Stunden, Mitglieder eines Mitgliedsverbands der VKA im Tarifgebiet West durchschnittlich 38,5 Stunden, im Tarifgebiet Ost durchschnittlich 40 Stunden wöchentlich und zusätzlich können sich im Tarifgebiet West die Tarifvertragsparteien auf landesbezirklicher Ebene darauf einigen, die regelmäßige wöchentliche Arbeitszeit auf bis zu 40 Stunden zu verlängern (TVöD § 6 (1)). Im Tarifvertrag für den öffentlichen Dienst der Länder (TV-L) zwischen TdL und verdi vom 12.10.2006 wurden Sonderregelungen im § 41 für Ärztinnen und Ärzte an den Universitätskliniken getroffen. Dort ist die wöchentliche Arbeitszeit mit (jahresdurchschnittlich) 42 Arbeitsstunden vereinbart worden.

Zu (3): Durchschnittlich belegte Betten/Kraft
Diese Kennzahl stellt in noch stärkerem Maße als Vorgabewerte im Sinne von Leistungen/Kraft und Jahr eine mittelbare Beziehung zwischen Leistungen, genauer gesagt zwischen einer Bezugsgröße als Maßgröße der Kostenverursachung, und dem Personalbedarf her.

Die Anwendung belegungsbezogener Richtwerte, der *Anhaltszahlen*, hatte bzw. hat vor allem im Pflegedienst und ärztlichen Dienst Bedeutung. Stellt man eine derartige Relation her, so geht man von der Annahme aus, dass ein „belegtes Bett" bestimmte pflegerische und ärztliche Leistungen verursacht. Eine Festlegung dieser Leistungen erfolgt weder nach Menge noch nach Qualität. Damit ist das Kernproblem der *Anhaltszahlenrechnung* angesprochen, nämlich die Frage, was ist mit der Anhaltszahl abgegolten? Die Antwort auf diese Frage wiederum ist Voraussetzung für die Berücksichtigung betriebsindividueller Besonderheiten.

Die Pflegesatzparteien orientierten sich bis 1990 bei der *Personalbemessung für Krankenhäuser* an den von der Deutschen Krankenhausgesellschaft (DKG) einseitig empfohlenen Anhaltszahlen von 1969, bei denen sich die Zahl der Personalstellen nach der Zahl der durchschnittlich belegten Betten richtete. Diese Anhaltszahlen von 1969 wurden in der Folgezeit bei den Pflegesatzverhandlungen für das einzelne Krankenhaus um gesetzliche und tarifvertragliche Veränderungen korrigiert.

Am 1. Januar 1991 trat die *Psychiatrie-Personalverordnung (Psych-PV)* in Kraft (geändert durch Art. 4 der Verordnung vom 26. September 1994). Der Anwendungsbereich der *Psych-PV* erstreckt sich nach § 1 auf stationäre und teilstationäre Einrichtungen der Erwachsenen- sowie der Kinder- und Jugendpsychiatrie. Die Vorgaben zur Personalbemessung gelten für den Regeldienst von täglich 14 Stunden (§ 3). Das Personal wird *leistungsorientiert* bemessen, wobei für die Berufsgruppen Krankenpflegepersonal, Diplom-Psychologen, Sozialarbeiter und Sozialpädagogen *Minutenwerte* für die Krankenhausbehandlung vorgegeben werden (§ 5). Die Minutenwerte der Behandlungsbereiche werden mit der durchschnittlichen Zahl der Patienten in *Personalstellen* umgerechnet (§ 6). Die Psych-PV behält im Gegensatz zur Pflege-Personalregelung (Pflege-PR) von 1993 für den Pflegedienst in Allgemeinkrankenhäusern ihre Gültigkeit. Diese regelt die Maßstäbe und Grundsätze zur Ermittlung des Bedarfs an Fachpersonal für den Pflegedienst (ausgenommen Pflege in den Intensiveinheiten, Dialyseeinheiten und in der Psychiatrie). Soweit die Krankenhäuser ihre Leistungen über Fallpauschalen abrechnen, gelten die Vorschriften der Pflege-PR nicht (§ 1 Abs. 2). Die Pflege-PR wurde 1996 aufgehoben und die Verantwortung für die Pflegebedarfsermittlung in die Hände der Selbstverwaltungspartner von Krankenhäusern und Krankenkassen gelegt.

Da die Kriterien der Pflege-PR für die Personalbemessung breite Zustimmung gefunden haben, werden sie vielfach auf freiwilliger Basis weiterhin angewendet (Tuschen, Trefz 2004, S. 73). Trotz der Veränderungen bei den zu erbringenden Leistungen, die bedingt sind durch Entwicklungen im Bereich der Diagnostik und Therapie, führt eine Personalbedarfsrechnung auf der Grundlage der Anhaltszahlen zu durchaus brauchbaren Ergebnissen.

Auf die gleiche Weise wie sich die Vorgabewerte in der Dimension Leistungen/Kraft und Jahr in Minuten/Leistung umrechnen lassen, ist das Verfahren auch für die Anhaltszahlen anwendbar. Im Pflegedienst z. B. wurde schon vor Inkrafttreten der Pflege-Personalregelung die bettenbezogene Anhaltszahl in Pflegeminuten/Patient und Tag umgerechnet. Die auf die 40-Stunden-Woche fortgeschriebene Anhaltszahl für die Innere Medizin (1 Arzt für 17 belegte Betten) bedeutet, dass arbeitstäglich für jeden Patienten durchschnittlich rund 24 Minuten zur Verfügung stehen. Dieser Wert stellt einen „Grundwert" dar, über den hinaus neuere diagnostische und therapeutische Maßnahmen personalbedarfsrechnerisch zu berücksichtigen sind. Nur die Leistungen begründen einen Personalbedarf (gemessen in Vollkräften), die während der Regelarbeitszeit erbracht werden. Leistungen, die in die Zeit des Bereitschaftsdienstes fallen, wirken sich ausschließlich in der Dimension € aus, da die *Bereitschaftsdienste* von den vorhandenen – personalbedarfsrechnerisch auch ermittelten – Kräften erbracht und zusätzlich vergütet werden. Um diesen Zusammenhang personalbedarfsrechnerisch berücksichtigen zu können, ist es erforderlich, von den insgesamt erbrachten Leistungen diejenigen abzuziehen, die dem Bereitschaftsdienst zuzuordnen sind. Soweit diese Differenzierung nicht im Rahmen der Leistungsrechnung vorgenommen wird, besteht ersatzweise die Möglichkeit, die Leistungen des Bereitschaftsdienstes näherungsweise über dessen Kapazität zu berechnen (vgl. im Einzelnen das Rechenbeispiel bei Hentze und Kehres 2008, S. 176 ff.).

Die leistungsbezogene Personalbedarfsrechnung betrifft die Zeiten, die nicht durch Bereitschaftsdienst (Anwesenheitsbereitschaft oder Rufbereitschaft) abgedeckt werden. Die personalbedarfsrechnerischen Betrachtungen können sich jedoch nicht allein auf den durch die Leistungserbringung bedingten Personalbedarf beschränken, sondern haben gegebenenfalls zusätzliche Aspekte der Mindestbesetzung bzw. Dienstplangestaltung zu berücksichtigen.

Die *Mindestbesetzung* ist abhängig von der Zahl der erbrachten Leistungen. Sie wird bestimmt durch:

(1) *Erfordernisse der Leistungsbereitschaft im Sinne einer Mindestkapazität:*
In diesem Sinne ist die Mindestbesetzung eines Leistungsbereiches der Einsatz eines Mitarbeiters bzw. einer Mitarbeiterin in einer bestimmten Dienstart. Können die zu erbringenden Leistungen (z. B. Operation) nicht von einer Person allein erbracht werden, so ist das bei der Mindestbesetzung entsprechend zu berücksichtigen. Liegt die Anzahl der einzusetzenden Personen fest, so ergibt sich der Personalbedarf durch Division der Präsenzstunden/Jahr durch die Jahresarbeitszeit einer Vollkraft.

(2) *Tarifliche Vorschriften hinsichtlich der organisatorischen Gestaltung von Bereitschaftsdiensten:*
Je nach Eingruppierung der Bereitschaftsdienste ist pro Mitarbeiter bzw. Mitarbeiterin monatlich nur eine bestimmte Anzahl von Diensten zulässig. Liegt diese Grenze beispielsweise bei 6 Diensten, so bedeutet das bei durchschnittlich 30 Tagen/Monat den Einsatz von 5 Mitarbeitern bzw. Mitarbeiterinnen, der unabhängig vom Umfang der erbrachten Leistungen vorzusehen ist. Der Personalbedarf insgesamt wird bestimmt durch die zu erbringenden Leistungen und die Dienstplangestaltung. Der Personalbedarf wird in Vollkräften ausgedrückt, einem abstrakten Kapazitätsbegriff, der nicht identisch ist mit Personen.
Die Vereinbarungen über die Bereitschaftsdienste sind insgesamt so unterschiedlich, dass eine eingehendere Beschäftigung mit den Varianten dem Interessierten überlassen werden muss.
Die Definition von Bereitschaftsdienst (BAT: § 15 (6a); TVöD: § 7 (3)) und Rufbereitschaft (BAT: § 15 (6b); TVöD: § 7 (4)) unterscheidet sich grundsätz-

lich nicht vom BAT. Aber: Die Bewertung von Arbeitszeit im Bereitschaftsdienst und damit auch die Bereitschaftsdienstvergütung sind in den Ärztetarifverträgen erheblich verändert worden. So gibt es jetzt zumeist nur noch 1–3 Bereitschaftsstufen – im BAT waren es vier Stufen: A–D. Der TVöD Bund/ VKA hat allerdings diese BAT-Regelung noch übernommen. Die Bereitschaftsdienstregelungen sind in den einzelnen Verträgen sehr unterschiedlich, auch hier muss jeder in seinem Vertrag nachlesen. Besonders interessant ist der Tarifvertrag des Krankenhausarbeitgeberverbands Hamburg (KAH) mit dem Marburger Bund: Bereitschaftsdienst wird zu 100 % als Arbeitszeit gewertet und bezahlt. Die Regelung des Bereitschaftsdienstes wird in den zukünftigen Tarifabschlüssen eine wesentliche Rolle spielen.

6 Informationen zum Personaleinsatz im Krankenhaus

Ein wichtiger Ausgangspunkt für die Erhöhung der Wirtschaftlichkeit im Personalbereich muss eine verbesserte Planung und Organisation des Personaleinsatzes sein. Unter der *Planung des Personaleinsatzes* sollen die Planung der Arbeitsaufgabe, des Arbeitsbedarfs und der Arbeitsanforderung sowie die Planung der Arbeitszeit und der Diensteinteilung verstanden werden. Berücksichtigt werden u. a. die Leistungsfähigkeit, das Leistungsbewusstsein, die Höhe des Arbeitsentgelts, die Arbeitstechnik, die Gestaltung des Arbeitsplatzes und -raumes. Der Möglichkeit, eine Rationalisierung der Arbeitsvorgänge durch Mechanisierung und Automatisierung zu erreichen, sind im Krankenhaus bestimmte Grenzen gesetzt, da Krankenhausleistungen in großem Maße von menschlichen Leistungen abhängen. Ein möglichst optimaler Personaleinsatz soll verhindern, dass nichtproduktive Zeiten entstehen, die kostensteigernde sowie qualitätsmindernde Wirkungen haben.

Im Bereich der Pflege gibt es unterschiedlich qualifiziertes Personal (Stationsschwestern, Zeitschwestern, Schwestern, Pflegehelferinnen, Schwesternschülerinnen, Aushilfen), dem ein bestimmtes Aufgabenfeld zugewiesen wird. Es ist im Sinne einer optimierten *Personaleinsatzplanung* darauf zu achten, dass das Personal entsprechend seiner Qualifikation eingesetzt wird. Hochqualifiziertes Pflegepersonal sollte z. B. nicht durch Bettenbeziehen oder Putzarbeiten bzw. durch Botengänge (z. B. Laborbefunde oder Patientenbetten bringen und holen) sowie Wartezeiten bei diagnostischen Untersuchungen der Patienten ausgelastet werden. Die Abstimmung von Qualifikation und Einsatzzeit des Personals im Verhältnis zum Leistungsumfang bzw. Leistungsanfall ist häufig verbesserungswürdig (Patt 1996, S. 41). Um den Personaleinsatz besser zu beurteilen, können die im Folgenden erörterten Kennzahlen herangezogen werden.

Die *Vorgabezeit* ist eine absolute Kennzahl, die einen Vergleichsmaßstab für die tatsächlich erbrachte Leistung des Mitarbeiters liefern soll. Sie ist arbeitsplatzbezogen und kann beispielsweise zur Objektivierung der Entgeltfindung dienen. Die Vorgabezeiten beinhalten Grund-, Verteil- und Erholzeiten. Die *Grund-* und *Verteilzeiten* orientieren sich an einer so genannten *Normalleistung*. Aus den beobachteten Ist-Zeiten lässt sich unter Berücksichtigung des Leistungsgrades eine Vorgabezeit ermitteln:

Grundzeit
\+ Verteilzeit
\+ Erholzeit

= Vorgabezeit

Außer der reinen Betrachtung der Vorgabezeit lohnt sich auch eine Analyse der Verhältnisse von *Grundzeiten* zu Verteilzeiten. Die Unterteilung in Grundzeiten, zusätzlich anfallende Zeiten sowie sachliche und persönliche Verteilzeiten erlaubt Aussagen über den Ablaufprozess in den einzelnen Abteilungen und zwischen den Abteilungen. Ein zu hoher Anteil an nicht wertschöpfenden Tätigkeiten sollte vermieden werden.

Der *Leistungsgrad* (L_G) ist durch das folgende Verhältnis definiert:

$$L_G = \frac{\text{Beobachtete Ist-Leistung}}{\text{Normalleistung}} \times 100\ [\ \%]$$

Der Leistungsgrad wird mitarbeiterbezogen ermittelt und gilt als Maß der individuellen Leistungen. Schwankungen im Leistungsgrad können durch Ermüdung oder unterschiedliche Motivation hervorgerufen werden. Er ist eine Bestimmungsgröße der Arbeitsproduktivität. Eine besondere Abwandlung für die Belange des Krankenhauses erfährt die *Arbeitsproduktivität* beispielsweise durch folgende Kennzahlen: Patienten/Mitarbeiter; Betten/Mitarbeiter; Umsatz/Mitarbeiter; Patienten/Lohn- und Gehaltssumme.

Gliederungsmöglichkeiten bieten sich anhand der Mitarbeitergruppen oder Organisationseinheiten. Die Arbeitsproduktivität kann als Grundlage für die Personalbedarfsplanung, die Erfolgsbeteiligung und die Planung von Rationalisierungsmöglichkeiten dienen. Der Vergleich der Arbeitsproduktivität verschiedener Krankenhäuser ist relativ problematisch, da die Arbeitsbedingungen in den Krankenhäusern stark differieren können und auch die Qualität der erbrachten Leistungen recht unterschiedlich sein kann. Die Produktivität der Arbeit kann auch als so genannte *Leistungsziffer*, dem Verhältnis aus den erbrachten Krankenhausleistungen zur Anzahl der Mitarbeiter, dargestellt werden (Buchholz und Eichhorn 1992, S. 280). Im Krankenhaus wird auch die *Betreuungsrate* als Maß für die Qualität der Patientenversorgung ausgewertet. Sie ergibt sich aus den Quotienten: Mitarbeiter/Betten und Patienten.

Prinzipiell stellt sie nichts anderes dar als den Kehrwert des reinen Mengenverhältnisses der Arbeitsproduktivität, erlaubt aber eine differenzierte Analyse. Während bei der Arbeitsproduktivität die durchschnittliche Leistung der Mitarbeiter im Vordergrund steht und damit eher das Ziel der Planung des Personalbedarfs verfolgt wird, soll die Betreuungsquote ein Merkmal für die Qualität der Leistung eines Krankenhauses sein.

Die *Arbeitsplatzstruktur* stellt das Verhältnis aus Teilzeitarbeitsplätzen zur Gesamtzahl der Arbeitsplätze dar. Die Arbeitsplatzstruktur (A_S) wird durch folgendes Verhältnis ausgedrückt:

$$A_S = \frac{\text{Anzahl der Teilarbeitszeitplätze}}{\text{Gesamtzahl der Arbeitsplätze}} \times 100\ [\ \%]$$

Besonders wichtig für die Planung und Steuerung des Personaleinsatzes ist die *Verteilung des Jahresurlaubs*. Im Krankenhaus muss das gesamte Jahr über der Bedarf an Krankenhausleistungen gedeckt werden; eine Urlaubsplanung ist aus diesem Grunde gleichmäßig auf die Kalendermonate verteilt anzustreben. Die Verteilung des *Jahresurlaubs* (J_V) wird wie folgt als Formel dargestellt:

$$J_V = \frac{\text{Anzahl der genommenen Urlaubstage im Monat}}{\text{Gesamtzahl der Urlaubstage eines Jahres}} \times 100\ [\%]$$

Es ist eine Untergliederung nach Mitarbeitergruppen, Abteilungen oder Kostenstellen möglich.

Bei der Interpretation der *Überstundenquote* ($Ü_Q$) ist eine differenzierte Betrachtung nach Mitarbeitergruppen oder Kostenstellen sinnvoll. Grundsätzlich ist die Überstundenquote ($Ü_Q$) folgendermaßen definiert:

$$Ü_Q = \frac{\text{Überstunden}}{\text{Normalarbeitsstunden}} \times 100\ [\%]$$

Ist die Überstundenquote auf Dauer hoch, so ist es notwendig, den Personalbedarf grundsätzlich zu überprüfen. Nicht abwendbar sind durch Notfälle nicht vorhersehbare Überstunden und Mehrarbeit durch außergewöhnliche Operationen, die den routinemäßigen Umfang nicht planbar übersteigen. Abwendbar erscheinen hingegen Überstunden, die durch die Wahrnehmung leistungsfremder Aufgaben hervorgerufen werden. Diese Aufgaben können z. B. Ambulanz-Sprechstunden außerhalb der Dienstzeit oder Visiten am Wochenende sein, weil dem Bereitschaftsdienst nicht die frisch operierten Patienten aufgelastet werden sollen (Niopek 1992, S. 82f.). Die *Durchschnittskosten je Überstunde* ($K_Ü$) geben einen Einblick in das Ausmaß der Kosten durch Überstunden. Diese Kennzahl ist durch folgendes Verhältnis charakterisiert:

$$K_Ü = \frac{\text{Überstundenkosten}}{\text{Anzahl der Überstunden}} \left[\frac{€}{h}\right]$$

Eine Gliederung anhand der Kostenstellen erscheint sinnvoll. Die Inanspruchnahme des *Bereitschaftsdienstes* (B_I) schließlich ist eine Kennzahl, die wie folgt dargestellt wird:

$$B_I = \frac{\text{Anzahl der Bereitschaftsstunden}}{\text{Anzahl der in Anspruch nehmenden Mitarbeiter}} \left[\frac{h}{\text{Mitarbeiter}}\right]$$

Gegliedert nach den einzelnen Mitarbeitergruppen und besonders den Arztgruppen kann sie einen Anhaltspunkt für die Berechnungen des Personalbedarfs geben.

7 Anmerkungen zur Personalkostenplanung und -kontrolle

Aufgrund der vielfältigen gesetzlichen Vorschriften sind die Kosten im Allgemeinen gut dokumentiert. Problematisch erscheint dabei jedoch die Zuordnung zu bestimmten Leistungen. Die Personalkostenplanung und -kontrolle im Krankenhaus verwendet die *Personalintensität* (P_I) als typische Kennzahl. Sie wird durch folgende Formel beschrieben (Reister 1996, S. 230):

$$P_I = \frac{\text{Personalkosten}}{\text{Gesamtkosten}} \times 100\ [\%]$$

Ziel muss es sein, die Personalintensität zu senken. Oftmals wird diese Kennzahl zur quantitativen Personalbedarfsplanung verwendet. Die Forderung nach der Senkung der Personalintensität impliziert im Zusammenhang mit Lohnsteigerungen und konstanten Beiträgen zur Krankenversicherung die Umsetzung von Rationalisierungsmaßnahmen. Um die Personalzusatzkosten steuern und kontrollieren zu können, wird deren Entwicklung anhand der *Personalzusatzkostenquote* (P_{ZK}) dokumentiert:

$$P_{ZK} = \frac{\text{Personalzusatzkosten}}{\text{Personalkosten für geleistete Arbeit}} \times 100\ [\%]$$

Als Basisdaten für die Berechnung der Quote werden Kosten für gesetzliche, tarifliche sowie freiwillige betriebliche Leistungen berücksichtigt. Diese werden ins Verhältnis gesetzt zum Brutto-Jahresverdienst abzüglich der Entgelte für bezahlte Ausfallstunden und abzüglich der Sonderentgelte.

Die Entwicklung der Personalzusatzkosten ist im Wesentlichen durch die Beitragssätze und Bemessungsgrenzen zur Sozialversicherung, die tariflichen Leistungsverpflichtungen, die Entwicklung des Krankenstandes sowie den Umfang der innerbetrieblichen Leistungen gekennzeichnet.

Für die Planung und Kontrolle der Personalkosten werden auch die Personalkosten je Mitarbeiter verwendet. Eine objektive Interpretation verlangt eine Untergliederung nach Mitarbeitergruppen. *Die Personalkosten je Mitarbeiter* (P_K) sind folgendermaßen definiert:

$$P_K = \frac{\text{Gesamte Personalkosten}}{\text{Gesamtzahl der Mitarbeiter}} \left[\frac{€}{\text{Mitarbeiter}}\right]$$

Änderungen in der Höhe der Personalkosten können verschiedene Ursachen haben. Die Höhe des Einkommens oder der Sozialabgaben, die Aufwendungen für die Altersversorgung und Unterstützung, Strukturveränderungen bezüglich der Tarifgruppen und die Höhe der Vermögens- sowie Erfolgsbeteiligungen wirken sich auf die Personalkostenbelastung aus. Die *Personalkosten je Stunde* (P_{Kh}) können getrennt nach Mitarbeitergruppen, Tätigkeiten oder Kostenstellen betrachtet werden. Sie werden wie folgt berechnet:

$$P_{Kh} = \frac{\text{Gesamte Personalkosten}}{\text{Anzahl der geleisteten Arbeitsstunden}} \left[\frac{€}{h}\right]$$

Als Maß für die Kosteneffizienz und die Kalkulation dienen sie der Analyse und Steuerung der Personalkosten.

8 Systematische Überprüfung des Personalmanagement-Systems

Das gesamte Managementhandeln wird unter anderem druch *Management-Audits* systematsich überprüft. Dazu gehören auch die Bewertung bzw. Beurteilung der zugrunde liegenden Strategien, des Zielsystems sowie der verwendeten Planungsmethoden, des Informationsmanagements, der Kontrollaktivitäten und der Personalorganisation (vgl. in Bezug auf Krankenhäuser Hercus und Oades 1982). Außerdem dient das Personalmanagement-Audit der Feststellung, ob und inwieweit personalverantwortliche Führungskräfte und Mitarbeiter in der Lage sind, das Instrumentarium des Personalmanagements ziel- und strategiekonform ein- bzw. umzusetzen. Ziel ist es dabei, Fehlentwicklungen im Personalmanagement aufzudecken und Korrekturvorschläge für künftige Personalplanungen und -strategien zu erarbeiten und bereitzustellen.

Eine Analyse des Personalmanagements kann z. B. Fehlentscheidungen im Zielsystem und Handlungsprogramm des Personalmanagements eines Unternehmens, (vorhandene oder fehlende) Potenziale, obsolet gewordene Strategien oder unrealistische Ziele identifizieren und frühzeitig auf notwendige Änderungen aufmerksam machen.

Wichtig für die Charakterisierung des Personalmanagement-Audits sind insbesondere folgende Merkmale:

- Die Überprüfungen finden regelmäßig statt, nicht nur fallweise bei bereits evidenten Fehlentwicklungen.
- Audits beziehen das gesamte Personalmanagement ein und setzen dabei Prioritäten, ohne sich lediglich isoliert auf einzelne Teilbereiche zu beschränken (erst im zweiten Schritt werden aufgespürte Schwachstellen einer tiefer gehenden Analyse unterzogen).
- Die Überprüfung erfolgt systematisch, d. h. auf der Basis von vorausbestimmten Kontrollnormen.

Zur Systematisierung und Strukturierung von Audits lassen sich Checklisten verwenden (siehe Abbildung 2). Checklisten können allerdings nicht mehr als eine erste Anregungsfunktion erfüllen. Sie sollen entscheidende Erfolgsfaktoren des Personalmanagements thematisieren, können aber keine Allgemeingültigkeit beanspruchen, sondern haben der spezifischen Organisationssituation Rechnung zu tragen.

Die Festlegung von Normen bzw. Beurteilungsstandards nimmt eine Schlüsselrolle in Auditprozessen ein und gilt als schwieriges Unterfangen, da eine Standardisierung der Beurteilungsmaßstäbe weitgehend fehlt. Es lässt sich nicht allgemein gültig und präzise vorgeben, welche Kriterien einzuhalten sind und welche Erfolgsfaktoren „gutes“ oder „modernes“ Personalmanagement determinieren. Im Krankenhaus sollte darauf geachtet werden, dass Expertenmeinungen hierzu sowohl aus der kaufmännischen Sicht als auch aus der ärztlichen und pflegerischen Sicht hinzugezogen werden.

1. *Prämissen-Audit* = Audit der vielfältigen Annahmen über Gesetzmäßigkeiten und Strukturen des Personal-Management-Kontexts (unternehmensintern/-extern)
   - Sind alle entscheidungsrelevanten Prämissen identifiziert, analysiert, evaluiert, gewichtet und dokumentiert worden?
   - Ist das Entscheidungsprogramm für wichtige personalwirtschaftliche Entscheidungen geeignet?
   - Wurden alle verfügbaren Informationsquellen für bestimmte Entscheidungssprobleme „angezapft"?
   - Wurden Daten des Arbeitsmarktes (Diagnose/Prognose) adäquat verarbeitet?
   - Welchen Einfluss haben andere Planungen im Krankenhaus auf die Personalplanung?
2. *Strategie- und Ziele-Audit* = Audit der strategischen Orientierung des Personalmanagements im Krankenhaus und seines Zielsystems (einschl. Kompatibilität von Strategien und Zielen mit den Kontextdeterminanten des Personalmanagements)
   - Welche personalmanagementbezogenen Strategien und Ziele bestehen im Krankenhaus?
   - Lässt sich das operative Handlungsprogramm des Personalmanagements aus den Personalstrategien ableiten?
   - Erscheinen die Ziele der diagnostizierten Organisationssituation und der prognostizierten Entwicklung angemessen?
   - Sind die Strategien, Ziele, Maßnahmen den Verantwortlichen und Betroffenen bekannt?
   - Stehen regelmäßig Informationen zur Überprüfung der Zielrealisation zur Verfügung?
   - Werden zukunftsbezogene Anforderungsprofile ermittelt?
3. *Maßnahmen-Audit* = Audit des inhaltlichen (Handlungs-)Programms des Personalmanagements und der Höhe und Struktur des dazugehörigen Budgets
   - Sind Budgethöhe und Budgetstruktur den Erfordernissen angemessen?
   - Welchen Beitrag leisten einzelne Maßnahmen zur Zielrealisation im Personalmanagement?
   - Haben sich die eingesetzten Maßnahmen bewährt?
   - Sind die Träger der Maßnahmen und Programme anforderungsgerecht qualifiziert und weitergebildet?
   - Setzen die Mitarbeiter die beschlossenen Maßnahmen zielkonform um?
   - Welche Kosten-Nutzen-Überlegungen (ökonomische und soziale Effizienz) bestimmen das Handlungsprogramm und die Einzelmaßnahmen?
4. *Organisations-Audit* = Audit der Personalorganisation und die Beziehungen zu anderen Funktionsbereichen des Krankenhauses
   - Entspricht die bestehende Organisation den Anforderungen an das Personalmanagement, an Unternehmensstrategie und -ziele?
   - Entsprechen die Planungsabläufe bzw. die Prozesse der Forderung nach Flexibilität und Wirtschaftlichkeit?
   - Sind die (formellen) Kommunikationsstrukturen und -prozesse zweckentsprechend?
   - Ist die Personalabteilung personell und sachlich angemessen ausgestattet?
5. *Prozess-Audit* = Audit der Planungs-, Kontroll-, Koordinations- und Informationsversorgungsprozesse
   - Werden die vorgesehenen Personalmanagement-Konzepte auch tatsächlich implementiert? (Anwendungsprüfung)
   - Ist die Koordination personalmanagementbezogener Entscheidungsprozesse mit anderen betrieblichen Prozessen gewährleistet?
   - Haben sich die in der Personalplanung, Personalkontrolle, Koordination und Informationsversorgung eingesetzten Instrumente, Verfahren, Methoden, Modelle, Techniken usw. bewährt?
   - Sind die angesetzten Termine und Kosten eingehalten worden?

Abb. 2: Checkliste Anknüpfungspunkte des Personalmanagement-Audits

9 Kritische Würdigung

Bisher liegen keine umfassend-theoretischen und empirisch fundierten Studien zum Forschungsgegenstand „Personalcontrolling" vor. Die Krankenhauspraxis kann deshalb nicht auf schlüssige Nachweise positiver Wirkung des Konzepts auf die *Wirtschaftlichkeit* im Personalbereich zurückgreifen. Was die Wissenschaft bereitstellen kann, ist lediglich ein gestaltungsorientierter gedanklicher Bezugsrahmen. Dieser dient vor allem der Systematisierung, Problemsondierung und Generierung (vorläufiger) Lösungshypothesen ohne Lösungsgarantie. Der Praktiker kann also von der Wissenschaft kein zeitloses, allgemein gültiges „Rezeptbuchwissen Personalcontrolling" erwarten. Die Ideen und der Bezugsrahmen müssen für den konkreten Einzelfall situativ relativiert werden und sich in maßgeschneiderten Konzeptionen und krankenhausspezifischen Aufgabenfeldern niederschlagen.

Als weitgehend ungelöst muss das zentrale Problem der *Erfolgsmessung im Personalbereich* gelten. Vor allem die mit dem Input der menschlichen Arbeit, die zumeist in Mengen- und Wertgrößen quantifizierbar ist, korrespondierenden Outputgrößen entziehen sich oft einer genauen Quantifizierbarkeit und sind, falls dies doch gelingt, nicht immer in vergleichbarer Form verfügbar. Ferner ist oft eine inhaltliche Zuordnung von Leistungen zu Kosten schwierig, da selten Kausalbeziehungen zwischen Input (personale Maßnahmen/Programme) und Output (verbesserte zielwirksame Leistungen der Mitarbeiter) verfügbar sind. Außerdem lässt sich die Gesamtwirkzeit personalwirtschaftlicher Maßnahmen nicht exakt prognostizieren und ihr periodenmäßiger Anteil nicht hinreichend abschätzen. Schließlich sind behelfsweise subjektive Bewertungen des Nutzens bzw. der Erfolgswirksamkeit personalwirtschaftlicher Maßnahmen oft sehr willkürlich und werden unter Umständen im Krankenhaus individuell und (interessen-)gruppenbezogen unterschiedlich interpretiert. Defizite in den verhaltenstheoretischen Grundlagen verhindern die genaue Abschätzung der Wirkungen bestimmter Maßnahmen.

Künftig zu verstärkende Aufgaben von Wissenschaft und Praxis sollen sein, schrittweise das Personalcontrolling-Instrumentarium weiterzuentwickeln, innerhalb der personalwirtschaftlichen Teilfunktionen zu verfeinern und anzupassen sowie spezifische institutionelle Erfordernisse des „Unternehmens Krankenhaus" differenzierter als bisher herauszuarbeiten.

Ein künftig wichtiges, gleichwohl noch nicht ausgereiftes Konzept für das Personalmanagement auch in Krankenhäusern ist das inzwischen gängige Controlling-Konzept der *Balanced Scorecard* (Kaplan/Norton, 1997) und der *Balanced Scorecard-Strategy MAPS* (Kaplan/Norton 2004).

Die Kienbaum Unternehmensberatung (Jochmann 2003) beispielsweise unterscheidet die *Erfolgsbereiche Wertschöpfung* (Indikatoren z. B. Budgeteinhaltung, Benchmark, Personalkosten), *Kunden* (Indikator primär Kundenzufriedenheit), *Produkte/Prozesse* (z. B. Effektivität der Administration/Organisation) und *Kompetenz* (z. B. Mitarbeitermotivation, Kompetenzentwicklung). Ziel ist die erfolgs- und strategiebezogene Gesamtsteuerung des Personalbereichs durch kontinuierliche „Audits".

Literatur

Adam D (1996) Krankenhausmanagement im Wandel. In: Adam D (Hrsg.) Krankenhausmanagement: Auf dem Weg zum modernen Dienstleistungsunternehmen. Wiesbaden: 5–18

Borzutzki R (1983) Die Erarbeitung von Personalkennzahlen im Krankenhausbetrieb. Stuttgart Berlin Köln

Buchholz W, Eichhorn P (1992) Wirtschaftliche Führung von Krankenhäusern: Schwachstellen und Lösungsansätze am Beispiel von Universitätsklinika. Baden-Baden

Eichhorn S, Schmidt-Rettig B (1995) Mitarbeitermotivation im Krankenhaus. Gerlingen

Gerpott TJ, Siemers SH (1995) Controlling von Personalprogrammen. Stuttgart

Hentze J (1984) Die Funktion des Krankenhausmanagements. Zeitschrift für öffentliche und gemeinwirtschaftliche Unternehmen, Beiheft 6: 31–53

Hentze J, Kammel A (1993) Personalcontrolling. Bern Stuttgart Wien

Hentze J, Kehres E (2008) Kosten- und Leistungsrechnung in Krankenhäusern. 5. Aufl. Stuttgart

Hercus T, Oades D (1982) The Human Resource Audit An Instrument for Change. In: Human Resource Planning 5.Jg. H. 1: 43–50

Jochmann W (2003) Leistungsbilanz des Management Audits. Personal-Magazin 5: 30–34

Kaplan RS, Norton DP (Hrsg.) Balanced Scorecard: Strategien erfolgreich umsetzen, Stuttgart 1997

Kaplan RS, Norton DP, Strategy Maps. Der Weg von immateriellen Werten zum materiellen Erfolg, Stuttgart 2004

Mayer E, Walter B (1996) Management und Controlling im Krankenhaus. Stuttgart

Niopek W (1992) Personalwirtschaft im Klinikum Ärztlicher Dienst. In: Buchholz W (Hrsg) Wirtschaftliche Führung von Krankenhäusern Schwachstellen und Lösungsansätze am Beispiel von Universitätsklinika. Baden-Baden: 74–103

Patt C (1996) Die strategische Planung als Komponente eines Controllingsystems im Krankenhaus: Eine Untersuchung für das deutsche Krankenhauswesen. Frankfurt am Main Berlin Bern

Reichmann T (2001) Controlling mit Kennzahlen und Managementberichten. 6. Aufl. München

Reister M (1996) Statistische Krankenhausdaten. Ergebnisse aus der Erhebung der Grund- und Kostendaten für die Jahre 1991 bis 1994. In: Arnold M, Paffrath D (Hrsg) Krankenhaus-Report Aktuelle Beiträge, Trends und Statistiken. Stuttgart Jena Lübeck: 221–240

Schulte C (1989) Personalcontrolling mit Kennzahlen. München

Tuschen KH, Trefz U (2004) Krankenhausentgeltgesetz – Kommentar mit einer umfassenden Einführung in die Vergütung stationärer Krankenhausleistungen, Stuttgart

Erwartete Deckungsbeiträge von DRG und Integrierten Behandlungspfaden

Hans Czap

Einführung

Der Beitrag zeigt zunächst, dass bei einer proportionalen Vergütung von Leistungsbündeln, wie sie dem DRG-Abrechnungssystem zugrunde liegt, diejenigen, deren Häufigkeit gering ist, quersubventioniert werden. Daraus entsteht die betriebswirtschaftliche Notwendigkeit, diese Leistungsbündel identifizieren zu können. Als geeignete Maßnahme werden in der Literatur seit einiger Zeit die Entwicklung „Integrierter Behandlungspfade" und deren kostenrechnerische Behandlung im Sinne von Pfadkosten vorgeschlagen. Dieses Konzept wird kurz vorgestellt und, was die Plankosternrechnung von Pfaden betrifft, weiterentwickelt zu einer Rechnung mit „erwarteten Pfadkosten" bzw. *erwarteten Kosten einer DRG* und darauf basierenden Kennziffern.

1 Begründung und Zielsetzung dieses Beitrags

In jüngster Zeit häufen sich die Berichte über wirtschaftliche Probleme im Krankenhausbereich.

So heißt es beispielsweise im Krankenhaus Barometer, „[...] dass bei über einem Viertel der Krankenhäuser im Jahr 2006 in einzelnen Fachabteilungen die Kosten nicht gedeckt werden konnten, da nach Ansicht der Häuser die Leistungen im Fallpauschalenkatalog nicht angemessen bewertet wurden. Den Angaben der Krankenhäuser zu Folge sind, gemessen an ihrer Häufigkeit, insbesondere die Fachabteilungen für Hals-Nasen-Ohren-Heilkunde, die Gynäkologie/Geburtshilfe und Pädiatrie von *Kostenunterdeckungen* überproportional betroffen" (Blum, Offermanns, Perner 2007, S. 4).

Wirtschaftliche Probleme zeigen sich aber auch im Reha-Bereich. In einer Studie der Beratungsgesellschaft Gebera, die im Auftrag der Spitzenverbände der Leistungserbringer in der medizinischen Rehabilitation (der Bundesverband Deutscher Privatkliniken e. V., der Bundesverband für stationäre Suchtkrankenhilfe e. V., die Deutsche Gesellschaft für Medizinische Rehabilitation e. V. und der Fachverband Sucht e. V. erstellt wurde) heißt es: „Aufgrund der zum Teil zu niedrigen Vergütungssätze besteht die Gefahr, dass bei den Rehabilitationskliniken insbesondere der alten Bundesländer ein erheblicher Investitionsstau entsteht und als Konsequenz eine Marktbereinigung nicht nach den fachlichen Kompetenzen der Einrichtungen oder dem bestehenden Bedarf erfolgt, sondern in Abhängigkeit davon, ob die jeweilige Einrichtung ihre Investitionen fremd finanzieren muss, oder ob sie auf Investitionen im größeren Umfang kurzfristig verzichten kann" (Borges et al. 2006, S. 17). Eine weitere Studie kommt von der RWI und wurde im September 2007 veröffentlicht. Nach ihr sind 24 % der

REHA-Kliniken überschuldet und sind damit *akut insolvenzgefährdet* (Augurzky et al. 2007, S. 14).

Kliniken, die nur unzureichende Deckungsbeiträge erzielen, sind in ihrem Bestand längerfristig gefährdet. Die üblichen Maßnahmen, wie Umsatzausweitung und Kostenreduktion, stoßen an ihre Grenzen, denn Umsatzausweitungen sind vor dem Hintergrund der Budgetdeckelungen im Rahmen des herkömmlichen Versorgungsauftrags in der Regel nicht machbar. Da die Deutschen Krankenhäuser im internationalen Vergleich sehr kostengünstig arbeiten (vgl. Salfeld et al. 2007, S. 2 ff.) wären weitere Kostensenkungen nur unter massiver Reduktion der Behandlungsqualität denkbar, was aber auf erhebliche ethische, gesundheitspolitische und standesrechtliche Bedenken stößt.

Andererseits besteht nach wie vor der gesetzliche Auftrag an die öffentliche Hand, eine *ausreichende Gesundheitsversorgung* der Bevölkerung sicherzustellen. Dies bedeutet, dass seitens der politisch Verantwortlichen die wirtschaftliche Lage der Krankenhäuser, wenn sie sich denn so dramatisch bewahrheitet wie dargestellt, nicht einfach ignoriert werden kann.

Politisches Ziel ist es einerseits, die Behandlung in den Einrichtungen des Gesundheitswesens so effizient wie möglich zu gestalten. Entsprechend ist ein weiterer Bettenabbau zu erwarten. Andererseits dürfen dadurch keine unzumutbaren Versorgungslücken entstehen.

Die Gefahr, dass bei dieser politischen Konstellation die Klagen der Krankenhäuser über ihre wirtschaftliche Situation als wenig glaubwürdiges interessengeleitetes Gejammer empfunden werden, ist nun in der Tat gegeben. Pauschale Argumente helfen folglich nicht weiter. Seitens der Krankenhäuser kann dieser Problematik nur dadurch begegnet werden, dass sehr differenziert argumentiert wird. Dies ist aber nur möglich, wenn im Detail gezeigt werden kann, in welchen Bereichen bzw. bei welchen Krankheitsverläufen Verluste erwirtschaftet werden und was die Gründe dafür sind. Dazu will dieser Beitrag eine Hilfestellung bieten.

Entsprechend wird im folgenden Abschnitt die Notwendigkeit aufgezeigt, den *DRG-bezogenen Deckungsbeitrag* zu kennen. Dem schließt sich ein Abschnitt über Behandlungspfade und ihre Kalkulation an. Die Vielzahl der DRG macht es erforderlich, die Aufmerksamkeit des Managements auf die wirklich relevanten Größen zu lenken. In dem Bestreben, dafür Wege aufzuzeigen, wird im Folgenden dann das Konzept der *erwarteten Pfadkosten* eingeführt.

2 Notwendigkeit eines DRG-bezogenen Kennziffernsystems

Die jeweils aktuellen Vergütungssätze, genauer das *relative Kostengewicht (cw)* einer DRG (*cw = case weight)*, das mit dem Basisfallwert zur Ermittlung des Vergütungssatzes zu multiplizieren ist, werden durch das Institut für das Entgeltsystem im Krankenhaus (InEK) für jedes Jahr ermittelt. Basis sind die Kostenrechnungsdaten von Krankenhäusern, die sich auf freiwilliger Basis an der Kalkulation beteiligen. *Zwei Sachverhalte* folgen daraus, die wesentlich für die folgenden Ausführungen sind:

1. Die Vergütung gemäß G-DRG ist fallbezogen und damit im Wesentlichen proportional zur Anzahl der behandelten Fälle (je nach Liegedauer gibt es Abweichungen von dem festen Vergütungssatz, die auf die grundsätzlichen Ergebnisse der folgenden Analyse jedoch keine Auswirkungen haben). Eine proportionale Vergütung von Fällen entspricht der tatsächlichen Kostensituation eines Krankenhauses nur dann, wenn die Anzahl der im Krankenhaus behandelten Fälle der entspricht, die der Ermittlung des DRG-Vergütungssatzes idealtypisch zugrunde lagen.
2. Die pro DRG ermittelten relativen Kostengewichte *cw* spiegeln die Situation eines idealtypischen Krankenhauses wider. In jedem konkreten Krankenhaus und bei jeder DRG wird es in aller Regel Abweichungen von dieser idealtypischen Situation geben.

Abbildung 1 verdeutlicht die Konsequenzen. Zur Erklärung: Auf der horizontalen Achse sind die Anzahl der Fälle aufgetragen, auf der vertikalen der Umsatz bzw. die Kosten. Die vom Nullpunkt ausgehende schräg nach oben verlaufende dickere Linie repräsentiert somit die in Abhängigkeit der Fallzahl erhaltene Vergütung.

Der Fixkostenanteil in Krankenhäusern beträgt in der Regel mehr als 80 % der Kosten. Entsprechend steigen die Gesamtkosten ausgehend von einem gegebenen Fixkostenblock nur geringfügig. Die Anzahl der Fälle der betrachteten DRG, die mit dem Schnittpunkt der beiden Linien Vergütung und Gesamtkosten korrespondieren, legen den *„break even"* fest. Werden im Krankenhaus weniger Fälle dieser DRG behandelt, werden Verluste erwirtschaftet, die durch andere DRG quersubventioniert werden müssen. Umgekehrt ergeben sich bei einer höheren Fallzahl Gewinne.

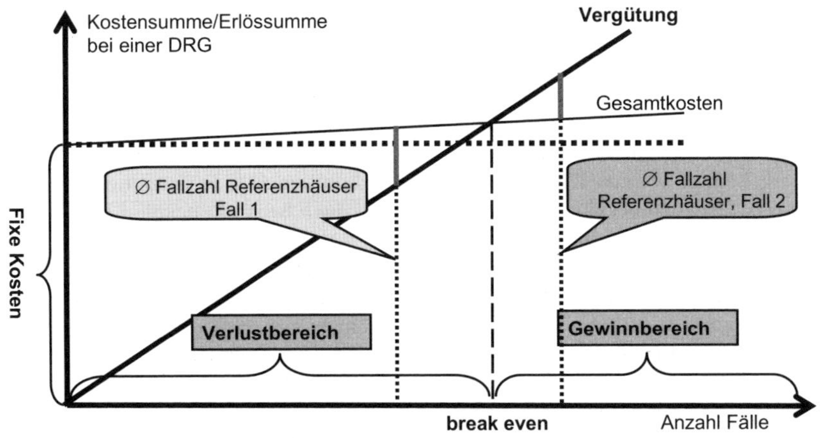

Abb. 1: Erlös- und Kostenstruktur von DRG.

Aufgrund der individuellen Situation eines Krankenhauses ist es höchst unwahrscheinlich, dass es bei jeder DRG eine Fallzahl hat, die zumindest dem *break even* entspricht. Vielmehr werden im Allgemeinen einige Fallzahlen im Gewinnbereich liegen, andere dagegen im Verlustbereich. Solange die Gewinnbringer überwiegen, scheint alles in Ordnung zu sein. Faktisch ist aber bei den meisten Häusern mangels einer verursachungsgerechten Kostenrechnung nicht bekannt, welche DRG denn nun Verlustbringer sind und mit welchen Gewinne erzielt werden.

Auch wenn vertragliche und ethische Bedingungen eine kurzfristige Anpassung der Leistungserbringung zu Gunsten der erfolgswirksamen DRG nicht unbedingt gestatten, ist die genaue Kenntnis der DRG, die zum Erfolg bzw. Verlust beitragen, und dem jeweiligen Ausmaß unverzichtbar.

3 Integrierte Behandlungspfade und ihre Kalkulation

Der Begriff „integrierter Behandlungspfad" vereint vielfältige Aspekte. So heißt es in der Definition der GMDS, AG Medizin-Controlling und AG Qualitätsmanagement (Eckardt 2006, S. 25; Eckardt 2002): „Ein ‚integrierter Behandlungspfad' (IBP) ist ein *Steuerungsinstrument*. Der Pfad beschreibt den optimalen Weg eines speziellen Patiententyps mit seinen entscheidenden diagnostischen und therapeutischen Leistungen und seiner zeitlichen Abfolge. Interdisziplinäre und interprofessionelle Aspekte finden ebenso Berücksichtigung wie Elemente zur *Umsetzung, Steuerung* und *ökonomischen Bewertung*."

Ein Integrierter Behandlungspfad ist folglich ein abstraktes Konzept, das im Sinne einer Sollvorschrift mögliche, einer Diagnosegruppe zugeordneten Behandlungsverläufe zu einer typisierten Einheit zusammenfasst. Er orientiert sich am Stand der Wissenschaft, wie er beispielsweise in Behandlungsempfehlungen zum Ausdruck kommt.

Zu trennen vom Integrierten Behandlungspfad als generalisiertes Ablauf- und Kontrollschema sind *Behandlungserfordernisse* und *-durchführungen* im konkreten Fall. Hier kann es entgegen den Empfehlungen des Behandlungspfades aufgrund der besonderen Umstände des Einzelfalls zu Abweichungen kommen. Speziell bei multimorbiden Patienten können die medizinischen Tätigkeiten mehrerer integrierter Behandlungspfade zur Anwendung kommen. Auch kann sich im Laufe der diagnostischen Abklärung einer Verdachtsdiagnose eine neue Hauptdiagnose ergeben, d. h. unter Umständen werden Behandlungspfade vorzeitig verlassen. Denkbar ist auch bei einem Wechsel zu einem neuen Behandlungspfad, dass dieser nicht von Anfang an durchlaufen wird.

Ein konkreter Behandlungsfall kann also mehreren *integrierten Behandlungspfaden* zugeordnet sein oder auch unterschiedliche Bestandteile integrierter Behandlungspfade enthalten. Derartige Zuordnungen werden im Rahmen der DRG-Abrechnung nur indirekt über die Nebendiagnosen berücksichtigt. Denn die Hauptdiagnose bestimmt die DRG-Gruppe. Erst der Schweregrad innerhalb einer Gruppe wird durch die Nebendiagnosen beeinflusst.

Es liegt folglich ein *komplexes Zuordnungsproblem* vor: Abrechnungseinheit gegenüber den gesetzlichen Krankenkassen ist die einzelne DRG. Diese besteht im Mittel aus unterschiedlichen Anteilen verschiedener integrierter Behandlungspfade. Der einzelne Behandlungspfad ist die medizinisch begründete Einheit, die einen standardisierten Ablauf der Patientenbehandlung repräsentiert. Er steht im Zentrum ökonomisch begründeter Überlegungen, hinsichtlich Einschränkung oder Ausweitung des Behandlungsangebots. Damit wird er zum bevorzugt zu berücksichtigenden Objekt einer Kostenbetrachtung.

Wenn weiter oben die Frage einer Einschränkung oder Ausweitung des Leistungsangebots bezüglich einzelner DRG als ökonomisch relevant eingestuft wurde, so verschiebt sich jetzt der Fokus weg von den DRG auf die Frage nach dem Leistungsangebot bezüglich der Integrierten Behandlungspfade und ihrem Zusammenhang mit den DRG. Kosten und Vergütungssätze (Verrechnungspreise) dieser Leistungseinheiten werden folglich benötigt.

4 Kostenbestimmung Integrierter Behandlungspfade

4.1 Bildung von Kostenträgern

Der Begriff Kostenträger (im Sinne der Kostenrechnung) wird in Krankenhäusern häufig missverstanden und auch in der einschlägigen Literatur in vielen Fällen falsch benutzt. Da ein falsch verstandener Kostenträgerbegriff zu einem wenig aussagefähigen Kostenrechnungssystem führt, sind einige grundsätzliche Bemerkungen erforderlich (vgl. Rühl, Czap, Kremer 2001, S. 234 ff.; Haas 1999, S. 119 ff.).

Die Kostenrechnung wurde ursprünglich für Industriebetriebe entwickelt und dient dort dazu, die Kosten der am Markt abgegebenen Leistungen zu ermitteln. Der herkömmliche Kostenträgerbegriff entspricht diesen Leistungseinheiten. Er hat damit zweifachen Charakter: Zum einen erzielt er als Produkt oder Dienstleistung einen Preis. *Der Kostenträger ist Abrechnungsobjekt.*

Zum anderen verbraucht seine Erzeugung Ressourcen, d. h. um dieses Produkt bzw. diese Dienstleistung anbieten zu können, entstehen Kosten, die möglichst verursachungsgerecht ermittelt werden sollen. *Der Kostenträger ist folglich Kalkulationsobjekt.*

Die Frage, ob Erlös und Kosten einer Leistungseinheit in einem angemessenen Verhältnis zueinander stehen oder ob andere Krankenhäuser diese Leistungseinheit günstiger erbringen können, bedingt, dass diese Leistungseinheiten vergleichbar sein müssen.

Vergleichbarkeit von Kostenträgern bezieht sich auf

- das Ergebnis (Output) des Prozesses zur Leistungserstellung,
- den Ressourcenverbrauch und
- den Prozess als Abfolge von Handlungen.

Die Leistung „Behandlung eines Patienten“ entsprechend einer DRG genügt nun keinem der genannten Dimensionen von Vergleichbarkeit. Das Ergebnis des Krankenhausaufenthalts, wenn es sich auf den Gesundheitszustand des Patienten bezieht, ist nicht eindeutig definiert. Der Ressourcenverbrauch schwankt von Patient zu Patient, je nachdem welche Komplikationen auftraten und Gleiches gilt für den eigentlichen Erstellungsprozess. Der Prozess zur Erstellung einer DRG-konformen Leistung ist mangels Standardisierbarkeit folglich nicht als Kostenträger geeignet. Gleiches gilt für die oben betrachteten Integrierten Behandlungspfade.

Die ursprüngliche Einheit „Kostenträger = Abrechnungsobjekt und Kalkulationsobjekt“ muss bei Anbietern von Gesundheitsleistungen aufgehoben werden. *Abrechnungsobjekt* ist die einzelne DRG. *Kalkulationsobjekte* im Sinne der Kostenträgerrechnung sind Teilleistungen einer DRG bzw. eines Integrierten Behandlungspfades, die standardisierbar sind. Denn nach wie vor ist die Forderung nach Standardisierbarkeit unverzichtbar. Die Kalkulation unterschiedlicher Leistungen macht nur Sinn, wenn Vergleiche angestellt werden können.

Die häufig anzutreffende Praxis, die Kalkulation einzelner Leistungen medizinischer Leistungsstellen dadurch zu vermeiden, dass die durchschnittlichen Kosten pro GOÄ-Punkt errechnet werden und die Kosten über die der Leistung zugeordneten GOÄ-Punkte zu ermitteln, wird dem Kriterium nicht gerecht, dass der tatsächliche Ressourcenverbrauch die Kosten bestimmt.

Beispielsweise ist die Erstellung eines Kopf-CTs (Computertomogramm des Kopfes) eine gemäß GOÄ standardisierte Leistung, der ein festes Punkteschema zugeordnet ist. Dabei werden nicht die besonderen Umstände der Leistungserbringung beachtet, die aber kostenrelevant sind, beispielsweise ob der Patient ansprechbar oder bewusstlos ist, ob es sich um eine Leistung außerhalb der normalen Schicht handelt etc.

Im Sinne des hier diskutierten Kostenträgerbegriffs müssten mehrere Kostenträger, wie z. B. „Erstellung Kopf-CT (Standard)“, „Erstellung Kopf-CT (bewusstloser Patient, tagsüber)“, „Erstellung Kopf-CT (bewusstloser Patient, Notfall, nachts)“ etc., gebildet werden. Da die Erfassung der Begleitumstände zu einem prohibitiven Aufwand führen würde, wird vorgeschlagen, diese indirekt mittels einer automatischen, wissensbasierten Auswertung aus der elektronischen Patientenakte zu generieren.

4.2 Erwartete Pfadkosten

Ein Pfad im Sinne eines integrierten Behandlungspfades ist ein Schema, bestehend aus einer Menge von Pfadelementen, die durch Angabe konkreter Attribute näher beschrieben werden und mittels Relationen, z. B. Anordnungsrelationen wie Vorgänger oder Nachfolger, zeitliche Relationen („zwei Stunden vor/nach …“), konditionale Relationen („wenn OP-Aufklärung mit Patienteneinwilligung abgeschlossen wurde …“) verknüpft sind (Muscholl 2006, S. 138 f.). *Pfadelemente bestehen aus Aktionen und Steuerungselementen*, wobei bei den Letzteren Steuerungselemente zur Synchronisation von Aktionen, solchen zur Verzweigung bzw. Parallelisierung von Aktionen unterschieden werden (ebd., S. 131). Entsprechend repräsentiert ein integrierter Behandlungspfad eine Klasse ähnlicher konkreter Behandlungsfälle. EDV-technisch handelt es sich bei einem Behandlungspfad um ein Schema bzw. ein abstraktes Konzept, das zur Repräsentation des konkreten Falls einer Instanziierung bedarf.

Die einzelnen Aktionen eines Pfades entsprechen standardisierten Gegebenheiten, wie z. B. „Aufnahme des Patienten“ oder „Aufklärung des Patienten vor OP“. Aktionen verbrauchen Ressourcen. Da sie normierten Charakter haben, sind sie als Kostenträger geeignet und entsprechen dem hier verwendeten Begriff eines Kostenträgers. Seine Kosten, sowohl die Ist-Kosten wie auch die Plan-Kosten, lassen sich mit den üblichen Methoden der Kostenrechung ermitteln. Da dies seit vielen Jahren zum Standardrepertoire der Betriebswirtschaftslehre gehört, muss darauf im Einzelnen nicht näher eingegangen werden.

Anders sieht dies für den integrierten Behandlungspfad aus: Da er als abstraktes Schema Verzweigungen und alternative Abläufe enthält, die in Abhängigkeit der konkreten Bedingungen des Einzelfalls durchlaufen werden oder auch nicht, muss strikt unterscheiden werden zwischen der abstrakten Schemaebene und einer konkreten Instanz. Auf Ebene der konkreten Instanz werden die faktischen Gegebenheiten des konkreten Falls gespeichert. Dies ist damit auch der Ort zur Speicherung der entstandenen Ist-Kosten. Diese ermitteln sich als Summe der Kosten der durchgeführten Einzelaktionen.

Auf der Ebene des abstrakten Schemas sind *unterschiedliche Behandlungsverläufe* möglich und vorgesehen. Auch hier gilt, dass sich die pro jeweils möglichem Behandlungspfad entstehenden Kosten aus der Summe der Einzelaktionen bzw. deren Kosten ermitteln. Insgesamt können aber die im Einzelfall entstehenden Kosten entsprechend dem gewählten konkreten Pfad variieren.

Auf dieser abstrakten Ebene kann folglich nur von (erwarteten) Plan-Kosten gesprochen werden. Diese können außerdem, in Abhängigkeit der varianten Behandlungsverläufe, erheblichen Schwankungen unterliegen. Deswegen macht es Sinn, diese Schwankungen der Plan-Kosten explizit zu repräsentieren, sei es, dass das Tripel, bestehend aus den minimalen Pfadkosten, den maximalen Pfadkosten sowie den wahrscheinlichen Pfadkosten, gespeichert wird oder dass aufgrund der Daten früherer Abrechnungsperioden das Paar bestehend aus den wahrscheinlichen Plan-Kosten und der beobachteten Varianz zur Repräsentation verwendet wird.

Der letzten Möglichkeit wird hier der Vorzug gegeben, da sie gestattet, bei den für den betriebswirtschaftlichen Erfolg des Krankenhauses relevanten Kostenverläufen signifikante Abweichungen festzustellen und dem Management zur Kenntnis zu bringen.

4.3 DRG-Kosten und Pfad-Erlöse

Die Situation ist reichlich verworren: Vergütet werden die DRG, die ein Preissystem etablieren. Um die Vorteilhaftigkeit einzelner DRG zu kennen, werden die jeweiligen Kosten benötigt. Die pro DRG erforderlichen Leistungen sind aber nicht eindeutig festgelegt. Vielmehr sind sie über die Haupt- und Nebendiagnosen und die Tätigkeit der DRG-Grouper[1] nur indirekt bestimmt. Aus dieser nur indirekt gegebenen Abhängigkeit von den Leistungen im Krankenhaus resultiert auch die geringe Entscheidungsrelevanz einzelner DRG.

Anders sieht dies bei den integrierten Behandlungspfaden aus. Obwohl sie in weiten Teilen abhängig sind von dem Stand der medizinischen Erkenntnis, beinhalten sie Gestaltungsspielräume, die zum wirtschaftlichen Vorteil des Krankenhauses genutzt werden können. Sie sind in hohem Maße entscheidungsrelevant. Deswegen ist die Ermittlung ihres Beitrags zum wirtschaftlichen Erfolg unverzichtbar. Neben und in Ergänzung zu der *Ermittlung ihrer Kosten* muss die *Bestimmung ihrer anteiligen Vergütung* treten.

1 Ein Grouper ist ein Programm, das zu jedem Fall in Abhängigkeit der kodierten Hauptdiagnosen und Nebendiagnosen die zugeordnete DRG bestimmt.

4.3.1 Bestimmung der DRG-Kosten

Jeder konkrete Behandlungsfall im Krankenhaus wird als ein eigenes Kostenobjekt auf Ist-Kostenbasis angesehen. Die Behandlung pro Fall erfolgt gemäß einer oder mehrerer integrierter Behandlungspfade. Dieser Bezug und das Ausmaß seiner Inanspruchnahme werden festgehalten.

Da jeder Fall genau einer DRG zugeordnet wird, lassen sich die Ist-Kosten pro DRG als Summe der jeweiligen Fallkosten einfach ermitteln.

Die Ermittlung der Plan-Kosten pro DRG kann nur mithilfe des Mengen- und Kostengerüsts vergangener Perioden erfolgen. Dazu müssen geeignete Bezeichnungen und Nummerierungen eingeführt werden.

Die abrechenbaren DRG werden fortlaufend durchnummeriert:

$DRG_1, DRG_2,..,DRG_n$, n = *Anzahl der DRGs*[2]

Ebenso erhalten die integrierten Behandlungspfadschemata IBP (abstrakte IBPs) eine laufende Nummer:

$IBP_1,..,IBP_m$., m = *Anzahl der Behandlungspfadschemata*

Alle Behandlungsfälle c der betrachteten Periode, die mittels des DRG-Grouping der DRG_i $(i = 1...,n)$ zugewiesen wurden, werden fortlaufend nummeriert:

$C_{i,1},..,C_{i,ji}$ $\quad i_j$ = *Anzahl der Fälle, die zur* DRG_i *gruppiert wurden*, $i = 1,..,n$.

Jeder dieser Behandlungsfälle $c_{i,k}$, $(k = 1,..,j_i; i = 1,..,n)$ besteht im Allgemeinen aus mehreren Teilen von Behandlungspfaden. Die Inanspruchnahme der korrespondierenden Instanz des Pfadschemas IBP_l werde mit $in_{i,k,l}$ bezeichnet:

$in_{i,k,l}$ = *Inanspruchnahme des Schemas* IBP_l *durch den konkreten Fall* $c_{i,k}$
$(k = 1,..,j_i; i = 1,..,n; l = 1,.., m)$, $0 \leq in_{i,k,l}, \leq 1$[3]
$K_{ist}(in_{i,k,l})$ = *Kosten der Inanspruchnahme (Vollkosten) auf Ist-Kostenbasis*

Mithilfe dieser Bezeichnungen lässt sich die Gesamtinanspruchnahme $I_{i,l}$ des Behandlungspfades IBP_l durch die DRG DRG_i errechnen:

$$I_{i,l} = \sum_{k=1,..,j_i} in_{i,k,l},\ i_j = \text{Anzahl der Fälle, die zur } DRG_i \text{ gruppiert wurden, } i = 1..,n.$$

Die dabei entstandenen (kumulierten) Ist-Kosten betragen:

$$K_{ist}^{kumul}(I_{i,l}) = \sum_{k=1,..,j_i} K_{ist}(in_{i,k,l})$$

Fasst man diese Kosten über alle integrierten Behandlungspfade IBP_l (l = 1,..,m) zusammen, ergeben sich die kumulierten Ist-Kosten aller Behandlungen der DRG_i: Ihre Division durch die Fallzahl FZ der DRG_i liefert die durchschnittlichen Ist-Kosten pro Fall der Gruppe DRG_i.

2 Die Anzahl n der abrechenbaren DRG's des Jahres 2008 beträgt n = 1080: http://g-drg.de/cms/index.php/inek_site_de/g_drg_system_2008/fallpauschalen_katalog/fallpauschalen_katalog_2008 (23.6.08).

3 Die Festlegung, $0 \leq in_{i,k,l}, \leq 1$, impliziert, dass, wenn der Pfad l komplett bei der Behandlung des Falles $c_{i,k}$ durchlaufen wurde, $in_{i,k,l}, = 1$ gilt.

$$K_{ist}(DRG_i) = \frac{1}{FZ(DRG_i)} \sum_{l=1,..,m} K_{ist}^{kumul}(I_{i,l}) = \frac{1}{FZ(DRG_i)} \sum_{l=1,..,m} \sum_{k=1,..,j_i} K_{ist}(in_{i,k,l})$$

Die Fallzahl $FZ(IBP_l)$ ergibt sich aus der Summe über alle i der Gesamtinanspruchnahmen $I_{i,l}$ des Behandlungspfades IBP_l durch die DRG_i. Da in die Ermittlung von $I_{i,l}$ auch Bruchteile eingehen, ist $FZ(IBP_l)$ im Allgemeinen keine ganze Zahl.

$FZ(IBP_l) = \sum_{i=1,..,n} I_{i,l}$, *$FZ(IBP_l)$ = Fallzahl des IBP_l ($l = 1,..,m$).*

Mithilfe der Fallzahl $FZ(IBP_l)$ und der Summe bezüglich i über die (kumulierten) Ist-Kosten ergeben sich die Ist-Kosten des Integrierten Behandlungspfades IBP_l:

$$K_{ist}(IBP_l) = \frac{1}{FZ(IBP_l)} \sum_{i=1,..,n} K_{ist}^{kumul}(I_{i,l})$$

Zur Ermittlung der erwarteten Plankosten jeder DRG_i, $K_{plan}(DRG_i)$, werden zunächst die erwarteten Plan-Kosten jedes Integrierten Behandlungspfades IBP_l benötigt. Wie weiter oben ausgeführt, bestehen die erw. Plan-Kosten $K_{plan}(IBP_l)$ aus der Summe der Plankosten der IBP_l konstituierenden Einzelleistungen, wobei alternative bzw. variierende Einzelleistungen Variationen dieser Plan-Kosten zur Folge haben. Da konkrete Behandlungspfade, deren Ist-Kosten an der oberen Grenze der Plan-Kosten des Behandlungspfades liegen, mit erhöhter Wahrscheinlichkeit in eine DRG-erhöhten Schweregrad münden, ergeben sich bei der gleichen IBP_l unterschiedliche Plan-Kosten und Plankostenvarianzen, je nachdem zu welcher DRG ein konkreter Behandlungsfall gruppiert wurde.

Es macht deswegen Sinn, DRG-bezogene Untergruppen jedes einzelnen IBP_l zu bilden, was bereits bei der Bestimmung der Ist-Kosten $K_{ist}(I_{i,l})$ des Behandlungspfades IBP_l, soweit er der DRG_i zugewiesen wurde, Berücksichtigung fand.

Mit der Annahme der Gleichwahrscheinlichkeit jeder möglichen Kostenposition errechnen sich Erwartungswert und Varianz dieser Kosten. Diese auf Ist-Kostenbasis ermittelten Werte werden mangels analytischer Möglichkeiten als Plankosten verwendet:

$$K_{plan}(I_{i,l}) = \frac{1}{j_i} \sum_{k=1,..,j_i} K_{ist}(in_{i,k,l}),$$ i_j = Anzahl der Fälle, die zur DRG_i gruppiert wurden, *$i = 1,..,n$.*

$$\sigma_{plan}^2(I_{i,l}) = \frac{1}{j_i - 1} \sum_{k=1,..,j_i} [K_{ist}(in_{i,k,l}) - K_{plan}(I_{i,l})]^2, \quad j_i > 1$$

Unterstellt wird für verschiedene IBP_l die stochastische Unabhängigkeit der Plan-Kosten $K_{plan}(I_{i,l})$. Bekanntlich gilt, dass die Varianz der Summe unabhängiger Zufallsvariable gleich ist der Summe der Varianzen (vgl. Kreyszig 1975, S. 155). Damit folgt:

Die Addition der Werte $K_{plan}(I_{i,l})$ und $\sigma^2_{plan}(I_{i,l})$ über alle DRG liefert die Plan-Kosten und geplante Varianz pro Integriertem Behandlungspfad:

$$K_{plan}(IBP_l) = \sum_{i=1,..,n} K_{plan}(I_{i,l}),$$

$$\sigma_{plan}^2(IBP_l) = \sum_{i=1,..,n} \sigma_{plan}^2(I_{i,l})$$

Die Plankosten der DRG_i, $K_{plan}(DRG_i)$, und ihre Varianzen $\sigma_{plan}^2(DRG_i)$ ergeben sich jeweils als gewichtete Summe:

$$K_{plan}(DRG_i) = \frac{\sum_{l=1,..,m}[I_{i,l} * K_{plan}(I_{i,l})]}{\sum_{l=1,..,m} I_{i,l}},$$

$$\sigma^2_{plan}(DRG_i) = \frac{\sum_{l=1,..,m}[I_{i,l} * \sigma^2_{plan}(I_{i,l})]}{\sum_{l=1,..,m} I_{i,l}}$$

4.3.2 Bestimmung der Pfaderlöse

Die Gesamtinanspruchnahme $I_{i,l}$ des Behandlungspfades IBP_l durch alle Fälle der DRG_i ist Basis der Verrechnung der DRG-Erlöse auf die Integrierten Behandlungspfade.

Sei u_i der Gesamtumsatz, der mittels der DRG_i im betrachteten Planungszeitraum erzielt wurde. Er errechnet sich aus der $FZ(DRG_i)$, der DRG_i während der betrachteten Periode, dem *Kostengewicht* cw_i dieser DRG DRG_i und dem *Basisfallwert* des Krankenhauses:

$u_i = FZ(DRG_i) * cw_i * Basisfallwert,\ i = 1,..,n.$

Der auf den Integrierten Behandlungspfad IBP_l, $(l = 1,..,m)$ zu verrechnende Umsatz werde mit v_l bezeichnet.

Mittels der Gesamtinanspruchnahme $I_{i,l}$ des Behandlungspfades IBP_l durch die DRG DRG_i können die zu verrechnenden Umsatzwerte durch eine lineare Ausgleichsrechnung bestimmt werden:

Sei
$u = (u_1,u_2,..,u_n)$ der Vektor der pro *DRG* erzielten kumulierten Umsätze,
$v = (v_1,v_2,..,v_m)$ der Vektor der pro *IBP* erzielten kumulierten Verrechnungssätze und
$A = (I_{i,l}),\ i = 1,..,n;\ l = 1,..,m$; die Matrix bestehend aus den Elmenten $I_{i,l}$.

Dann errechnet sich v als Lösung der Optimierungsaufgabe[4]:

Minimiere $\| Av - u \|$

Mithilfe der Fallzahl $FZ(IBP_l)$ errechnet sich dann der Verrechnungspreis p_l pro Integriertem Behandlungspfad IBP_l durch Division:

$FZ(IBP_l) = \sum_{i=1,...,n} I_{i,l}$, $FZ(IBP_l)$ = *Fallzahl des* IBP_l $(l = 1,..,m)$.

4 Im Allgemeinen wird die Anzahl n der DRG größer sein als die Anzahl m der Integrierten Behandlungspfade IBP. A ist also nicht quadratisch, sondern enthält mehr Zeilen als Spalten. Entprechend wäre im Allgemeinen das Gleichungssystem Av = u überbestimmt, sodass v nur als Lösung des Ausgleichsproblems min $\|Av - u\|$ bestimmt werden kann. Die Norm $\|.\|$ bezeichnet den Euklidschen Abstand.
Soweit A linear unabhängige Spalten besitzt, lässt sich die Lösung dieses Ausgleichsproblems mithilfe der Moore-Penrose-Inversen bzw. Pseudoinversen A^+ errechnen. Es gilt:
$A^+ = (A^TA)^{-1}A^T$,
v = A+u .

$$p_l = \frac{v_l}{FZ(IBP_l)},\ p_l = \textit{Verrechnungspreis der } IBP_l\ (l = 1,..,m)$$

Die Differenzen, Preis p_l und Kosten $K(IBP_l)$ bzw. Preis der $DRG_i = cw_i * Basisfallwert$ und Kosten $K(DRG_i)$, liefern dann die gewünschten Deckungsbeiträge.

5 Reporting

Die Vielzahl der im Einzelnen ermittelten Größen sowie der Bedarf eventuell stärker zu differenzieren, beispielsweise ob es sich bei einem konkreten Fall um einen Privat- oder einen Kassenpatienten handelt, ob es ein Notfall oder eine reguläre Einweisung ist, führen schnell zu einem Datenvolumen, das mehrere Tausend Kennziffern umfasst. Eine automatische Verdichtung und der Ausweis nur relevanter Daten sind dringend geboten.

Die Ermittlung der Plan-Daten und ihre Verknüpfung mit der zu erwartenden Varianz gestatten die gewünschte Selektion: Abweichungen von den Plan-Werten, die innerhalb der natürlichen Streubreite liegen, gelten als normal und werden als solche gekennzeichnet. Erst Abweichungen, die das übliche Maß deutlich übersteigen, müssen dem Management zur Kenntnis gebracht werden. Entsprechende Filter sind Bestandteil der üblichen Reporting-Software und werden auch von jedem modernen Datenbanksystem angeboten.

Literatur

Augurzky B, Krolop S, Schmidt H, Schmitz H, Schwierz C (2007) Reha Rating Report 2007. RWI Materialien Heft 38, Executive Summary. Essen

Blum K, Offermanns M, Perner P (2007) Krankenhaus Barometer September 2007. Deutsches Krankenhausinstitut e. V.

Borges P, Hofmann O, Zimolong A (2006) Gutachten zur aktuellen und perspektivischen Situation der Einrichtungen im Bereich der medizinischen Rehabilitation. http://www.gebera.com/download/Gutachten-med-Reha.pdf (20.08.2009)

Eckardt J (2002): Integrierte Klinische Pfade (IKP). Integrierte Behandlungspfade (IBP). http://www.ecqmed.de/frames/pfade/pfade_frameset.htm (20.08.2009)

Eckardt J, Sens B (Hrsg.) (2006) Praxishandbuch Integrierte Behandlungspfade. Heidelberg-Haas, J (1999) Flexible, prozeßkonforme Plankosten- und Leistungsrechnung auf Teil- und Vollkostenbasis für Krankenhausunternehmen. Aachen

Kreyszig E (1975) Statistische Methoden und ihre Anwendungen. Göttingen

Muscholl M (2006) Anforderungen an die Informationsverarbeitung im Gesundheitswesen. In: Eckardt J, Sens B (Hrsg.) Praxishandbuch Integrierte Behandlungspfade. Heidelberg, 123–165

Rühl F, Czap H, Kremer J (2001) EDV-gestützte Kostenrechnung in der Kommunalverwaltung. Baden-Baden

Salfeld R, Hehner S, Wichels R (2007) Modernes Krankenhausmanagement. Berlin, Heidelberg, New York

Kapitel 3
Strategisches Krankenhauscontrolling

Instrumente des strategischen Krankenhaus-Controllings

Martin Kruse und J.-Matthias Graf von der Schulenburg

1 Wettbewerb im Krankenhaussektor

Strategisches Controlling hat sich in der gewerblichen Wirtschaft zum alltäglich angewandten Instrumentarium der Sicherstellung der langfristigen Unternehmensexistenz im Wettbewerb mit Konkurrenten entwickelt. Der Einsatz von Instrumenten des strategischen Controllings soll durch die Unterstützung von strategischer Planung und Kontrolle dem Management des Unternehmens Informationen über die relevanten *strategischen Erfolgsfaktoren in Umwelt- und Unternehmensperspektive* verschaffen, damit die Unternehmensführung möglichst zielführende Entscheidungen über die Entwicklung des Leistungsprogramms bzw. der Geschäftsbereiche treffen kann. Marktfähige Produkte und Leistungen sollen in das Programm aufgenommen oder weiterentwickelt werden, Produkt- oder Leistungsbereiche mit nur noch wenig Marktattraktivität und Geschäftsbereiche mit nur geringem Wettbewerbsvorteil sind zu minimieren oder gegebenenfalls komplett zu entfernen.

Durch die gesundheitspolitischen Reformmaßnahmen der letzten Jahre haben strategische Überlegungen auch für Krankenhäuser verstärkt Relevanz bekommen. Durch die verhältnismäßig engen Rahmenbedingungen des Versorgungsauftrags und der regionalen Krankenhausbedarfsplanung ist es für die Krankenhäuser lange Zeit kaum möglich gewesen, eigenständige strategische Planungen zu entwickeln und sich strategisch an sich ändernde Umweltbedingungen anzupassen. Wenngleich sich Krankenhäuser grundsätzlich immer noch im Rahmen der staatlichen Kapazitätsplanung und des gedeckelten Ausgabenbudgets bewegen müssen, so hat der Autonomiegrad bei unternehmenspolitischen Entscheidungen zugenommen.

Im Zusammenhang mit dem Bemühen, die Ausgabenentwicklung im Gesundheitswesen zu stabilisieren, hat der Gesetzgeber mit der Reformgesetzgebung der vergangenen Jahre den Krankenhäusern immer mehr die Möglichkeit gegeben bzw. die Notwendigkeit auferlegt, das eigene *Betriebsgeschehen eigeninitiativ* zu steuern, um im Krankenhaus wirtschaftliche Fehlentwicklungen vermeiden zu können und in Verbindung damit die Ausgabensteigerung auf der Ebene des Gesamtsystems zu dämpfen. Die Krankenhäuser müssen sich seit dem Wirksamwerden der Reformen eine Situation vergegenwärtigen, in der sie zunehmend *Wettbewerbsbedingungen und Konkurrenzsituationen* ausgesetzt sind. Durch die Einführung tendenziell marktwirtschaftlicher Elemente sollen den Krankenhäusern Anreize gegeben werden, ihre Leistungen unter den Bedingungen der Bedarfsgerechtigkeit und einer angemessenen Qualität wirtschaftlich zu erbringen. Die verschiedenen Reformmaßnahmen und ihre Auswirkungen sind bereits vielfach diskutiert worden, weshalb an dieser Stelle auf eine ausführliche Darstellung verzichtet werden soll. Lediglich zu nennen sind die Einführung von *pauschalierten Entgelten für Krankenhausleistungen*, die *Einführung nicht-vollstationärer Versorgungsformen* sowie die verschiedenen Möglichkeiten der Vernetzung von

Krankenhäusern mit weiteren Leistungserbringern im Gesundheitswesen. Dazu gehören insbesondere die Verträge zur Integrierten Versorgung sowie auch die Kopplung mit dem ambulanten Sektor (z. B. Gründung Medizinischer Versorgungszentren). Zusätzlich sind die Bestrebungen zur Weiterentwicklung von Krankenhausvergleichssystemen anzuführen.

Für die Krankenhäuser hat sich mit diesen Neuregelungen das unternehmerische Risiko bis hin zum Extremfall der Schließung einzelner Leistungsbereiche – oder im Extremfall sogar des gesamten Krankenhauses – erheblich verstärkt. In Zukunft wird das Weiterbestehen der Einrichtung in hohem Maße davon abhängig sein, inwiefern es dem Krankenhaus gelingt, Bereiche und Umfang der Leistungen den vorgegebenen Bedingungen anzupassen sowie die Wirtschaftlichkeit der Leistungserbringung sicherzustellen. Zur Bewältigung dieser Aufgabe ist ein System des strategischen Controllings zu empfehlen, das das Krankenhausmanagement durch Information und Koordination dabei unterstützt, strategische Entscheidungen zur Gestaltung des Leistungsprogramms und damit auch zur Kosten- und Erlösplanung in einer Weise zu treffen, die eine bedarfsgerechte, qualitativ hochwertige und wirtschaftliche Leistungserstellung ermöglicht. Zunehmend wird dabei versucht, das für erwerbswirtschaftliche Unternehmen weitgehend etablierte Instrumentarium des strategischen Controllings auch auf Unternehmungen mit nicht primär erwerbswirtschaftlicher Zielsetzung anzuwenden. Sofern nun auch Krankenhäuser im Hinblick auf ihre Wettbewerbs- und Konkurrenzsituation strategische Überlegungen durchzuführen haben, bietet es sich an, das bestehende Instrumentarium des strategischen Controllings auf seine Verwendbarkeit im Krankenhaus hin zu überprüfen.

Im Folgenden sollen ausgewählte Controlling-Instrumente im Überblick dargestellt und mögliche Ansatzpunkte zu ihrer Verwendung im Krankenhausbereich skizziert werden. Grundlagen bilden einige insbesondere seit den 1970er Jahren entwickelte Verfahren. Dem Bedarf der Unternehmen in neuerer Zeit an effektiven und stärker praktikablen Instrumenten wurde insbesondere durch eine Veränderung in der Definition des strategischen Controllinggedankens und eine dementsprechende Entwicklung von Instrumenten Rechnung getragen. In diesem Zusammenhang diesbezüglich wird auf *Benchmarking-Verfahren* und die in Unternehmen zunehmend zum Einsatz kommende *Balanced Scorecard* eingegangen. Gerade die letztgenannten Themengebiete sind in umfangreicher und jeweils eigenständiger Literatur entwickelt und diskutiert worden, so dass sich die Ausführungen auf eine Kurzdarstellung beschränken sollen. Ebenfalls erfahren diese Instrumente zurzeit im Krankenhaus noch keinen flächendeckenden Einsatz bzw. werden erst in jüngerer Zeit angewandt, so dass über deren Effektivität in der Strategieentwicklung oder über spezifische Probleme ihrer Anwendung noch keine breiten Erkenntnisse vorliegen. Die Darstellungen erfolgen grundsätzlich in allgemeiner Form, die dem einzelnen Krankenhaus die individuelle Anpassung an die eigenen Gegebenheiten ermöglichen kann.

2 Konventionelle strategische Controlling-Instrumente im Krankenhaus

2.1 Aufgabe des strategischen Controllings

Dem strategischen Controlling fällt die Aufgabe zu, das strategische Management bei der Planung und Kontrolle zu unterstützen. Dazu stehen spezifische Instrumente zur Verfügung, die als Methoden zur Beschaffung, Analyse und Prognose von Umwelt- und Unternehmensinformationen stark mit dem Planungs- und Kontrollprozess verbunden sind. Erst im Zusammenhang mit Umwelt- und Unternehmensinformationen lassen sich strategische Alternativen beurteilen, und auf der anderen Seite verstärkt sich durch die Kenntnis strategischer Alternativen die Bedeutung von Umwelt- und Unternehmensinformationen.

Der strategische Planungsprozess kann sich dabei in der Weise gestalten, dass im Anschluss an eine erste grobe Zielformulierung zunächst eine *strategische Analyse* vorgenommen wird. Dabei wird die strategische Ausgangssituation des Unternehmens ermittelt, woran sich eine Definition alternativer Umweltbedingungen sowie eine unternehmensbezogene Analyse anschließen. Der Planungsprozess im engeren Sinne umfasst als nächste Schritte die Entwicklung bzw. Ableitung von Strategien und die Strategiebewertungsphase, an die sich die Entscheidungsphase anschließt. In Abhängigkeit von einem auf diese Art skizzierten Planungsprozess lassen sich in Anlehnung an den Ansatz von Weber Instrumente des strategischen Controllings, wie in Tabelle 1 gezeigt, darstellen (Weber 1988).

Tab. 1: Erkenntnisse und Instrumente im strategischen Controlling.

Erkenntnis	Instrument
Strategische Basisbeurteilung des Unternehmens	• Erfahrungskurve • Produktlebenszykluskurve
Strategische Positionierung des Unternehmens im Markt	• SOFT-Analyse • Potentialanalyse
Beurteilung strategischer Teilbereiche im Unternehmen	• Portfolioanalyse • Normstrategieentwicklung

2.2 Instrumente der strategischen Basisinformation

2.2.1 Erfahrungskurve

Als *strategische Basisinformationen* können allgemeine ökonomische Erkenntnisse angesehen werden, die zentrale Bedeutung für die Wettbewerbs- und Überlebensfähigkeit von Unternehmen haben. Instrumente, die in diesem Sinne grundlegende ökonomische Zusammenhänge beschreiben, sind die Erfahrungskurve und die Produktlebenszykluskurve.

Das *Erfahrungskurvenkonzept* geht davon aus, dass sich die Kosten pro Einheit der Ausbringung eines Leistungsbereichs mit der Höhe der produzierten Gesamtmenge verringern. Die Gründe für den Kostenrückgang sind in „dynamischen“ und

„statischen“ Effekten zu sehen. Dabei handelt es sich bei den *dynamischen Effekten* um Lerneffekte bei den Mitarbeitern, die mit steigender Produktionsmenge ihre Arbeit effizienter verrichten, um Kostensenkungseffekte, die durch den Einsatz verbesserter Technologie erzielt werden können, und um Rationalisierungseffekte, mit deren Hilfe die Produktivität erhöht werden kann. Die *statischen Effekte* betreffen insbesondere die Fixkostendegression durch Erhöhung der Kapazitätsauslastung und die durch Betriebsgrößeneffekte bedingten Kostensenkungspotentiale (z. B. Vorteile im Einkauf, kostengünstigerer Einsatz von Großtechnologie etc.).

Der Nutzen, der sich durch den Einsatz des Erfahrungskurvenkonzepts für das strategische Controlling ergeben kann, liegt insbesondere in der Möglichkeit, Kosten-, Preis- und Gewinnentwicklung langfristig zu prognostizieren. Dabei ist jedoch unbedingt zu beachten, dass die Erfahrungskurve lediglich potentielle Kostenreduktionen darstellt. Diese ergeben sich keineswegs automatisch, sondern müssen zu ihrer Realisation in der Unternehmung systematisch angestrebt und umgesetzt werden.

Die beschriebenen dynamischen und statischen Effekte, die mit Hilfe der Erfahrungskurve dargestellt werden können, basieren auf Sachverhalten, die wie im rein erwerbswirtschaftlichen Unternehmen gleichermaßen im Krankenhaus beobachtet werden können. Die mit der Einführung der pauschalierten Entgelte unter anderem beabsichtigten Spezialisierungen von Krankenhäusern würden das Phänomen unterstützen, durch verstärkte Erbringung gleichartiger Leistungen einen Lerneffekt zu erzielen und damit bei gleichbleibendem Input die Leistungsqualität zu steigern bzw. auf einem definierten Qualitätsniveau die Kosten der Leistungserbringung zu senken. Der Versuch, die Erkenntnisse des Erfahrungskurvenkonzepts in der Krankenhauspraxis nutzbar zu machen, wird beispielsweise durch die Absicht der *Bündelung von Kapazitäten in größeren Krankenhäusern* deutlich, mit denen der Vorteil der produktionsmengenabhängigen Kostendegression genutzt werden soll.

Die Anwendung des Erfahrungskurvenkonzeptes im Krankenhausbereich ist auf der anderen Seite dadurch erschwert, dass Kostendegressionseffekte zum Teil empirisch nur schwer abschätzbar sind. Zudem handelt es sich bei Krankenhäusern um Dienstleistungsunternehmen „eigener Art“: Die Erbringung der Gesundheitsleistung erfolgt direkt am Leistungsempfänger, d. h. also im Zusammenwirken mit dem Patienten. Ob der Patient die an ihm erbrachte Leistung positiv bewertet, hängt nicht zuletzt von der Art und Weise ab, wie er die Leistungserbringung erfahren hat. In diesem Zusammenhang bleibt die *Patientenversorgung* in Großkrankenhäusern nicht ohne Bedenken. In solchen Einrichtungen kann eine hohe Auslastung mit Patienten auch kostenintensive medizintechnische Ausrüstung wirtschaftlich tragbar werden lassen, jedoch besteht die Gefahr, dass eine derartig „industrielle“ Leistungserbringung den vielfältigen, insbesondere psychologischen Bedürfnissen des Patienten nicht mehr gerecht wird. Sollte die unternehmerische Planung die Nutzung der im Erfahrungskurvenkonzept beschriebenen Effekte mit einbeziehen, so ist zunächst zu prüfen, ob die Versorgung der Patienten auf gleichbleibend qualitativem Niveau nachhaltig gesichert werden kann.

2.2.2 Lebenszykluskurve

Das Lebenszykluskonzept geht davon aus, dass Produkte und Märkte ähnlich wie Lebewesen dem „Gesetz des Werdens und Vergehens“ unterworfen sind. Produkte weisen demnach eine begrenzte Lebensdauer auf, in der sie bestimmte Entwicklungsphasen durchlaufen. Diese Entwicklungsphasen umfassen die Einführungsphase eines Produkts, die Wachstumsphase, die Reifephase und schließlich die Degenerationsphase. Entsprechend dieser Produktlebensphasen werden Nachfrage und Umsatz zunächst geweckt, steigen an, erreichen in der Reifephase des Produkts ihren höchsten Punkt, um anschließend in der Degenerationsphase wieder abzufallen. Die Gründe für das Vorhandensein solcher *Produktlebensphasen* sind insbesondere in einer zunehmenden *Ausschöpfung des Nachfragepotentials* infolge veränderter Präferenzstrukturen, durch Verschiebungen in der Bevölkerungsstruktur, in sich wandelnden Wertvorstellungen oder auch im technischen Fortschritt zu finden. Das Produktionsprogramm des Unternehmens mit seinen Produkten kann auf diese Weise untersucht und klassifiziert werden. Ziel der Anwendung dieses Konzepts ist es, eine Angebotsmischung aus aufstrebenden neueren sowie aus bewährten älteren Produkten herzustellen. Im Hinblick auf die Notwendigkeit, neue Produkte zu erstellen oder bereits länger bestehende Produkte vom Markt zu nehmen, können sich durch die Anwendung des Produktlebenszykluskonzepts Strategien ableiten lassen.

Der Versuch, das Produktlebenszykluskonzept im Krankenhausbereich zur Anwendung zu bringen, scheint auf den ersten Blick nur wenig erfolgversprechend. Dazu trägt vor allem die Tatsache bei, dass Leistungen eines Krankenhauses mitunter selbst in mittelfristiger Perspektive aus mehreren Gründen nicht wesentlich abänderbar sind. Die zu therapierenden Krankheitsbilder ändern sich generell nicht in zeitlichen Abfolgen, die einschneidende Veränderungen in der Leistungsabgabe, also in der Diagnostik und in der Therapie, mittelfristig erforderlich bzw. planbar machen lassen. Darüber hinaus unterliegen Krankenhäuser im Hinblick auf ihr grundsätzliches Leistungsprogramm den Vorgaben der Krankenhausbedarfsplanung sowie auch nicht selten dem engen Bewegungsspielraum in den Entgeltverhandlungen mit den Krankenversicherungen und sind damit in ihrer Entscheidung über die Vorhaltung der fachlichen Leistungen eingeschränkt.

Einen Sinn kann die Anwendung des Produktlebenszykluskonzepts im Krankenhaus jedoch dann erhalten, wenn man sich von der Annahme der absolut begrenzten Lebensdauer eines Produkts löst und den Grundgedanken dieses Ansatzes modifiziert auslegt. Im Kern des Lebenszykluskonzepts steht die Annahme, dass wechselnden Bedürfnissen der Kunden durch eine ständige Anpassung der Produktpalette zu begegnen ist. Dies kann sich im Krankenhausbereich dadurch äußern, dass man ständig überwacht, ob die angebotenen Leistungen bzw. die Art und Weise der Leistungserbringung sich weiterhin an den Bedürfnissen der Patienten orientieren oder ob der Versorgungsauftrag anders auszulegen ist, Anpassungen an der Art der Leistungsabgabe vorzunehmen sind, das Leistungsprogramm selbst verändert werden muss oder ob Aufgaben anderen Trägern zuzuordnen sind. Sofern es bei dieser Art der Anwendung des Lebenszykluskonzepts nicht darum geht, für neuartigen Bedarf oder für neue Nachfragergruppen neue Produkte bzw. Leistungen bereitzustellen, sondern das Leistungsangebot des Krankenhauses an sich wandelnde Bedürfnisse der Patienten anzupassen, so kann auch dieses Instrument für die strategische Ausrichtung des Krankenhauses Dienste leisten.

2.3 Instrumente zur strategischen Positionierung im Markt

2.3.1 SOFT-Analysen

Im Rahmen der Gewinnung von umwelt- und unternehmensbezogenen Informationen bilden die SOFT-Analysen einen Ausgangspunkt für die weitere strategische Planung des Unternehmens. Im Rahmen dieses Vorgehens werden die gegenwärtigen umweltabhängigen Chancen („Opportunities") und Risiken („Threats") sowie die Stärken („Strengths") und Schwächen („Failures") des Unternehmens untersucht. Mit Hilfe der auf diese Weise ermittelten *Stärken und Schwächen* sowie Chancen und Risiken sollen Wege aufgezeigt werden, auf denen sich die Unternehmung langfristig und gesichert weiterentwickeln kann.

Im Rahmen der Umweltanalyse ist es das Ziel, sämtliche relevante Umweltfaktoren, die auf die Entwicklung des Unternehmens Einfluss haben können, zu identifizieren und zu bewerten. Dabei lassen sich die Umweltfaktoren in wirtschaftliche, politische, soziale und technologische Faktoren unterscheiden. Eine ähnlich klassifizierte beispielhafte Zusammenstellung relevanter Umweltfaktoren für das Krankenhaus zeigt Tabelle 2. Um zu einem übersichtlicheren Datenbestand zu gelangen, mit dem die weitere Planung fortgeführt werden kann, werden die Daten anschließend zu wenigen Schlüsselfaktoren zusammengefasst, die in besonderem Maße die weitere Entwicklung des Unternehmens beeinflussen.

Um Strategien formulieren zu können, werden zur Bewertung der aus der *Umweltanalyse* gewonnenen Informationen die im Anschluss daran zu ermittelnden unternehmensinternen Stärken und Schwächen hinzugezogen, um aus dem Vergleich der gegenwärtigen und potentiellen unternehmerischen Ressourcen mit den gegenwärtigen und zukünftigen Umweltgegebenheiten die Chancen und Risiken für das Unternehmen zu ermitteln.

Tab. 2: Relevante externe Faktoren für das Krankenhaus.

Bereich	Faktoren
Wirtschaftliche Faktoren	• Entwicklung des Wohlfahrtsniveaus • Arbeitslosenzahl, -quote, Kaufkraft, Lebensstandard • Ausgabenentwicklung der gesetzlichen Krankenversicherungen
Politische Faktoren	• Gesundheits- und Sozialgesetzgebung • Gesundheitspolitische Programme von Parteien, Verbänden, Berufsstandsorganisationen
Soziale Faktoren	• Bevölkerungswachstum, Migration • Altersstruktur der Bevölkerung, Alterspyramide • Ernährungsgewohnheiten, allgemeine Lebensgewohnheiten • Freizeitverhalten
Marktbezogene Faktoren	• Entwicklung der Krankheitsbilder • Krankenhausdichte im Versorgungsgebiet • Leistungsangebot im Versorgungsgebiet • Konkurrenzsituation (Privatklinikbetreiber, Klinikketten) • Eintritt neuer Wettbewerber (Praxis-Kliniken, Nischen-Kliniken, Ambulante Operationspraxen, teilstationäre Kliniken) • Erfolgspotentiale der Konkurrenten
Technologische Faktoren	• Entwicklungen der medizinischen Technologien (Gentechnologie, Biotechnologie) • Entwicklungen in Medizintechnik, IT und Vernetzung

2.3.2 Potentialanalyse

Mit der Ermittlung der unternehmensinternen Stärken und Schwächen soll erreicht werden, den aktuellen Zustand des Unternehmens anhand geeigneter Schlüsselkriterien möglichst treffend darzustellen. Dabei dient die Potentialanalyse dazu, die *Stärken und Schwächen des Unternehmens* im Vergleich zum stärksten am Markt befindlichen Wettbewerber darzustellen. Mögliche Untersuchungsobjekte einer Potentialanalyse im Krankenhaus zeigt Tabelle 3.

Tab. 3: Untersuchungsobjekte einer Potentialanalyse im Krankenhaus.

Untersuchungsobjekt	Potential
Leistungsbereich	• Leistungsgruppen • Voll- und teilstationärer Leistungsmix • Leistungsqualität • Verweildauer, Prozesse • Zielgruppen-, Leistungslücken • Neue und innovative Leistungen • Zusatzleistungen und Patientenservice
Leistungserstellungsbereiche	• Gebäudestruktur • Ausstattung und Modernisierungsgrad medizintechnischer Geräte • Prozesse, Prozessstandardisierungsgrad • Prozesskostenhöhe und -struktur • Qualitätsmanagement
Organisationsbereich	• Willensbildung und -durchsetzung • Managementebenen, Entscheidungswege • Verantwortungsbereiche • Organisationsentwicklung
Personal- und Führungsbereich	• Unternehmenskultur, Betriebsklima • Führungsstile • Qualifikation und Motivation der Mitarbeiter • Personalentwicklung
Finanzbereich	• Vermögens-, Finanz- und Ertragslage • Selbstfinanzierungspotential • Möglichkeit der Inanspruchnahme von Förder- und Drittmitteln

Das Ergebnis dieses Vorgehens ist die Darstellung der relativen strategischen Vor- und Nachteile des Unternehmens gegenüber der tatsächlichen oder potentiellen Konkurrenz. Da es oftmals nicht möglich ist, relative Vor- oder Nachteile in Zahlen zum Ausdruck zu bringen, werden in der Regel für diese Analysen Profildarstellungen hinzugezogen. Solche Darstellungen lassen sich in der Form gestalten, dass den wichtigsten Beurteilungskriterien eine Benotungsskala, etwa von -3 bis +3, gegenübergestellt wird. Der Wettbewerber befindet sich bei allen Kriterien auf der Position „0“. Hat das Unternehmen im Hinblick auf ein Kriterium gegenüber dem Wettbewerber eine vorteilhafte Position, werden je nach Ausprägung des Vorteils die Skalenwerte +1, +2 oder +3 zugeordnet. Befindet sich das Unternehmen gegenüber dem Wettbewerber im Hinblick auf ein Kriterium im Nachteil, werden dementsprechend die Werte -1, -2 oder -3 zugeordnet. Ein auf den Krankenhausbereich übertragenes Beispiel einer Stärken-Schwächen-Analyse zeigt Tabelle 4.

Tab. 4: Beispiel einer Stärken-Schwächen-Analyse.

Potential	+3	+2	+1	0 -1	-2	-3
Unternehmensziele						
Unternehmerische Steuerungsinstrumente						
Wirkungsbereich des Krankenhauses						
Bekanntheitsgrad						
Image des Krankenhauses						
Patientenzufriedenheit						
Einweiserzufriedenheit						
Marketingkonzept						
Leistungsprogramm						
Qualitätsniveau						
Personalsituation						
Führungskräfte						
Mitarbeiterzufriedenheit						
Aufbauorganisation						
Betriebsablauforganisation						
Ausstattung/Strukturqualität						
Finanzsituation						
Standort						

2.4 Die Portfolioanalyse als Instrument zur Beurteilung strategischer Teilbereiche

2.4.1 Strategische Geschäftseinheiten

Das Instrumentarium des Portfolio-Managements stammt ursprünglich aus der Finanzwirtschaft und soll der optimalen Gestaltung von Finanzportefeuilles dienen. In seiner Weiterentwicklung wurde dieses Instrument auch für die strategische Planung der Unternehmung nutzbar gemacht. Im Mittelpunkt der Betrachtungen stehen dabei die sogenannten *„strategischen Geschäftseinheiten"*, die, um den ursprünglich erwerbswirtschaftlichen Bedeutungsinhalt der Bezeichnung im Hinblick auf den Krankenhausbereich abzuschwächen, auch als „Programmeinheiten" bezeichnet werden können. Strategische Geschäftseinheiten stellen Teilbereiche des Gesamtunternehmens dar, die sich aufgrund spezifischer Produkt-Markt-Kombinationen von anderen Teilbereichen des Unternehmens abgrenzen lassen, und für die eigene Geschäftsstrategien definiert werden können. Das gesamte Tätigkeitsfeld eines Unternehmens lässt sich somit als ein Portfolio strategischer Geschäftseinheiten auffassen. Der Einsatz der Portfolioanalyse im Krankenhaus soll insbesondere folgenden übergeordneten Zwecken dienen:

- Interdependenzen zwischen den einzelnen strategischen Geschäftseinheiten in den relevanten Teilbereichen sollen erfasst werden können.
- Es soll ein Gesamtrahmen für strategische Planungen und Analysen abgesteckt werden, der den Entwurf von strategischen Zielvorstellungen nur aus einem Gesamtzusammenhang heraus zulässt. Die Visualisierung von Ist- und Sollvorstellungen zur Positionierung der strategischen Geschäftseinheiten soll eine verbesserte interne Kommunikation gewährleisten und schwache Signale schnell in die Gesamtplanung einbeziehen.

Eine Kombination von strategischen Geschäftseinheiten soll so zusammengestellt werden, dass die Erreichung der Ziele des Krankenhauses durch eine weitgehend unabhängige Führung im medizinischen Bereich gewährleistet wird und eine Stabilisierung des Gesamterfolgs erreicht werden kann.

Die Bildung strategischer Geschäftseinheiten im Krankenhaus bietet sich nach den zielgerichteten Krankenhausleistungen (Diagnosebereiche, Therapiefelder, Kliniken, Fachabteilungen) bezüglich ihrer Abnehmergruppe (Patientengruppe) an. Demnach können als strategische Geschäftseinheiten im Krankenhaus beispielsweise die stationären medizinischen Fachabteilungen abgegrenzt werden. Aber auch die ambulante Patientenbehandlung, Fallpauschalen oder Fallpauschalengruppen lassen sich als Kriterien für die Systematisierung der strategischen Geschäftseinheiten wählen.

2.4.2 Marktattraktivitäts-/Wettbewerbsvorteils-Portfolio

Das Marktattraktivitäts-/Wettbewerbsvorteils-Portfolio wurde von der Beratungsgesellschaft McKinsey & Company Anfang der siebziger Jahre konzipiert. Zudem existieren weitere Konzeptionen von Portfolio-Matrizen, die zum Teil direkt auf den Erkenntnissen von Erfahrungskurve und Lebenszykluskurve aufbauen. Die strategischen Geschäftseinheiten werden in eine Neun-Felder-Matrix eingeordnet, deren Achsen von zwei Schlüsselfaktoren gebildet werden, die aus den Einflussfaktoren der Umwelt- und Unternehmensanalyse verdichtet worden sind. Im Marktattraktivitäts-/Wettbewerbsvorteils-Portfolio wird die Größe „Marktattraktivität" auf der Ordinatenachse und die Größe „relativer Wettbewerbsvorteil" auf der Abszissenachse dargestellt. Dabei können sich diese Schlüsselfaktoren bezogen auf das Krankenhaus folgendermaßen zusammensetzen: Hinter der Schlüsselgröße Marktattraktivität stehen beispielsweise die Entwicklung der Nachfrage nach medizinischen Leistungen, die Konkurrenzsituation (Arztdichte, Krankenhausdichte), die Patientensegmentierung, die medizintechnische Entwicklung, die Markteintrittsbedingungen (z. B. bei neuen Fachabteilungen), generelle Ertragschancen, Gewinnvorteile und -erwartungen und einiges mehr. Relative Wettbewerbsvorteile können sich konkretisieren in der Leistungsqualität (Image, Bekanntheitsgrad, Zahl der Nachbehandlungen, Einweiser- und Patientenzufriedenheit etc.), der quantitativen und qualitativen Personalausstattung, der medizinisch-technischen Ausstattung, der Aufbau- und Ablauforganisation sowie in weiteren Faktoren.

Die Positionierung der strategischen Geschäftseinheiten erfolgt nun durch das Abtragen von Kreisen in der Portfolio-Matrix, deren Mittelpunkte auf den für sie ermittelten Koordinaten von Marktattraktivität und relativem Wettbewerbsvorteil liegen. Dabei fallen die Kreise je nach *Deckungsbeitrag* oder *Cash-flow-Beitrag* der strategischen Geschäftseinheit unterschiedlich umfangreich aus. Die beispielhafte Darstellung einer Portfolio-Matrix zeigt Abbildung 1.

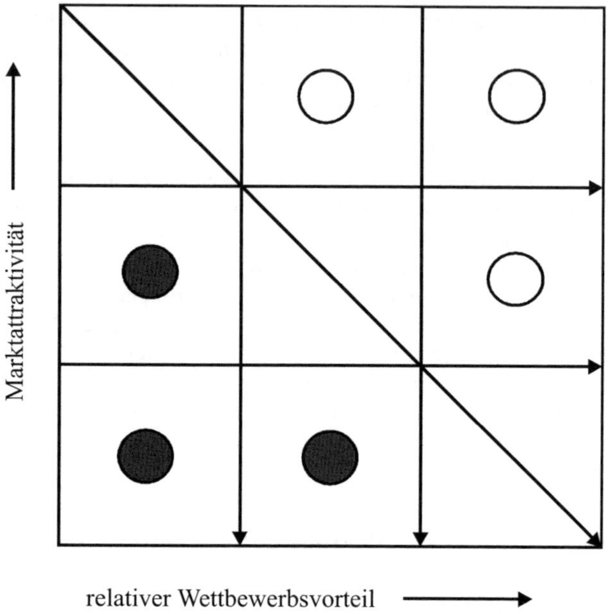

Abb. 1: Portfoliomatrix.

Sind alle strategischen Geschäftseinheiten in die Portfolio-Matrix eingeordnet, liegt das Ist-Portfolio vor. In Abhängigkeit von ihrer Lage im jeweiligen Quadranten der Matrix lassen sich für die Geschäftseinheiten erste strategische Stoßrichtungen ableiten. Diese Normstrategien umfassen folgende Möglichkeiten:

- Investitions- und Wachstumsstrategien
- Selektive Strategien
- Abschöpfungs- und Desinvestitionsstrategien.

Investitions- und Wachstumsstrategien werden auf strategische Geschäftseinheiten mit hoher Marktattraktivität und hohem relativem Wettbewerbsvorteil angewandt, da für diese Einheiten zukünftig hohe Erfolgschancen bestehen. Dies kommt im Ausbau und der Erhaltung der angebotenen Leistungen zum Ausdruck, was im Krankenhaus wiederum durch Investitionen, Personalaufbau, verstärkte Krankenhaus-Marketingaktivität, Einweiserstrategien oder PR-Maßnahmen durchgeführt werden kann. Damit diese Strategie erfolgreich sein kann, sind für die vorzunehmenden Investitionen in entsprechend hohem Maße finanzielle Mittel einzuplanen.

Abschöpfungs- und Desinvestitionsstrategien werden für strategische Geschäftseinheiten vorgesehen, bei denen der relative Wettbewerbsvorteil sowie die Marktattraktivität verhältnismäßig klein sind. Hierbei bestehen für die Zukunft nur noch geringe Erfolgspotentiale, weshalb diese Geschäftseinheiten nicht weiter ausgebaut werden. Sofern diese Einheiten noch hohe Deckungsbeiträge erwirtschaften können, sollten sie weitergeführt werden, andernfalls ist eine Rückführung oder sogar Einstellung der betreffenden Leistungen zu überlegen. Dabei ist im Krankenhaus jedoch auf die Vereinbarkeit des Leistungsabbaus mit dem Versorgungsauftrag zu achten. Sollte dieser den gänzlichen Abbau der strategischen Geschäftseinheit nicht zulassen, so kann versucht werden, den Bereich weitgehend zu minimieren, um dadurch freigesetzte Mittel Bereichen mit größeren Erfolgspotentialen zukommen lassen zu können.

Solche strategischen Geschäftseinheiten, die im Diagonalbereich der Portfolio-Matrix positioniert sind, bedürfen selektiver Strategien, d. h. das weitere Vorgehen ist für den Einzelfall zu bestimmen. Dabei kommen *offensive, defensive* oder *Übergangsstrategien* in Frage. Maßgeblich für eine Strategie der Erweiterung oder des Abbaus der Geschäftseinheit wird die eigene Einschätzung des Krankenhausmanagements sein, inwiefern relative Wettbewerbsvorteile nachhaltig verbessert werden können.

Ziel der Planung der strategischen Geschäftseinheiten ist es, eine Ausgewogenheit in der Positionierung der Geschäftseinheiten herzustellen, damit das Unternehmen auch langfristig in der Lage ist, für notwendige Investitionen in aufstrebende Geschäftsbereiche die entsprechenden finanziellen Mittel durch mittelfreisetzende Einheiten erwirtschaften lassen zu können.

In den nächsten Schritten sind die *Normstrategien* für die strategischen Geschäftseinheiten in *praktische Vorgehensweisen* umzusetzen. Dazu wird zunächst eine Aufspaltung der Gesamtstrategie in Einzelstrategien vorgenommen, z. B. Planung des Fallmixes, Planung des Leistungsmixes, Marketingstrategien zur Verbesserung des Bekanntheitsgrads des Krankenhauses und weitere. Die einzelnen Vorgaben münden schließlich in Einzelmaßnahmen wie konkrete Investitionen, Personalauf- oder auch -abbau oder organisatorische Maßnahmen, womit das Vorgehen an die operativen Bereiche des Krankenhauses übergeben wird.

2.4.3 Beurteilung der Portfolioanalyse

Bei der Verwendung der Portfolioanalyse als Instrument der strategischen Planung ist zu beachten, dass in der Art der einfachen und transparenten Darstellung gleichzeitig die Gefahr liegt, die ableitbaren Aussagen unreflektiert zu übernehmen. Insbesondere kann die Ableitung der Normstrategien zunächst eine erste Richtung im Hinblick auf eine Unternehmensentwicklung weisen, die jedoch darüber hinausgehend durch weitere Analysen wirtschaftlicher Gegebenheiten und durch kreative Strategieformulierung durch das Management untermauert werden muss. Allein die Einordnung in die Portfolio-Matrix kann nicht zu endgültigen Antworten führen, mit denen alle Überlegungen zur Veränderung der strategischen Position der Geschäftseinheiten beendet wären.

Ist man sich dieser Restriktionen bewusst, kann der *Vorteil der Portfolio-Methode* insbesondere in ihrer leichten Kommunizierbarkeit und in der Vermittlung wichtiger wirtschaftlicher Grundzusammenhänge gesehen werden. Durch die Konzentration auf strategische Geschäftseinheiten und Erfolgsfaktoren wird eine unkomplizierte grafische Darstellung ermöglicht, die einen durch mehrere Personen getragenen und gegebenenfalls auch konflikthaften Planungsprozess durch anschauliche Visualisierung unterstützen kann. Insbesondere kann die wichtige

Erkenntnis vermittelt werden, dass es vorteilhaft sein kann, Geschäftseinheiten in verschiedenen Marktpositionen zu unterhalten. Engagiert sich das Unternehmen ausschließlich in Wachstumsgebieten, besteht die Gefahr, dass das Unternehmen den dafür hohen Finanzierungserfordernissen nicht gerecht werden kann.

3 Neuere Instrumente des strategischen Controllings

3.1 Benchmarking

3.1.1 Ziele des Benchmarking

Mit Benchmarking steht den Unternehmen ein Überwachungsinstrument zur Verfügung, das ursprünglich im industriellen Bereich entwickelt wurde und allmählich auch in Dienstleistungsunternehmen seine Anwendung findet. Seit Anfang der 1990er Jahre ist es zunächst US-amerikanischen und japanischen Unternehmen wirksame Unterstützung gewesen, *Marktstellung und Wettbewerbsfähigkeit* zu sichern. Dabei ist die Vornahme von Vergleichen keine grundsätzlich neue Idee, wie an der geläufigen Praxis der Erstellung von Rankings oder Ratings abzusehen ist. Bei solchen Verfahrensweisen sind jedoch grundsätzlich keine Erkenntnisse abzuleiten, die im Unternehmen konkretes Verbesserungspotential aufdecken könnten. Benchmarkingansätze wenden dieses Konzept nun auch für *interne Funktionsabläufe* im Unternehmen an. Dabei ergibt sich das Verbesserungspotential in abstrakter Form aus der Differenz zwischen dem Wert des im Hinblick auf den Betrachtungsgegenstand besten Unternehmens und dem eigenen Resultat. Voraussetzung zur wirksamen Anwendung dieses Instruments ist nicht zuletzt auch eine Unternehmensphilosophie, die kritische Reflexionen und offene Kommunikation zum Grundsatz hat. Dies geht einher mit der Bereitschaft, aus Praktiken anderer Unternehmen zu lernen, nachdem die eigenen Prozesse kritisch betrachtet worden sind.

3.1.2 Das Phasenmodell des Benchmarkingprozesses

Um einen Benchmarkingprozess folgerichtig durchführen zu können, ist die Gestaltung des Ablaufs in folgenden fünf Phasen zu beachten.

Phase 1: Planung

Die Planungsphase beginnt mit der Identifikation des Benchmarkingobjekts. In frei am Markt tätigen Dienstleistungsunternehmen werden nicht selten einerseits der Absatz- bzw. Vertriebsbereich und andererseits der Bereich der Leistungserstellung betrachtet. Für das Krankenhaus wäre dementsprechend eine Analogisierung erforderlich. Ansatzpunkte im Vertriebsbereich sind etwa die Preisgestaltung oder auch das Image der Einrichtung. Im Leistungserstellungsbereich sind beispielsweise Bearbeitungszeiten (konkret etwa Operationszeiten) oder die Benutzerfreundlichkeit der EDV-Systeme zu nennen.

In einem Folgeschritt sind Einrichtungen zu identifizieren, die als Vergleichsobjekt zum eigenen Haus herangezogen werden können. Als problematisch kann sich hier erweisen, den (im Hinblick auf das gewählte Benchmarkingobjekt) Besten zu finden, zudem ist die Möglichkeit der Informationserlangung von Konkurrenten nicht zwangsläufig gegeben, was den Aussagegehalt der erhobenen Daten beeinträchtigen kann. Abschließend sind in der Planungsphase die Methoden der Datenzusammenstellung zu bestimmen. Im Wesentlichen werden dabei die Informationsquellen und die Art der Datenbearbeitung festgelegt.

Phase 2: Analyse

Die Analysephase beginnt zunächst mit der Identifikation der eigenen Wettbewerbsposition. Dazu wird eine eingehende qualitative Untersuchung der zu betrachtenden Prozesse im eigenen Unternehmen und bei den Benchmarkingpartnern vorgenommen, wobei auf eine hinreichend detaillierte Untersuchung zu achten ist. Hieraus ergeben sich positive oder negative Leistungslücken. Dabei bedeutet eine positive Leistungslücke eine Überlegenheit gegenüber dem Vergleichsunternehmen, während eine negative Leistungslücke auf ein Defizit hinweist. Die Visualisierung von Leistungslücken kann dabei mit einem geeigneten Kennzahlensystem vorgenommen werden. Aus negativen Leistungslücken ergibt sich vorrangig Handlungsbedarf. Der darauf folgende Schritt beinhaltet eine Prognose der zukünftigen Leistungsfähigkeit des eigenen Unternehmens, die als Zielvorgabe dienen soll.

Phase 3: Integration

Ist eine Entscheidung zur Prozessveränderung oder -neumodellierung im Unternehmen gefallen, ist oft zu beobachten, dass den neuen Praktiken eine gewisse Skepsis entgegengebracht wird. Entsprechend ist ein hohes Maß an Überzeugungsarbeit zu leisten, um Bedenken bei den Mitarbeitern zu entkräften. Die Zustimmung zu den Veränderungszielen muss erreicht werden, darüber hinaus muss Benchmarking im Managementprozess kontinuierliche Berücksichtigung erfahren und vom Management ausgehend im Unternehmen kommuniziert werden. Sind die notwendigen Veränderungsvoraussetzungen nicht zuletzt bei der Akzeptanz durch die Mitarbeiter geschaffen, können die beabsichtigen Änderungen oder Neukonzeptionen der im Benchmarking betrachteten Unternehmensprozesse in die strategische und operative Unternehmensplanung aufgenommen werden.

Phase 4: Aktion

Die geordnete Umsetzung der als notwendig erkannten Veränderungen erfordert zunächst die Entwicklung eines Maßnahmenkatalogs, der den Aktionsplan für die Umstrukturierungen vorgibt. Dabei sind die einzugliedernden Prozesse bzw. durchzuführenden Aufgaben bezüglich ihrer Beschreibung, zeitlichen Reihenfolge, erforderlichen Mittel, erwarteten Ergebnisse und deren Verantwortungsträger zu konkretisieren. Im Hinblick auf die Menge der zu verändernden Prozesse sind gegebenenfalls Prioritätenregelungen zu treffen.

Bei der Durchführung und Beobachtung der Aktionen werden in organisatorischer Hinsicht verschiedene Wege vorgeschlagen. Die Zuständigkeit für die Neuausrichtung der Ressourcen kann zunächst durch das betroffene Linienmanagement wahrgenommen werden. Die betroffenen Prozesse sind hier am besten bekannt, jedoch kann der zusätzliche Aufwand gegebenenfalls zu einer Überforderung der Aufgabenträger führen. Dieser Nachteil kann durch die Vergabe der Aufgaben an ein Projektteam entkräftet werden, jedoch können sich hier Störungen dadurch ergeben, dass das Projektteam etwa dem betroffenen Linienmanagement unterstellt ist. Eine anders geartete Möglichkeit sieht die Installation von Qualitätszirkeln vor, die sich aus Mitarbeitern verschiedener Bereiche zusammensetzen. Die erhofften Vorteile liegen darin, dass die Beteiligten am ehesten erkennen, wie ein Umsetzungsprozess zu erfolgen hat, und zudem kann durch die Möglichkeit der eigenen Mitwirkung von einer geeigneten Motivation ausgegangen werden. Welche der beschriebenen Möglichkeiten für das einzelne Unternehmen in Frage kommt, ist jedoch nur individuell und in Abhängigkeit von der jeweiligen Struktur, den Charakteristika der betroffenen Mitarbeiter oder auch vom Umfang der Benchmarking-Studie zu bestimmen.

Schließlich ist zu prüfen, ob die neu implementierten Prozesse von den Mitarbeitern verstanden und akzeptiert worden sind, was beispielsweise durch Mitarbeiterbefragungen erfolgen kann. Auch hierbei ist eine geeignete Motivations- und Überzeugungsarbeit des Managements unerlässlich.

Phase 5: Reife

Die Reife der Prozesse ist dann erreicht, wenn die als beste erkannten Praktiken im eigenen Unternehmen integriert sind. Dies lässt sich wiederum mit geeigneten Kennzahlen oder auch externen Vergleichen testen. Aber auch der Reifezustand hat einer ständigen Überwachung zu unterliegen. Gegebenenfalls werden andernorts neue Praktiken entwickelt, die in geeigneten Abständen weitere Benchmarkingprozesse erforderlich werden lassen.

3.1.3 Umsetzungsfragen

Benchmarking wird in der Praxis als hilfreiches Instrument dafür angesehen, die *Wettbewerbsstellung des eigenen Unternehmens zu identifizieren* und *zu beurteilen*. Dies kann jedoch nicht bedeuten, dass jeder Benchmarkingprozess quasi automatisch zum gewünschten Erfolg führt, sondern auch hier sind bestimmte Sachverhalte zu berücksichtigen, die den erfolgreichen Abschluss eines Benchmarkingprozesses begünstigen können.

Zunächst ist darauf zu achten, den Umfang an erhobenen Daten beherrschbar zu halten. Die Beunruhigung davor, scheinbar wichtige Tatbestände unzulässig aus der Betrachtung auszugrenzen, oder auch das allgemeine Bedürfnis nach möglichst umfangreicher Information führen zu großen Mengen an erhobenen Daten, die im weiteren Verarbeitungsprozess immer komplizierter zu handhaben sind. Dies wird oftmals als zentraler Fehler geschildert, der die Dauer des Projekts erheblich verlängern kann und es Entscheidungsträgern kaum noch möglich macht, zwischen wichtigen und unwichtigen Ergebnissen zu unterscheiden. Zur Vorbeugung ist eine Konzentration auf möglichst wenige oder auch nur ein geeignetes Unternehmen anzustreben, das als Vergleichsobjekt in Frage kommt. Darüber hinaus sollten zunächst nur Prozesse mit dem dringendsten Handlungsbedarf untersucht werden.

Weiterhin ist der notwendige Zeitaufwand nicht zu unterschätzen, der für eine sachgerechte und sorgfältige Erhebung und Auswertung der Daten erforderlich sein kann. Bei der Besetzung der Benchmarking-Teams ist zu beobachten, dass oftmals hierbei nicht unbedingt die Kompetenz der Mitarbeiter betrachtet wird, sondern Mitarbeiter mit zurzeit nur wenigen oder keinen Aufgaben ausgewählt werden. Geeignete Auswahl sowie auch die hinreichende Freistellung der Teammitglieder von anderen Aufgaben können die Ergebnisqualität des Benchmarkingprozesses verbessern und Verzögerungen vermeiden.

Generell ist Benchmarking als Instrument des strategischen Controllings differenziert zu beurteilen. Wie bei anderen Maßnahmen auch ist dahinter sicherlich nicht ein Allheilmittel zur Lösung unternehmerischer Probleme zu vermuten. Bei einer geeigneten Integration dieses Instruments in die Verantwortlichkeiten und Vergütungssysteme des Unternehmens ist Benchmarking jedoch durchaus als *geeignetes Mittel zur Motivationssteigerung* in Betracht zu ziehen. Kann es seine Funktion erfüllen, Lernen zu institutionalisieren, so stehen dem Unternehmen vielfältige Möglichkeiten offen, Leistungsfähigkeit zu steigern, Anpassungsfähigkeit zu erhöhen und damit Chancen im Wettbewerb nutzen zu können.

3.2 Die Balanced Scorecard

3.2.1 Zweck der Balanced Scorecard

Die Balance Scorecard („Ausgewogener Berichtsbogen") kann die instrumentale Grundlage eines umfassenden Informations- und Berichtssystems sein, die das Unternehmensgeschehen aus den wesentlichen erfolgsstiftenden Perspektiven analytisch erfasst und eine Bestandsaufnahme des Leistungs- und Entwicklungspotential einer Unternehmung ermöglicht. Sie besteht aus unternehmungsindividuellen, auch nichtmonetären Kennzahlen und soll das Management in seinen Aufgaben dahingehend unterstützen, dass sie unterschiedliche Planungsstufen miteinander verbinden hilft und möglichst alle Bereiche des Unternehmens auf das Zielsystem ausrichtet und in deren Beitrag am *Unternehmenserfolg* koordiniert.

Kennzahlensysteme sind im Wesentlichen als Ordnungssysteme, die einen Ausschnitt oder Aspekt des Unternehmensgeschehens erfassen, oder als Rechensysteme, einer rechnerischen Dekomposition der Spitzenkennzahl in Einzelkennzahlen entsprechend, zu finden. Die Kritik an konventionellen Kennzahlensystemen richtet sich zunehmend an deren Eigenheit, eine Abbildung der rein finanzwirtschaftlichen Unternehmensperspektive zu liefern. Eine Verwendung für die langfristig orientierte Sachzieldimension des Unternehmens ist im Regelfall nicht möglich, da konventionelle Kennzahlensysteme keine Messung solcher Sachverhalte ermöglichen. Das Konzept der Balanced Scorecard geht davon aus, dass allein die Erfolgs- und Leistungskennzahlen wie Umsatz, Cash Flow oder Gewinn nicht mehr dazu in der Lage sind, das Unternehmensgeschehen adäquat abzubilden und den Unternehmenserfolg langfristig zu sichern. Kurzfristig orientierte Finanzkennzahlen geben beispielsweise keine Auskunft über immaterielle oder auch intellektuelle Vermögenswerte (Qualifikationsstand der Mitarbeiter). Die Balanced Scorecard soll durch die *Integration nichtmonetärer, sachzielorientierter Kennzahlen* die Ausgewogenheit des Systems herstellen. Dies wiederum kann dann den vielfältigen Informationsbelangen des Managements dadurch Rechnung tragen, dass nicht nur Sachverhalte des kurzfristigen Unternehmenserfolgs ausgewiesen werden, sondern auch Leistungspotential zu zukünftigem Erfolg abgebildet werden kann.

3.2.2 Funktionsweise der Balanced Scorecard im Überblick

Das *Ziel der Balanced Scorecard* besteht darin, die Unternehmensstrategie möglichst konkret in operative Perspektiven umzusetzen und damit strategieorientierte Unternehmenssteuerungsgrößen abzuleiten. Die Balanced Scorecard vereinigt vier unterschiedliche Unternehmensperspektiven auf den gegenwärtigen und zukünftigen Unternehmenserfolg in sich und unterteilt deren Kennzahlen in unterschiedliche Kategorien.

- Die *finanzwirtschaftliche Perspektive* richtet sich auf finanzwirtschaftliche Ziele und Strategien einzelner Geschäftsbereiche und Funktionen wie auch des gesamten Unternehmens. Sie sollte insofern richtungsweisend für andere Perspektiven der Balanced Scorecard sein, dass langfristig geplante Unternehmensleistungen die Erreichung langfristiger finanzwirtschaftlicher Ziele ermöglichen.
- Mit spezifischen Kennzahlen für die *Kundenperspektive* werden die Leistungen des Unternehmens aus der Sicht des Kunden mit Hilfe der Kriterien Qualität, Zeit und Preis bemessen. Dem Management ist es aus der Kundenperspektive heraus möglich, die Werte dieser Kennzahlen den zuvor festgelegten Kundensegmenten zuzuordnen, für die individuelle Strategien und Kundenziele im Hinblick auf das Leistungsangebot festgelegt worden sind.
- Im Hinblick auf die *unternehmensinterne Prozessperspektive* liefert die Kundenperspektive insofern den Anschluss, dass kundenbezogene Prozesse ausgerichtet auf die Kundenziele zu berücksichtigen sind. Dem Management stellt sich für diese Perspektive die Aufgabe der Identifikation aller kritischen Leistungserstellungsprozesse, um für diese Ergebnisziele und geeignete Kennzahlen entwickeln zu können. Die interne Prozessperspektive kann damit erforderlichenfalls eine Reorganisation oder gar Neugestaltung interner Leistungsprozesse einleiten.
- Die *Lern- und Entwicklungsperspektive* der Balanced Scorecard soll das Innovations- und Leistungspotential der Unternehmung identifizieren und bemessen, das zur Erfüllung der Ziele der anderen Perspektiven auf das Unternehmen notwendig ist.
- Ihren Aussagegehalt erhält die Balanced Scorecard nun durch die *Verknüpfung der beschriebenen Perspektiven*. Jede der vier Perspektiven steht nicht unabhängig voneinander, sondern es gibt einen engen Zusammenhang zwischen den benachbarten Perspektiven wodurch eine vollständige Ursache-Wirkungskette entsteht. Eine Möglichkeit solcher *Ursache-Wirkungsketten* könnte folgendermaßen aussehen: Das Unternehmen legt die Wertsteigerung als strategisches Ziel fest, das kontinuierlich durch die Kennzahl der Kapitalrentabilität in seinem Erreichungsgrad überprüft wird. Die Kapitalrentabilität wiederum ist abhängig von beständigen Kunden, deren Kaufentscheidungen den Unternehmensumsatz maßgeblich und direkt beeinflussen. Eine mögliche Voraussetzung für diese Kundentreue mag die Servicequalität sein, die wiederum von geeignet modellierten Unternehmensprozessen abhängig ist. Um möglichst optimale Prozessergebnisse zu erhalten, sind wiederum motivierte und qualifizierte Mitarbeiter im Unternehmen notwendig.

3.2.3 Die Balanced Scorecard als Controllinginstrument zur Strategieumsetzung

Im Kern besteht die Idee der Balanced Scorecard darin, die Strategie des Unternehmens in *qualitative und quantitative Ziele* zu transformieren, die durch den Einsatz von Kennzahlen in ihrem Erreichungsgrad überprüfbar gemacht werden. Damit kommt der Balanced Scorecard eine nicht zu unterschätzende *Kommunikationsfunktion* zu, die dazu beitragen soll, die Strategie möglichst auf allen Ebenen des Unternehmens transparent und verständlich werden zu lassen. Gleichzeitig beinhaltet die Balanced Scorecard eine *Strategieumsetzungsfunktion,* das heißt die Konstruktion der Balanced Scorecard bestimmt die Art und Weise mit, in der die künftige Verfolgung der Strategie abläuft. Dazu sind folgende Aspekte in die Betrachtung einzubeziehen: Zunächst kann die Balanced Scorecard die Unternehmensstrategie nur dann geeignet zum Ausdruck bringen, wenn ein realisierbarer Zusammenhang zwischen der Strategie und den ausgewählten Kennzahlen der Balanced Scorecard besteht. Deshalb ist die Auswahl der Kennzahlen im Hinblick auf ihre Repräsentationsfähigkeit für die festgelegte Strategie zu überprüfen. Darüber hinaus wird aus dem Ausbalancieren der strategierelevanten Unternehmensaspekte darauf geschlossen, dass Suboptimierungen unterer Unternehmensebenen verhindert werden können. Ressourcenverteilungskonflikte können durch die Balanced Scorecard gegebenenfalls nicht verhindert werden, jedoch können sich daraus Kompromissperspektiven eröffnen. Ein weiterer Vorteil der Balanced Scorecard liegt in ihrer *Funktion der Informationsreduktion.* Die nicht zuletzt durch moderne EDV-Systeme vorgehaltenen großen Informationsbestände werden durch die geeignete Auswahl strategierelevanter Kennzahlen für den Entscheidungsträger in einer Weise gefiltert, die dessen Konzentration auf strategierelevante Prozesse sicherstellen und Fehlentscheidungen aufgrund zu großer Datenmengen verhindern kann.

4 Zusammenfassung

Die Einführung leistungsorientierter, pauschalierter Entgelte für Krankenhausleistungen und insbesondere auch die Möglichkeit der Erweiterung des Angebots im Bereich der nicht-vollstationären bzw. ambulanten Versorgungsformen, haben die Bedingungen der Leistungserstellung für die Krankenhäuser grundlegend verändert. Die wettbewerbs- und konkurrenzbezogene Situation, in der sich die Krankenhäuser zunehmend befinden, lassen sorgfältige umwelt- und unternehmensbezogene Analysen notwendig werden, mit denen die Krankenhäuser ihre gegenwärtige Situation realistisch darstellen und ihre zukünftigen Chancen auf dem „Gesundheitsmarkt“ möglichst zutreffend prognostizieren können. Bislang existierende Instrumente des strategischen Controlling zur strategischen Basisinformation, zur strategischen Positionierung und zur Beurteilung strategischer Teilbereiche des Unternehmens stellen Methoden bereit, die bei einer entsprechenden und für das Krankenhaus geeigneten inhaltlichen Ausgestaltung das Krankenhausmanagement dabei unterstützen können, strategische Entscheidungen in einer Weise zu treffen, die dem Krankenhaus die Perspektive der langfristig gesicherten Existenz offenhält. Darüber hinaus wird interessant zu beobachten sein, wie und wann sich Benchmarkingverfahren oder auch die Balanced Scorecard im Krankenhaus zu etablierten Instrumenten des strategischen Controllings entwickelt haben werden.

Da jedoch im Zusammenhang mit der Umsetzung der verhältnismäßig schnell aufeinander folgenden gesundheitspolitischen Maßnahmen nach wie vor verstärkt Fragestellungen des operativen Managements diskutiert werden, ist zu vermuten, dass eine konsequente und flächendeckende Implementation solcher strategischen Controlling-Instrumente im Krankenhausbereich noch Zeit in Anspruch nehmen wird.

Literatur

Camp RC (1994) Benchmarking. München, Wien

Eichhorn P, Seelos HJ, Graf von der Schulenburg JM (Hrsg.) (2000) Krankenhausmanagement. München

Fleßa S (2007) Grundzüge Krankenhausbetriebslehre. München

Fleßa S, Nickel S (2008) Grundzüge der Krankenhaussteuerung. München

Greiner W, Graf von der Schulenburg JM, Vauth C (Hrsg.) (2008) Gesundheitsbetriebslehre. Management von Gesundheitsunternehmen. Bern

Hahn D, Taylor B (Hrsg.) Strategische Unternehmungsplanung. Strategische Unternehmungsführung. Stand und Entwicklungsperspektiven. Heidelberg

Hinterhuber HH (2004) Strategische Unternehmensführung. Strategisches Denken. Vision, Unternehmungspolitik, Strategie. Berlin

Horváth P (2008) Controlling. München

Kaplan RS, Norton DP (1997) Balanced Scorecard. Strategie erfolgreich umsetzen. Stuttgart

Meffert H (1993) Marketing. Grundlagen der Absatzpolitik. Wiesbaden

Reichmann T (1997) Controlling mit Kennzahlen und Managementberichten. Grundlagen einer systemgestützten Controlling-Konzeption. München.

Salfeld R, Hehner S, Wichels R (2007) Modernes Krankenhausmanagement. Konzepte und Lösungen. Berlin

Schulte C (Hrsg.) (2008) Lexikon des Controlling. München

Steinle C, Daum A (Hrsg.) (2007) Controlling. Kompendium für Ausbildung und Praxis. Stuttgart

Töpfer A (Hrsg.) Benchmarking. Der Weg zu Best Practice. Berlin, Heidelberg, New York

Weber J (1988) Controlling. Möglichkeiten und Grenzen der Übertragbarkeit eines erwerbswirtschaftlichen Führungsinstruments auf öffentliche Institutionen. In: Die Betriebswirtschaft. 48, 171–194

Weber J (2008) Einführung in das Controlling. Stuttgart

Strategisches Controlling im Krankenhaus

Wolfgang Greiner und Jan-Marc Hodek

1 Notwendigkeit des Strategischen Controllings in Krankenhäusern

Seit 1995 sind auch in Deutschland leistungsorientierte Vergütungsformen im Krankenhaus möglich, seit 1996 sind sie in Form von Fallpauschalen und Sonderentgelten Pflicht für alle Krankenhäuser. Gleichzeitig galten weiterhin tagesgleiche Pflegesätze immer dann, wenn keine Fallpauschale vereinbart war. Insofern wurde auch nach 1996 ein Großteil der Ausgaben über Basis- und Abteilungspflegesätze abgerechnet. Dies änderte sich mit Einführung des DRG-Systems im Jahr 2003, das einen nahezu vollständigen Übergang zu einer pauschalierenden Vergütung vorsieht. Die seitdem laufende Konvergenzphase wird Ende des Jahres 2009 abgeschlossen sein, sodass ab diesem Zeitpunkt (zumindest landesweit) einheitliche Vergütungen im deutschen Krankenhaussektor garantiert sind.

Für das Krankenhausmanagement resultieren daraus gravierende Zielkonflikte: Der Versorgungsauftrag ist sicherzustellen, eine qualitativ hohe Versorgung der Patienten ist zu gewährleisten, Patienten und Mitarbeiter sollen sich im Krankenhaus wohl fühlen, und gleichzeitig ist eine streng wirtschaftliche Handlungsweise geboten. Zudem ist die Organisation den erhöhten gesetzlichen Anforderungen, die sich u. a. aus differenzierten Entgeltformen ergeben, anzupassen. Es ist also festzustellen, dass ein erhöhter Bedarf an Informationsversorgung und Koordination seitens des Krankenhausmanagements besteht. Hieraus können auch direkt die zentralen Aufgaben und Ziele des Controllings abgeleitet werden: Neben der allgemeinen Steuerung sind dies vor allem die Beschaffung und das Verfügbarmachen von Informationen, Entscheidungsvorbereitung, Koordination der Leistungsprozesse und Kontrolle von Entscheidungen. (Reichmann 2006, S. 3 ff.; Horváth 2006, S. 132 ff.)

Krankenhäuser sind nach der gesetzlichen Definition „Einrichtungen, in denen durch ärztliche und pflegerische Hilfeleistungen Krankheiten, Leiden oder Körperschäden festgestellt, geheilt oder gelindert werden sollen oder Geburtshilfe geleistet wird und in denen die zu versorgenden Personen untergebracht und verpflegt werden können" (§ 2 Nr. 1 KHG). Der *Leistungsprozess* vollzieht sich wie folgt: Durch den Einsatz von Produktionsfaktoren werden pflegerische, diagnostische, therapeutische und Versorgungsleistungen erbracht, für die die Präsenz des Patienten (als Kunde) notwendig ist. Daraus resultiert erst die eigentliche Kernleistung des Krankenhauses, nämlich die Statusveränderung des Patienten: Der zunächst Kranke wird geheilt oder zumindest sein Zustand gebessert, er stirbt oder wird pflegebedürftig, er wird voll- oder teilreaktiviert.

Die Führung des Krankenhauses ist traditionell dreigeteilt in *ärztlichen Dienst*, *Pflegedienst* sowie *Wirtschafts- und Verwaltungsdienst*. Die Dreiteilung dieses sogenannten kollegialen Krankenhausdirektoriums führt durch berufsständisches Denken jedoch häufig zu dem falschen Eindruck, dass die Teilbereiche isoliert zur Leistungserstellung beitragen. Die Leistungserstellung ist jedoch ein Komplex, der durch das Zusammenwirken aller Teilbereiche des Krankenhauses erzeugt wird. Eine solche integrative Denkhaltung ist bisher – wenn überhaupt – nur in der obersten Führungsebene ausgeprägt. Die Zuständigkeiten werden aber notwendigerweise fließender: Das Fallpauschalen-Entgeltsystem zwingt dazu, dass sich auch der kaufmännische Bereich mit Art und Umfang der medizinischen Leistungen auseinandersetzen muss (z. B. im Rahmen des sogenannten Medizincontrollings). Umgekehrt müssen sich Ärzte, medizinisch-technisches und Pflegepersonal verstärkt um Dokumentationsaufgaben kümmern, um so überhaupt die Grundlage für ein ganzheitliches Controllingsystem zu schaffen. Die bereits erwähnte *Koordinations- und Informationsfunktion des Controllers* kann so zu vielen Verbesserungen in allen drei Bereichen beitragen. Es ist eine Flexibilisierung der Verwaltungs- und Führungsstruktur zu fordern, die auch Synergieeffekte berücksichtigt.

Strategische Überlegungen waren bisher im Krankenhausbereich in diesem Zusammenhang wenig relevant, da die engen Rahmenbedingungen – Versorgungsauftrag und staatliche Bedarfsplanung – nur geringe Spielräume ließen. Aufgrund von Diskontinuitäten in der Gesetzgebung und der Absicht, den *Wettbewerb* zwischen den Krankenhäusern voranzutreiben, ist inzwischen jedoch eine vermehrt strategische Sichtweise zu fordern (Greß et al. 2004, S. 121 ff.). So werfen beispielsweise die Möglichkeiten der Kooperation zwischen ambulantem und stationärem Bereich (z. B. die integrierte Versorgung nach §§ 140 a–d SGB V) neue Fragen der langfristigen Erfolgspotentiale und Marktpositionierung auf. Nur auf diesem Wege sind Entwicklungen, die bei vorgegebener hoher Belastung mit Fixkosten zunächst wenig beeinflussbar erscheinen, einer strukturellen Planung und Gestaltung zugänglich (Jacobs und Schräder 2003, S. 103 ff.).

Dieser Beitrag widmet sich einer umfassenden Beschreibung und theoretischen wie praktischen *Einordnung des Strategischen Controllings* im Krankenhausbetrieb. Es wird zunächst dargestellt, wie eine typische Controllingstruktur aufgebaut ist und worin die wesentlichen Unterschiede zwischen der Operativen und der Strategischen Ebene des Controllings bestehen. Anschließend wird diskutiert, wie die notwendigen Informationen aus der Umwelt und zur Situation des eigenen Krankenhausbetriebs gewonnen werden können. Daraufhin sollen Wege der Strategischen Planung und Möglichkeiten zur Formulierung von Zielen aufgezeigt werden. Die an dieser Stelle präsentierten wesentlichen Instrumente zur Formulierung der Strategischen Stoßrichtung werden im anschließenden Beitrag von Kruse und Schulenburg noch gesondert und vertiefend diskutiert. Unter strategischer Planung ist ein Prozess zu verstehen, der die Phasen des klassischen Managementzyklus von der Analyse der Ausgangssituation über die Zielformulierung bis hin zur Entwicklung und Bewertung von Strategien sinnvoll ordnet. Ausgehend von den Zielen sind dann die entsprechenden Strategien zu suchen, umzusetzen und zu kontrollieren (Fleßa 2007a, S. 117 ff.; Eichhorn 2000, S.66 ff.). Am Schluss dieses Beitrags werden noch ausgewählte aktuelle strategische Stoßrichtungen für Krankenhäuser und Verknüpfungen zur Operativen Ebene des Controllings aufgezeigt.

2 Struktur des Controllings

Während sich das Operative Controlling an kurz- bis mittelfristigen Zielgrößen wie Erfolg und Liquidität orientiert, ist das Strategische Controlling auf die Dimensionen „Stärken und Schwächen" bzw. „Chancen und Risiken" ausgerichtet, mit dem Ziel, *Erfolgspotentiale* zu sichern bzw. zu schaffen und zu erhalten sowie *künftige Entwicklungen* möglichst zu antizipieren. Das Strategische Controlling unterstützt also die Krankenhausleitung bei der Strategischen Planung und Kontrolle. Dazu sind dem Krankenhausmanagement entscheidungsorientierte Informationen zur Verfügung zu stellen, die durch den Einsatz geeigneter Instrumente gewonnen wurden. Einen Überblick über die Struktur des Controllings gibt Abbildung 1.

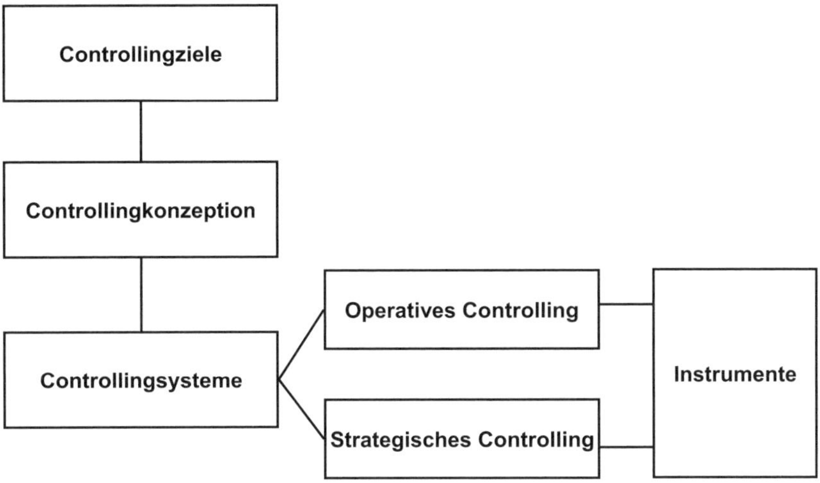

Abb. 1: Die Struktur des Controllings.

In der Literatur wird häufig argumentiert, dass das Operative Controlling, das auf die kurzfristige Erfolgskontrolle gerichtet ist, aus den Zielen des Strategischen Controllings resultiert. Im Krankenhausbereich ist jedoch eine andere Entwicklung zu beobachten: Aufgrund gesetzlicher Zwänge waren Instrumente des Operativen Controllings einzusetzen, die vorher nicht ausgeprägt waren. Da deren Implementierung aufgrund von Informationsproblemen viel Zeit kostet(e), setzt sich erst langsam der Trend zum Strategischen durch. Während also in anderen Sektoren strategische Entscheidungen den Rahmen für den operativen Handlungsbedarf setzen, ist im Krankenhausbetrieb erst noch die Blickrichtung von vergangenheitsbezogenen Daten in die Zukunft zu lenken (Reichmann 2006, S. 559 ff.; Ossadnik 2003, S. 49 ff.; Baum, Coenenberg, Günther 2004, S. 5 ff.).

Gerade die Abgrenzung zwischen Operativem und Strategischem Controlling ist ein bedeutsamer Aspekt, welcher einer näheren Beleuchtung bedarf. Hierauf aufbauend soll im Rahmen dieses Beitrags anschließend die strategische Ebene näher beleuchtet werden: Zielfindung, Instrumente der Strategieformulierung, Operationalisierung und die Darstellung aktuell relevanter strategischer Optionen sollen Gegenstand der folgenden Abschnitte sein. Tabelle 1 stellt die wesentlichen Merkmale des Operativen und Strategischen Controllings übersichtlich gegeneinander.

Tab. 1: Zentrale Merkmale des Operativen und Strategischen Controllings.

	Strategisches Controlling	**Operatives Controlling**
Grundfrage	„Tun wir die richtigen Dinge?"	„Tun wir die richtigen Dinge richtig?"
Verantwortung	Obere Managementebenen	Untere Managementebenen
Zeithorizont	Langfristig (≥3 Jahre); zukunftsorientiert	Kurz- und mittelfristig (< 3 Jahre); vergangenheitsorientiert
Zielgrößen	Qualitative Größen	Quantitative Größen
Organisation	Zentral (unternehmensbezogen)	Dezentral (bereichsbezogen)
Perspektive	Einbezug interner und externer Entwicklungen	Unternehmensinterner Blick
Ziele	Zielfindung	Ziel(um-)setzung
Handlungs-spielraum	Breiter Alternativenraum, Komplexität verdeutlichen	Geringer Handlungsspielraum, Komplexität reduzieren
Betrachtungs-gegenstand	Erschließung bestehender und Identifikation neuer Erfolgs-potentiale; geplanter Wandel	Erfolgskontrolle und Wirtschaftlichkeit
Zielgrößen	Chancen-Risiken, Stärken-Schwächen, Potentiale	Kosten-Leistungen, Marktanteile, Produktivität, Liquidität, Prozesse
Instrumente	– Wettbewerbsstrategien – Portfolioanalyse – Stärken-/Schwächen- bzw. SWOT-/SOFT-Analyse – Umwelt- und Inweltanalyse – Lebenszyklusanalyse – Szenarioanalyse – Potentialanalyse – Balanced Scorecard/ Benchmarking	– Kosten- und Leistungsrechnung – Kennzahlen (z. B. im Rahmen des Personal-, Medizin-, Kapazitäts-, Material-, Leistungscontrollings) – Statistik – Berichtswesen – Investitionsrechnung/Budgetierung – Ablauf-/Prozessoptimierung – Qualitäts-/Risk-/Fehlermanagement
Verbreitung Krankenhaus-sektor	Gering	Stark

3 Umwelt- und Inweltanalyse

Die Analyse und Prognose externer und interner Rahmenbedingungen ist notwendige Voraussetzung zur Abwehr von Risiken und zur Erlangung von Chancen durch zieladäquate Strategien. Daher gehört es zur Aufgabe des Controllings, Informationen aus dem Krankenhaus und seiner Umwelt zu sammeln und die relevanten Daten aufzubereiten. Charakteristisch ist hierbei das Vorgehen anhand von Checklisten, die die Stärken und Schwächen des Krankenhauses und die einflussnehmenden Umweltfaktoren aufzudecken versuchen.

Zunächst ist dabei eine *strategische Analyse der Krankenhausumwelt* durchzuführen, die in der Formulierung von *Chancen* und *Risiken* mündet. Neben markt- und konkurrenzbezogenen Faktoren der Krankenhausbetriebe müssen gerade im hochregulierten Gesundheitswesen auch wirtschaftliche, politische und gesellschaftliche Entwicklungen beobachtet werden. Die so gewonnenen Daten sind durch Bewertung oder Gewichtung auf die Schlüsselfaktoren für die strategische Unternehmensentwicklung zu reduzieren und dienen somit als Grundlage für die *strategische Planung*. Ausgehend von einer Ursachenanalyse vergangener Erfolge und Misserfolge werden anschließend die *internen Einflussfaktoren* untersucht. Im Rahmen dieser Unternehmensanalyse werden die Stärken und Schwächen des Krankenhauses ermittelt. Dafür eignen sich insbesondere Profildarstellungen, die die Vor- und Nachteile relativ zu konkurrierenden Krankenhausbetrieben qualitativ ausdrücken. Als konkretes Instrument des Strategischen Controllings ist an dieser Stelle vor allem die sogenannte *SWOT-Analyse* zu nennen. Hier werden zunächst die Stärken (Strengths) und Schwächen (Weaknesses) als Ergebnis der unternehmensinternen Analyse sowie Chancen (Opportunities) und Risiken (Threats) als Resultate der Umfeldanalyse zusammengestellt. Aus den dabei möglichen Konstellationen ergeben sich direkte strategische Implikationen, wie beispielsweise das Anstreben einer Wachstumsstrategie für diejenigen Geschäftsfelder, die sowohl eine interne Stärke des Krankenhauses, als auch eine Chance von Seiten des Marktes darstellen (Horváth 2006, S. 350 ff.; Baum, Coenenberg, Günther 2004, S. 72).

In der nächsten Stufe sollte die *Störanfälligkeit des Krankenhauses* gegenüber negativen externen und internen Einflüssen analysiert werden, wobei auch Instrumente des *Qualitäts-* und *Risk-Management* (Techniken zur Erhebung und Bewältigung von Risiken) zum Einsatz kommen. Durch Formulierung alternativer Umweltzustände können Prognosen für die zukünftige Marktentwicklung und Situation des Krankenhauses abgeleitet werden.

Darüber hinaus sollte das Strategische Controlling die Krankenhausleitung im Hinblick auf eine langfristige Erfolgssicherung bei der Entwicklung moderner Organisationsstrukturen unterstützen. Einen Überblick über das Organisationsprofil eines modernen Krankenhausbetriebes im Vergleich zur traditionellen Organisation liefert Tabelle 2.

Tab. 2: Vergleich der Organisationsmerkmale moderner und traditioneller Krankenhausbetriebe. Krankenhaus-Organisationsmerkmale

Moderne Krankenhausbetriebe	Traditionelle Organisation
• Hierarchieabbau, schlanke Strukturen, Lean Management, Teamarbeit • Business Reengineering als Prozessmanagement • Dezentralisierung von Entscheidungen und Stärkung der Eigenverantwortung der Geschäftsbereiche • Mitarbeiter bekommen ganzheitliche Aufgaben, sie tragen Verantwortung, Kopf- und Handarbeit werden reintegriert • Förderung von Eigeninitiative, Kreativität und dem Mut zum Widerspruch • Existenz von Corporate Identity und gelebte Unternehmenskultur • Public Relations: Förderung des Dialogs mit der Öffentlichkeit • Vermeidung von Abfall und Verschwendung als Ausdruck einer ökologischen und ökonomischen Denkhaltung	• Strenge Befehlshierarchien und enge Kontrollspannen • Horizontale und vertikale Arbeitsteilung führen beim Patienten zum Eindruck des „Abgefertigtwerdens" • Leerzeiten in OPs, Aufwachräumen und medizinisch-technischen Funktionsbereichen als Kennzeichen schlechten Prozessmanagements • Strenge Verhaltenserwartungen, Abschottung gegen Kritik sowie das Fehlen von Unternehmenskultur und Leistungsanreizen demotivieren die Mitarbeiter • Fehlendes Kostenbewusstsein bei ärztlichem, medizinisch-technischem und Pflegepersonal

4 Zielfindung, Leitbild und Quantitative Ziele

An die Bestimmung der Ausgangssituation schließt sich die Formulierung der Ziele des Krankenhausbetriebes an. Die Aufgabe der Zielplanung liegt im Allgemeinen darin, das Krankenhaus erfolgreich weiterzuentwickeln und zu erhalten. Ein wesentliches Ziel muss daher auf den Totalerfolg gerichtet sein. Die weiteren Zielinhalte werden in der Regel von fachlichen Kräften formuliert, sodass der Controller eher als Informationslieferant und Moderator fungiert. Daher können an dieser Stelle nur die Funktionen möglicher Ziele erläutert werden.

Unter Zielen versteht man Zukunftszustände, die durch ein darauf gerichtetes Handeln erreicht werden sollen. Durch deren Ordnung in einem *Zielsystem* wird das Handeln der Organisation Krankenhaus bestimmt. Somit bestehen enge Interdependenzen zum Organisationssystem, Informationssystem und zur Unternehmenskultur. Ziele dienen der Problemfindung, indem der Ziel-/Soll-Zustand mit dem Ist-Zustand verglichen wird. Durch die Zielsetzung sollte der Zielerreichungsbeitrag bestimmter Entscheidungsalternativen deutlich werden. Hinreichend konkretisierbare Ziele wirken motivierend, sie ziehen Kräfte an und bündeln sie auf das Ziel.

Während das *Sachziel* eines Krankenhauses intuitiv klar erscheint, können bei Einzelfragen oder hinsichtlich bestimmter Entscheidungskriterien Zweifel auftauchen, insbesondere wenn ökonomische und ethische Aspekte kollidieren. Daher ist ein übergeordnetes Wertesystem zu formulieren, das sog. *Leitbild*. Das Leitbild eines Krankenhauses macht qualitative Aussagen über den Zweck des Krankenhauses (z. B. Erfüllung des Versorgungsauftrages), das Leistungsprogramm (z. B. wie alle chirurgischen Eingriffe) bzw. die Leistungstiefe (z. B. auch ambulante Operationen) und die mittel- bis langfristige Zielsetzung (beispielsweise regionale Marktführerschaft in der Geburtshilfe) etc. Aber auch die angestrebten Beziehungen zur Umwelt, zu den Mitarbeitern und zu den Kunden/Patienten können grundsatzartig in das Leitbild übernommen werden (Macharzina 2005, S. 205 ff.). Gemeinsam mit der grundlegenden Vision eines Unternehmens fördert das Unternehmensleitbild die Entstehung eines „Wir-Gefühls", das die Aktivitäten auf ein gemeinsames Zielsystem ausrichtet sowie die Entwicklung einer Unternehmensphilosophie und -kultur. Für eine erfolgreiche Umsetzung müssen die Führungskräfte das entsprechende Verhalten vorleben. Die Außenwirkung wird durch eine Veröffentlichung der Leitsätze und durch die erhoffte Entstehung einer Corporate Identity (bestehend aus Corporate Design, Corporate Behaviour und Corporate Communication) verstärkt.

Bei der Entwicklung eines krankenhausspezifischen *Controllingzielsystems* ist zu beachten, dass der Krankenhausbetrieb vielfältigen Einflüssen aus Politik und Gesellschaft ausgesetzt ist (externe Einflussfaktoren). Darüber hinaus existieren verschiedenste Zielbeziehungen: Beispielsweise herrscht eine Zielkonkurrenz zwischen den Zielen „Erhöhung des Leistungsstandards" einerseits und „Kostenreduktion" andererseits. Die Abstimmung solcher Zielkonflikte, z. B. mittels Qualitätsmanagementsystemen, sowie die Koordination der (teilweise) unterschiedlichen Ziele der im Krankenhaus vertretenen Gruppen (interne Einflussfaktoren) gehören zu den Aufgaben des Controllers.

Quantitative Zielsetzungen betreffen beispielsweise die Leistungsmengen (z. B. Case Mix, Belegtage/Pflegetage), Ergebnisziele, Bilanzkennzahlen, die Produktivität, Marktanteile und Umsätze. Sie sind mit den Zielen der Kapitalanleger (Träger,

Aktionäre/Anteilseigner), dem Versorgungsauftrag und Portfolio-Überlegungen abzustimmen. Zur Erarbeitung von Strategien sind im Rahmen der strategischen Planung spezielle Instrumente einzusetzen. Dieser Prozess zur Strategieformulierung wird im folgenden Abschnitt erläutert. An dieser Stelle findet sich ein grundlegender Einblick in die wesentlichen Möglichkeiten und (in Tabelle 1) genannten Instrumente des Strategischen Controllings. Vertiefend wird das Thema der Strategieformulierung im Beitrag von Kruse und Schulenburg behandelt.

5 Strategieformulierung im Krankenhaus

5.1 Wettbewerbsstrategien

Durch die Wettbewerbsstrategien wird das Verhalten des eigenen Unternehmens im Markt festgelegt. Man unterscheidet dabei als grundsätzliche Strategien die Kostenführerschaft, die Differenzierung und die Spezialisierung (Macharzina 2005, S. 266 ff.).

Die Strategie der *Kostenführerschaft* basiert gedanklich auf der Kostenerfahrungskurve und besagt, dass die Stückkosten (einer Behandlung) aufgrund von Lerneffekten oder technischem Fortschritt mit zunehmender Produktionsmenge sinken. In der ökonomischen Literatur wird dies mit dem Begriff der Skaleneffekte (economies of scale) beschrieben. Eine echte Kostenführerschaft wird sich allerdings nicht für ein ganzes Krankenhaus mit seinem gesamten Leistungsspektrum, sondern nur für sehr standardisierte Leistungen realisieren lassen, bei denen zudem entsprechend hohe Stückzahlen produziert werden. Skaleneffekte lassen sich daher häufig im Zusammenhang mit medizintechnischen Großinvestitionen (z. B. Kernspintomographen, Linksherzkatheterlabore) beobachten. Dabei versucht man, über die Stückzahl einen möglichst hohen Deckungsbeitrag zu erwirtschaften und gleichzeitig die Auslastung zu optimieren.

Da Kosten und Preise mittelfristig nicht das entscheidende Wettbewerbsargument sein werden, sollte dem Patienten neben dem rationalen Nutzen der Hauptleistung ein zusätzlicher Nutzen gestiftet werden. Auf diese Weise kann angestrebt werden, das Krankenhaus positiv *von den Konkurrenten zu differenzieren*. Dabei ist darauf zu achten, dass der angebotene Zusatznutzen für den Patienten auch wichtig ist, dass er von ihm tatsächlich wahrgenommen wird und dass er von der Konkurrenz nicht ohne weiteres nachgeahmt werden kann. Beispiel hierfür könnte ein als zügig wahrgenommener Aufnahmeprozess oder ein Mehrwert in Form guter (evtl. hotelähnlicher) Serviceleistungen sein.

Während die bisher beschriebenen Strategien prinzipiell für alle Krankenhäuser in Frage kommen könnten, erscheint die Strategie der *Spezialisierung* v. a. für kleinere Krankenhausbetriebe denkbar. Es ist sowohl die Spezialisierung auf einzelne Behandlungen (z. B. Varizenchirurgie) denkbar – so dass auch über den lokalen Rahmen hinaus Patienten gebunden werden können – als auch eine Spezialisierung auf ein Teilgebiet, das in der Region noch nicht vertreten ist. Auch eine Spezialisierung auf ein bestimmtes Patientenklientel (beispielsweise Wahlleistungspatienten) wäre möglich. Die Möglichkeit zum Aufbau ganzer neuer spezialisierter Fachabteilungen wird allerdings durch die Krankenhausplanung der Länder begrenzt (Bruckenberger 2003, S. 93 ff.).

5.2 Leistungs- und Marktstrategien

Eng verbunden mit der Frage des Wettbewerbsverhaltens ist die Festlegung geeigneter Leistungs-/Marktkombinationen für ein Krankenhaus. Die weiteren strategischen Orientierungen lassen sich aus der in Tabelle 3 dargestellten Ansoff-Matrix ableiten.

Tab. 3: Ansoff-Matrix: Strategische Orientierung nach Markterschließung und Leistungsangebot.

Marktbearbeitung / **Leistungsangebot**	Markt ist bereits erschlossen.	Markt wird neu erschlossen.
Leistung wird bereits angeboten.	Marktdurchdringung	Marktentwicklung
Leistung wird noch nicht angeboten.	Produktentwicklung	Diversifikation

Diese Matrix ist aus der Marketingforschung entliehen und stellt die vier grundlegenden marktfeldstrategischen Optionen eines Unternehmens dar (Haubrock 2007b, S. 387f.).

Im Fall einer angestrebten *Marktdurchdringung* soll das Marktpotential vorhandener Leistungen auf bereits erschlossenen Märkten ausgeschöpft werden. Durch die Gewinnung neuer und durch die Einweisung alter Patienten ist die Einweisungsquote zu erhöhen. Das kann beispielsweise durch eine verstärkte Öffentlichkeitsarbeit oder eine Verbesserung der Kontakte zu den einweisenden Ärzten erfolgen.

Die *Produktentwicklung* basiert auf der Idee, für bereits bestehende Märkte neue Leistungen zu entwickeln. In der Regel handelt es sich also um Leistungsinnovationen oder zumindest -variationen. Für das Krankenhaus bedeutet dies, die Fortschritte in der Medizin und Medizintechnik für die Krankenhausleistungen nutzbar zu machen. Als Beispiel seien hier der Einsatz und die Weiterentwicklung minimalinvasiver Behandlungsmethoden genannt. Die daraus resultierenden kleineren Narben und verkürzten Verweildauern werden vom Patienten als positiv empfunden Die Produktentwicklung sollte geplant ablaufen, damit sie auch für das Marketing des Krankenhauses genutzt werden kann. Dies könnte geschehen, indem Fachärzte zu „Produktmanagern" ernannt werden und regelmäßig in Qualitätszirkeln über Veränderungen und Fortschritte in der Behandlungsweise berichten.

Bei der *Marktentwicklung* wird versucht, für schon bestehende Leistungen neue Märkte zu finden. Die Theorie unterscheidet dabei grundsätzlich verschiedene Arten der Marktentwicklung: Die räumliche Marktentwicklung, die Identifikation neuer Zielgruppen oder die Identifikation neuer Verwendungszwecke für bestehende Leistungen (wobei letzteres für den Fall der Krankenhausleistungen schwierig ist). Beispiele aus dem Krankenhausbereich sind ein erhöhtes Angebot im Wahlleistungsbereich oder der Ausbau des ambulanten Operierens, um so neue Zielgruppen zu erschließen. Auch die Ausdehnung des Einzugsgebiets oder die Aufnahme eines Belegarztes zur verbesserten OP-Auslastung wären denkbar.

Die Strategie der Diversifikation ist auf neue Produkte für neue Märkte ausgerichtet mit dem Ziel, das Risiko zu streuen und das Betätigungsfeld auszuweiten. Zu unterscheiden sind dabei (Kreyher 2001, S. 17f.):

- Die horizontale Diversifikation: Dabei wird das Leistungsprogramm um Leistungen erweitert, die mit dem bestehenden Programm noch in einem sachlichen Zusammenhang stehen. Ein Beispiel ist die Erweiterung der Urologie/Nephrologie um die Nierentransplantation.
- Die vertikale Diversifikation: Hier wird die Leistungsprogrammtiefe um komplementäre Bereiche erweitert, z. B. Ergänzung der Akutbehandlung um Rehabilitation, Anschlussheil- und Kurbehandlungen, wie dies spezielle Klinikketten im Bereich der Herz-Kreislauf-Erkrankungen anbieten. Eine solche Diversifikation in vor- und nachgelagerte Bereiche kann insbesondere vor dem Hintergrund der vom Gesetzgeber angestrebten sektorübergreifenden und integrierten Versorgung sinnvoll sein.
- Die diagonale/laterale Diversifikation: Diese Form der Neuorientierung beschreibt das Tätigwerden in sachlich völlig neuen Bereichen. Ein sinnvolles Beispiel wäre hier die Eröffnung einer Kindertagesstätte durch ein christlich getragenes Krankenhaus.

Bezüglich einer Diversifikationsstrategie ist stets zu fordern, dass sie Synergieeffekte nutzbar macht, Randfelder des eigenen Betätigungsfeldes erschließt und einen Beitrag zum Wachstum leistet.

5.3 Portfoliotechnik

In Anlehnung an Überlegungen, die sich bei der Zusammenstellung von Wertpapierportfolios bewährt haben, wurde bereits in den 1970er Jahren eine 9-Felder-Portfolio-Matrix zur Ableitung von Strategien entwickelt, welche sich auch auf den Betrieb „Krankenhaus" übertragen lässt. Das Ziel besteht darin, die Aktivitäten in verschiedenen Bereichen des Krankenhauses durch Investitionen bzw. Desinvestitionen so zu fördern oder zu bremsen, dass ein Mix entsteht, der hinsichtlich *Renditeerwartungen, Risikoausgleich* und *Zukunftschancen* optimal ist.

Eine wichtige Voraussetzung zur Durchführung der Portfolioanalyse ist die Abgrenzung der in Abschnitt 5.2 gefundenen Leistungs-/Markt-Kombinationen, die auch als strategische Geschäftseinheiten bezeichnet werden. Die möglichst überscheidungsfreie Abgrenzung solcher Leistungs-/Markt-Kombinationen erfolgt anhand der Kriterien Unabhängigkeit, Eigenständigkeit und Gesellschaftsrelevanz der Marktaufgabe. Auch das Vorhandensein bestimmbarer Konkurrenten, die Erreichbarkeit relativer Wettbewerbsvorteile sowie das eigenständige Management finden Berücksichtigung. Beispiele für solche strategische Geschäftseinheiten könnten beispielsweise die Rheumatologie, die Urologie, ambulante oder integrierte Formen der (Patienten-)Versorgung oder auch Gruppen von DRG, die zur gleichen Hauptdiagnose gehören, sein.

Nach der Identifikation aller relevanten *strategischen Geschäftseinheiten* wird eine Komplexitätsreduktion angestrebt, indem die zu betrachtenden Einflussfaktoren zu zwei Schlüsselfaktoren verdichtet werden, die gleichzeitig die Achsen der Matrix bilden. Die bekannteste Portfolio-Art bezeichnet die Abszisse als relative Wettbewerbsstärke oder -vorteile (basierend z. B. auf dem eigenen relativen Marktanteil sowie internen Potenzialen) und die Ordinate als Marktattraktivität (basierend z. B. auf Marktgröße und -wachstum). Diese Schlüsselfaktoren beinhalten demnach die Ergebnisse der internen Unternehmens- und externen Umweltanalyse. Die Positionierung der strategischen Geschäftseinheiten in der Matrix erfolgt durch Kreise, deren Mittelpunkt durch den Schnittpunkt der konkreten Werte für Marktattraktivität und relative Wettbewerbsvorteile gebildet wird. Der Umfang der Kreise spiegelt Umsatz-, Deckungsbeitrags- oder Cash-Flow-Größen wider (Reichmann 2006, S. 477 f., 571 ff.; Steinle 2003, S. 309 ff.). Die folgende Abbildung soll die Portfolio-Technik am Beispiel eines exemplarischen Krankenhauses visualisieren:

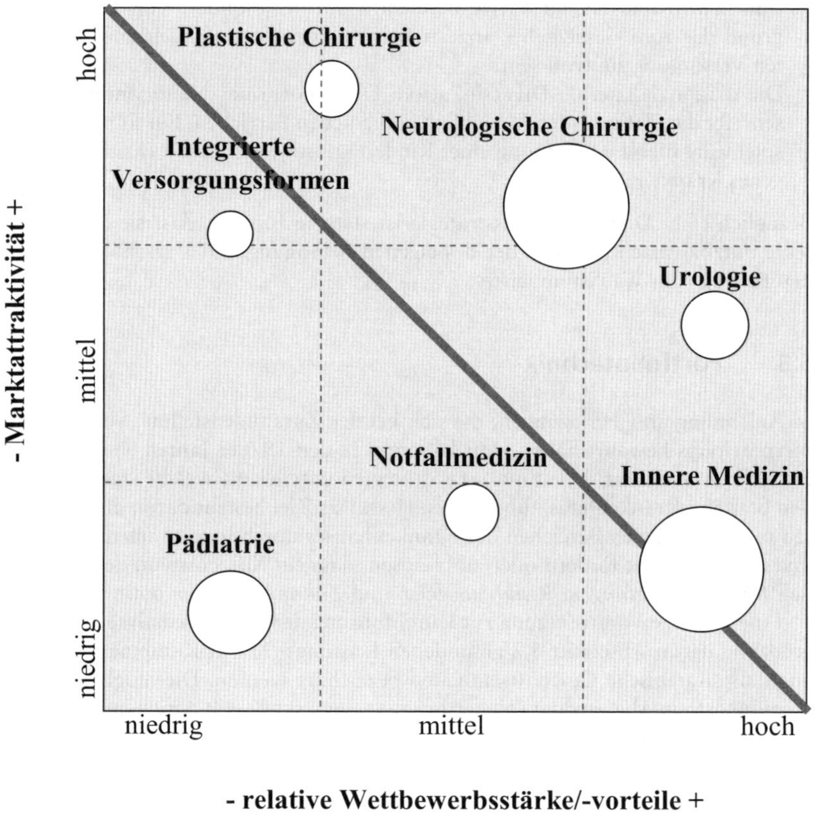

Abb. 2: Anwendung der Portfoliomatrix für ein Beispiel-Krankenhaus.

Aus der Gegenüberstellung von Ist- und Soll-Portfolio werden die sog. Normstrategien abgeleitet. Für strategische Geschäftseinheiten mit mittlerem bis hohem Marktwachstum und Marktanteil sind demnach *Investitions-* und *Wachstumsstrategien* einzuleiten, damit Erfolgspotentiale aufgebaut und ausgenutzt werden können. In den Bereichen niedrigeren Marktwachstums und niedrigerer Marktanteile sollten dagegen abschöpfende und *desinvestive Strategien* zum Einsatz kommen. Für strategische Geschäftseinheiten im Diagonalbereich bedarf es einer Einzelbewertung zur Strategiewahl. Durch den Vergleich der Normstrategie mit der derzeit verfolgten Strategie können dann differenzierte strategische Anpassungen und Maßnahmen vorgenommen werden. Ein wichtiger Anknüpfungspunkt zum operativen Controlling liegt an dieser Stelle beispielsweise in der Fallmixoptimierung, worauf im Abschnitt 7 noch kurz eingegangen werden soll.

Der Vorteil der Portfolio-Ansätze liegt vor allem in der einfachen Visualisierung und guten Kommunizierbarkeit recht komplexer Zusammenhänge (Ossadnik 2003, S. 296ff.). Von Nachteil ist allerdings, dass nur jeweils zwei beeinflussende Dimensionen betrachtet werden können, aus denen wiederum eine schematisch standardisierte Strategieauswahl vorgenommen wird. Zudem ist die klare Identifikation und Abgrenzung der einzelnen strategischen Geschäftseinheiten voneinander nicht immer einfach.

6 Operationalisierung, Strategische Kontrolle und Frühwarnsysteme

Nachdem In- und Umwelt des Krankenhauses analysiert, eine generelle Zielsetzung erfolgt und die daraus abgeleiteten Strategien formuliert sind, folgt in einem weiteren Schritt der *Operationalisierungsprozess*. Um zu gewährleisten, dass die Ergebnisse der strategischen Planung als wirksame Managementinstrumente genutzt werden können, sind die Strategien derart umzusetzen, dass auch hier Möglichkeiten zur Gegensteuerung ergriffen werden können. Auf diese Weise kann auch eine Prüfung des Nutzens operativer Entscheidungen im Hinblick auf die Strategie vorgenommen werden. Zudem wird die Umsetzbarkeit und Plausibilität der Strategien geprüft.

Um die strategische Planung an von Zeit zu Zeit veränderte Umweltbedingungen anpassen zu können, bedarf es einer stetigen *strategischen Kontrolle*. Während eine Kontrolle im engeren Sinne mittels ex-post-orientierter Soll-Ist-Vergleiche durchgeführt wird, geht die strategische Kontrolle über diesen Rahmen hinaus, indem sie ex-ante-orientiert auch Soll- mit Wird-Größen vergleicht. Dabei unterscheidet man drei Formen der strategischen Kontrolle.

Die Erkenntnisse aus der *Unternehmens-* und *Umweltanalyse* beruhen auf bestimmten Annahmen, wie z. B. der Präsenz eines berühmten Chefarztes oder der Existenz eines benachbarten Altenheims. Da die Strategien auf diesen Prämissen basieren, sind diese Ausgangsannahmen fortlaufend auf ihre Richtigkeit zu prüfen. Im Rahmen der Durchführungskontrolle werden Planfortschritte anhand von sog. Meilensteinen analysiert. Derartige Zwischenziele sollen Prognosen hinsichtlich des Erreichens des strategischen Ziels ermöglichen, wobei jedoch die Bestimmung der Reihenfolge der Meilensteine Probleme bereiten kann. Prämissen- und Durchführungskontrollen werden zudem durch die *strategische Überwachung* ergänzt. Charakteristisch hierfür ist die ungerichtete Beobachtung, die möglichst frühzeitig kritische Entwicklungen identifizieren soll (Horváth 2006, S. 240f.).

Als Instrument zur Durchführung der strategischen Kontrolle eignen sich insbesondere *Frühwarnsysteme*. Dabei werden zunächst krankenhausinterne und -externe Beobachtungsbereiche definiert. Für diese Beobachtungsbereiche werden dann Frühwarnindikatoren bestimmt, für die anschließend wiederum Sollgrößen und Toleranzgrenzen festgelegt werden. Bei der Änderung bestimmter Indikatorengrößen werden definierte Informationsflüsse ausgelöst. Durch die Möglichkeit, die Indikatorenkataloge an überraschende und neuartige Situationen anpassen zu können, wird ein System zur Erfassung „schwacher Signale" konzipiert, das durch die Techniken des vernetzten Denkens noch verfeinert werden kann. Das Ziel solcher Frühwarnsysteme liegt darin, möglichst frühzeitig strategischen Diskontinuitäten durch entsprechende Handlungsalternativen begegnen zu können. Probleme bereiten allerdings die Auswahl geeigneter Indikatoren und die Festlegung der Soll- und Toleranzgrößen, wenn es sich um qualitative Indikatoren handelt (Reichmann 2006, S. 564).

Im folgenden Part sollen nun einige aktuell relevante (und speziell für den sich im Umbruch befindenden Krankenhaussektor) strategische Optionen diskutiert werden.

7 Ausgewählte strategische Optionen im Krankenhausbereich

Zunehmende Dynamik und Komplexität der Unternehmensumwelt stellt auch die Krankenhausbranche vor enorme Herausforderungen: Erfüllung des Versorgungsauftrags, Gewährleistung einer qualitativ hochwertigen Versorgung, Kunden- und Mitarbeiterzufriedenheit bei gleichzeitig veränderten gesetzlichen und damit auch betriebswirtschaftlichen Rahmenbedingungen führen zu einem vermehrten Bedarf an professionalisierter Koordination, Steuerung und Informationsversorgung seitens der Krankenhausführung. Die Einführung der Fallpauschalenvergütung, Qualitätsanforderungen und -sicherungsmaßnahmen, ein verändertes Patientenbild und -selbstverständnis, Konzentrationsprozesse/Konzernbildungen und Privatisierungen sind die aktuellen Herausforderungen im deutschen Krankenhaussektor, welche teilweise enormen Handlungs- und Kostendruck verursachen.

Im Rahmen dieses Abschnitts soll daher thematisiert werden, welches die wesentlichen Felder sind, mit denen sich ein strategisches Controlling im Krankenhaus beschäftigen muss.

7.1 Steuerung des Leistungsgeschehens und Medizincontrolling

Erforderlich erscheint eine veränderte Sichtweise, die andere Leistungserbringer als Konkurrenten um lukrative Fälle/Patienten betrachtet. Das Leistungsangebot eines Krankenhauses sollte nicht mehr als vollkommen fixe Komponente, sondern als langfristig zu beeinflussende strategische Größe betrachtet werden, obgleich durch die Entgelt- und Budgetverhandlungen mit den Krankenkassen sicherlich Einschränkungen bestehen. Zum einen bieten jedoch die Möglichkeiten der integrierten Versorgung etwas Spielraum (z. B. durch die Gründung eines Medizinischen Versorgungszentrums), zum anderen ermöglicht eine Spezialisierungsstrategie (durch langfristige Prozessoptimierungen, Personalentwicklung und -akquise, Anschaffung neuer technischer Gerätschaften etc.) das Ausbilden bestimmter

Kernkompetenzen und damit eine ggf. nach und nach veränderte Schwerpunktlegung. Tatsächlich existieren im DRG-System – mittels der anteiligen Vergütung von erbrachten Mehrleistungen – sogar vom Gesetzgeber gewollte Anreize zu Leistungsausweitungen besonders gut wirtschaftender Krankenhäuser und einem dadurch ausgelösten Konzentrationswettbewerb mit dem langfristigen Ziel, auf diese Weise den Basisfallwert senken zu können (Fleßa 2007b, S. 163).

Die Einrichtung eines sog. *Medizincontrollings* kann die strategische Planung und Steuerung dabei unterstützen und vor allem für die operative Umsetzung der strategischen Ziele wertvoll sein. Diese Besonderheit für das Controlling-System eines Krankenhauses ergänzt traditionelle Inhalte wie das Personal- oder Finanzcontrolling. Sowohl strategische als auch operative Fragestellungen an der Grenze zwischen medizinischem und wirtschaftlichem Tätigkeitsfeld sollen im Rahmen des Medizincontrollings beantwortet werden. In der Regel sollte diese Aufgabe von einem betriebswirtschaftlich ausgebildeten Mediziner übernommen werden.

Konkrete Inhalte eines umfassenden Medizincontrollings liegen dabei vor allem in der Messung und Beeinflussung der Leistungsqualität (z. B. mittels evidenzbasierter Behandlungsleitlinien), der Lenkung von Patientenströmen und Fallzahlen, einer Verbesserung von Transparenz des Leistungsgeschehens, einer gesteigerte Kodierqualität, der Vorbereitung von Budgetverhandlungen oder einer verbesserten Kapazitäts-, Leistungs-, Investitions- und Materialplanung.

7.2 Organisations- und Personalentwicklung

Durch die Einrichtung von Profit-Center können eigenverantwortlich wirtschaftende Einheiten im Krankenhaus implementiert werden. Die damit verbundene *Ergebnisverantwortung* soll eine Ausrichtung an betriebswirtschaftlichen Gesichtspunkten und tatsächlichen Patientenbedürfnissen gewährleisten. Gefahren ergeben sich allerdings durch Abstimmungsprobleme bei der Nutzung gemeinsamer Einrichtungen und aufkommende Ressortegoismen. Außerdem sind *Anreizsysteme* zu schaffen, damit die zusätzliche Verantwortung von den ärztlichen und pflegerischen Führungskräften auch akzeptiert wird (Wendel 2000, S. 222 ff.).

Die *Organisationsprozesse* im Krankenhaus sind zu optimieren, z. B. durch Lean-Management-Konzepte, mit denen die Instanzen verkürzt und die Eigenverantwortung der Mitarbeiter gestärkt werden. Das Ziel ist die Beschleunigung und Verbesserung des gesamten Leistungserstellungsprozesses (Haubrock 2007a, S. 170 ff.). Mittels fraktaler Strukturen können Selbstorganisation und Selbstoptimierung verstärkt werden. Die Idee dieser Strukturen übernimmt dabei Ansätze aus der fraktalen Geometrie und überträgt sie auf aufbauorganisatorische Einheiten im Krankenhausbetrieb. Allerdings können sich auch demotivierende Auswirkungen ergeben, da flache Hierarchien den Mitarbeitern nur begrenzte Stellen für einen Aufstieg bieten und es zu mangelnder Koordination und belastenden Arbeitsverdichtungen kommen kann.

Auch die *Personalentwicklung* sollte im Krankenhaus eine zentrale Rolle spielen, da hier sehr personalintensive Dienstleistungen an anderen Menschen vorgenommen werden. Im derzeitigen Wandel des Krankenhauswesens sind daher Maßnahmen zur Hilfestellung und zur Begleitung der Mitarbeiter zu entwickeln. Ziele können darin bestehen, das Betriebsklima zu verbessern, die Fluktuation und Krankenstände unter den Mitarbeitern zu verringern, den Nachwuchs zu fördern oder die Qualifikation der Mitarbeiter zu verbessern. Methoden dazu könnten beispielsweise Job-Rotation-Programme oder Coaching als Führungsunterstützung sein (Backhausen, Thommen 2006, S. 22 ff.).

Eine Möglichkeit, die Strategien in operative Pläne und Maßnahmen zu überführen und all die genannten Punkte zusammenfassend zu betrachten sowie auch qualitative Parameter wie Patientenzufriedenheit oder andere externe und interne Faktoren einzubeziehen, stellt die sog. *Balanced Scorecard* dar. Es handelt sich dabei um ein Steuerungsinstrument, das Ziele und Messgrößen zusammenfassend darstellt. Die Leistung des Krankenhauses wird als Gleichgewicht („Balance") verschiedener Perspektiven (konkret: Finanzen, Kunden, interne Prozesse und Potenziale/Innovationen) auf einer Anzeigetafel („Scorecard") dargestellt. Neben den klassischen finanzorientierten Messgrößen (wie Umsatz pro Patient/Mitarbeiter) werden dazu auch qualitative Kennzahlen herangezogen. In einem Ursache-Wirkungsnetzwerk werden die strategischen Ziele zu Zielwerten aggregiert und zusammen mit den entsprechenden Ist-Werten und dem resultierenden Erreichungsgrad auf der Scorecard dargestellt (Horváth 2006, S. 244 ff.).

7.3 Krankenhausmarketing und Kundenorientierung

Auch das Marketing im Krankenhaus kann zu den künftigen *strategischen Erfolgsfaktoren* gezählt werden, zielt es doch vor allem auf die Gewinnung neuer und die Erhaltung bisheriger Kunden (bzw. Patienten) und – eng damit verbunden – der Befriedigung anderer Stakeholder wie der Einweiser, der Krankenkassen oder der Öffentlichkeit. Als zentrales Mittel dafür ist die Schaffung und Erhaltung der Zufriedenheit von Patienten, einweisenden Ärzten und Krankenkassen zu sehen.

Da die Krankenhausleistungen am Patienten vorgenommen werden, ist die Zufriedenheit der Patienten allerdings vorrangig zu sehen. Dieser Ansatz zur *Kundenorientierung* stellt die Bedürfnisse und Wünsche des Patienten in den Vordergrund der Leistungserstellung. Alle Prozesse und Strukturen werden auf ein optimales Eingehen auf den Patienten bzw. Patientengruppen ausgerichtet (Schmutte 2001, S. 492 ff.).

Die Entwicklung eines kundenorientierten Managements vollzieht sich in mehreren Schritten. Zunächst ist das derzeitige Image des Krankenhauses bei Patienten und einweisenden Ärzten zu ermitteln und mit dem Selbstbild zu vergleichen. Auf der Basis ermittelter Stärken und Schwächen sind dann die zur Umsetzung notwendigen organisatorischen Maßnahmen zu planen und durchzuführen. Zu nennen sind hierbei in erster Linie eine *professionalisierte Öffentlichkeitsarbeit,* die *Schaffung einer Corporate Identity* und natürlich die Sicherstellung und Vermittlung einer hohen *Leistungsqualität* (bei Einweisern und Patienten gleichermaßen), da dies das wichtigste Kriterium bei der Krankenhauswahl darstellt. Dabei empfiehlt sich die Einrichtung eines „Patientenzufriedenheitsmanagements". In Form von Audits ist das Programm regelmäßig zu überprüfen und weiterzuentwickeln. Wichtig ist auch, dass die Zufriedenheit des Kunden zur Unternehmensphilosophie wird und von den Mitarbeitern adaptiert wird.

Neben der Qualität der Leistungen (siehe Abschnitt 7.4) kann eine konkrete strategische Option auch in einem *Erlebnis-Marketing* gesehen werden. Durch eine gezielte Weiterentwicklung der Hotelfunktion des Krankenhauses können spezielle Patientengruppen angesprochen werden (Haubrock 2007b, S. 389 f.). Für

Nicht-Schwerkranke können Saunen, Solarien oder Pay-TV-Angebote ausschlaggebend für die Wahl eines Krankenhauses sein. Die Nachfrage spezieller Patientenzielgruppen kann bei ansonsten pauschalierten Preisen im Rahmen des DRG-Systems zu positiven Deckungsbeiträgen für das jeweilige Krankenhaus führen, wenn die jeweilige Patientengruppe relativ weniger Kernleistungen (und somit relativ mehr Zusatzangebote) nachfragt als andere Patientengruppen mit vergleichbarer Diagnose.

7.4 Qualitätssicherung und Benchmarking

Eng verknüpft mit der marktgerechten Gestaltung der Leistungen bzw. des gesamten Krankenhauses ist die Thematik der *Prozess- bzw. Leistungsqualität.* Gemäß §§ 70, 137 SGB V haben die Krankenhäuser eine Versorgung nach dem medizinischen Erkenntnisstand zu gewährleisten und sich an Maßnahmen zur Qualitätssicherung zu beteiligen. Unter strategischen Gesichtspunkten sind diese Qualitätssicherungsmaßnahmen zu einem Total Quality Management auszubauen. Das bedeutet, eine Erhöhung der Qualität sollte nicht nur auf den Leistungserstellungsprozess selbst gerichtet sein, sondern auch die Sicht des Patienten und dessen Zufriedenheit berücksichtigen (siehe 7.3). Durch die Vermeidung von Fehlerkosten und ständigen Verbesserungsprozessen kann das Verhältnis von Kosten und Leistungen über die Qualität günstig beeinflusst werden (Schmutte 2001, S. 487 ff.).

Das *Qualitätssicherungssystem* eines Krankenhausbetriebs ist grundsätzlich einer Zertifizierung, z. B. nach DIN-/ISO-9000 ff.-Normen des Deutschen Instituts für Normung (DIN) bzw. der International Organization for Standardization (ISO), zugänglich. Außerdem existieren verschiedene krankenhausspezifische Qualitätsmanagementsysteme wie KTQ oder das EFQM-Modell. Zertifizierungen bestätigen dabei in der Regel das Vorhandensein einer Dokumentation geeigneter Qualitätssicherungsmaßnahmen. Anhand von Selbst- und Fremdbewertungen wird das Krankenhaus mittels einer Vielzahl von Kriterien untersucht. Die gezielte Identifikation von Stärken und Verbesserungspotentialen, inkl. der Ableitung konkreter Verbesserungsprojekte, steht im Mittelpunkt dieser Systeme. Besonders das EFQM-Modell hat seine große Stärke in einer ganzheitlichen Betrachtung des Hauses. Potentiellen Kunden und anderen Anspruchsgruppen wird mittels der Zertifizierung zudem eine überprüfbare Information über die eigene Leistungsfähigkeit gegeben (Haubrock 2007a, S. 196 ff.).

Ein Instrument zur Verbesserung der Qualität kann dabei das *Benchmarking* sein. Durch die ständige Überprüfung der Leistungsprozesse im Krankenhaus werden beispielhafte Strukturen hinsichtlich Leistungsfähigkeit und Wirtschaftlichkeit ermittelt, die dann zum Standard erhoben werden. Zunächst gilt es dabei, die relevanten Prozesse zu identifizieren. Darauf erfolgt eine Suche nach Vergleichsunternehmen, von denen angenommen wird, dass sie diese Prozesse besser beherrschen. Diese Vergleiche können sowohl krankenhausintern (unterschiedliche Abteilungen eines Hauses gegeneinander), als auch branchenintern (z. B. die Essensversorgung einzelne Häuser miteinander) oder sogar branchenextern, d. h. generisch (z. B. die Essensversorgung eines Krankenhauses im Vergleich zu der einer Fluggesellschaft oder eines Hotels) stattfinden. Schließlich versucht man sich am besten vorgefundenen Prozess zu orientieren und diesen im eigenen Krankenhaus umzusetzen, möglichst noch besser als beim Vergleichsmaßstab. Als Konzept, im Rahmen dessen ein solches Benchmarkingsystem eingebunden werden könnte, eignet sich die bereits erwähnte Balanced Scorecard, in der strategische Zielsetzungen über operativ messbare Kennzahlen (Benchmarks) und Maßnahmen umgesetzt werden sollen.

Angesichts gesetzlich vorgesehener brancheninterner Betriebsvergleiche zur Fortschreibung der Krankenhauserlöse (Friedrich und Reinermann 2003, S. 221 ff.) wird sich kein Krankenhaus den Notwendigkeiten einer Prozessoptimierung durch Qualitätssicherungsmaßnahmen verschließen können.

7.5 Kooperationsmodelle

Die gemeinsame Nutzung von Ressourcen kann Wirtschaftlichkeitsreserven freisetzen. Daher sind die *Beziehungen zu den Leistungsanbietern*, die keine unmittelbare regionale Konkurrenz darstellen, hinsichtlich einer Kooperation zu überdenken (Merschbächer 2000, S. 150 ff.). Als Kooperationspartner für den Krankenhausbetrieb sind sowohl andere Krankenhäuser als auch ambulante Arztpraxen oder Rehabilitations- und Pflegeeinrichtungen denkbar. Das Ziel sollte sein, einerseits bestimmte Spezialisierungen aufrechtzuerhalten, andererseits Teilaufgaben auf neue Weise zu synthetisieren und zu koordinieren. Formen der Kooperation sind die Neugestaltung von medizinischen Leistungsbereichen, die gemeinsame Betreibung und Nutzung von Querschnittsfunktionen (z. B. Labor, Radiologie, Wäscherei), gemeinsame Ausbildungseinrichtungen oder die Unterhaltung eines Mitarbeiterpools. Wie die Erfolge größerer Klinikketten (z. B. Sana GmbH) zeigen, ist auch die Bildung von Einkaufsgemeinschaften sinnvoll.

Ebenfalls optimierbar sind die *Beziehungen zu den einweisenden Ärzten* (Merschbächer 2000, S. 151). So ist zu beobachten, dass nach der Einweisung viele Diagnosen aufs Neue erstellt werden, was vor allem für die Patienten belastend wirkt. Das ist zu vermeiden, indem z. B. der einweisende Arzt für die Einweisungsdiagnose nicht nur mehrere relevante Laboruntersuchungen durchführt, sondern gleich das ganze Blutbild prüft, das für die OP-Durchführung notwendig ist. Das Vertrauen der Krankenhausärzte auf die Qualität der Einweisungsdiagnostik könnte durch die Erteilung von Qualitätszertifikaten für häufig einweisende Ärzte untermauert werden. Ein solches Vorgehen ist in der Industrie bei der Gestaltung von Lieferungsbeziehungen schon seit längerem üblich. Aber auch für die nachstationäre Behandlung können vertragliche Vereinbarungen zwischen ambulanten Ärzten und Krankenhäusern die Prozesse und damit das Patientenmanagement verbessern.

Für alle Kooperationsformen ist zu überdenken, ob neben den Vertragsbeziehungen auch gesellschaftsrechtliche Veränderungen herbeigeführt werden sollten (z. B. Tausch von GmbH-Anteilen oder Gründung einer Gesellschaft bürgerlichen Rechts). Auf diese Weise können u. U. umsatzsteuerliche Konsequenzen vermieden werden. An diesen Punkt knüpft auch das folgende Kapitel an.

7.6 Entscheidungen über Leistungstiefe und Rechtsform

Angesichts begrenzter Ressourcen im Krankenhauswesen zeichnet sich ein Trend zur *Konzentration auf Kernaufgaben* und *-kompetenzen* ab. Das bedeutet, dass

Aufgaben mit geringerer strategischer Relevanz, wie z. B. Speisenversorgung und Wäscherei, zunehmend durch eigens gegründete Gesellschaften oder beauftragte Fremdanbieter wahrgenommen werden (Glökler und Graefe 2003, S. 490 ff.). Das wird zumeist auch durch kostenrechnerische Ergebnisse bestätigt. Beispielsweise kann die Raumpflege organisatorisch ausgegliedert und in privater Rechtsform geführt werden. Dadurch wird das Risiko begrenzt und der personelle Bedarf für die Raumpflege kann leichter angepasst werden. Als Nebeneffekt unterliegen die Mitarbeiter der Raumpflege dann dem jeweiligen Gebäudereinigungstarif, der tendenziell niedriger liegt als der entsprechende BAT- bzw. TVöD-Tarif. Neben Kostenargumenten sollten aber auch weitere Kriterien (v. a. hinsichtlich Qualität und Flexibilität der erbrachten Leistungen) geprüft werden, z. B. ob die Speisenversorgung durch das benachbarte Hotelrestaurant flexibel genug auf Notfallaufnahmen reagieren kann.

Unter strategischen Gesichtspunkten ist aber genauso auch ein „*Insourcing*“ für bestimmte Leistungen zu prüfen (Zuck 2000, S. 160). Beispielsweise erscheint die Vorhaltung einer Intensivstation für ein kleineres Krankenhaus, in dem im Normalfall keine lebensbedrohenden Operationen durchgeführt werden, als kostenrechnerisch nicht sinnvoll. Falls aber Notfallsituationen eintreten, kann ein notwendiger Transport zur nächstgelegenen intensivmedizinischen Abteilung den Zustand des Patienten stark verschlechtern. Das kann dazu führen, dass Patienten eine Operation in diesem Krankenhaus ablehnen. Aber auch häufige Transporte zu diagnostischen Einrichtungen oder Konsiliaruntersuchungen außerhalb des Krankenhauses können den Unmut der Patienten hervorrufen. Die Leistungskette ist deswegen derart zu gestalten, dass dem Patienten der Eindruck vermittelt wird, die Leistungen kämen „aus einer Hand“. Auf diese Weise wird die Schaffung von Vertrauen zu einem Instrument der bereits mehrfach erwähnten Kundenorientierung.

Unter Rentabilitätsgesichtspunkten wird neben Outsourcing- und Insourcing-Strategien häufig auch die Überführung des Krankenhauses in eine *private Rechtsform* genannt. Als Argumente werden dabei die Verkürzung von Entscheidungswegen und die Mobilisierung von Wirtschaftlichkeitsreserven genannt. Die Erfahrungen sind durchaus positiv, wie z. B. die Erfolge der Rhön-Klinikum AG oder der Sana GmbH zeigen. Zudem sind solche Umstrukturierungen durch das neue Umwandlungsrecht wesentlich erleichtert worden. Allerdings ist zu bedenken, dass Privatisierungsmaßnahmen häufig Widerstände der Mitarbeiter und Gewerkschaften hervorrufen und auch arbeitsrechtliche Folgen haben. Zudem resultiert aus der Privatisierung selbst keine Verbesserung der wirtschaftlichen Lage des Krankenhauses. Vielmehr eröffnen sich Chancen, die auch nutzbar zu machen sind, wie beispielsweise die Loslösung von politischen Interessen des kommunalen Trägers.

Da die strategischen Stoßrichtungen eines Krankenhauses in vielfältiger Beziehung zueinander stehen, konnte keine eindeutige analytische Trennung vorgenommen werden. Vielmehr ist dies ein Hinweis auf die Interdependenzen und die sich hieraus ergebende allgemeine Steuerungs- und Koordinationsfunktion, die der Controller bei der strategischen Planung und Kontrolle zu berücksichtigen hat. Zusammenfassend kann festgestellt werden, dass das strategische Controlling das Bindeglied zwischen strategischer Planung und strategischem Management darstellt. Die Integration von Operativem und Strategischem Controlling gelingt, indem die Feedback-Orientierung des Operativen Controllings (Planung und Kontrolle) um eine Feed-forward-Orientierung der strategischen Ziele zu erweitern ist (Baum, Coenenberg, Günther 2004, S. 5 f.).

8 Zusammenfassung und Ausblick

In den Krankenhausbetrieben werden vorwiegend die Instrumente des operativen Controllings eingesetzt. Die Ursachen sind darin zu sehen, dass die Krankenhausleitungen erst durch die gesetzlichen Entwicklungen der letzten Jahre zu einem Wandel von der Verwaltung hin zum Management gezwungen wurden. Bei der Implementierung von Controllingsystemen herrschte eher der Wunsch nach Krisenbewältigung als nach prospektiv gerichteter Führungsunterstützung vor. Zudem gab es zwischen der Rechtssetzung zahlreicher Maßnahmen zur Wettbewerbsintensivierung und der Implementierung eines Controllingsystems in vielen Krankenhausbetrieben ein recht großes Time-lag, das erst noch aufgeholt werden musste. Daher sind die Controllingsysteme in vielen Krankenhäusern noch stark vergangenheits- und gegenwartsbezogen mit maximal einjährigen Planungsrechnungen und haben oftmals eher den Charakter reiner Kosten- und Erlösrechnungen.

Um eine Zukunftsorientierung zu erreichen, muss der Krankenhaus-Controller in seinem Tagesgeschäft entlastet werden. Das geschieht zum einen durch die *Dezentralisierung* von *Aufgaben und Kompetenzen.* Insbesondere wird durch die Ernennung von Budgetverantwortlichen das Controlling nur noch dann konsultiert, wenn bestimmte Toleranzen überschritten wurden. Zum anderen sind leistungsfähige Informationssysteme zu fordern. Durch grafische Benutzeroberflächen, patientenorientierte und DRG-gerechte Leistungserfassungen, flexible Kontierungen, Buchungen und Verdichtungsstufen sowie Simulationsmöglichkeiten können Tätigkeiten von der gesetzlich geforderten Berichtsebene auf die führungsunterstützende Ebene verlagert werden (Stausberg 2004, S. 255 ff.). Nur so können die Potentiale, die das strategische Controlling bietet, auch für den Krankenhausbetrieb nutzbar gemacht werden.

Als Einstieg in das strategische Controlling könnte die Verknüpfung von Kostenrechnung und prozessverbessernden Maßnahmen des Qualitätsmanagements und der organisatorischen Unstrukturierung gesehen werden. Im Rahmen einer *Prozesskostenrechnung* könnten durch die Analyse wiederkehrender Prozesse Rückschlüsse auf Kostenstrukturen und deren mittel- bis langfristige Beeinflussbarkeit gezogen werden. Im Sinne einer echten Prozessoptimierung können nicht nur die Kosten, sondern gleichzeitig auch die Qualität des Leistungserstellungsprozesses positiv beeinflusst werden.

Die Optimierung von Prozesskosten und -qualität wird v. a. dann wichtig, wenn das deutsche Gesundheitswesen in Richtung von Einkaufs- oder Kooperationsmodellen weiterentwickelt wird. Als Vorbilder dienen *Health Maintenance Organizations* in den USA. Diese schließen mit ausgewählten Leistungsanbietern Versorgungsverträge ab (Schulenburg, Greiner 2007, S. 83 ff.). Die Krankenkassen werden dann Leistungspakete von den Krankenhäusern nachfragen, die über Betriebsvergleiche günstige Kosten- und Qualitätsstrukturen abzubilden vermögen. Als Vorläufer solcher wettbewerblicher Modelle können die Projekte zur integrierten Versorgung nach § 140a–d SGB V gelten.

Das Krankenhaus der Zukunft wird sich durch die mittlerweile fast vollständige Umstellung auf das DRG-System nahezu komplett an extern vorgegebenen Preisen orientieren müssen, um im stärker werdenden Wettbewerb bestehen zu können. Eine wichtige Voraussetzung für einen funktionierenden Wettbewerb im Krankenhaussektor ist die Weiterentwicklung der Honorierung dahingehend, dass die Krankenhäuser stärkere Möglichkeit zur Realisierung und Rückstellung bzw. Re-Investition von Gewinnen erhalten. Daraus resultiert eine *wirtschaftlichere Leistungserstellung bei vorgegebenen Qualitätsstandards*. Neben stark spezialisierten Betrieben werden sich Gesundheitszentren mit sehr tiefgehenden Leistungsumfängen herausbilden. Ein wesentlicher Teil des Wettbewerbs wird über den Service und weitere zusätzliche Leistungen ausgetragen. Über diesen Zusatznutzen können spezielle Marktsegmente angesprochen werden. Dabei wird es sich allerdings nicht um integrale Leistungsbestandteile handeln, die von den Krankenkassen getragen werden. Vielmehr werden differenzierte Selbstbeteiligungssysteme zum Steuerungsinstrument. Deren Kalkulation wird eine der Zukunftsaufgaben des Krankenhaus-Controllers.

Die Position des Krankenhaus-Controllers wird sich in der Zukunft nachhaltig verändern (Bruch, Steinle 2003, S. 1123 ff.). Aufgrund der Dezentralisierung des Managements werden zunehmend auch *Controllingaufgaben in die Funktionsbereiche* verlagert. Moderne Informationstechnologien werden den Controller zunehmend entlasten. Dadurch kann er sich stärker der konzeptionellen Gestaltung des Controllingsystems widmen. Er wird in stärkerem Ausmaße an der Strategieentwicklung mitwirken und versuchen, „schwache Signale" zu empfangen, anstatt rechnungswesenorientierte Werkzeuge zu benutzen. Moderationstechniken und die Fähigkeit, ein Controlling-Bewusstsein im ganzen Krankenhaus zu wecken, werden in den Vordergrund treten. Zusammenfassend kann man sagen, dass nicht nur der Krankenhausbetrieb weiterzuentwickeln ist, sondern auch der Controller bereit sein muss, sich dem beständigen Wandel anzupassen – oder besser noch: ihn zu antizipieren.

Literatur

Backhausen W, Thommen JP (2006) Coaching. Durch systemisches Denken zu innovativer Personalentwicklung. Wiesbaden

Baum HG, Coenenberg A, Günther T (2004) Strategisches Controlling. Stuttgart

Bruch H, Steinle C (2003) Zukunftstrends im Controlling. In: Steinle C, Bruch H (Hrsg.) Controlling. Kompendium für Ausbildung und Praxis. Stuttgart, 1123–1131

Bruckenberger E (2003) Wettbewerb und Planung. In: Klauber J, Robra BP, Schellschmidt H (Hrsg.) Krankenhausreport 2002. Stuttgart, New York, 93–102

Eichhorn P (2000) Unternehmensmanagement. Definition und Aufgaben. In: Eichhorn P, Seelos HJ, Graf von der Schulenburg JM (Hrsg.) Krankenhausmanagement. München, Jena, 60–69

Fleßa S (2007a) Gesundheitsökonomik. Berlin

Fleßa S (2007b) Grundzüge der Krankenhausbetriebslehre. Oldenbourg, München

Friedrich J, Reinermann F (2003) Krankenhausvergleich in der Psychiatrie. Der gemeinsame Vergleich nach § 5 BPflV und Diskussion eines alternativen Ansatzes. In: Klauber J, Robra BP, Schellschmidt H (Hrsg.) Krankenhausreport 2002. Stuttgart, New York, 221–244

Glökler C, Graefe T (2003) Outsourcing von Krankenhausleistungen. In: Führen und wirtschaften im Krankenhaus. 490–494

Graf von der Schulenburg JM, Greiner W (2007) Gesundheitsökonomik. Tübingen

Greß S, Jacobs K, Schulze S, Wasem J (2004) Vertragswettbewerb und die Versorgung mit stationären Leistungen. In: Klauber J, Robra BP, Schellschmidt H (Hrsg.) Krankenhausreport 2003. Stuttgart, New York, 121–136

Horváth P (2006) Controlling. Vahlen, München

Haubrock M (2007a) Managementmethoden als Lösungsansatz. In: Haubrock M, Schär W (Hrsg.) Betriebswirtschaft und Management im Krankenhaus. Bern, 167–226

Haubrock M (2007b) Krankenhausmanagement. Marketing als marktorientierte Unternehmensführung. In: Haubrock M, Schär W (Hrsg.) Betriebswirtschaft und Management im Krankenhaus. Bern, 381–393

Jacobs K, Schräder WF (2003) Wettbewerb als Motor der Integration? In: Klauber J, Robra BP, Schellschmidt H (Hrsg.) Krankenhausreport 2002. Stuttgart, New York, 103–112

Kreyher V (2001) Gesundheits- und Medizinmarketing. Herausforderungen für das Gesundheitswesen. In: Kreyher V (Hrsg.) Handbuch Gesundheits- und Medizinmarketing. Chancen, Strategien und Erfolgsfaktoren. Heidelberg, 1–52

Macharzina K (2005) Unternehmensführung. Das internationale Managementwissen. Wiesbaden

Merschbächer G (2000) Unternehmensübergreifende Kooperation. In: Eichhorn P, Seelos HJ, Graf von der Schulenburg JM (Hrsg.) Krankenhausmanagement. München, Jena, 141–159

Ossadnik W (2003) Controlling. Oldenbourg, München

Reichmann T (2006) Controlling mit Kennzahlen und Management-Tools. Die systemgestützte Controlling-Konzeption. München

Schmutte A (2001) Marketing und Umfassendes Qualitätsmanagement. In: Kreyher V (Hrsg.) Handbuch Gesundheits- und Medizinmarketing. Chancen, Strategien und Erfolgsfaktoren. Heidelberg, 485–506

Stausberg J (2004) Folgen der DRGs für den Einsatz von Informations- und Kommunikationstechnologien im Krankenhaus. In: Klauber J, Robra BP, Schellschmidt H (Hrsg.) Krankenhausreport 2003. Stuttgart, New York, 255–267

Steinle C (2003) Systeme, Objekte und Bestandteile des Controlling. In: Steinle C, Bruch H (Hrsg.) Controlling. Kompendium für Ausbildung und Praxis. Stuttgart, 309–370

Wendel V (2000) Controlling in Nonprofit-Unternehmen des stationären Gesundheitssektors. Baden-Baden

Zuck R (2000) Rechtsprobleme des Outsourcing im medizinischen Bereich des Krankenhauses. In: Eichhorn P, Seelos HJ, Graf von der Schulenburg JM (Hrsg.) Krankenhausmanagement. München, Jena, 160–184

Die strategische Ausrichtung von Krankenhäusern im Wettbewerb: Aktuelle Strategien und methodisches Vorgehen

Ludwig Kuntz und Desdemona Hucke

1 Rahmenbedingungen

Das Zusammenwirken von Reformen, der (kostspielige) technische Fortschritt, die demografische Entwicklung, die Zunahme von privaten Krankenhausketten und die Finanzmittelknappheit der öffentlichen Hand haben eine erhebliche Verschärfung des Wettbewerbs mit gravierenden Auswirkungen auf das Management und die Organisation von Krankenhäusern zur Folge (vgl. Vera, Foit 2005, S. 357). Krankenhäuser stehen zunehmend vor umweltbedingten Herausforderungen, häufig verstärkt durch interne Träger-, Leistungs- und Personalstrukturen. Sie sollten geeignete Maßnahmen ergreifen: weg von einer Fixierung auf operative Fragestellungen, hin zu einer Sichtweise, die sich mit der strategischen Ausrichtung von Krankenhäusern beschäftigt, um dadurch langfristig eine Stärkung der Wettbewerbsposition zu erreichen (vgl. Greiling 2005, S. 40).

Die strategische Ausrichtung muss die wichtigsten Kontextfaktoren berücksichtigen, die auf das Krankenhaus einwirken. Hierzu gehören insbesondere der gesetzliche Ordnungsrahmen sowie eine Reihe von internen Kontextfaktoren. Die folgende Ausführung beschäftigt sich im Wesentlichen mit theoretischen Konzepten und Instrumenten zur Reorganisation von internen Krankenhausstrukturen. Dementsprechend werden weder Kooperationen im Gesundheitswesen, noch Aspekte der integrierten Versorgung betrachtet.

1.1 Der gesetzliche Ordnungsrahmen

Die deutsche Krankenhauslandschaft befindet sich in einer Umbruchsituation. Die Zeiten der starken Regulierung des Krankenhauswesens, die nahezu jeglichen Marktpreismechanismus verhindern, werden zunehmend durchbrochen. Gesundheitsreformen der letzten 15 Jahre haben verstärkt *Wettbewerbselemente* in das deutsche Krankenhauswesen integriert (vgl. Vera, Warnebier 2006, S. 285). Dies wurde insbesondere durch das Gesundheitsstrukturgesetz 1993 und die damit verbundene Aufhebung des Selbstkostendeckungsprinzips, durch die Einführung eines leistungsorientierten pauschalisierten Entgeltsystems im Zuge der Änderungen der BPflV 1995 und durch die DRG-Einführung ab 2003 vorangetrieben. Die retrospektiven Vergütungselemente von Krankenhausleistungen werden zugunsten von Fallpauschalen und Zusatzentgelten verworfen. Für Krankenhäuser bedeutet dies, dass aufgrund der eingeführten DRGs eine Abweichung zwischen Istkosten und Fallpauschalen zu entsprechenden Gewinnen bzw. Verlusten führt. Damit wird das finanzielle Risiko zunehmend auf die Krankenhäuser abgewälzt. Dies zwingt dazu, ihre Organisation effizient, transparent und strategisch auszurichten.

1.2 Interne Kontextfaktoren

1.2.1 Trägerstruktur

Deutschland weist eine historisch gewachsene pluralistische Trägerstruktur auf, wobei der Träger das Krankenhaus betreibt und bewirtschaftet. Im Wesentlichen existieren drei Trägertypen, die sich nach dem statistischen Bundesamt (2008) folgendermaßen einteilen lassen:

- 36 % Öffentliche (z. B.: Bund, Länder),
- 38 % Freigemeinnützige (z. B.: Kirchen, Stiftungen oder Vereine) und
- 26 % Private (z. B.: natürliche oder juristische Personen des privaten Rechts).

Üblicherweise ist von der Trägerform eines Krankenhauses die Rechtsform abhängig. Krankenhäuser mit öffentlichem Träger können sowohl öffentlich-rechtliche, als auch private Rechtsformen annehmen. Krankenhäuser in privater und freigemeinnütziger Trägerschaft sind allerdings auf private Rechtsformen beschränkt (vgl. Ludwig 1994, S. 8ff).

Neben unterschiedlichen institutionellen Aspekten lassen sich Trägergruppen durch verschiedene *Zielsetzungen*, *Motive* und *strategische Ausrichtungen* charakterisieren. So steht bei öffentlichen und freigemeinnützigen Trägern eine bedarfswirtschaftliche Ausrichtung im Vordergrund, bei privaten hingegen erwerbswirtschaftliche Motive (vgl. Gronemann 1988, S. 180). Es ist davon auszugehen, dass wirtschaftliche Faktoren eine wichtige Rolle im Zielsystem eines Krankenhauses spielen und damit auch die strategische Ausrichtung davon betroffen ist (vgl. Oswald 1995, S. 43). Insbesondere Krankenhäuser, die noch den Status eines staatlichen Regiebetriebes innehaben, verfügen demzufolge über eine geringe betriebliche Autonomie und lange bürokratische Entscheidungswege. Diese Denk- und Handlungsweisen sind jedoch ungeeignet, ein benötigtes markt- und wettbewerbsorientiertes strategisches Zielsystem aufzubauen.

1.2.2 Leistungsstruktur

Die Leistungs- bzw. Produktabgrenzung ist in Krankenhäusern schwierig. Jedes Krankenhaus kann als Multi-Produkt-Hersteller betrachtet werden, wobei jedes Produkt aus vielen Unterprodukten und Dienstleistungen besteht (vgl. Warnebier 2007, S. 38). Im Leistungserstellungsprozess kann dementsprechend von erheblichen Kuppel- und Verbundproduktionen ausgegangen werden. Kostentransparenz ist daher nur schwer herstellbar und mit einem sehr hohen Aufwand verbunden (vgl. Steffen, Kuntz 1997, S. 204). Das gilt insbesondere für die Kostenträgerrechnung. Portfolio- und Risikoanalysen für einzelne Leistungen oder Leistungssegmente sind daher erschwert. Dementsprechend ist die Ausrichtung des Leistungsportfolios an strategischen Zielen und etwaigen Managementmaßnahmen schwierig, da die Datenbasis für eine Zieldiskussion mit den Verantwortlichen in Kliniken häufig unvollständig ist.

1.2.3 Personalstruktur

Deutsche Krankenhäuser besitzen üblicherweise eine „3-Säulen-Struktur“, die eine funktionsorientierte, berufsgruppenspezifische Organisationsunterteilung in die Bereiche *Verwaltung, Pflegedienst und ärztlicher Dienst* vornimmt. Der ärztliche Dienst lässt sich in strikte Ebenen aufteilen. Dies spiegelt sich beispielsweise in den Vergütungstarifen der Ärzte wider (vgl. Köpf, Walger 2007, S. 288). Auf der „untersten" Ebene sind die Assistenzärzte anzusiedeln, gefolgt von den Oberärzten (und den leitenden Oberärzten). Als höchste Instanz sind die Chefärzte anzusehen, die sich durch ihre medizinisch-fachliche Endverantwortung und durch die Weisungsbefugnis gegenüber den Mitarbeitern ihrer Abteilung charakterisieren lassen (vgl. Baur 2000, S. 617). Die Personalstruktur eines Krankenhauses als Dienstleistungsunternehmen ist von einer ausgeprägten Autonomie der leitenden Ärzte gekennzeichnet, u. a. resultierend aus deren spezifischem Fachwissen, das ihnen eine Machtstellung innerhalb der Organisation einräumt (vgl. Abernethy, Vagnoni 2004, S. 211). Dementsprechend müssen bei Managemententscheidungen unterschiedlichste Interessengruppen beachtet werden, um so eine Verbesserung der internen Strukturen zu erlangen (vgl. Zobel et al. 2007, S. 96). Insbesondere der Status als Beamter auf Lebenszeit verleiht den leitenden Ärzten zusätzlich ein erhebliches Maß an Unabhängigkeit. Solche Personalstrukturen reduzieren die Personalflexibilität auf ein Minimum und können die Herstellung einer unternehmensweiten Zielkongruenz unmöglich machen.

2 Voraussetzungen für ein strategisches Krankenhaus-Management

2.1 Unternehmensziele

Wegen des besonders hohen Rationalisierungsdrucks bei Leistungen und Kosten bedarf es großer Anstrengungen, um Leistungs- und Wettbewerbsfähigkeit eines Krankenhauses zu erreichen. Die traditionellen Selbstverwaltungsstrukturen sind hierfür nicht geeignet. Vielmehr müssen *Unternehmensstrukturen* geschaffen werden, die ein *unternehmerisch* und *betriebswirtschaftlich orientiertes Handeln* auf der Grundlage von Unternehmenszielen ermöglichen. Die mittel- und langfristig angelegten (strategischen) Ziele, welche die allgemeine Richtung angeben, müssen in einem Generalplan fixiert werden; dieser bildet die Leitlinie für das Handeln und Entscheiden auf allen Ebenen des Unternehmens. Ausgangspunkt für die Zieldefinition sollte eine Markt- und Wettbewerbsanalyse sein. Hieraus können Leistungsziele (fachliche Schwerpunkte, Fallzahlen etc.) Organisationsentwicklungsziele sowie Qualitäts- und Kostenziele abgeleitet werden. Zur Erreichung der Unternehmensziele müssen die wesentlichen internen Einflussgrößen (Erfolgsfaktoren) systematisch gestärkt werden (vgl. Behrends, Kuntz 1999, S. 14ff).

2.2 Stärkung der Erfolgsfaktoren

Die wichtigsten Erfolgsfaktoren sind im Krankenhaus – wie in anderen Unternehmen auch – die *Organisation,* das *Informationsmanagement,* die *Kundenorientierung,* das *Qualitätsmanagement* und *Personal- und Führungskonzepte.* Die Organisation muss so ausgerichtet sein, dass sie einen optimalen Beitrag zur Erreichung der Unternehmensziele leisten kann. Sie muss so flexibel sein, dass sie auf veränderte Markt- und Wettbewerbssituationen schnell reagieren kann. Die Hauptmerkmale einer strategieorientierten Organisation sind Kundenorientierung, Dezentralisierung und geringe Reglementierung (vgl. Kerres, Lohmann 2000, S. 49ff). Diese *Organisationsmerkmale* können nur in einem langfristig angelegten Organisationsentwicklungsprozess unter Berücksichtigung folgender Prinzipien geschaffen werden (vgl. Behrends 2000, S. 628):

- Steuerung des Unternehmens durch globale Zielvorgaben des Trägers und Verlagerung von extern ausgeführten betrieblichen Aufgaben (z. B. Einkauf, Personalabrechnung, technische Dienste)
- Innerhalb des Unternehmens Übertragungen von bisher zentralen Aufgaben und Entscheidungen auf nachgeordnete, weitgehend autonom handelnde Organisationseinheiten (Dezentralisierung und Delegation von Aufgaben, Subsidiaritätsprinzip)
- Sicherung der Kongruenz von Aufgaben, Kompetenz und Verantwortung (Kongruenzprinzip)
- Eindeutige Abgrenzung von Aufgaben, Kompetenz und Verantwortung an vertikalen (Parlament, Landesregierung, Direktorium/Vorstand) und horizontalen Schnittstellen (Leitung der Organisationseinheiten innerhalb des Unternehmens – Prinzip der Eindeutigkeit der Organisation)
- Verteilung der Kompetenzen auf möglichst wenige Entscheidungsebenen, um Entscheidungs- und Informationswege abzukürzen (Minimalebenenprinzip).

Die *Ablauforganisation* im Krankenhaus ist noch stark tayloristisch geprägt. Die Nachteile einer zu großen Arbeitsteilung sind im Krankenhaus zu beobachten: Schnittstellenprobleme, Ressortegoismen, mangelhafte Kundenorientierung und wertschöpfungsmindernde Aktivitäten (bgl. Schlüttermann 1998, S. 440). Zur Beseitigung dieser organisatorischen Schwachstellen ist die Implementierung methodischer Konzepte erforderlich.

Ein *modernes Informationsmanagement* ist Voraussetzung für eine effiziente Steuerung einer dezentral ausgerichteten Organisation und damit für die Erreichung der Unternehmensziele. Bei zunehmender Größe sollte ein dezentrales prozessorientiertes „Self-Controlling" vor Ort mit einem zentralen Unternehmenscontrolling einhergehen (vgl. Eichhorn 1996). Informationssysteme müssen daher in der Lage sein, aktuelle Informationen auf allen Führungsebenen bereitzustellen. Diese Anforderungen erfüllen nur Informationssysteme, die auf einer Integration von administrativer und medizinischer Anwendungssoftware basieren (vgl. Behrends, Kuntz 1999, S. 16; Kerres, Lohmann 2000, S. 110). Trotz des hohen Aufwands muss das Informationssystem auch in der Lage sein, eine Kostenträgerrechnung aufzubauen. Diese ist für eine Portfoliosteuerung unter dem Regime leistungsbezogener Fallpauschalen unverzichtbar. Moderne Controlling-Methoden, die in den Krankenhäusern noch wenig verbreitet sind, wie die Orientierung an „Best-Practice-Vorbildern" und strategische Kennzahlensysteme, wie Balanced-Scorecards, müssen durch das Informationsmanagement unterstützt werden.

Kundenorientierung und *Qualitätsmanagement* sind entscheidende Wettbewerbsparameter, weil der Wettbewerb der Krankenhäuser unter den derzeit geltenden Rahmenbedingungen hauptsächlich über die Qualität entschieden wird. So wird die Kundenzufriedenheit auch für Krankenhäuser zur Frage des wirtschaftlichen Überlebens (ausführlich siehe dazu: Kerres, Lohmann 2000, S. 27ff.).

Das *Personal-* und *Führungskonzept* des Krankenhauses muss darauf ausgerichtet sein, eine „lernende Organisation" aufzubauen. Eine „lernende Organisation" nimmt externe und interne Veränderungen wahr, erkennt die daraus erwachsenden Bedürfnisse und Anforderungen, setzt sich mit diesen auseinander, reflektiert die eigenen Zielsetzungen und richtet die Handlungen der Organisation entsprechend aus. Eine „lernende Organisation" kann nur in einer positiv empfundenen Betriebskultur entstehen und setzt eine Personalstrategie voraus, die entwicklungsfähige und veränderungsbereite Mitarbeiter fördert, ihnen Entwicklungsräume freihält und die Zielerreichung durch Anreizsysteme unterstützt. Das Führungskonzept sollte in den für das ganze Krankenhaus geltenden Führungsgrundsätzen niedergelegt sein und die Personalstrategie unterstützen.

3 Strategien und methodisches Vorgehen

Insbesondere im Rahmen der DRG-Einführung und der damit einhergehenden Umverteilung von Ressourcen und den gesetzlichen Auflagen bezüglich mehr Leistungstransparenz und mehr Qualitätsmanagement sind Krankenhäuser gezwungen, sich neu zu positionieren (vgl. Gericke et al. 2006, S. 79). Unabhängig von der jeweiligen Strategie des einzelnen Krankenhauses gibt es Methoden, die einerseits die *Strategiefindung* unterstützen und andererseits eine *Evaluierung der Erreichung* der *strategischen Ziele* ermöglichen. Die Kenntnis der Methode ist unabdingbar für die oberste Leitungsebene des Krankenhauses, da durch sie wesentliche Entscheidungen bezüglich der strategischen Ausrichtung vorbereitet werden. An dieser Stelle wird nicht auf die detaillierte technische Umsetzung eingegangen, sondern vielmehr sollen deren Grundgedanken bei der Anwendung erläutert werden.[1]

Die Vielfalt der methodischen Möglichkeiten deckt größtenteils die notwendigen Bereiche zur Stärkung der Erfolgsfaktoren ab. Im Folgenden werden einige dieser Konzepte und Methoden dargestellt.

3.1 Leistungsprogrammplanung

Mit der Aufnahme in den Krankenhausplan oder dem Abschluss eines Versorgungsvertrags ist die Leistungsstruktur des Krankenhauses nur grob beschrieben. Durch die Festlegung der Fachdisziplinen mit der dazugehörigen Planbettenzahl ist nur eine planerische Hülle vorhanden. Die damit bestehenden Freiräume bei der Ausgestaltung des Leistungsprofils können im Rahmen der Leistungsprogrammplanung genutzt werden. Hierfür ist eine strategisch ausgerichtete Leistungsprogrammplanung nötig, die sich beispielsweise in Form von *Spezialisierungen* eines Hauses äußern kann.

Die Planung findet auf zwei Ebenen statt. Einerseits wird die Entwicklung der Fachdisziplinen hinsichtlich Fallzahlen, Auslastung und zugeordneten Ressourcen festgehalten und andererseits müssen innerhalb dieser Rahmenvorgaben Vorstel-

1 Für die konkrete technische Umsetzung wird verwiesen auf: Kuntz (2002).

lungen über eine langfristige „optimale" Fallzusammensetzung der Fachdisziplinen entwickelt werden. Hierfür steht den Krankenhäusern eine Vielzahl an strategischen Instrumenten zur Verfügung.

3.2 Instrumente des strategischen Controllings

In Tabelle 1 werden einige Instrumente des strategischen Controllings vorgestellt. Eine ausführliche Darstellung befindet sich in Kruse M, Schulenburg JM (2005) Instrumente des strategischen Krankenhauscontrolling, dieses Buches.

Tab. 1: Instrumente des strategischen Controllings. (In Anlehnung an Kruse/Schulenburg 2005, S. 185; Plamper/Lüngen 2006, S. 163 und Greiling/Jücker 2003, S. 64).

Methode	Inhalt	Erkenntnis
Erfahrungskurve	Dieses Konzept besagt, dass es vorteilhaft ist, möglichst schnell große *Marktanteile* zu gewinnen, um durch hohen Output die internen Kosten senken zu können und dadurch *Wettbewerbsvorteile* zu erlangen.	Strategische Basisbeurteilung des Unternehmens
Produktlebenszykluskurve	Der Lebenszyklus eines Produkts wird mit dem eines Lebewesens verglichen, es werden 4 Phasen unterschieden: Einführungsphase, Wachstumsphase, Reifephase und Sättigungsphase. Ist die Lebenszyklusphase eines Produkts oder einer Dienstleistung bekannt, kann die weitere Umsatz- und Gewinnentwicklung prognostiziert werden.	Strategische Basisbeurteilung des Unternehmens
SWOT-Analyse	Die SWOT-Analyse besteht aus einer Unternehmens- und einer Umweltanalyse. Die Unternehmensanalyse beinhaltet die Analyse der unternehmenseigenen Stärken (Strengths) und Schwächen (Weaknesses). Die Umweltanalyse umfasst die Analyse von externen Chancen (Opportunities) und Risiken (Threats).	Strategische Positionierung des Unternehmens am Markt
Potenzialanalyse	Anhand geeigneter Schlüsselkriterien sollen die Stärken und Schwächen eines Unternehmens dargestellt werden und im Vergleich zu den stärksten Wettbewerbern am Markt aufgezeigt werden. Dadurch können die strategischen Vor- und Nachteile gegenüber potenziellen Konkurrenten erfasst werden.	Strategische Positionierung des Unternehmens am Markt
Portfolioanalyse	Portfolioanalysen, die ein möglichst ausgewogenes Leistungsportfolio darstellen sollen, dienen der Unterstützung der langfristigen Leistungsprogrammplanung eines Unternehmens. Zur Durchführung einer Portfolioanalyse werden messbare Kriterien je strategischer Geschäftseinheit (z. B. Fachdisziplin, Fachabteilung) für die strategische und wirtschaftliche Position festgelegt und in ein Vier-Felder-Diagramm[2] eingetragen. Die gewählten Kriterien sollen in der Regel die Chancen und Stärken eines Unternehmens widerspiegeln, um so die gegenwärtige strategische Position einer Fachabteilung grafisch zu veranschaulichen.	Beurteilung strategischer Teilbereiche im Unternehmen

2 Die Grundform des McKinsey-Portfolios nimmt eine Einteilung in eine Neun-Felder-Matrix vor, d. h. es findet eine Skalierung von niedrig, mittel und hoch statt, wobei die X-Achse mit „relativem Wettbewerbsvorteil" und die Y-Achse mit „Marktattraktivität" beschriftet ist.

Methode	Inhalt	Erkenntnis
Balanced-Scorecard	Die Balanced-Scorecard (BSC) hilft, Missionen und Strategien eines Unternehmens in ein Kennzahlensystem zu übertragen. Die Kennzahlen werden auf die einzelnen Abteilungen „heruntergebrochen", um ihren Beitrag zum strategischen Erfolg zu verdeutlichen. Die BSC umfasst im Wesentlichen vier Zieldimensionen: Finanzen, Kunden, interne Prozesse und Lernen, wobei Finanzziele in der Regel Priorität haben.	Beurteilung strategischer Teilbereiche im Unternehmen
Benchmarking	Unter Benchmarking wird ein zweckgerichteter, systematischer, kontinuierlicher Vergleich der Ergebnisse wirtschaftlicher Tätigkeit von Betrieben verstanden. Dem Benchmarking liegen 5 Phasen zugrunde: • Planung (Identifikation von: Benchmarkingobjekt, • Vergleichsobjekt, Problem: Datenverfügbarkeit) • Analyse (Identifikation der eigenen Wettbewerbsposition) • Integration (Bereitschaft zur Umsetzung schaffen) • Aktion (Umsetzung des „best practices") • Reife (Überprüfung der Umsetzung).	Strategische Positionierung des Unternehmens am Markt
ABC-Analyse	Durch die ABC-Analyse werden Informationen anschaulich nach ihrer Wichtigkeit strukturiert. Elemente der Kategorie A haben einen großen Einfluss auf das zugrunde liegende Kriterium, B einen mittleren Einfluss und C nur einen geringen.	Beurteilung strategischer Teilbereich im Unternehmen
Casemixsteuerung	Jede Fallklasse besitzt spezifische Kosten- und Erlösstrukturen, die bei einer „optimalen" Fallzusammensetzung zur Maximierung der Wirtschaftlichkeit führen können. Im Idealfall lässt sich diese Entscheidung auf Basis einer simultanen Optimierungsrechnung herleiten (Behrends, Kuntz 2005, S. 214).	Beurteilung strategischer Teilbereiche im Unternehmen

3.3 Organisation und Führung

Die Organisations- und Führungsstruktur eines Krankenhauses muss so gestaltet sein, dass sie einen optimalen Beitrag zur Erreichung der Unternehmensziele leisten kann. Dies bedeutet, dass schnell auf veränderte interne und externe Bedingungen reagiert werden muss, ohne dabei ethische Grundsätze zu verletzen. In einem systematisch langfristig angelegten *Organisationsentwicklungsprozess* muss ein Krankenhaus an solche Organisationsmerkmale herangeführt werden.

3.3.1 Personalmanagement

In Anbetracht dessen, dass in Krankenhäusern trotz zunehmender „Technisierung" der Anteil von Personalkosten durchschnittlich bei 65 % liegt, zeigt der statistische Wert auf, welche Relevanz diesem hohen Kostenblock zukommt (Arnold 2002, S. XVI). Dies gilt insbesondere im Rahmen der DRG-Einführung, wo ein bedarfsgerechter Mitteleinsatz zunehmend an Bedeutung gewinnt.

3.3.2 Profitcenterrechnung

Im Zuge der veränderten Rahmenbedingungen wird zunehmend deutlich, dass die noch heute dominierende, funktionale Aufbauorganisation bezüglich der betrieblichen Aufgaben erhebliche Sachwachstellen aufweist. Dies gilt insbesondere für daraus resultierende *fehlende strategische Konzepte*, *lange Informationswege*, *schwerfällige Entscheidungsprozesse* und *keine zuordenbare Erfolgsverantwortung der einzelnen Betriebsbereiche*. Somit wurden Krankenhäuser von einer funktionalen Abteilungsgliederung hin zu einer objektorientierten Divisionalisierung gezwungen (vgl. Eichhorn 1999, S. 2). Dies hat zur Folge, dass neben klassischen ökonomischen Steuerungssystemen wie Interne Budgetierung auch industrieerprobte Systeme wie die Profitcenterrechnung im Krankenhaus Verwendung finden. Die *Profitcenterrechnung* teilt ein Unternehmen in rechtlich unselbstständige Teileinheiten mit eigener Ergebnisrechnung ein, um so ökonomisches Handeln zu fördern und Marktnähe zu ermöglichen (vgl. Thiex-Kreye, Collas 2005, S. 143).

3.3.3 Change-Management

Unter Change-Management ist der gezielte strategische Umgang einer Organisation mit unausweichlichen intern und extern bedingten Veränderungen im Umfeld zu verstehen. Das Change-Management beinhaltet die Erkenntnis, dass *Fortschritt hauptsächlich durch Veränderungen* entsteht und dass ein aktives Change-Management, im Vergleich zu einem passiven Reagieren, zu einer besseren Positionierung am Markt führen kann (vgl. Gericke 2006, S. 401).

Für ein Krankenhaus bedeutet dies eine Neuordnung seiner bisherigen Organisation, indem gewisse Einheiten ausgegliedert (Outsourcing) oder Umstrukturierungen im Sinne von Zentrenbildungen vorgenommen werden.

3.4 Projektmanagement und Führungsstrukturen

An dem Prozess der Organisationsentwicklung sind die Mitarbeiter intensiv zu beteiligen. Der Erfolg jeder Organisationsänderung hängt davon ab, ob sie von den Mitarbeitern akzeptiert und getragen wird. Aus der Tatsache, dass Organisationsentwicklungsprozesse mit Hilfe der Methoden des Projektmanagements realisiert werden und dass möglichst eigene Mitarbeiter hierbei mitwirken sollen, wird die Notwendigkeit abgeleitet, die internen Zuständigkeiten zum Thema „Projektmanagement" innerhalb der Unternehmensorganisation zu bündeln. Dies kann, muss aber nicht, zu der Entscheidung für die Einrichtung einer eigenen Organisationseinheit für Projektmanagement führen. Wichtig ist, dass das Wissen über Projektmanagement im Krankenhaus dauerhaft auf breiter Basis im Kreise leitender Mitarbeiter implementiert werden kann, so dass im Idealfall die Projektleitung von leitenden Mitarbeitern der betreffenden Organisationseinheiten selbst durchgeführt werden kann (vgl. Kuntz 1995, S. 32).

3.5 Prozessanalyse und Prozessoptimierung

Neben der sichergestellten Methode des Projektmanagements, die den organisatorischen Rahmen für Änderungsprozesse liefert, muss auch das methodische Vorgehen für die inhaltlichen Arbeiten in den Projekten klar sein. Ein Baustein hierfür ist die Prozessanalyse und die daraus abgeleitete Optimierungsstrategie.

Insbesondere bei der Umsetzung des Soll-Portfolios der Fachdisziplinen ist das Überdenken und Hinterfragen der aktuellen Organisationsstruktur notwendig. Um hierbei auch Wirtschaftlichkeitspotenziale freizusetzen, müssen die am Prozess beteiligten Organisationseinheiten als Ganzes betrachtet werden. Selbst wenn innerhalb der einzelnen Einheiten keine Verbesserungen mehr möglich sind, so gilt dies nicht für deren Zusammenspiel.

3.5.1 Klinische Pfade

Die Antwort auf organisatorische Schwachstellen, bzw. auf die Schnittstellenproblematik, muss die Hinwendung zur Geschäftsoptimierung sein, um die Wertschöpfung zu verbessern und die Marktposition zu behaupten. Im Krankenhaus bedeutet diese Prozessoptimierung vor allem, mit standardisierten fachübergreifenden Patientenkarrieren („Behandlungspfaden", „Clinical Pathways") zu arbeiten (vgl. Münch 1996, S. 65 ff.; Thiemann 1996, S. 454; Kerres, Lohmann 2000, S. 83).

Unter Behandlungspfaden sind sowohl interprofessionelle, interdisziplinäre als auch medizinisch und ökonomisch bestmöglich abgestimmte Handlungsempfehlungen zu verstehen, die den gesamten Ablauf von gleichartigen Behandlungsfällen berücksichtigen (vgl. Greiling 2004, S. 70 ff.). Ihr Zweck besteht darin, den Großteil der Patienten ohne Einschränkung der ärztlichen Therapiefreiheit nach standardisierten Leistungskatalogen zu behandeln und durch bereichsübergreifend festgelegte Soll-Prozesse im Behandlungsablauf einen reibungslosen Patientendurchlauf ohne Ressourcenverschwendung zu ermöglichen.

3.5.2 Modularisierung

Ein möglicher Lösungsansatz ist das Konzept der modularen Organisation. Hierbei werden Organisationsstrukturen von Krankenhäusern durch den Aufbau von Marktmechanismen und den Abbau von hierarchischen Strukturen flexibilisiert und dadurch die Reaktionsmöglichkeit auf veränderte Umwelteinflüsse verbessert. Die modulare Organisation beinhaltet eine Ausrichtung der Organisationsstruktur am Leistungsprozess des Unternehmens. Somit stehen im Dienstleistungsunternehmen Krankenhaus der Patient und dessen Behandlungsprozess im Mittelpunkt des Interesses (vgl. Kuntz, Vera 2007, S. 48 f.). Für die Umsetzung erfolgt eine Zerlegung des Behandlungsprozesses in möglichst abgeschlossene Teilprozesse, um Schnittstellenprobleme mit anderen Organisationsbereichen weitestgehend zu vermeiden. Ein modulares Krankenhaus kann sich beispielsweise aus verschiedenen Pflegemodulen (Low Care, Intermediate Care, High Care), Behandlungsmodulen (OP, Chirurgie usw.) und zentralen sowie dezentralen Servicemodulen (EDV, Wäscherei usw.) zusammensetzen. Dadurch kann es, beispielsweise durch eine Bündelung von Patienten mit geringerer Pflegeintensität, zu einer Komplexitätsverringerung von Arbeitsaufgaben kommen, wodurch letztlich möglich ist, spezifische Patientenbedürfnisse zu fokussieren und sich infolgedessen die Patientenzufriedenheit erhöhen kann. Des Weiteren kann die ganzheitliche Aufgabenbearbeitung dazu beitragen, dass innerhalb der Module die Kompetenz der Mitarbeiter stärker gefördert wird, was sich positiv auf deren Motivation auswirken kann (vgl. Vera 2004, S. 27 ff.; Zobel et al. 2007, S. 98).

3.6 Informationsmanagement

Die Bedeutung des Informationsmanagements (vgl. Behrends, Kuntz 1999, S. 16 ff.) wird in diesem Zusammenhang immer noch falsch eingeordnet. In der Regel wird es sehr technikorientiert mit „Datenverarbeitung" abgetan, dabei umfasst es die Gesamtheit der zur Zielerfüllung notwendigen Informations- und Kommunikationsprozesse, einschließlich deren technischer und organisatorischer Ausprägung.

Ein allgemeines Ziel des Informationsmanagements ist es, die richtigen Informationen am richtigen Ort und zum richtigen Zeitpunkt zur Verfügung zu stellen und somit die gewählte Organisationsform zu optimieren oder gar erst zu ermöglichen. Unabdingbar ist ein modernes Organisationsmanagement für die Implementierung eines effizienten Steuerungs- und Qualitätssicherungssystems, das die Unternehmensleitung in die Lage versetzt, die Unternehmensziele zu realisieren.

Bei der genutzten Methodik ist hier zwischen einem logischen und einem technisch organisatorischen Teil zu differenzieren. So wird einerseits die logische Informationsbasis durch das vorhandene Unternehmensdatenmodell festgelegt, aus dem alle notwendigen Informationen abgeleitet werden müssen. Die Schaffung einer technisch effizienten Informationsstruktur lässt sich mit dem Unternehmensdatenmodell verwirklichen.

3.6.1 Das Unternehmensdatenmodell

Durch das Unternehmensdatenmodell werden alle vorzuhaltenden Informationen und deren Zusammenspiel festgelegt. Es müssen deshalb auch die Informationen über alle relevanten Prozesse dort abgebildet sein. Dies betrifft zunächst den wichtigsten Prozess, nämlich den Durchlaufprozess des Patienten, der sich von der Einweisung über Bettenzuteilung, Laboruntersuchungen, radiologische Untersuchungen, Medikation und Pflege bis zur Entlassung und schließlich Abrechnung erstreckt. Es betrifft beispielsweise aber auch den Instandhaltungsprozess von der Störmeldung der Station bis zur Reparatur des defekten Gerätes (vgl. Kuntz, Schenk 1995, S. 590 ff.).

Zur Verdeutlichung der strategischen Bedeutung gehen wir an dieser Stelle kurz auf die Teile des Unternehmensdatenmodells ein, die einige Grundelemente des Behandlungsprozesses betreffen. Die Grundelemente werden in Abbildung 1 dargestellt. Vereinfacht ausgedrückt bedeutet Abbildung 1 Folgendes: Jeder Patient kann mehrmals behandelt werden und für jeden behandelten Fall können mehrere Leistungen erbracht werden. Die gleiche Leistung kann für mehrere Behandlungsfälle erbracht werden. Ein Behandlungsfall ist eindeutig einem Patienten zugeordnet.

Für Patienten wird z. B. das Alter, für Behandlungsfälle z. B. der einweisende Arzt erfasst. Alle durchgeführten Leistungen werden behandlungsfallbezogen je zu erbringender Organisationseinheit erfasst. Allein daraus lassen sich für das Krankenhaus die folgenden Möglichkeiten ableiten:

- Alterstrukturanalyse,
- Auswertung über die regionale Bedeutung,
- Analyse der einweisenden Ärzte,
- Leistungsstatistiken je Organisationseinheit und Aufnahmediagnose,

- Verrechnung im Rahmen der Kostenträgerrechnung,
- Analyse über wiederkehrende Patienten,
- Archivierung und Zusammenführung aller Behandlungsakten nach Patienten.

Natürlich sind die Modelle in der Praxis komplexer, dennoch wird schon anhand dieses kleinen Ausschnitts die immense Bedeutung für die Steuerung, Organisation und Qualitätssicherung des Krankenhauses deutlich.

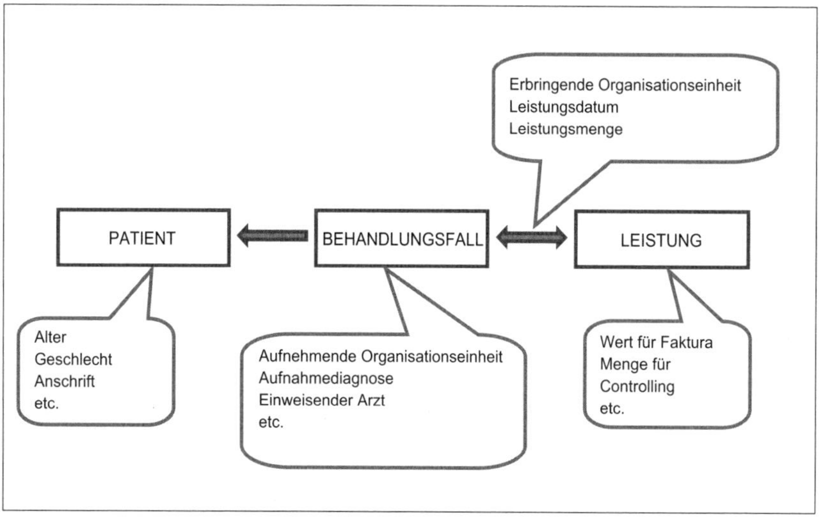

Abb. 1: Grundelemente des Behandlungsprozesses im Unternehmensdatenmodell

3.6.2 Gestaltung des Informationsflusses

Das Krankenhausinformationssystem (KIS) hat nun die Aufgabe, die durch das Unternehmensmodell definierten Anforderungen mit technischen und organisatorischen Mitteln effizient mit Daten zu füllen. Hierbei sind viele Subsysteme miteinander zu verbinden und Informationsflüsse organisatorisch zu gestalten. Der Weg zu einem vollständig integrierten System und Informationsfluss ist ein kontinuierlicher Prozess, der sich aufgrund sich ändernder Anforderungen an das Datenmodell dynamisch gestaltet und somit nie abgeschlossen ist. Die flexible Anpassungsfähigkeit, z. B. aufgrund eines neuen Entgeltsystems, ist der entscheidende Faktor.

Komplexität und notwendige Dynamik werden durch die in Abbildung 2 stark vereinfachte Darstellung des notwendigen Informationsflusses verdeutlicht. Die Unternehmensleitung sollte angesichts der beschriebenen Dynamik des Krankenhausinformationssystems und dessen Komplexität zumindest jährlich Fragen folgender Art stellen:

- Welche Subsysteme sind integriert?
- Welche Prozesse werden unterstützt?
- Welche Informationen im KIS gehen in das Controllingsystem ein?

Bei der Erörterung der obigen Fragestellungen können in der Regel Erkenntnisse gewonnen werden, die auf besondere Problembereiche innerhalb des geplanten Organisationsänderungsprozesses hinweisen.

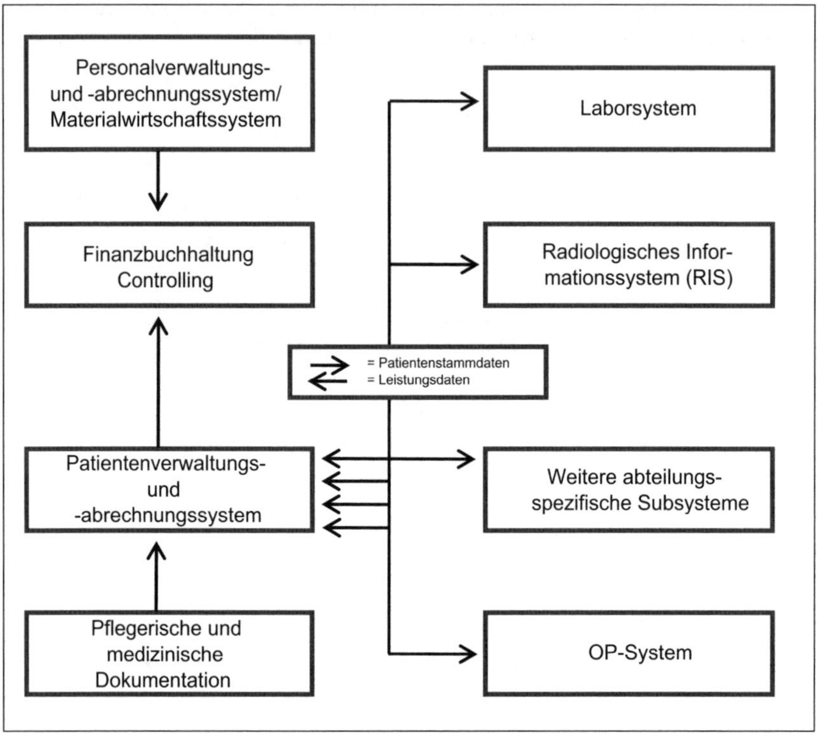

Abb. 2: Subsysteme eines Krankenhausinformationssystems

Zur Verdeutlichung der Dimensionen der notwendigen Anstrengungen wird in Tabelle 2 ein Auszug über vorhandene und geplante integrierte Informationsverfahren aus dem Rahmenkonzept eines Maximalversorgers dargestellt.

3.7 Qualitäts- und Risikomanagement

Qualitätssicherungssysteme gewinnen zunehmend an Bedeutung, da aufgrund gesetzlicher Vorschriften Krankenhäuser dazu verpflichtet sind, Qualitätsvorschriften einzuhalten, was sich auch in einer zunehmenden Anzahl an Abteilungen für Qualitätsmanagement widerspiegelt (vgl. Zobel et al. 2007, S. 108). In diesem Zusammenhang wird das sogenannte Risikomanagement immer wichtiger. Es ist als Teil der Qualitätssicherung zu verstehen. Diese beschäftigt sich mit medizinischer Qualitätssicherung, Qualität der Patientenversorgung und Effektivität und damit werden gesundheitsökonomische Aspekte berücksichtigt. Das

Tab. 2: Überblick über mögliche vorhandene bzw. geplante integrierte Verfahren

Allgemeine Patientenversorgung	**Klinikorganisation**	**Kommunikation**
Patientenverwaltung	Dienstplanung	Verfahrenskommunikation
Klinische Basisdokumentation	Apothekenanforderung	Elektronische Post
Berichts-/Arztbriefschreibung	Materialanforderung	Auskunftssystem(Intranet)
Berichts-/Arztbriefverwaltung	Leistungsanforderung	
Befundpräsentation		
Bildpräsentation	**Zentrale Dienste**	**Basis integr. Arbeitsplatz**
Leistungsanforderung	Stationäre Abrechnung	Textverarbeitung
Leistungserfassung	Ambulante Abrechnung	Tabellenkalkulation
Terminkommunikation	Leistungsdokumentation	Präsentation
Krankenaktenanforderung	Betriebsführung/Controlling	Grafik
Speisenanforderung	Finanzbuchhaltung	Zugriff auf Internet/Intranet
Pflegeprozessunterstützung	Anlagebuchhaltung	
	Drittmittelverwaltung	**Forschung & Lehre**
Klinische Bereiche	Personalverwaltung	CIP-Pool
OP-Dokumentation & QS	Stellenplanverwaltung	Bereitstellung v. Daten
Intensivdokumentation	Krankenaktenverwaltung	Bibliotheksdienste
Ambulanzmanagement	Elektronische Archivierung	Informationsdienste
Neonataldokumentation	Speiseverwaltung	Präsentation im Internet
Tumordokumentation	Materialwirtschaft	
Klin. Wissen. Dokumentation	Instandhaltungsmanagement	
	Lagerverwaltung	
Medizinische Funktionsbereiche	Auftragsverwaltung (Technische Dienste)	**Kommunikationsnetz**
Labordatenverarbeitung	Medizingeräteverwaltung	RZ-Dokumentation
Radiologie, Org. & Befundung	Verwaltung der Klimatechnik	Hotline-Organisation
Bildspeicherung u. -verwaltung	Transportdienst	Netzwerkmanagement
Strahlenth., Org. & Befundung	Telefonverwaltung & -buch	Sicherheit
Pathologie, Org. & Befundung	Zufahrtsgenehmigung	
Blutspender/-produkte-Org.	Reinigungsplanung	
Anästhesiedokumentation	Gebäudemanagement	
OP-Planung/Steuerung	Gebäudeleittechnik	

Risikomanagement hingegen richtet sein Augenmerk auf Schadensverhütung, Vermeidung individueller, organisatorischer und technischer Mängel sowie der Beseitigung von Schwachstellen in der täglichen Routine der Krankenhausbehandlung (vgl. Ulsenheimer 2001, S. 333).

4 Aktuelle Umsetzung

Um einen Überblick über die aktuelle praktische Umsetzung der in Kapitel 3 vorgestellten Konzepte und Instrumente zu geben, wurden folgende Zeitschriften systematisch analysiert.

„führen und wirtschaften im Krankenhaus“ (f&w), jeweils die Hefte 1–6 für die Jahre 2005–2007 und die Zeitschrift „Das Krankenhaus“, jeweils die Hefte 1–12 für die Jahre 2005–2007.

Im Rahmen der *Leistungsprogrammplanung* (siehe Kapitel 3.1) ist unter anderem die Rhön-Klinikum AG aktiv. Ihr gelang es durch eine Investition am Standort Marburg dieses private Universitätsklinikum durch eine Spezialisierung im Bereich Tumortherapie aus den roten in die schwarzen Zahlen zu bringen (vgl. o. A. 2007, S. 514).

Instrumente des strategischen Controllings (siehe Kapitel 3.2) werden von Krankenhäusern in unterschiedlichster Form angewandt. So nahm das Johanniter-Krankenhaus Genthin-Stendal im Jahr 2006 erstmals am DKI-Management-Report, einem bilanzierten Kennziffernvergleich des Deutschen Krankenhausinstituts, teil. Dadurch wurden Kennzahlen für einen Benchmark-Betriebsvergleich generiert, die es dem Haus ermöglichten, Ressourcen und Prozesse zu hinterfragen. Des Weiteren konnten Schwachstellen des Krankenhauses sowie Lösungsstrategien für diese Fälle aufgezeigt werden (vgl. Bettig 2007, S. 555). Die Kliniken Maria Hilf griffen ebenfalls auf das Benchmarkkonzept zurück. Sie optimierten ihr Controlling, indem sie Kostendaten des InEK als Benchmark nutzen (vgl. Püllen 2005, S. 54). Mit Hilfe eines anderen Instruments des strategischen Controllings, der Balanced-Scorecard, gelang es dem Krankenhaus Bad Arolsen erfolgreich, strategisch gesetzte Ziele umzusetzen (vgl. Schweizer 2006, S. 178).

Ein Blick auf die Literatur zeigt, dass *Personalmanagement* (siehe Kapitel 3.3.1) eine wichtige Rolle für die strategische Positionierung von Krankenhäusern einnimmt und von einzelnen Kliniken in unterschiedlichster Weise gehandhabt wird.

Dem Klinikum Ludwigsburg gelang es durch Delegation von ärztlichen Aufgaben, die Qualität zu verbessern und die Kosten zu senken (vgl. Asché 2007, S. 73). Das Universitätsklinikum Mainz erzielte durch optimalen Personaleinsatz im pharmazeutischen Bereich mehr Effizienz (vgl. Mertel 2007, S. 420). Der Rhön-Konzern hingegen setzt auf eine neue Rollenverteilung bei der Arztassistenz, indem Assistenzkräfte im Patientenmanagement eingesetzt werden. Somit können Ärzte entlastet werden, was ihre nicht primären Arzttätigkeiten angeht und die Attraktivität des Berufsbildes Arzt kann erhöht werden (vgl. Heese 2007, S. 500). Das Evangelische Bathildiskrankenhaus Bad Pyrmont nimmt eine Neustrukturierung der Personal-Organisation vor. So wurde exzellente Pflegequalität generiert, die sich rechnet, d. h. höhere Qualität mit geringeren Kosten (vgl. Panske 2007, S. 672). Das Beispiel der Kliniken Pinneberg hat gezeigt, dass die Wirtschaftlichkeit des Hauses steigt, wenn beim Entlassungsmanagement Pflege- und Sozialdienst kooperieren (vgl. Heibutzki 2006, S. 186).

Die *Profitcenterrechnung* (siehe Kapitel 3.3.2) setzt sich zunehmend in deutschen Krankenhäusern durch. So befindet sich beispielsweise das Krankenhaus der Barmherzigen Brüder in Trier mit seinem „Zentrum für Radiologie, Sonografie und Nuklearmedizin“ auf dem Weg zum „Profitcenter“, um so eine interne Prozessoptimierung anzustreben (vgl. Busch 2006, S. 1109). Einjährige Erfahrungen ergaben ein befriedigendes Zwischenfazit im Sinne der Prozessoptimierung, doch ein dauerhafter Erfolg kann nur dann planmäßig und systematisch fortgesetzt werden, wenn eine entsprechende Weiterentwicklung erfolgt (vgl. ebd. S. 959). Auch das Universitätsklinikum Freiburg implementierte Anfang 2006 ein neues System zur internen Budgetierung, eine erlösorientierte Ergebnisrechnung. Dies ermöglichte dem Klinikum eine Neuausrichtung interner Anreizstrukturen an das externe Erlösgefüge im DRG-Zeitalter (vgl. Weißflog 2006, S. 669).

Um strategische und organisatorische Herausforderungen in einem dynamischen Krankenhausumfeld zu bewältigen, setzte das Universitätsklinikum Freiburg auf ein umfassendes *Change-Management* (siehe Kapitel 3.3.3), das KONZEPT 2010. Es beinhaltet unter anderem die Umsetzung von Patientenpfaden und Zentrenbildung sowie Konzepte zum regionalen Einweisermanagement, medizinische Versorgungszentren, ein strategisches Abteilungsinformationssystem, ein zentrales Anmeldesystem für Konsile und eine Projektgruppe für innovative Arbeitszeit Modelle (vgl. Burkhardt 2006, S. 378).

In den Universitätskliniken Gießen und Marburg GmbH wurde im stationären Bereich ein Change-Management-Prozess durchgeführt. Die Zielsetzungen beinhalteten eine Verbesserung der Patientenorientierung durch ein gezieltes Aufnahme- und Entlassungsmanagement einschließlich des Ausbaus der interdisziplinären Kommunikationsstruktur. Im Ergebnis wurde zum einen die Verweildauer und zum anderen Personalkosten gesenkt, wobei Ärzte, Patienten und Pflegekräfte positiv auf die Change-Maßnahmen reagierten (vgl. Küpper 2006, S. 384).

Dem Universitätsklinikum Hamburg-Eppendorf gelang es durch Zentrenbildung, Klinikdirektoren von administrativen Tätigkeiten und Controllingaufgaben zu entlasten. Des Weiteren wurden im Bereich einer transparenten Kosten- und Erlösstruktur Fortschritte gemacht, da Prozessqualität und Leistungsreserven mobilisiert werden konnten (vgl. Schmitz 2006, S. 579).

Das Evangelische Krankenhaus Oldenburg nahm ein Insourcing des Einkaufs und ein Outsourcing der Logistik vor. Dadurch gelang es dem Klinikum, die angestrebten Ziele wie Kosteneinsparungen, Transparenz in allen Abläufen und Zufriedenheit der Mitarbeiter zu erreichen (vgl. Strehlau 2006, S. 273).

Ein gezieltes *Projektmanagement* (siehe Kapitel 3.4) wendeten die 10 Krankenhäuser des Diözesan-Caritas-Verbands an. Sie nutzten es für die Einführung rechtskonformer Bereitschaftsdienste. Dabei gelang es ihnen, 10 kritische Erfolgsfaktoren für eine erfolgreiche Umsetzung zu identifizieren. Hierfür werden beispielsweise die frühzeitige Einbeziehung von Führungskräften, die Nutzung von Synergieeffekten und die Kopplung von Arbeitszeit- und Arbeitsorganisation genannt (vgl. Herrmann 2006, S. 373).

Die Literaturrecherche hat ergeben, dass nahezu bei jeder strategischen Maßnahme die *Prozessanalyse und Prozessoptimierung* (siehe Kapitel 3.5) im Mittelpunkt steht.

Die Kreiskliniken Dillingen-Wertingen gGmbH führten ein „Klinisches Case-Management“ ein, wodurch es möglich war, die Liquidität zu steigern und Kosten zu senken (vgl. Toth 2007, S. 23). Darüber hinaus wurde das Case-Management in das Prüfverfahren der Krankenkassen integriert, so konnten in den Kernbereichen Kodierqualität, Rechnungsstorno und Prüfaufkommen Erfolge geschaffen werden und damit sowohl das Erlösbudget als auch die damit verbundenen Prozesse entlastet werden (vgl. ebd. S. 550). Das Universitätsklinikum Köln strebt in den nächsten Jahren an, im gesamten Klinikum „Case-Management" einzuführen, um eine möglichst effiziente und effektive Leistungserbringung zu erlangen (vgl. Pape 2005, S. 579).

Mit dem Aspekt Laboroptimierung beschäftigte sich das Klinikum Landkreis Tuttlingen, im Ergebnis wurden die Laborkosten bei gleich bleibender Versorgungsqualität nachhaltig um ca. 30 % gesenkt (vgl. Luz 2006, S. 1135). Die Paracelsus Klinik Henstedt-Ulzburg/Kaltenkirchen führte ein Prozessmanagement am Beispiel „chronischer Wunden" ein. Im Ergebnis senkt die prozessorientierte Überleitung Kosten (vgl. Weygoldt 2005, S. 618).

Teilweise nutzen Kliniken auch externe Beratungsunternehmen und Instrumente aus der Industrie, um Prozessoptimierung zu erlangen. So machten sich die Universitätskliniken Freiburg mit Hilfe von McKinsey die Erfahrungen von Porsche zu Nutze. Durch diese Prozessoptimierung gelang es ihnen, gleiche Patientenzahlen bei weniger Personal und bei geringerer Verweildauer zu behandeln (vgl. Moscho 2006, S. 156).

Eines der am häufigsten angewandten Instrumente zur Prozessoptimierung ist die Umsetzung von *klinischen Pfaden* (siehe Kapitel 3.5.1).

Im Bundeswehrkrankenhaus Bad Zwischenhahn wurde ab dem 1. Januar 2006 erstmals ein klinischer Pfad eingesetzt, der von der Abteilung Orthopädie und Traumatologie zur „Implantation einer Hüftprothese" entwickelt wurde (vgl. Haupt 2007, S. 33). Durch die Einführung gelang es dem Haus, die Prozess- und Ergebnisqualität der Behandlung, die Wirtschaftlichkeit des Hauses und die Sicherheit des Patienten zu optimieren (vgl. Heinsen 2006, S. 26; Wahn 2007, S. 561).

Im städtischen Klinikum Münster (Klinikum Bogenhausen) erfolgte als Pilotprojekt, die Implementierung von Klinischen Pfaden mit einem pflegerischen Case-Management für die TOP 10 DRGs. Die Ergebnisse zeigten, dass sich beide Instrumente zur Senkung der Verweildauer und zur Steigerung der Fallzahlen eignen. Somit konnten neben einer möglichen Abteilungssteuerung und Kontrolloptionen im Rahmen der Qualitätssicherung noch die Behandlungskosten der Pfadpatienten gesenkt werden (vgl. Krusch 2006, S. 124). Auch das Universitätsklinikum Münster entwickelte und implementierte klinische Behandlungspfade. Bei der Entwicklung gingen sie in drei Stufen vor. Zunächst erfolgte eine Ist-Analyse (Prozessanalyse), im Anschluss wurde eine Sollkonzeption (Prozessoptimierung) vorgenommen, abschließend wurde der Pfad interdisziplinär erstellt (vgl. Küttner 2006, S. 842).

Das katholische Krankenhaus Hagen setzte einen klinischen Pfad (EDV-unterstützt) im Bereich der Apoplexie ein, dadurch erzielte das Haus innerhalb der betroffenen Fallgruppe eine Verbesserung der Prozess- und Ergebnisqualität. Durch die klare Dokumentation der Behandlungsabläufe und transparente Zuordnung der Kosten wurde eine Grundlage für eine sachlich geführte Diskussion zwischen Medizin und Controlling geschaffen (vgl. Appel 2007, S. 453). Den Thüringen-Kliniken gelang es durch die Einführung klinischer Pfade im Bereich der Gynäkologie, Rationalisierungsreserven zu identifizieren (vgl. Stecher 2006, S. 182).

Im Zuge der wachsenden Datenmenge müssen Krankenhäuser zunehmend softwaregestützte Konzepte implementieren, um so den wachsenden Anforderungen an das *Informationsmanagement* (siehe Kapitel 3.6) standzuhalten.

Die evangelische Diakonissenanstalt Speyer hat zusammen mit dem Steinbeis-Transferzentrum My eBusiness, Heilbronn, ein Pilotprojekt zur strategisch elektronischen Beschaffung (E-Sourcing) vorgestellt. Außer bei der Auswahl von Ausschreibungsgütern oder einzusetzender Software konnten bei den übrigen Beschaffungsgütern erhebliche Einsparungen bei den Einkaufspreisen und den Prozesskosten ermöglicht werden (vgl. Roth 2006, S. 213). Auch den Sana-Kliniken in Remscheid gelang es, mit Hilfe von e-Procurement die Beschaffungsprozesse zu optimieren. Dadurch war beim Personal eine spürbare Entlastung erkennbar und eine Basis zur effizienten Zusammenarbeit mit den Lieferanten geschaffen (vgl. Bruggaier 2006, S. 286).

Im Evangelischen Krankenhaus Königin Elisabeth Herzberge führte die Implementierung einer automatisierten Kostenträgerrechnung dazu, dass auf dieser Informationsbasis unter anderem die Kontrolle des Leistungsprozesses und die Optimierung der Kosten und der Qualität schneller (ergebnisorientierter) aufgebaut werden können (vgl. o. A. 2006, S. 231).

Das Marienhospital Herne führte in einem Pilotprojekt eine softwaregestützte (ARIS PCA) Kostenträgerrechnung ein, um so eine möglichst verursachungsgerechte Kostenrechnung zu gewährleisten (vgl. Miele 2005, S. 11).

Auch die *Gestaltung des Informationsflusses* (siehe Kapitel 3.6.2) innerhalb des Krankenhauses gewinnt zunehmend an Bedeutung. So schaffen die Fachkliniken Hornweide mit Hilfe eines Krankenhaus-Informationssystems eine enge Verzahnung von ambulanter und stationärer Leistungserbringung. Durch die daraus resultierenden glatten und schnellen Arbeitsabläufe und die vollständige Dokumentation werden zunehmend ökonomische Aspekte der medizinischen Betreuung gewahrt (vgl. Littek 2007, S. 446).

Das Evangelische und Johanniter Klinikum Niederrhein hat in Zusammenarbeit mit dem Software-Unternehmen KMS die „Aufwandskorrigierte Verweildauerberechnung"-Splittingmethode an das Managementinformationssystem angebunden. Dadurch stehen Auswertungen jederzeit zur Verfügung und ein Vergleich mit den Ansätzen der InEK-Kalkulation wird erleichtert (vgl. Sander 2006, S. 91).

Auf Grundlage der CLINOTEL-DRG-Kalkulation aus dem Jahr 2004 wurde eine *Qualitätssicherung* (siehe Kapitel 3.7) mit Routinedaten durchgeführt, in der sich Kosten-Erlösorientierung und die Sicherung der Ergebnisqualität ergänzen. Dies bringt mit sich, dass Führungskräfte in Medizin und Management Zusammenhänge interdisziplinär begreifen und ihre Erfahrungen erweitern müssen (vgl. Becker 2006, S. 748).

Das Universitätsklinikum Hamburg-Eppendorf implementierte ein Qualitätsmanagementsystem nach ISO 9001. Hierfür war ein umfassendes Projektmanagement nötig. Der Implementierung lagen unter anderem die Voraussetzungen zugrunde, Mitarbeiter einzubinden, zu schulen und zu motivieren. Die bisherige Implementierung verursacht schon spürbare Veränderungen in Teilbereichen der Klinik, allerdings muss das Qualitätsmanagement ständig weiterentwickelt, überprüft und verbessert werden (vgl. Renter 2006, S. 975).

Das Universitätsklinikum Münster hat als Teil eines umfassenden Qualitäts- und Risikomanagements ein softwareunterstütztes, integriertes und ganzheitliches

Risikomanagement (siehe Kapitel 3.7) eingeführt. Durch die implementierte Softwarelösung ist es gelungen, die Kommunikation aller Beteiligten zu unterstützen und eine Struktur zu schaffen, auf der modular aufgebaut werden kann. Ziel ist es, das bisher nicht für alle Teile der Klinik geltende Risikomanagement auf das ganze Klinikum auszuweiten (vgl. Roeder 2007, S. 429).

Dem städtischen Klinikum München ist es gelungen, durch die Anwendung und die Integration von Qualitäts- und Risikomanagement eine Verbesserung des Qualitätsniveaus und der Patientensicherheit mit ansteigender Wirtschaftlichkeit zu erreichen (vgl. Seyfarth-Metzger 2005, S. 757).

5 Bewertung und Ausblick

Durch ein markt- und wettbewerbsorientiertes Krankenhausmanagement auf der Grundlage eines klaren Unternehmenszielbildes sowie durch einen systematischen Ausbau der Erfolgsfaktoren des Unternehmens lässt sich die Marktposition eines Krankenhauses langfristig sichern.

Zusammenfassend lässt sich festhalten, dass die strategische Ausrichtung der Krankenhäuser in den letzten Jahren zugenommen hat und verstärkt strategische Konzepte umgesetzt werden. Die Analyse hat jedoch gezeigt, dass nicht alle Strategien und Konzepte gleichermaßen umgesetzt werden, dies gilt beispielsweise für die in Kapitel 3.5.2 angeführte Modularisierung.

Es ist davon auszugehen, dass Krankenhäuser zunehmend strategisches Denken in allen Bereichen und auf allen hierarchischen Ebenen umsetzen müssen und weiter ausbauen werden.

Literatur

Abernethy MA, Vagnoni E (2004) Power, organization design and managerial behaviour. In: Accounting, Organizations and Society 29: 207–225.

Appel D et al. (2007) Clinical Pathways – ein praxisorientiertes Instrument zur wirtschaftlichen Leistungserbringung. In: Das Krankenhaus 5: 454–458.

Arnold M (2002) Editorial. In: Arnold M, Klauber J, Schnellschmidt H (Hrsg.), Krankenhaus-report 2001: XV–XXX. Schattauer, Stuttgart New York.

Asché P, Nagel D, Reuscher U (2007) Delegation von ärztlichen Aufgaben stärkt Qualität und senkt Kosten. In: f&w führen und wirtschaften im Krankenhaus 1: 73–75.

Baur U (2000) Hat der Chefarzt noch Zukunft? In: Heiß G (Hrsg.) Wie krank ist unser Gesundheitswesen? Mainz, S. 616–626.

Becker A et al. (2006) Qualitätssicherung mit Routinedaten – Ergebnisqualität und Kosten. In: Das Krankenhaus 9: 748–755.

Behrends B (2000) Markt und Wettbewerb geben den Universitätskliniken eine Zukunft. In: f&w Führen und wirtschaften im Krankenhaus 17: 626–631.

Behrends B, Kuntz L (1999) Die strategische Ausrichtung einen Universitätskrankenhauses. Zeitschrift für Betriebswirtschaft, Ergänzungsheft, Krankenhausmanagement 5: 11–25.

Behrends B, Ludwig K (2005) Die strategische Ausrichtung von Krankenhäusern im Wettbewerb: Aktuelle Strategien und methodisches Vorgehen am Beispiel eines Universitätskrankenhauses. In: Hentze J, Huch B, Kehres E (Hrsg.) Krankenhaus-Controlling: 203–220.

Bettig U, Wermers R (2007) Controlling mit Vergleichszahlen im Johanniter-Krankenhaus Gentin-Stendal. In: Das Krankenhaus 6: 555–560.

Bruggaier J, Simon S, Willmann M (2006) Die gläserne Logistikkette. In: f&w führen und wirtschaften im Krankenhaus 3: 286–288.
Burkhardt J (2006) Die Bewältigung strategischer und organisatorischer Herausforderungen in einem dynamischen Krankenhausumfeld.
Busch HP (2006) Auf dem Weg zum „Profit-Center". In: Das Krankenhaus 11: 959–962.
Busch HP (2006) Interne Leistungsverrechnung im Krankenhaus am Beispiel eines „Profit-Centers". In: Das Krankenhaus 12: 1109–1117.
Eichhorn S (1996) Erfolgreiches Management braucht ein prozessorientiertes Controlling. In : Krankenhausumschau: 174–182.
Eichhorn S (1999) Profitcenter-Organisation und Prozeßorientierung – Budget-, Prozeß- und Qualitätsverantwortung im Krankenhaus. In: Eichhorn S, Schmidt-Rettig B (Hrsg.), Profitcenter und Prozessorientierung, Stuttgart Berlin Köln: 1–14.
Gericke C (2006) Change Management. In: Busse R, Schreyögg J, Gericke C (Hrsg.) Management im Gesundheitswesen, Heidelberg: 401–452.
Gericke C, Wörz M, Busse R (2006) Leistungsmanagement in Krankenhäusern. In: Busse R, Schreyögg J, Gericke C (Hrsg.) Management im Gesundheitswesen. Heidelberg: 54–80.
Greiling D (2005) Krankenhäuser als Dienstleistungsunternehmen. In: Hentze J, Huch B, Kehres E (Hrsg.) Krankenhaus-Controlling. Stuttgart: Kohlhammer, S. 39–52.
Greiling M, Hessel M, Berger K (2004) Pfadmanagement im Krankenhaus. Stuttgart: Kohlhammer.
Greiling M, Jücker C (2003) Strategisches Management im Krankenhaus. Stuttgart: Kohlhammer.
Gronemann J (1988) Die Kooperation zwischen Krankenhäusern. Stuttgart Berlin Köln.
Haupt T et al. (2007) Klinische Behandlungspfade im Budeswehrkrankenhaus Bad Zwischenahn. In: Das Krankenhaus 1: 33–37.
Heese C, Wiedere R (2007) Neue Rollenverteilung in der Arztassistenz. In: f&w führen und wirtschaften im Krankenhaus 5: 500–502.
Heibutzki S, Timm L (2006) Entlassungsmanagement: Pflege und Sozialdienst müssen kooperieren... In: f&w führen und wirtschaften im Krankenhaus 2: 186–189.
Heinsen A (2006) Der Klinische Pfad – eine gelungene Verbindung von Qualitätsmanagement und Prozesskostenrechnung. In: Das Krankenhaus 1: 26–31.
Herrmann L et al. (2006) 10 Erfolgsfaktoren für die Einführung rechtskonformer Bereitschaftsdienste. In: Das Krankenhaus5: 373–377.
Kerres M, Lohmann H (2000) Der Gesundheitssektor: Chancen zur Erneuerung: vom regulierten Krankenhaus zum wettbewerbsfähigen Gesundheitszentrum. Wien.
Köpf P, Walger M (2007) Neues Tarifrecht für Krankenhausärzte. In: Das Krankenhaus 4: 287–291.
Krusch A et al. (2006) Clincal Pathways und Case-Management als DRG-Management Instrumente. In: Das Krankenhaus 2: 124–128.
Kruse M, Schulenburg JM (2005) Instrumente des strategischen Krankenhauscontrolling. In: Hentze J, Huch B, Kehres E (Hrsg.) Krankenhaus-Controlling: 183–200.
Kuntz L (1995) Qualitätsverbesserung durch Informationsmanagement. In: Forum für Gesellschaftspolitik 5: 32–33.
Kuntz L (2002) Krankenhauscontrolling in der Praxis: Quantitative Methoden, Stuttgart 2002.
Kuntz L, Schenk KD (1995) Die Überwachung und Steuerung des Instandhaltungsprozesses. In: Krankenhaus Umschau 7: 590–593.
Kuntz L, Vera A (2007) Modular organization and hospital performance. In: Health Service Management Research 20: 48–58.
Küpper G, Freyenhagen E, Gerlach H (2006) Umsetzung eines Reorganisationsprojekts der Universitätsklinikum Gießen und Marburg GmbH. In: Das Krankenhaus 5: 384–389.
Küttner T et al. (2006) Entwicklung eine Klinischen Behandlungspfades für die radikale Prostatektonomie. In: Das Krankenhaus 10: 842–851.
Littek M, Büscher M, Marwick R (2007) Kooperationen in der Praxis. In: f&w führen und wirtschaften im Krankenhaus 4: 446–451.
Ludwig H (1994) Unternehmensbewertung als Instrument der strategischen Steuerung von öffentlichen Allgemeinen Krankenhäusern, Köln.
Luz H, Arnold HJ (2006) Labor im Krankenhaus. In: Das Krankenhaus 12: 1135–1139.

Mertel A, Krämer I, Fenske D (2007) Mehr Effizienz durch optimalen Personaleinsatz. In: f&w führen und wirtschaften im Krankenhaus 4: 420–424.

Miele B, Raphael H, Schenck H (2005) Prozesskostenrechnung im Marienhospital Herne – Praxisbericht. In: Das Krankenhaus 1: 11–14.

Moscho A et al. (2006) Spitzenmedizin zu bezahlbaren Preisen. In: f&w führen und wirtschaften im Krankenhaus 2: 156–159.

Münch E (1996) Hat das Krankenhaus eine Zukunft? In: Giehl H, Oberender P (Hrsg.), Reformen im Krankenhaus. Bayreuth: 65–79.

o. A. (2006) EDV im Krankenhaus. In: Das Krankenhaus 3: 231–233.

o. A. (2007) Ein Quantensprung in der Tumortherapie. In: f&w führen und wirtschaften im Krankenhaus 5: 514–515.

Oswald B (1995) Aufgabenänderung im Bereich des Krankenhausmanagements im Bereich der Investitionsfinanzierung für die Neunziger Jahre. Aachen.

Panske U, Wermker M, Rörßen Th (2007) Exzellente Pflegequalität, die sich rechnet. In: f&w führen und wirtschaften im Krankenhaus 6: 672–674.

Pape R, Bostelaar RA (2005) Flächendeckendes Case-Management im Klinikum der Universität zu Köln. In: Das Krankenhaus 7: 579–582.

Plamper E, Lüngen M (2006) Die stationäre Versorgung. In: Lauterbach KW, Stock S, Brunner H (Hrsg.) Gesundheitsökonomie: 149–172.

Püllen J et al. (2005) Die Kostendaten des InEK für das eigene Benchmark nutzen. In: f&w führen und wirtschaften im Krankenhaus 1: 54–56.

Renter A, Utler C (2006) Qualitätsmanagement im Universitätsklinikum Hamburg-Eppendorf. In: Das Krankenhaus 11: 975–978.

Roeder N et al. (2007) Einführung eines softwareunterstützten integrierten und ganzheitlichen Risikomanagements im Universitätsklinikum Münster. In: Das Krankenhaus 5: 429–438.

Roth G (2006) Beieindruckende Einsparungen durch E-Sourcing in der Evangelischen Diakonissenanstalt Speyer- In: Das Krankenhaus 3: 213–218.

Sander A (2006) Kooperationen in der Praxis. In: f&w führen und wirtschaften im Krankenhaus 1: 91–92.

Schlüttermann J (1998) Strategische Positionierung von Krankenhäusern im Spannungsfeld zwischen medizinischen und ökonomischen Zielen. In: Zeitschrift für örtliche und gemeinnützige Unternehmen: 432–449.

Schmitz C, Quante S (2006) Auswirkungen der Zentrenstruktur auf die strategische Entwicklung des UKE. In: Das Krankenhaus 7: 579–582.

Schweizer M, Werr G (2006) Ziele setzen, messen und erreichen. In: f&w führen und wirtschaften im Krankenhaus 2: 178–181.

Seyfarth-Metzger I, Vogel S, Krabbe-Bendt A (2005) Neue Herausforderungen an das Qualitätsmanagement: Wirtschaftlichkeit und Patientensicherheit. In: Das Krankenhaus 9: 757–764.

Statistisches Bundesamt 2008.

Stecher C et al. (2006) Behandlungspfade als Schlüssel zur Erlössicherung. In: f&w führen und wirtschaften im Krankenhaus 2: 182–185.

Steffen A, Kuntz L (1997) Universitätsklinik im Spannungsverhältnis von wissenschaftlichem Auftrag und Sparzwängen: Ein Vorschlag zur sachgerechten Abgrenzung der Kosten für Forschung und Lehre. In: Betriebswirtschaftliche Forschung in der Praxis 2: 101–122.

Strehlau H, Walther S (2006) Insourcing des Einkaufs & Outsourcing der Logistik. In: f&w führen und wirtschaften im Krankenhaus 3: 273–275.

Thiemann H (1996) Clinical Pathways, Instrumente zur Qualitätssicherung. In: f&w führen und wirtschaften im Krankenhaus 6: 454–458.

Thiex-Kreye M, Collas T (2005) Interne Budgetierungssysteme im DRG-Zeitalter. In: Goldschmidt A, Kalbitzer M, Eckhardt J (Hrsg.) Praxishandbuch Medizincontrolling, Heidelberg München Landsberg Berlin: 139–166.

Toth A (2007) Erlössicherung durch klinisches Case-Management im MDK-Verfahren. In: Das Krankenhaus 6: 550–553.

Toth A (2007) Liquidität steigern und Kosten senken durch klinisches Case-Management. In: Das Krankenhaus 1: 23–27.

Ulsenheimer K (2001) Risk-Management. In: Lauterbach KW, Schrappe M (Hrsg.), Gesundheitsökonomie, Qualitätsmanagement Evidence-based Medicine, Stuttgart: 333–339.

Vera A (2004) Neue Organisationsstrukturen in deutschen Krankenhäusern nach der DRG-Einführung. In: Gesundheitsökonomie und Qualitätsmanagement 9:25–31.

Vera A, Foit K (2005) Modulare Krankenhausorganisation und Effizienz. In: Zeitschrift für Betriebswirtschaft 75: 357–382.

Vera A, Warnebier P (2006) Strategisches Management in deutschen Krankenhäusern – Ergebnisse einer empirischen Trendstudie. In: Gesundheitsökonomie und Qualitätsmanagement 11: 285–291.

Wahn M, Haupt T, Helff G (2007) Ergebnisse des Prozessmanagements im Rahmen des Pfadcontrollings. In: Das Krankenhaus 6: 561–568.

Warnebier P (2007) Strategische Positionierung und Strategieprozesse deutscher Krankenhäuser, Köln.

Weißflog D et al. (2006) Die Erlösorientierte Ergebnisrechnung (EER) In: Das Krankenhaus 8: 669–673.

Weygoldt J, Peters G, Schenke C (2005) Die prozessorientierte Überleitung senkt Kosten. In: f&w führen und wirtschaften im Krankenhaus 6: 618–627.

Zobel C, Borges P, Kuntz K (2007) Krankenhausmanagement im Wandel – Empirische Evidenz, Praxis und Qualitätsrisiken. In: Zeitschrift für öffentliche und gemeinwirtschaftliche Unternehmen 35: 96–110.

Strategisches Krankenhausmanagement mit Mergers & Acquisitions

Antonio Vera

1 Einleitung

Der Kerngedanke des strategischen Managements ist die Annahme, dass strategisch geführte Organisationen langfristig erfolgreicher sind als nicht strategisch geführte[1]. Allerdings haben strategische Überlegungen in der Vergangenheit im deutschen Krankenhausmanagement nur eine sehr untergeordnete Rolle gespielt. Der Grund hierfür liegt in der umfassenden staatlichen Regulierung des deutschen Krankenhaussektors, insbesondere in Form des Versorgungsauftrags und der staatlichen Bedarfsplanung, die dem Management nur sehr geringe Spielräume für eine langfristige strategische Ausrichtung des Krankenhauses ließ.

Der in den letzten Jahren unübersehbare Trend zu einer immer stärkeren wettbewerblichen Durchdringung des deutschen Krankenhaussektors, der sich nicht zuletzt auch in der Einführung eines DRG-basierten Vergütungssystems für stationäre Krankenhausleistungen widerspiegelt, hat allerdings dazu geführt, dass diese Spielräume stark zugenommen haben und in Zukunft vermutlich noch weiter zunehmen werden[2]. Damit wird das strategische Krankenhausmanagement zu einem äußerst wichtigen Instrument, um erfolgreich im Wettbewerb bestehen zu können[3].

Im Gegensatz zum operativen und zum taktischen Krankenhauscontrolling, die sich mit der kurz- und mittelfristigen betriebswirtschaftlichen Steuerung des Krankenhauses beschäftigen, zielt das strategische Krankenhauscontrolling auf die langfristige Sicherung des Erfolgs und damit der Existenz des Krankenhauses ab. Daher gehören diejenigen betrieblichen Vorgänge, die in der Regel in der Presse und der Fachliteratur unter dem Schlagwort *„Mergers & Acquisitions"* (M&A) angeführt werden, wie z. B. der Erwerb bzw. die Veräußerung eines Krankenhauses, die Fusion von mehreren Krankenhäusern, der Börsengang eines Krankenhauses oder die Bildung von strategischen Allianzen unter Einschluss eines Krankenhauses – alles Vorgänge, die langfristig den Erfolg eines Krankenhauses maßgeblich beeinflussen – zum Gegenstandsbereich des strategischen Controlling.

Die Disziplin „Mergers & Acquisitions" lässt sich allerdings nicht eindeutig einem bestimmten Fachgebiet zuordnen. Sie umfasst ein so breites Tätigkeitsfeld, dass außer dem Controlling auch eine ganze Reihe von weiteren Fachgebieten, insbesondere Finanzierung, Investition, Steuerrecht, Gesellschaftsrecht, Kartellrecht, Organisation, usw., berührt werden. Da aber Mergers & Acquisitions hauptsächlich zur langfristigen Gestaltung der Unternehmens- bzw. Krankenhausstruktur dienen, sollten M&A-Vorgänge schwerpunktmäßig *unter strategischen*

---

1 Vgl. Welge/Al-Laham (2008), S. 1 ff.
2 Vgl. Vera/Lüngen (2002), S. 638 ff.
3 Vgl. Vera/Warnebier (2003), S. 136 ff.

Aspekten untersucht werden und somit als Kernaufgabe des strategischen Managements bzw. des strategischen Controlling betrachtet werden[4].

Der vorliegende Beitrag ist wie folgt gegliedert. Zu Beginn werden zunächst der M&A-Begriff und die verschiedenen Formen von Mergers & Acquisitions erläutert (Kapitel 2). Im Anschluss daran werden kurz die wichtigsten theoretischen Ansätze zur Erklärung von Mergers & Acquisitions dargestellt (Kapitel 3). Darauf folgt eine ausführliche Erörterung des Basisfalls einer M&A-Transaktion im Krankenhaussektor, nämlich der Akquisition eines Krankenhauses (Kapitel 4). Im Anschluss daran werden einige organisatorische Aspekte von Mergers & Acquisitions in Krankenhäusern erörtert (Kapitel 5), bevor abschließend ein kurzes Fazit gezogen wird (Kapitel 6).

2 Begriff und Formen von Mergers & Acquisitions

Der Begriff „Mergers & Acquisitions" wird – wie viele andere wirtschaftswissenschaftliche Fachbegriffe – weder in der Fachliteratur noch in der Managementpraxis einheitlich verwendet. Eine allgemein gültige *Definition* hat sich nicht durchgesetzt. Während man im angelsächsischen Sprachraum eine eher weite Verwendung des M&A-Begriffs wählt[5], wird im deutschsprachigen Raum meistens eine engere Auslegung gewählt, die z. B. einige Kooperationsformen ausschließt[6].

In der Regel wird Merger in Deutschland als Fusion und Acquisition als Übernahme, Erwerb oder Anteilskauf übersetzt. Als Unterscheidungskriterium dient dabei die rechtliche Selbständigkeit der beteiligten Akteure, die bei einer Akquisition bestehen bleibt, während nach einer Fusion die Rechtspersönlichkeiten der beteiligten Gesellschaften verloren gehen. Darüber hinaus wird häufig darauf abgestellt, dass bei M&A-Transaktionen strategische Absichten verfolgt werden müssen, während reine Finanzinvestitionen im Rahmen einer Kapitalanlage nicht vom M&A-Begriff abgedeckt werden.

Auf eine genaue Abgrenzung des Begriffs „Mergers & Acquisitions" kann im Rahmen des vorliegenden Beitrags, der aus der Perspektive des Krankenhauscontrolling geschrieben wurde, allerdings verzichtet werden. Typisch für den M&A-Begriff ist nämlich seine Verwendung in der Praxis als *Sammelbegriff* für eine Reihe von Phänomenen, die sich auf verschiedene Transaktionen beziehen und die in Abbildung 1 veranschaulicht werden.

Der Basisfall einer M&A-Transaktion ist die *Akquisition* eines Unternehmens. Dabei werden in Abhängigkeit von der Perspektive des betreffenden Akteurs die Begriffe Unternehmenskauf und Unternehmensverkauf verwendet. Eine Akquisition beinhaltet stets die Übertragung der Anteile an einem Unternehmen – dem so genannten Target – oder aller wesentlichen Aktiva und Passiva eines Unternehmens vom Veräußerer auf den Erwerber. Auf die verschiedenen Formen von Akquisitionen sowie auf den Akquisitionsprozess wird in Kapitel 4 detailliert eingegangen.

4 Vgl. Wirtz (2003), S. 7.
5 Vgl. Jansen (2000), S. 37.
6 Vgl. Wirtz (2003), S. 10 ff.

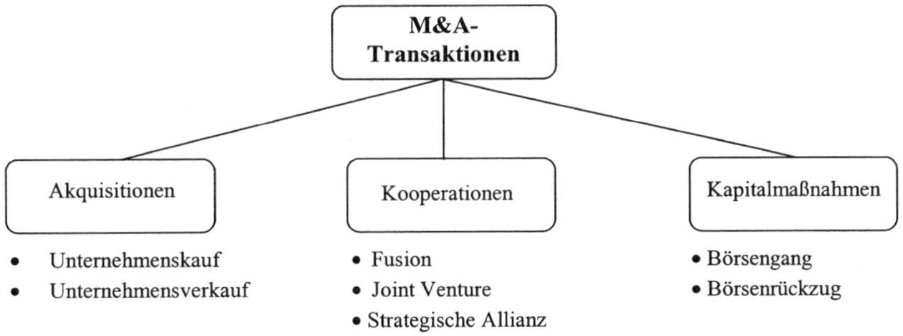

Abb. 1: M&A-Transaktionen

Die in Abbildung 1 dargestellten *Kooperationsformen* unterscheiden sich hauptsächlich in Bezug auf die Intensität der Kooperation. Dabei ist die Fusion die stärkste Form der Kooperation, da hierbei die beteiligten Kooperationspartner ihre eigene Rechtspersönlichkeit aufgeben und somit rechtlich zu einem Unternehmen verschmelzen. Bei den anderen beiden dargestellten Kooperationsformen bleiben die Kooperationspartner weiterhin rechtlich eigenständige Unternehmen. Bei Joint Ventures erfolgt die Kooperation durch den Erwerb oder die Neugründung eines rechtlich selbstständigen Unternehmens, an dem beide Kooperationspartner kapitalmäßig beteiligt sind. Demgegenüber kooperieren bei einer strategischen Allianz die beteiligten Partner lediglich auf der Grundlage von vertraglichen Vereinbarungen, ohne dass die Kooperation eine eigene Rechtspersönlichkeit erhält. Sowohl Joint Ventures als auch strategische Allianzen sind zwar langfristig angelegt, allerdings lassen sich strategische Allianzen wesentlich leichter beenden als Joint Ventures[7].

Als letztes ist schließlich noch auf den *Börsengang* bzw. den Börsenrückzug hinzuweisen. Dabei stellt der Börsengang lediglich eine spezielle Form des Unternehmenserwerbs bzw. der Unternehmensveräußerung dar, bei der die Anteile nicht direkt an einen bestimmten Erwerber veräußert werden können, sondern anonym über eine Börse. Auch wenn Börsengänge nach der extrem negativen Kursentwicklung in allen Börsensegmenten in den letzten Jahren wenig attraktiv erscheinen, dürften auch diese Instrumente angesichts der Finanzmittelknappheit im deutschen Krankenhauswesen gerade für deutsche Krankenhäuser in Zukunft wieder interessant werden[8].

3 Theoretische Erklärungsansätze für Mergers & Acquisitions

Auch wenn sich der vorliegende Beitrag nicht an M&A-Theoretiker richtet, so ist es dennoch sinnvoll, sich zumindest kurz mit dem theoretischen Hintergrund von

7 Vgl. Wirtz (2003), S. 15.
8 Vgl. Thielmann (2002), S. 134 f., Rocke (2002), S. 141 ff.

Mergers & Acquisitions zu beschäftigen, um zu verstehen, warum es dieses Phänomen überhaupt gibt und welche Ziele normalerweise z. B. mit dem Erwerb eines Krankenhauses oder mit einer Krankenhausfusion verfolgt werden.

Wie schon in der Einleitung erwähnt wurde, sollten M&A-Vorgänge schwerpunktmäßig unter strategischen Aspekten untersucht werden und somit als eine Kernaufgabe des strategischen Controlling betrachtet werden. Daher verwundert es nicht, dass strategieorientierte Erklärungsansätze, insbesondere der marktorientierte Ansatz (Market-based view) und der ressourcenorientierte Ansatz (Resource-based view), die zentrale Rolle bei der Erklärung von Mergers & Acquisitions spielen. Kennzeichnend für diese Erklärungsansätze ist die Annahme, dass M&A-Transaktionen einem Unternehmen ein schnelles externes Wachstum ermöglichen, das bei bestimmten Umwelt- und Wettbewerbskonstellationen dem normalerweise langsameren internen Wachstum überlegen ist.

Der *marktorientierte Ansatz,* der maßgeblich in den 1980er-Jahren von Porter entwickelt wurde, sieht den Grund für den nachhaltigen Erfolg einer Organisation primär in der Struktur der entsprechenden Branche, d. h. in externen Einflüssen[9]. Es werden zwei generische Grundstrategien vorgeschlagen, nämlich die Kostenführerschaft, die über Größenvorteile eine Produktion zu niedrigeren Kosten als die Wettbewerber ermöglicht, und die Differenzierung, die über einzigartige Produkte die Durchsetzung von höheren Preisen als die Wettbewerber möglich macht.

In Bezug auf Mergers & Acquisitions lässt sich aus dem marktorientierten Ansatz ableiten, dass M&A-Transaktionen wie z. B. der Erwerb eines Krankenhauses dazu dienen können, das Leistungsspektrum eines Krankenhauses in relativ kurzer Zeit um bestimmte Leistungen, z. B. um eine Stroke-Unit, zu erweitern, die man als sehr wichtig für den langfristigen Erfolg des Krankenhauses ansieht. Analog könnte die Fusion von zwei kleinen Krankenhäusern darauf abzielen, Größenvorteile zu erzielen und damit geringere Kosten bei der Behandlung der Patienten zu ermöglichen.

Der *ressourcenorientierte Ansatz* sieht im Gegensatz zum marktorientierten Ansatz den Grund für den nachhaltigen Erfolg einer Organisation primär in den materiellen und immateriellen Ressourcen der Organisation, d. h. in internen Einflüssen[10]. Um erfolgreich zu sein, benötigt eine Organisation demnach schwer imitierbare, nicht-substituierbare und möglichst organisationsspezifische Ressourcen, die einen hohen Kundennutzen stiften. Dabei kommt in einer dynamischen Umwelt vor allem der Ressource Wissen eine hohe Bedeutung zu[11]. Wichtig sind allerdings auch die organisationsspezifischen Fähigkeiten, die vorhandenen Ressourcen geschickt zu nutzen und zu kombinieren, d. h. die so genannten Kernkompetenzen[12].

Sowohl das Wissen als auch die spezifischen Fähigkeiten einer bestimmten Organisation sind aufgrund ihrer komplexen Zusammensetzung nicht oder nur sehr schwer imitierbar. Daher lässt sich aus dem ressourcenorientierten Ansatz in Bezug auf Mergers & Acquisitions schließen, dass der Erwerb eines Krankenhauses oder eine Krankenhausfusion unter Umständen der einzige Weg ist, um auf be-

9 Vgl. Porter (2000) und Porter (2002).
10 Vgl. z. B. Wernerfelt (1984).
11 Vgl. z. B. Grant (1996).
12 Vgl. Prahalad/Hamel (1990).

stimmtes Wissen, z. B. in Form von bestimmten Behandlungsmethoden, oder auf bestimmte Fähigkeiten, z. B. in Form von klinischen Behandlungspfaden, im zu erwerbenden Krankenhaus zugreifen zu können. Allerdings ist hierzu kritisch anzumerken, dass die Übertragbarkeit dieser Ressourcen von einem Krankenhaus auf ein anderes häufig nicht möglich ist, z. B. weil sie an bestimmte Mitarbeiter gebunden sind, die nach der M&A-Transaktion nicht zwangsläufig im Krankenhaus verbleiben.

Außer den eben erörterten strategieorientierten Ansätzen gibt es noch eine ganze Reihe von *anderen theoretischen Ansätzen*, die einen M&A-Bezug aufweisen. So führt z. B. die Portfoliotheorie[13] zu der Annahme, dass sich mit Akquisitionen und Fusionen eine Risikoreduktion erzielen lässt, während die Transaktionskostentheorie[14] die Akquisition von vor- oder nachgelagerten Produktionsstufen, z. B. von Praxisnetzen oder von Rehabilitationseinrichtungen, mit der besseren Kontrollierbarkeit dieser Einrichtungen nach dem Erwerb erklärt. Die Principal-Agent-Theorie[15] empfiehlt schließlich, dass die bei M&A-Transaktionen vorhandenen vor- und nachvertraglichen Informationsasymmetrien z. B. durch eine umfassende Due Diligence, durch externe Ratings oder durch eine ergebnisorientierte, gestaffelte Kaufpreiszahlung minimiert werden sollten. Auf eine detaillierte Erörterung dieser Ansätze wird an dieser Stelle allerdings verzichtet. Für eine weiterführende Auseinandersetzung sei auf die in den Fußnoten angegebene Literatur sowie auf die umfassende Erörterung der theoretischen Erklärungsansätze für Mergers & Acquisitions bei Wirtz (2003) verwiesen[16].

4 Akquisition von Krankenhäusern

Gegenstand dieses Kapitels soll der Basisfall einer M&A-Transaktion im Krankenhauswesen sein, nämlich der Erwerb bzw. die Veräußerung eines Krankenhauses. Dabei orientiert sich die Erörterung dieser Thematik am idealtypischen Ablauf einer Akquisition, d. h. an den einzelnen Phasen des Akquisitionsprozesses.

4.1 Idealtypischer Ablauf einer Akquisition

In der M&A-relevanten Fachliteratur findet sich eine Vielzahl verschiedener Darstellungen des Akquisitionsprozesses[17]. Obwohl sich die einzelnen Darstellungen im Detail unterscheiden, weisen sie doch nahezu alle eine grobe Einteilung des Akquisitionsprozesses in *drei Hauptphasen* auf, die hier als strategische Analysephase, Transaktionsphase und Integrationsphase bezeichnet werden sollen und die sich wiederum aus mehreren Teilphasen zusammensetzen. Abbildung 2 veranschaulicht den idealtypischen Ablauf einer Krankenhausakquisition.

13 Vgl. z. B. Brealey/Myers (2000), S. 167 ff.
14 Vgl. Williamson (1996).
15 Vgl. Jensen/Meckling (1976), Pratt/Zeckhauser (1985).
16 Vgl. Wirtz (2003), S. 23 ff.
17 Vgl. Betsch/Groh/Lohmann (2000), S. 317 ff., Sauermann (2000), S. 41 ff., Müller-Stewens/Spickers/Deiß 1999), S. 36 ff.

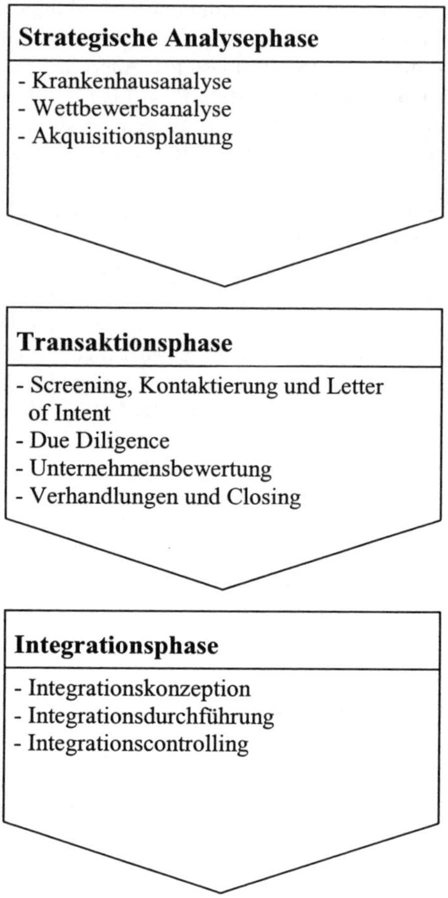

Abb. 2: Idealtypischer Ablauf einer Krankenhausakquisition

Auf die einzelnen Hauptphasen des Akquisitionsprozesses, die zwar eine grobe chronologische Reihenfolge andeuten, die aber in der Praxis häufig parallel und iterativ ablaufen, wird im Folgenden detailliert eingegangen.

4.2 Strategische Analysephase

Eine Akquisition stellt einen schwerwiegenden Eingriff in die strategische Ausrichtung eines Krankenhauses dar, die massive finanzielle Konsequenzen hat und in der Regel unumkehrbar ist. Daher sollte vor der Entscheidung für oder gegen eine Krankenhausakquisition stets eine gründliche Analyse des eigenen Krankenhauses und seiner Umwelt durchgeführt werden. Erst wenn diese Analysen die in Erwägung gezogene Akquisition befürworten, sollte eine konkrete Planung der Akquisition erfolgen.

4.2.1 Krankenhausanalyse

Ziel der Krankenhausanalyse ist es, diejenigen Stärken und Schwächen des Krankenhauses herauszufinden, die in besonders starkem Maß für den Erfolg bzw. den Misserfolg des Krankenhauses verantwortlich sind. Erst wenn man diese erkannt hat, kann man beurteilen, wie sich die angestrebte Akquisition auf die bestehenden Stärken und Schwächen auswirkt und ob diese somit zweckmäßig ist. Dabei kann eine ganze Reihe von Instrumenten des strategischen Controlling zum Einsatz kommen, z. B. die bereits oben in Kapitel 3 angesprochene Analyse der Kernkompetenzen[18]. An dieser Stelle werden lediglich zwei Instrumente kurz angesprochen.

Das wohl bekannteste Instrument zur Unternehmensanalyse ist die *Wertkettenanalyse* von Porter[19]. Dabei wird das Unternehmen als Kette von wertsteigernden Aktivitäten gesehen, d. h. die Stärken und Schwächen werden dadurch identifiziert, dass der Leistungserstellungsprozess auf die wichtigsten Aktivitäten heruntergebrochen wird. Die von Porter entwickelte Wertkette wird in Abbildung 3 dargestellt, wobei einige Anpassungen vorgenommen werden, um den Spezifika eines Krankenhauses Rechnung zu tragen.

Das Modell der Wertkette stellt den Leistungserstellungprozess in den Mittelpunkt und differenziert dabei zwischen *primären Aktivitäten,* die in einem direkten Zusammenhang zum Leistungserstellungsprozess stehen, und *unterstützenden Aktivitäten,* bei denen diese Beziehung weniger direkt ist. Dadurch wird die Bedeutung der Schnittstellen zwischen den Aktivitäten im Krankenhaus als auch zwischen dem Krankenhaus und seinen Kunden (d. h. sowohl Patienten als auch Krankenkassen) und Lieferanten betont, deren effektive Gestaltung zu Kostensenkungen und Qualitätssteigerungen führen kann[20].

Aus Kundensicht ergibt sich der Gesamtwert der vom Krankenhaus erbrachten Leistung aus den Kosten der einzelnen Aktivitäten zuzüglich einer Gewinnspanne. Wichtig ist dabei die Ermittlung der Kostentreiber je Wertaktivität sowie der Beitrag der einzelnen Wertaktivitäten zur Kundenzufriedenheit. Identifiziert man auf diese Weise die strategisch relevanten, wertschaffenden Aktivitäten des Krankenhauses, so kann man anschließend untersuchen, wie sich die geplante Krankenhausakquisition auf die sich aus diesen Aktivitäten ergebenden Wettbewerbsvorteile auswirken könnte.

Ein weiterer Aspekt, der häufig im Vorfeld einer Akquisition kaum Beachtung findet, ist die *Unternehmenskultur*[21]. Dies ist umso bedauerlicher, als nicht kompatible Unternehmenskulturen oft dazu führen, dass die Integration von akquirierten Unternehmen misslingt, so dass die Akquisition im Nachhinein als Misserfolg qualifiziert werden muss. Dabei lässt sich die Unternehmenskultur eines Krankenhauses beschreiben als explizites oder implizites Werte- und Normensystem, das die Art und Weise beschreibt, wie die im Krankenhaus anfallenden Aufgaben erledigt werden, und das von nahezu allen Krankenhausmitarbeitern geteilt wird.

18 Vgl. Prahalad/Hamel (1990).
19 Vgl. Porter (2000).
20 Vgl. Götze/Mikus (1999), S. 35 f.
21 Vgl. Wirtz (2003), S. 144 f.

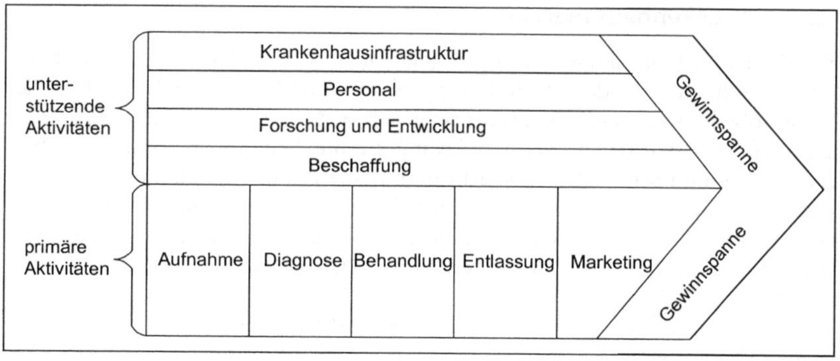

Abb. 3: Wertkette eines Krankenhauses

Um die Unternehmenskultur eines Krankenhauses zu analysieren, bietet sich die Befragung von Krankenhausmitarbeitern in Bezug auf die Bedeutung von bestimmten strategisch relevanten Faktoren wie z. B. Patientenorientierung, Mitarbeiterorientierung oder Innovationsorientierung an. In Abbildung 4 werden die Unternehmenskulturen von zwei Krankenhäusern beispielhaft veranschaulicht, von denen eins das akquirierende Krankenhaus ist und das andere das Akquisitionsobjekt. Dabei wird die Netzdarstellung gewählt, die besonders gut für diesen Vergleich geeignet ist. Die Bedeutung der einzelnen Faktoren wird auf einer Skala von 0 bis 5 gemessen, wobei 0 für gar keine und 5 für eine sehr hohe Bedeutung steht.

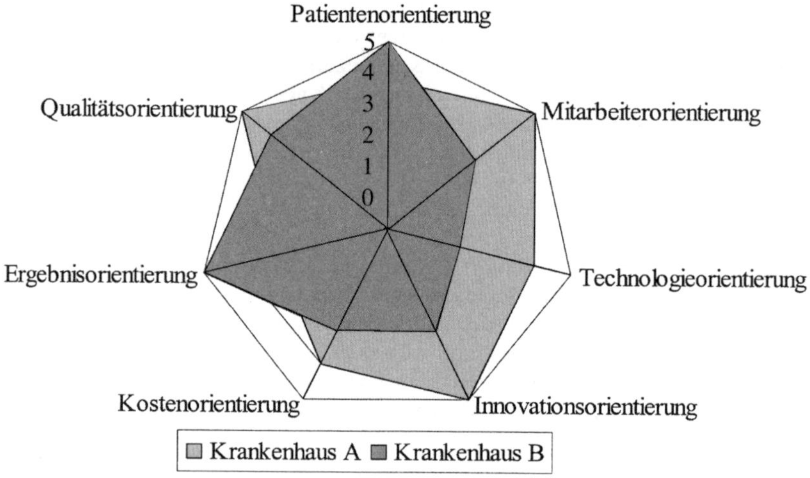

Abb. 4: Vergleich der Unternehmenskulturen von zwei Krankenhäusern

Man erkennt, dass sich die Unternehmenskulturen der beiden Krankenhäuser deutlich unterscheiden, so dass davon auszugehen ist, dass die Integration problematisch werden könnte. Angesichts dieser Erkenntnis muss entschieden werden, ob die Akquisition besser unterlassen werden sollte oder ob die zu erwartenden Schwierigkeiten durch ein effektives Integrationsmanagement beseitigt werden können.

4.2.2 Wettbewerbsanalyse

Erforderlich ist außerdem die Analyse der für das Krankenhaus relevanten Umwelt- bzw. Wettbewerbsfaktoren. Hierfür bietet sich das von Porter entwickelte *Wettbewerbsmodell* an[22], das in Abbildung 5 veranschaulicht wird. Im Folgenden werden die fünf dargestellten Wettbewerbsfaktoren kurz erörtert[23].

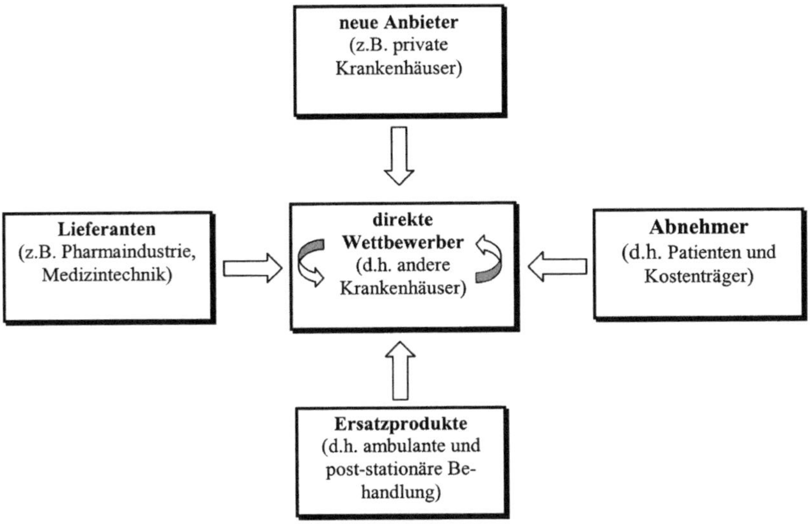

Abb. 5: Wettbewerbsanalyse im Krankenhaussektor

In Bezug auf die *direkten Wettbewerber* muss man feststellen, dass sich deutsche Krankenhäuser weniger als Unternehmen in anderen Branchen als Konkurrenten ansehen. Die zurzeit stattfindende Intensivierung des Wettbewerbs im Krankenhaussektor, insbesondere die drohende Schließung von unwirtschaftlichen Krankenhäusern, dürfte langfristig einen stärkeren Rivalitätsdruck zur Folge haben[24]. Vor allem in Ballungsräumen mit mehreren nahe beieinander liegenden Krankenhäusern ist angesichts des Kapazitätsüberschusses von einem Verdrängungswettbewerb auszugehen, bei dem unrentable Krankenhäuser aus dem Markt ausscheiden. Als Reaktion auf den zunehmenden Wettbewerbsdruck ist auch mit einem

22 Vgl. Porter (2002).
23 Vgl. Vera/Lüngen (2002), S. 640 ff.
24 Vgl. Morra (1996), S. 86 ff.

Konzentrationsprozess im Krankenhaussektor zu rechnen[25]. Durch Akquisitionen oder Fusionen lassen sich Kostensenkungen erreichen, weil Personal flexibler eingesetzt und unter Umständen sogar eingespart werden kann, medizinische Geräte besser ausgelastet werden können, usw. Außerdem erscheinen Krankenhausakquisitionen politisch eher durchsetzbar als die Schließung von Krankenhäusern. Dabei kann der Konzentrationsprozess häufig mit einer Privatisierung verbunden werden.

Für die bereits jetzt existierenden Krankenhäuser dürfte eine Bedrohung durch *neue Anbieter* normalerweise kaum zu befürchten sein, weil der Eintritt in den deutschen Krankenhausmarkt äußerst schwierig ist[26]. Angesichts der bestehenden Überkapazitäten und der gegenwärtigen Knappheit an Finanzmitteln bei der öffentlichen Hand ist der Bau neuer öffentlicher Krankenhäuser sehr unwahrscheinlich. Eine Bedrohung könnte allenfalls von Krankenhäusern in privater Trägerschaft ausgehen. Die durch die DRG-Einführung entstehende stärkere Transparenz bezüglich der möglichen Erlöse könnte private Anbieter anziehen, die sich zutrauen, effizienter als öffentliche Krankenhäuser zu arbeiten, und in direkte Konkurrenz zu den bestehenden Krankenhäusern treten könnten.

Wesentlich stärker dürfte der Wettbewerbsdruck sein, der von *Substitutionsprodukten* ausgeht. Gemeint sind hier vor allem die ambulanten Anbieter, d. h. die niedergelassenen Ärzte, die einen beachtlichen Teil (ca. 20–40 %) der heutzutage stationär erbrachten Leistungen ersetzen könnten, sowie die post-stationären Anbieter, wie z. B. Reha-Kliniken oder Pflegeheime. Vor allem die niedergelassenen Ärzte stellen aufgrund ihrer günstigeren Kostenstruktur und ihrer Einweisungsmacht eine ernst zu nehmende Bedrohung für die Krankenhäuser dar. Eine Antwort auf diese Bedrohung könnte in der Integration der verschiedenen Versorgungsstufen und der Entstehung von voll integrierten Anbietern von Gesundheitsleistungen mit „Managed-Care-Charakter" bestehen[27], bei der M&A-Transaktionen eine wichtige Rolle spielen würden.

Als *Lieferanten* von Krankenhäusern sind vor allem Pharmaunternehmen und Medizintechnikanbieter zu berücksichtigen. In beiden Branchen werden Konzentrationsprozesse erwartet, so dass von einer zunehmenden Verhandlungsmacht gegenüber dem Krankenhaussektor auszugehen ist[28]. Um dem entgegenzuwirken, können sich Krankenhäuser zu Einkaufskooperationen zusammenschließen. Auf diese Weise bündeln sie ihre Nachfrage und können u. U. über eine höhere Abnahmemenge günstigere Konditionen aushandeln. Vorteilhaft erscheinen außerdem Kooperationen bei der Entwicklung von neuen Medikamenten oder von medizinischen Geräten, bei denen die Chancen und die Risiken zwischen Lieferant und Krankenhaus aufgeteilt werden. Allerdings sind auch sektorenübergreifende Akquisitionen möglich. Zu erwähnen ist hier vor allem das Vordringen von ehemaligen Krankenhauslieferanten in den Krankenhausmarkt. Als Beispiel kann hier auf die Fresenius AG verwiesen werden, die ursprünglich auf dem Pharma- und Medizintechnikmarkt aktiv war und mittlerweile durch die Übernahme der Wittgensteiner Kliniken AG mehr als 30 Krankenhäuser betreibt.

25 Vgl. Neubauer (2000), S. 382 ff.
26 Vgl. Merschbächer (1999), S. 396 f.
27 Vgl. Morra (1996), S. 213 ff.
28 Vgl. Merschbächer (1999), S. 396.

Als *Abnehmer* des Krankenhauses müssen sowohl die Patienten als auch die Kostenträger angesehen werden. Der Wettbewerbsdruck, der von den Patienten ausgeht, hängt ganz wesentlich von der demographischen Entwicklung ab. Das zunehmende Durchschnittsalter der *Patienten* wird zu einer höheren Zahl an altersbedingten Erkrankungen wie Schlaganfälle, Tumorerkrankungen, usw. führen. Stark zunehmen dürfte auch die Nachfrage nach gerontopsychiatrischer Versorgung. Aber auch andere Entwicklungen sind zu beachten, wie z. B. der Anstieg der sog. „Wohlstandskrankheit" Diabetes oder die vor allem in städtischen Ballungsräumen zunehmende Verbreitung von Asthma und chronischer Bronchitis. Krankenhäuser, die im Wettbewerb bestehen wollen, müssen ihr Leistungsprogramm entsprechend anpassen. Dabei können Krankenhausakquisitionen eine wichtige Rolle spielen.

Als Abnehmer eines Krankenhauses gelten aber auch die *Kostenträger*, die für die Leistungen des Krankenhauses bezahlen. Den Budgetverhandlungen zwischen den Krankenhäusern und den Krankenkassen kommt eine überragende Bedeutung für die Erlössituation des Krankenhauses zu. Diese wird auch durch die DRG-Einführung nicht abnehmen, da auch in Zukunft das maximale Erlöspotenzial eines Krankenhauses durch die im Budget zugewiesenen Fallpauschalen weitgehend festgelegt wird. Allerdings wird die Struktur des Budgets einen höheren Stellenwert bei den Budgetverhandlungen erhalten, da das Krankenhaus bereits im Rahmen der Verhandlungen sein Leistungsprogramm planen muss. Mergers & Acquisitions bilden eine Möglichkeit, die Verhandlungsposition gegenüber den Krankenkassen zu verbessern, da sie ein schnelles Wachstum ermöglichen und die Verhandlungsmacht mit zunehmender Krankenhausgröße zunehmen dürfte.

Zusammenfassend lässt sich festhalten, dass Akquisitionen dadurch die Wettbewerbsfähigkeit eines Krankenhauses erhöhen können, indem sie eine schnelle Anpassung des eigenen Leistungsprogramms an eine veränderte Nachfrage ermöglichen. Darüber hinaus können sie dazu dienen, die Verhandlungsposition bei den Budgetverhandlungen mit den Krankenkassen zu verbessern. Schließlich gilt es zu prüfen, inwiefern die Akquisition von bzw. Kooperationen mit niedergelassenen Ärzten, Pharma- oder Medizintechnikunternehmen oder anderen Krankenhäusern die eigene Wettbewerbsposition entscheidend verbessern können.

4.2.3 Akquisitionsplanung

Erst wenn die Ergebnisse der Krankenhausanalyse und der Wettbewerbsanalyse zu der Erkenntnis führen, dass die angestrebte Akquisition zweckmäßig sein könnte, sollte mit der konkreten Planung der Akquisition begonnen werden. Allerdings stellt eine Krankenhausakquisition eine schwierige und äußerst riskante Strategie dar. Daher sollte stets genau überprüft werden, ob die angestrebten Ziele nicht auch einfacher durch *internes Wachstum* zu erreichen sind. Dabei sind vor allem die Kosten, die Risiken und die benötigte Zeit der Akquisition mit denen von internem Wachstum zu vergleichen[29]. Die Frage, ob man eine Wachstumsstrategie besser durch den Erwerb eines Krankenhauses oder durch internes Wachstum erreichen sollte, kann nicht allgemein gültig beantwortet werden, sondern muss im Einzelfall unter Berücksichtigung der spezifischen Situation und der angestrebten

29 Vgl. Gomez/Weber (1989), S. 15.

Ziele gefunden werden. Wichtig ist allerdings die Erkenntnis, dass eine Akquisition kein Ziel an sich ist, sondern nur ein Instrument zur Erreichung der angestrebten Ziele, und dass sie nicht die einzige Alternative zur Zielerreichung ist[30].

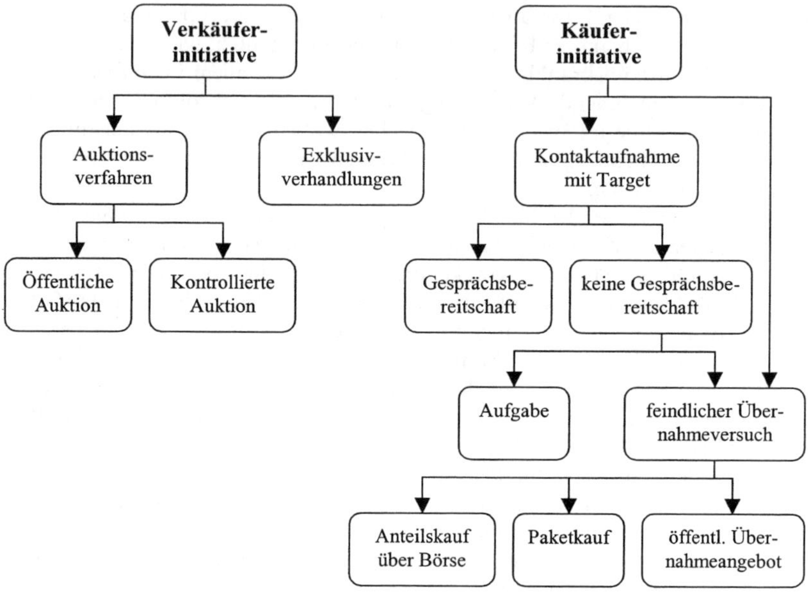

Abb. 6: Akquisitionswege aus Käufer- und Verkäuferperspektive

Wenn sich die Krankenhausleitung nun aber nach reiflicher Analyse zu einer Akquisition entscheidet, dann muss geplant werden, auf welche Art und Weise die Akquisition durchgeführt werden soll. In Abbildung 6 werden zunächst die Akquisitionswege aus *Erwerber- und aus Veräußererperspektive* veranschaulicht[31].

Geht die Initiative zur Akquisition vom bisherigen *Eigentümer* des Krankenhauses aus, so hat dieser die Möglichkeit, entweder direkt auf einen möglichen Kaufinteressenten zuzugehen und mit diesem in Exklusivverhandlungen zu treten. Er kann aber auch mehreren Interessenten gleichzeitig die Möglichkeit geben, an einer Auktion teilzunehmen und um das betreffende Krankenhaus – das so genannte Target – zu bieten[32]. Bei einer öffentlichen Auktion können alle Interessenten teilnehmen, während bei einer kontrollierten Auktion eine Vorselektion der Auktionsteilnehmer durch den Veräußerer stattfindet. In der Regel werden bei Auktionen deutlich höhere Kaufpreise als bei Exklusivverhandlungen erzielt. Darüber hinaus muss beachtet werden, dass bei der Veräußerung von Krankenhäusern in öffentlicher Trägerschaft in der Regel eine öffentliche Ausschreibung

30 Vgl. Wirtz (2003), S. 156f.
31 Vgl. Berens/Mertes/Strauch (2005), S. 35.
32 Zum Auktionsverfahren vgl. Baumeister/Werkmeister (2001), S. 44ff.

durchzuführen ist[33], die bereits den Charakter einer Auktion hat und die unter Umständen in einer echten Auktion mündet.

Geht die Initiative vom potenziellen *Erwerber* des Krankenhauses aus, so wird dieser in der Regel den Kontakt mit dem Management des Targets bzw. mit dem Krankenhausträger suchen, um über den beabsichtigten Erwerb, d. h. insbesondere über den Kaufpreis und die Übernahmemodalitäten, zu verhandeln. Wenn das zu erwerbende Krankenhaus börsennotiert ist und die Verhandlungen gescheitert sind oder der Erwerber davon ausgeht, dass das Management des Targets höchstwahrscheinlich sowieso nicht mit der Übernahme einverstanden sein wird, kann eine feindliche Übernahme angestrebt werden, d. h. ein Übernahme gegen den Willen des Managements des Targets. Diese kann über ein öffentliches Übernahmeangebot, über den Kauf von Anteilen über die Börse oder über den direkten Kauf von Aktienpaketen von den Alteigentümern vollzogen werden. In der Regel führen feindliche Übernahmen allerdings zu deutlich höheren Kaufpreisen als auf dem Verhandlungsweg erreichte Akquisitionen[34]. Da es in Deutschland zurzeit aber keine börsennotierten Krankenhäuser und nur einen „echten" börsennotierten Krankenhauskonzern (Rhön Kliniken AG) gibt, werden feindliche Übernahmen im deutschen Krankenhaussektor auf absehbare Zeit keine Rolle spielen. Der einzige gangbare Weg zum Erwerb eines Krankenhauses in Deutschland führt damit über Verhandlungen mit dem bisherigen Krankenhausträger und setzt dessen Einverständnis voraus.

Ein weiterer Punkt, der Gegenstand der Akquisitionsplanung sein sollte, betrifft die technische Abwicklung einer Krankenhausakquisition und beinhaltet die Entscheidung für einen *Asset Deal oder einen Share Deal*[35]. Beim *Asset Deal* wird das Vermögen des Krankenhauses, d. h. alle wesentlichen Aktiva und Passiva, auf den Erwerber übertragen, d. h. es handelt sich um einen Sachkauf nach § 433 I Satz 1 BGB. Die erworbenen Wirtschaftsgüter sind dann in der Bilanz des Erwerbers aufzuführen. In der Praxis wird in der Regel allerdings für diesen Zweck eine GmbH als 100%-ige Tochter des Erwerbers gegründet, die den Kaufpreis bezahlt und die Aktiva und Passiva in ihre Bilanz aufnimmt. Asset Deals sind für den Erwerber vor allem aus steuerlicher und finanzierungstechnischer Sicht vorteilhaft, weil für den Fall, dass der gezahlte Kaufpreis höher als die Differenz der Zeitwerte von Aktiva und Passiva ist, dieser Betrag als so genannter Goodwill zu bilanzieren und abzuschreiben ist. Dies ist steuerlich vorteilhaft und erhöht den Cash Flow, was wiederum die Kaufpreisfinanzierung erleichtert.

Beim *Share Deal* wird das Kapital des bzw. werden die Anteile am zu erwerbenden Krankenhaus auf den Erwerber übertragen. d. h. es handelt sich um einen Rechtskauf nach § 453 BGB. Voraussetzung hierfür ist allerdings, dass das zu erwerbende Krankenhaus die Rechtsform einer Kapitalgesellschaft, z. B. einer GmbH, bereits hat oder für Zwecke der Veräußerung in eine solche Rechtsform überführt wird. Die im Rahmen eines Share Deals erworbenen Anteile werden in der Bilanz des Erwerbers als Beteiligung aufgeführt. Der Wert der Beteiligung entspricht dem gezahlten Kaufpreis, eine planmäßige Abschreibung ist im Gegensatz zum Asset Deal nicht möglich, was aus Erwerbersicht eindeutig gegen die Durch-

33 Vgl. Bohle/Grau (2003), S. 702 ff.
34 Vgl. Wirtz (2003), S. 21.
35 Vgl. Jansen (2000), S. 152, Scheffler (2001), S. 293 ff.

führung von Share Deals spricht. Allerdings hat diese Erwerbstechnik den Vorzug der Transparenz und der leichteren Handhabung, da die Bilanz des erworbenen Krankenhauses unverändert fortgeführt wird und für die Mitarbeiter des erworbenen Krankenhauses aus arbeitsrechtlicher Sicht kein Arbeitgeberwechsel stattfindet.

In der Praxis trifft man daher häufig auf die Situation, dass der Erwerber wegen der für ihn erzielbaren steuerlichen und finanzierungstechnischen Vorteile einen Asset Deal bevorzugt, während der Veräußerer eher an einem transparenten und einfach abzuwickelnden Share Deal interessiert ist. Die Entscheidung, ob eine Krankenhausakquisition als Asset oder als Share Deal abgewickelt wird, sollte zwar frühzeitig geplant werden, sie wird allerdings in der Regel Gegenstand der Akquisitionsverhandlungen zwischen Veräußerer und Erwerber sein und damit oftmals zu einem sehr viel späteren Zeitpunkt – unter Umständen sogar erst kurz vor der Vertragsunterzeichnung – endgültig entschieden werden.

Darüber hinaus sollte auch die *Finanzierung* der beabsichtigten Krankenhausakquisition in die Akquisitionsplanung Eingang finden. Dabei geht es vor allem um die Frage, in welchem Ausmaß auf Eigenkapital, auf Fremdkapital und auf Zwischenformen von Eigen- und Fremdkapital (z. B. stille Beteiligungen) zurückgegriffen wird. Zu berücksichtigen ist, dass Akquisitionen in der Regel aus strategischen Überlegungen erfolgen und einen langfristigen Planungshorizont aufweisen, so dass die Beschaffung von langfristigem Eigen- und Fremdkapital von außen im Vordergrund stehen sollte[36].

Die *Fremdfinanzierung* spielt bei Akquisitionen traditionell eine sehr wichtige Rolle. Hervorzuheben ist hier vor allem der so genannte Leverage Effekt, der besagt, dass sich eine Erhöhung der Eigenkapitalrentabilität durch weitere Verschuldung erreichen lässt, wenn die Gesamtkapitalrentabilität höher als der Fremdkapitalzins ist. Diese Hebelwirkung hat zur Herausbildung des so genannten Leveraged Buy-Out (LBO) geführt, einer riskanten Akquisitionstechnik, bei der unter sehr hohem Fremdkapitaleinsatz eine Konzentration des zuvor breit gestreuten Aktienbesitzes auf eine kleine Eigentümergruppe erfolgt[37]. Wird ein LBO vom bisherigen Topmanagement des Targets durchgeführt, spricht man auch von einem Management Buy-Out (MBO), während die Durchführung eines LBOs durch externe Manager als Management Buy-In (MBl) bezeichnet wird. Angesichts der sehr geringen Zahl an börsennotierten Krankenhäusern dürften LBOs in nächster Zeit keine Rolle bei Krankenhausakquisitionen spielen. Die Bedeutung von Fremdkapital bei Krankenhausakquisitionen dürfte allerdings sehr hoch sein, was unter anderem auf den für das deutsche Krankenhauswesen charakteristischen Mangel an Eigenkapital zurückzuführen ist. Abhilfe könnte in Zukunft eine höhere Zahl an Börsengängen oder eine intensivere Zusammenarbeit mit Venture-Capital- und Private-Equity-Gesellschaften schaffen[38].

36 Vgl. Wirtz (2003), S. 260.
37 Vgl. Jansen (2000), S. 49 ff.
38 Vgl. Honsel (2002), S. 580 ff.

4.3 Transaktionsphase

Nach Abschluss der strategischen Analysephase muss mit der konkreten Umsetzung der Krankenhausakquisition begonnen werden. Dabei muss zunächst der Kontakt zwischen potenziellen Käufern und Verkäufern hergestellt werden, bevor anschließend mit der Due Diligence und der Unternehmensbewertung des zu erwerbenden Krankenhauses die beiden Kernaufgaben innerhalb der Transaktionsphase durchzuführen sind. Sind schließlich die Akquisitionsverhandlungen erfolgreich, kann es zum Vertragsabschluss kommen.

4.3.1 Screening, Kontaktierung und Letter of Intent

Unter Screening versteht man im Rahmen einer Krankenhausakquisition aus der Perspektive des Käufers die systematische Suche von potenziellen Kaufobjekten bzw. aus Verkäuferperspektive die Suche nach Kaufinteressenten[39]. Im Folgenden wird allerdings aus Gründen der Klarheit lediglich die Käuferperspektive berücksichtigt.

Auch wenn bei den meisten Krankenhausakquisitionen bereits vor Beginn der Transaktionsphase ein bestimmtes oder sogar mehrere Kaufobjekte bekannt sind, ist häufig ein *Screening* dennoch zweckmäßig, um weitere potenzielle Kaufobjekte zu finden und evtl. den Kaufpreis zu optimieren. In der Regel findet ein mehrstufiger Selektionsprozess statt. Dabei wird in einem ersten Schritt eine so genannte Long List erstellt, die ca. 10–20 Krankenhäuser umfasst, die grob den Anforderungen entsprechen, welche sich aus der strategischen Analysephase ergeben. In einem zweiten Schritt reduziert man diese zur so genannten Short List, die nur noch diejenigen Krankenhäuser enthält, die ziemlich genau dem Anforderungsprofil entsprechen und somit tatsächlich für eine Akquisition in Frage kommen. Wie viele Krankenhäuser auf dieser Short List stehen, hängt von der spezifischen Marktlage ab und kann daher nur im Einzelfall entschieden werden, allerdings sollten es in der Regel nicht mehr als 5 sein. Ob nun alle Krankenhäuser auf der Short List kontaktiert werden oder ob eine weitere Reduktion der Liste erforderlich ist, hängt davon ab, wie viel Aufwand der Erwerber betreiben möchte. Zu berücksichtigen ist allerdings auch, dass die Kontaktierung von potenziellen Kaufobjekten dazu führt, dass die eigenen Kaufabsichten auf dem Markt bekannt werden, was unter Umständen unerwünschte Reaktionen der Wettbewerber oder der Öffentlichkeit auslösen kann. Grundsätzlich ist davon auszugehen, dass es bei M&A-Transaktionen stets angebracht ist, auf Diskretion zu achten und die eigenen Kauf- oder Verkaufsabsichten möglichst lange geheim zu halten.

Gewichtige Auswirkungen auf die Anonymität hat schließlich auch die Form der *Kontaktierung*. Wie in Abbildung 7 veranschaulicht wird[40], unterscheidet man dabei zwischen der mittelbaren Kontaktierung, z. B. durch Anzeigen oder durch intermediäre Dienstleister wie Investmentbanken oder Unternehmensmakler, und der unmittelbaren Kontaktierung durch den Kaufinteressenten. Bei der unmittelbaren Kontaktaufnahme kann noch differenziert werden zwischen einer direkten Kontaktaufnahme mit den Anteilseignern bzw. den Trägern des zu erwerbenden

39 Vgl. Wirtz (2003), S. 172 ff.
40 Vgl. Jansen (2000), S. 170.

Krankenhauses und einer indirekten Kontaktaufnahme mit der Krankenhausleitung. Der Vorteil der mittelbaren Ansprache ist neben der Anonymität auch die Möglichkeit der professionellen Unterstützung durch erfahrene Intermediäre. Demgegenüber bietet eine unmittelbare Ansprache des zu erwerbenden Krankenhauses durch den Kaufinteressenten den Vorteil, dass unter Umständen Vertrauen aufgebaut wird und dass eine Beschleunigung des Akquisitionsprozesses eintreten kann.

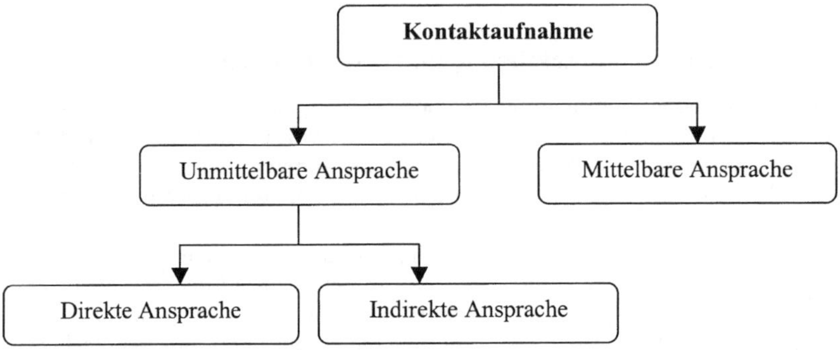

Abb. 7: Formen der Kontaktierung

Stellt sich nach der Kontaktaufnahme heraus, dass die beabsichtigte Krankenhausakquisition im Bereich des Möglichen liegt, empfiehlt es sich, einen so genannten *Letter of Intent* abzuschließen. In diesem geben die beteiligten Parteien eine Absichtserklärung in Bezug auf die geplante Akquisition ab, die Vorvertragscharakter hat und damit psychologisch auf die Akquisitionsverhandlungen wirkt, die aber keine rechtliche Bindungswirkung hat. Sie enthält in der Regel aber außerdem eine Vertraulichkeitserklärung sowie eine Kostenaufteilungsvereinbarung für den Fall des Scheiterns der Verhandlungen, die beide durchaus rechtlich verbindlich sind. Darüber enthält sie häufig eine Exklusivitätsvereinbarung, die Akquisitionsverhandlungen mit anderen Interessenten ausschließt, sowie erste Verhandlungsergebnisse, die z. B. die Form der Transaktion (Asset oder Share Deal) betreffen[41].

4.3.2 Due Diligence

Typisch für die vorvertragliche Phase einer Krankenhausakquisition ist eine starke *Informationsasymmetrie* zwischen Käufer und Verkäufer. Um das Informationsdefizit des Käufers zu verringern, findet im Rahmen der Transaktionsphase eine so genannte Due Diligence statt[42]. Gemeint ist damit eine gründliche Prüfung des zu erwerbenden Krankenhauses durch den potenziellen Käufer, um Informationen zu sammeln, die insbesondere im Rahmen der Unternehmensbewertung des zu er-

41 Vgl. Steinöcker (1993), S. 101.
42 Vgl. Pack (2000), S. 221 ff.

werbenden Krankenhauses benötigt werden[43]. Außerdem gilt es, die mit der Krankenhausakquisition verbundenen Risiken zu erkennen, um eventuell im Rahmen der Verhandlungen Garantien oder Gewährleistungen vom Veräußerer zu fordern bzw. um zu einem späteren Zeitpunkt Schadensersatzansprüche geltend machen zu können.

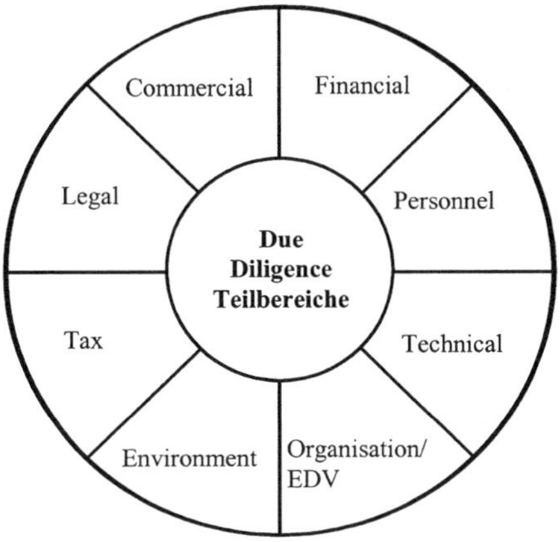

Abb. 8: Teilbereiche einer Due Diligence

Aus organisatorischer Sicht bedeutet eine Due Diligence normalerweise die Einrichtung eines so genannten *Data Rooms*, in welchen der Verkäufer außerhalb des eigenen Krankenhauses – meistens bei einem externen M&A-Berater oder einer Investmentbank – dem Käufer und den vom Käufer eingeschalteten externen Beratern für ca. 2–3 Tage alle relevanten Daten und Unterlagen zur Verfügung stellt. In Abhängigkeit von den geprüften Themengebieten unterscheidet man die in Abbildung 8 dargestellten Teilbereiche der Due Diligence[44].

Die Zusammensetzung und die Abgrenzung der Teilbereiche sowie die gesetzten Schwerpunkte variieren im Einzelfall. Einzelne Teilbereiche bleiben häufig sogar gänzlich unbearbeitet, insb. wenn entsprechende Risiken durch eine Garantiezusage des Veräußerers abgedeckt werden. Unerlässlich bleiben jedoch bei Krankenhausakquisitionen die *Financial Due Diligence*, die die Vermögens-, Ertrags- und Finanzlage des zu erwerbenden Krankenhauses anhand der Daten des Rechnungswesen überprüft, und die *Commercial Due Diligence*, die das Leistungsprogramm, das Marktumfeld und die Wettbewerbsposition des zu erwerbenden Krankenhausen betrifft. Außerordentlich wichtig ist außerdem die *Legal Due Diligence*, die die krankenhaus-, gesellschafts- und vertragsrechtlichen Verhältnisse sowie die laufenden und drohenden Rechtsstreitigkeiten des zu erwerbenden Krankenhauses zum Gegenstand hat. Ein besonderes Augenmerk verdient hierbei die Sicherstellung des Verbleibs des zu erwerbenden Krankenhauses im Landes-

43 Vgl. Oberender/Ecker (2002), S. 576 ff.
44 Vgl. Beck (2002), S. 554.

krankenhausplan, der nach einer Akquisition und des damit verbundenen Wechsels des Krankenhausträgers keinesfalls immer sichergestellt ist[45]. Angesichts der umfassenden steuerlichen Begünstigungen von Krankenhäusern in Deutschland[46], spielt die *Tax Due Diligence* bei Krankenhausakquisitionen eine deutlich unbedeutendere Rolle als in den meisten anderen Branchen

4.3.3 Unternehmensbewertung

Grundsätzlich sind bei der Unternehmensbewertung eines Krankenhauses die gleichen Bewertungsverfahren wie in allen anderen Branchen in Betracht zu ziehen[47]. Die in der Praxis am häufigsten benutzten Bewertungsverfahren werden in Abbildung 9 dargestellt[48].

Bei den *kostenorientierten Verfahren* unterscheidet man die Substanzwertmethode, die die potenziellen Aufwendungen für die Reproduktion des zu bewertenden Krankenhauses wiedergibt, und die Liquidationswertmethode, die der Veräußerung der Substanz des zu bewertenden Krankenhauses im Fall seiner Zerschlagung entspricht. Es ist allerdings davon auszugehen, dass die kostenorientierten Verfahren für die Bewertung von Krankenhäusern in der Regel ungeeignet sind, da sie einen stichtagsbezogenen Ansatz verfolgen und zukünftige Entwicklungen nicht in die Bewertung mit einfließen. Gerade bei Krankenhäusern mit hohem Rationalisierungspotenzial liefern diese Methoden unrealistische Ergebnisse. Ein weiterer Nachteil besteht in der Nichtberücksichtigung von immateriellen Vermögensgegenständen, wie z. B. Personal, Einzugsgebiet oder Reputation[49].

Die *Multiplikatormethode*, die häufig auch als marktorientierter Ansatz bezeichnet wird, ermittelt den Wert eines Krankenhauses durch einen Vergleich mit anderen Krankenhäusern, die eine möglichst große Ähnlichkeit mit dem Bewertungsobjekt aufweisen. Technisch ergibt sich der Unternehmenswert durch Multiplikation einer bestimmten Bezugsgröße des zu bewertenden Krankenhauses mit einer entsprechenden Verhältniszahl des Vergleichskrankenhauses. Allerdings weist diese Bewertungsmethode ähnliche Schwächen bezüglich der Einbeziehung von künftigen Entwicklungen auf wie die kostenorientierten Verfahren. Hinzu kommt die mangelnde Datenverfügbarkeit bei der Berechnung der Multiplikatoren. Ein Vergleich eines öffentlichen bzw. gemeinnützigen Krankenhauses mit den sehr wenigen börsennotierten privaten Klinikbetreibern ist aufgrund der unterschiedlichen Ausgangslage unangebracht. Geeigneter wäre die Einbeziehung vergangener M&A-Transaktionen im Krankenhaussektor, wobei es jedoch kaum möglich ist, tatsächlich vergleichbare Transaktionen zu identifizieren. Das Multiplikatorverfahren eignet sich daher lediglich zu einer groben Abschätzung des Unternehmenswertes und einer späteren Plausibilisierung.

45 Vgl. Bohle/Grau (2003), S. 698 ff.
46 Vgl. Ellermann/Gietz (2001), S. 493 ff.
47 Zur Unternehmensbewertung von Krankenhäusern vgl. Vera/Fries (2004), S. 49 ff.
48 Zu den Methoden der Unternehmensbewertung vgl. Mandl/Rabl (2005), S. 47 ff.
49 Vgl. Behr/Caliz (2001), S. 1141.

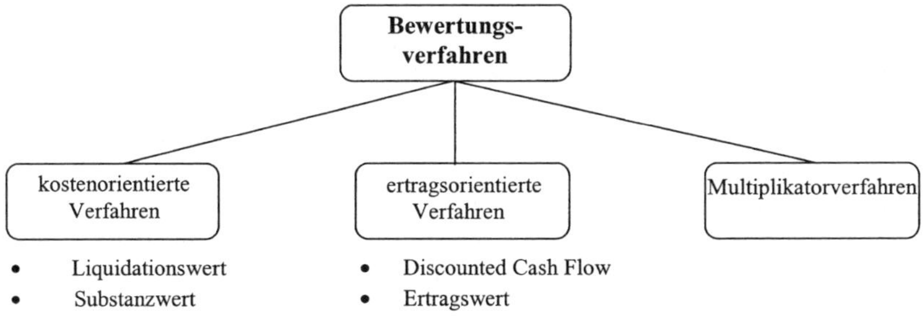

Abb. 9: Unternehmensbewertungsverfahren

Der *ertragsorientierte Ansatz* umfasst mit der Discounted-Cash-Flow-Methode (kurz: DCF-Methode) und der Ertragswertmethode die beiden am häufigsten in der Praxis genutzten Bewertungsverfahren[50]. Beim Ertragswertverfahren ermittelt sich der Wert des Krankenhauses aus dem Barwert der zukünftigen Erträge des Krankenhauses. Dabei liegt die Hauptschwierigkeit in der Schätzung der zukünftigen Erträge, die in der Regel entweder dem Durchschnitt der in der Vergangenheit erzielten Ergebnisse oder den zukünftigen Planergebnissen entsprechen. Während sich das Ertragswertverfahren vorrangig auf bilanzielle Eingangsgrößen stützt, ist das DCF-Verfahren auf Zahlungsströme ausgerichtet. Der Wert des Krankenhauses ermittelt sich beim DCF-Verfahren aus dem Barwert der zukünftigen erzielbaren Einzahlungsüberschüsse (Cash Flows).

Im Gegensatz zu den kostenorientierten und marktorientierten Bewertungsverfahren erfüllen die ertragsorientierten Bewertungsmethoden die Anforderungen an eine Bewertung von Krankenhäusern in zufrieden stellendem Maße. Im Rahmen der Prognose künftiger Erträge bzw. Zahlungsüberschüsse lassen sich zukünftige Entwicklungen individuell im Detail in die Bewertung einbeziehen. Die Renditeanforderung an die Investition wird über den Diskontierungsfaktor sowohl in der Ertragswert- als auch in der DCF-Methode in die Bewertung integriert. Bei der Auswahl zwischen Ertragswert- und *DCF-Methode* ist Letztere vorzuziehen, da sie den bilanzpolitischen Spielraum der Unternehmensleitung einengt und darüber hinaus die Ermittlung des Diskontierungsfaktors kapitalmarkttheoretisch fundiert[51]. Der Gesamtunternehmenswert ermittelt sich bei dieser Methode aus der Diskontierung der Cash Flows und des Residualwertes mit dem errechneten gewichteten durchschnittlichen Kapitalkostensatz[52]:

$$W_{GK} = \sum_{1}^{T} \frac{CF_t}{(1+c_{wacc})^t} + \frac{RW}{(1+c_{wacc})^T}$$

Ausgangspunkt einer Bewertung eines Krankenhauses mit der DCF-Methode ist die *Analyse des Jahresabschlusses*. Darauf aufbauend werden die zukünftigen Er-

50 Vgl. Peemöller/Kunowski (2001), S. 202.

51 Vgl. Mandl/Rabel (2005), S. 73.

52 W_{GK} = Gesamtunternehmenswert, c_{wacc} = gewichteter durchschnittlicher Kapitalkostensatz, T = Länge der Detailplanungsphase in Jahren, CF_t = Cashflow in Periode t, RW = Residualwert als Barwert in Periode T

löse, die Entwicklung der Kosten sowie die Investitionsvorhaben geplant, bevor schließlich noch der Diskontierungsfaktor bestimmt wird.

Die Bewertung eines Krankenhauses basiert zu einem großen Teil auf der Bilanz und der Gewinn- und Verlustrechnung (GuV), die allerdings für den Zweck der Bewertung entsprechend aufbereitet werden müssen. Die Investitionskosten der Krankenhäuser werden im Rahmen der dualen Finanzierung von den Bundesländern übernommen. Diese Fördermittel werden unbefristet und zinslos zur Verfügung gestellt. Für Zwecke der Unternehmensbewertung sind sämtliche Positionen, die aus der dualen Finanzierung resultieren, sowohl in der Bilanz als auch in der GuV zu eliminieren, um den Blick auf die Ergebnisse der operativen Geschäftstätigkeit richten zu können.

Die *Prognose zukünftiger Erlöse* ist in zwei Schritten vorzunehmen. Zuerst wird eine Bedarfsanalyse des zu versorgenden Einzugsgebietes vorgenommen, in die u. a. die demographische Struktur, die epidemiologische Entwicklung und die daraus zu erwartende Nachfrage des Einzugsgebietes einfließt. Im zweiten Schritt erfolgt auf Basis der Bedarfsanalyse die Angebotsplanung, bei der die wettbewerbliche Stellung des Krankenhauses berücksichtigt wird. Aus dieser Angebotsplanung ergeben sich unter einem DRG-Regime relativ problemlos die geplanten Erlöse des Krankenhauses. Risiken im Rahmen der Erlösplanung der Krankenhausleistungen ergeben sich aus der rechtlichen Unsicherheit für den Zeitraum nach 2007. So ist zurzeit noch ungeklärt, ob und in welcher Form es zu weiteren Budgetierungen kommen wird. Dieser Unsicherheit kann im Rahmen der Unternehmensbewertung damit begegnet werden, dass konservativ mit einem konstanten bis leicht steigenden Budget gerechnet wird. Der Planung der nichtärztlichen Wahlleistungen fällt ein besonderes Gewicht zu, da es hier dem Krankenhaus möglich ist, in einem budgetfreien Raum Erträge zu generieren.

Aufgrund der anhaltenden Budgetierung sowie der geringen Steuerbarkeit der Nachfrage können Krankenhäuser nur indirekten Einfluss auf die Erlösseite nehmen. So sind es vor allem die Maßnahmen auf der *Kostenseite*, die den Krankenhausbetreibern eine Verbesserung der Rendite ermöglichen. Im Rahmen der Bewertung ist es daher besonders wichtig, die Kostenvorteile im Rahmen der Finanzplanung sorgfältig zu berücksichtigen. Wesentliches Ziel nach einer Krankenhausakquisition ist die Senkung der Personalkosten als größten Kostenblock im Krankenhaus. Im Rahmen einer Unternehmensbewertung sollte der Bewerter versuchen, das Kostensenkungspotenzial im Rahmen der Planung des Personalaufwandes abzubilden. Kostensenkungspotenzial bietet zum einen die Ablösung des regelmäßig vorliegenden BAT-Vertrages durch einen eigenen Haustarifvertrag, wobei jedoch die Restriktionen des § 613a BGB zu beachten sind. Das größte Einsparpotenzial ist im Verwaltungs- und Wirtschaftsdienst eines Krankenhauses zu erwarten. Personalkosten können hier regelmäßig im Wirtschaftsdienst (Wäscherei, Verpflegung, Gebäudereinigung) durch Outsourcing eingespart werden[53]. Werden Tätigkeiten im Wirtschaftsdienst vor dem Outsourcing durch BAT-Angestellte vollbracht, so gehört das mit der Fremdvergabe betraute Unternehmen in der Regel Arbeitgeberverbänden an, deren tarifliches Gehaltsniveau deutlich niedriger ist.

53 Vgl. Helmig (1994), S. 380 ff.

Der Planung der Cash Flows aus *Investitionstätigkeit* kommt aufgrund ihrer Höhe eine erhebliche unternehmenswertbestimmende Bedeutung zu. Zu beachten sind hier die Besonderheiten, die sich aus der dualen Finanzierung der Krankenhäuser ergeben. So bestehen aufgrund der angespannten finanziellen Situation der öffentlichen Haushalte erhebliche Unsicherheiten bezüglich der Höhe und des Zeitpunktes der Auszahlung einer beantragten Finanzierung, so dass sich Krankenhäuser regelmäßig an der Finanzierung mit Eigen- oder Fremdkapital beteiligen müssen. Beantragte Fördermittel stehen in Abhängigkeit ihrer Dringlichkeit z. T. erst 10–15 Jahre nach Antragstellung zur Verfügung[54]. Zudem besteht kein genereller Anspruch auf Aufnahme eines Antrages in das Investitionsprogramm der Länder. Eine langfristige Investitionsplanung wird zusätzlich dadurch erschwert, dass der Gesetzgeber eine Rückkehr zur monistischen Finanzierung plant. Den Unsicherheiten kann im Rahmen der Unternehmensbewertung durch konservative Planungsannahmen begegnet werden. Denkbar ist u. a. der vollkommene Verzicht auf die geplante Inanspruchnahme öffentlicher Fördermittel und die damit verbundene Annahme der Eigen- und/oder Fremdfinanzierung. Hilfreiche Informationen über die mögliche Gewährung von Fördermitteln liefert eine Einsichtnahme in das von den Bundesländern zu erstellende Investitionsprogramm.

Sind die zukünftigen Kosten, Erlöse und Investitionen geplant und in freie Cash Flows überführt, so müssen diese mit einem Zinssatz diskontiert werden. Dieser *Diskontierungsfaktor* wird auf Grundlage der folgenden Formel ermittelt[55]:

$$c_{WACC} = r_{EK} * \frac{EK}{GK} + r_{FK} * (1-s) * \frac{FK}{GK} \qquad \text{mit } r_{EK} = r_0 + (r_M - r_0) * \beta_{EK}$$

Bei der Ermittlung des durchschnittlichen gewichteten Diskontierungsfaktors ist jede Kapitalquelle einzubeziehen, „die jetzt oder in Zukunft mit Auszahlungen verbunden ist"[56]. Öffentliche Fördermittel werden jedoch zinslos und grundsätzlich ohne Rückzahlungsverpflichtung gewährt, so dass zur Ermittlung der Anteile von Eigenkapital (EK) und Fremdkapital (FK) am Gesamtkapital (GK) daher auf eine um die Fördermittel gekürzte Bilanz zurückgegriffen werden sollte. Die Bestimmung der *Eigenkapitalkosten* gestaltet sich wesentlich schwieriger, da es in Deutschland an börsennotierten Krankenhäusern mangelt und auch sonst kaum Informationen über die Ertragssituation von deutschen Krankenhäusern veröffentlicht werden. Eine Ausweitung der Vergleichsgruppe auf Krankenhäuser im Ausland scheitert an den unterschiedlichen Gesundheitssystemen, Finanzierungsmodalitäten und Marktstrukturen. Die Ermittlung der Eigenkapitalkosten bleibt daher ein großes Problem bei der Bewertung von Krankenhäusern. In der Praxis wird daher häufig auf Diskontierungsfaktoren aus Branchen zurückgegriffen, die ähnliche Charakteristika aufweisen wie der Krankenhaussektor.

54 Vgl. Krämer/Mues (2001), S. 27.

55 c_{WACC} = durchschnittlicher gewichteter Kapitalkostensatz; r_{EK} = Kosten des Eigenkapitals; r_{FK} = Kosten des Fremdkapitals; s = Steuersatz; EK, FK und GK = Marktwerte des Eigen-, Fremd- und Gesamtkapitals; r_0 = sicherer Zinssatz, r_M = Rendite des Marktportfolios; $ß_{EK}$ = systematisches Risiko der Kapitalanlage im Vergleich zum Marktportfolio.

56 Copeland/Koller/Murrin (2002), S. 251.

4.3.4 Verhandlungen und Closing

Im Anschluss an die Due Diligence und die Unternehmensbewertung des zu erwerbenden Krankenhauses sollte noch einmal die Zweckmäßigkeit der geplanten Krankenhausakquisition kritisch hinterfragt werden. Häufig entsprechen vor allem die im Rahmen der Due Diligence gewonnenen Informationen nicht den Erwartungen des Erwerbers, so dass ein Abbruch der Akquisitionsverhandlungen sinnvoll sein kann. Wenn der Erwerber aber zu dem Ergebnis kommt, dass die geplante Akquisition nach wie vor durchgeführt werden sollte, dann folgt mit den *Preisverhandlungen* die nächste Phase der Akquisition.

Die Ergebnisse der vom Erwerber und vom Veräußerer durchgeführten Unternehmensbewertungen stellen zwar einen wichtigen Anhaltspunkt im Rahmen der Preisverhandlungen dar, der letztendlich vereinbarte Kaufpreis für das zu erwerbende Krankenhaus kann aber erheblich davon abweichen. In der Regel stellt die Unternehmensbewertung eher die Preisobergrenze des Erwerbers bzw. die Preisuntergrenze des Veräußerers dar, während die Wunschpreise der beiden beteiligten Parteien zum Teil deutlich davon abweichen. Daher markieren die Ergebnisse der Unternehmensbewertungen in etwa den möglichen Einigungsbereich der beiden Parteien für den Kaufpreis[57].

Zu berücksichtigen ist hierbei, dass die Optimierung des Kaufpreises sowohl für den Veräußerer als auch für den Erwerber nicht das einzige Ziel ist, das im Rahmen der Akquisitionsverhandlungen eine Rolle spielt. So möchte der Erwerber beispielsweise auch die mit der Akquisition verbundenen *Risiken* minimieren, während der Veräußerer in der Regel Wert darauf legt, dass z. B. möglichst viele Arbeitsplätze erhalten bleiben. Diesbezügliche Zugeständnisse können daher durchaus massive Auswirkungen auf den Kaufpreis haben. Ebenfalls stark preisbeeinflussend wirkt außerdem die Art und Weise der technischen Abwicklung der Krankenhausakquisition, insbesondere die Entscheidung, ob die Akquisition als Asset Deal oder als Share Deal durchgeführt wird. Wird z. B. ein für den Erwerber steuerlich vorteilhafter Asset Deal durchgeführt, wird der Erwerber in der Regel einen höheren Kaufpreis akzeptieren als im Fall eines Share Deals.

Gelingt schließlich eine umfassende Einigung der beteiligten Parteien in Bezug auf die Krankenhausakquisition, muss noch ein *Unternehmenskaufvertrag* abgeschlossen werden. Auch wenn dieser grundsätzlich formlos wirksam ist – mit Ausnahme der notariell zu beurkundenden Sachverhalte, z. B. Grundstücksübertragungen beim Asset Deal oder der Verkauf von GmbH-Anteilen bei Share Deal –, empfiehlt sich ein schriftlicher Kaufvertrag. Dieser muss mindestens die Vertragspartner, den Vertragsgegenstand und den Kaufpreis aufführen. In der Regel enthält der Vertrag auch Details bezüglich der vereinbarten Garantien und des Übergangs von Verbindlichkeiten. Darüber hinaus kann es auch zweckmäßig sein, ein eventuelles Wettbewerbsverbot des Veräußerers, eine Schiedsgerichtsvereinbarung sowie Regelungen in Bezug auf die Aufteilung der Kosten für die Beurkundung des Kaufvertrags und den Handelsregistereintrag vertraglich zu fixieren[58]. Erst wenn der Unternehmenskaufvertrag schließlich von beiden Parteien unterzeichnet wird, kommt es zum so genannten *Closing* und die Krankenhausakquisition wird rechtlich bindend.

57 Vgl. Lange (2001), S. 19.
58 Vgl. Beisel/Klumpp (2006), S. 369 ff.

4.4 Integrationsphase

Ob die mit der Krankenhausakquisition verfolgten Ziele auch tatsächlich erreicht werden, entscheidet sich häufig erst in der Zeit nach dem erfolgreichen Abschluss der Akquisitionsverhandlungen, wenn das akquirierte Krankenhaus in die bestehenden Managementstrukturen des Erwerbers integriert wird. Untersuchungen über die Gründe für das nachträgliche Scheitern von erfolgreich abgeschlossenen Akquisitionen zeigen, dass ein schwaches *Integrationsmanagement* oftmals der Hauptgrund für das Scheitern ist[59]. Daher sollte dieser Thematik bei jeder M&A-Transaktion eine hohe Bedeutung zukommen. Um den Rahmen des vorliegenden Beitrags nicht zu sprengen, kann hier allerdings nur ein kurzer Abriss des Integrationsmanagements, der in die drei Teilphasen Integrationsplanung, Integrationsdurchführung und Integrationskontrolle unterteilt wird, gegeben werden[60].

Eine adäquate *Integrationsplanung* kann wesentlich dazu beitragen, die während der Integration auftretenden Schwierigkeiten zu vermeiden oder zumindest abzumildern. Dabei gilt es zunächst, die Integrationsziele, die sich direkt aus den mit der Krankenhausakquisition verfolgten Zielen ableiten, festzulegen, um der Integration ein Orientierungsraster vorzugeben. Besonders wichtig ist die Festlegung des angestrebten Integrationsgrades, da es einen großen Unterschied macht, ob das erworbene Krankenhaus mit dem erwerbenden Krankenhaus verschmolzen werden soll – was einer sehr umfassenden Integration entspräche – oder ob der Erwerber lediglich als Holding fungieren und darüber hinaus nur geringe organisatorische Änderungen beim erworbenen Krankenhaus vornehmen möchte. Darüber hinaus sollte eine detaillierte Planung des Ablaufs der Integration erfolgen, die sowohl den Zeitrahmen vorgibt als auch regelt, welche integrationsspezifischen Zuständigkeiten und Verantwortlichkeiten auf welche Krankenhausmitarbeiter übertragen werden. Außerdem sollte ein Integrationsteam eingesetzt werden, das sowohl Mitarbeiter des erwerbenden als auch des erworbenen Krankenhauses enthält. Das Integrationsteam ist für die Steuerung der Integration zuständig und sollte organisatorisch direkt unter der Krankenhausleitung angesiedelt werden.

Bei der *Durchführung der Integration* kommt organisatorischen Aspekten eine besondere Bedeutung zu. In Abhängigkeit davon, welcher Integrationsgrad erreicht werden soll, sind zum Teil umfassende Änderungen der Ablauf- und Aufbauorganisation beim erworbenen Krankenhaus erforderlich, häufig auch beim Erwerber. Hinzu kommt die Integration der Krankenhausinformationssysteme der beiden Krankenhäuser, die für ein effektives Krankenhauscontrolling unerlässlich ist. Eine besondere Herausforderung stellt aber auch die angemessene Berücksichtigung der so genannten „weichen" Faktoren dar, insbesondere der Unternehmenskultur und des Personalmanagements. Krankenhausakquisitionen verursachen bei vielen Mitarbeitern Angst, Unsicherheit und Orientierungslosigkeit, die sich negativ auf die Krankenhauseffizienz auswirken und daher im Rahmen des Integrationsmanagements thematisiert werden müssen. Schließlich muss auch die Kommunikation der Krankenhausakquisition gegenüber den Zulieferern, den Krankenkassen, den niedergelassenen Ärzten in der Region und vor allem den potenziellen Patienten so gestaltet werden, dass die Vorzüge der Akquisition frühzeitig bekannt gemacht

59 Vgl. Jansen (2000), S. 223 ff.
60 Vgl. Wirtz (2003), S. 267 ff.

werden und klargestellt wird, dass die Wünsche und Bedürfnisse der Kunden und Partner des erwerbenden und des erworbenen Krankenhauses auch nach der Krankenhausakquisition berücksichtigt werden.

Als letzter Schritt muss im Rahmen der *Integrationskontrolle* überprüft werden, ob die Integrationsziele erreicht worden sind oder nicht, d. h. ob die zeitlichen Vorgaben eingehalten worden sind und ob die durchgeführten Integrationsmaßnahmen den gewünschten Erfolg gebracht haben. Hierbei sollte ein Kennzahlensystem entwickelt werden, dass neben jahresabschlussorientierten Größen auch qualitative Elemente enthält, die z. B. mittels einer Befragung von Mitarbeitern aus dem ärztlichen Dienst, dem Pflegedienst und dem Wirtschafts- und Verwaltungsdienst Aussagen über den Fortschritt bei der Integration der „weichen" Faktoren erlauben.

5 Organisation von Mergers & Acquisitions in Krankenhäusern

Bei der Abwicklung von M&A-Transaktionen sind mehrere plausible organisatorische Lösungen denkbar[61]. So könnten die im Zusammenhang mit der M&A-Transaktion anfallenden Aufgaben durch *Krankenhausmitarbeiter* erledigt werden, die normalerweise mit anderen Aufgaben betraut sind. Meistens dürfte es sich hierbei um die Krankenhausleitung sowie um Mitarbeiter des Controlling oder des Rechnungswesens handeln. Das Hauptproblem bei dieser Vorgehensweise liegt darin, dass für diese Mitarbeiter z. B. der Kauf eines Krankenhauses eine sehr seltene Aufgabe darstellt, so dass sie nicht über ausreichendes M&A-spezifisches Know-how verfügen dürften, um die Transaktion professionell durchzuführen. Die Gefahr, dass in einem solchen Falle wichtige Problembereiche übersehen werden, ist vergleichsweise groß. Hinzu kommt, dass die andere beteiligte Partei über M&A-erfahrene Mitarbeiter oder Berater verfügen könnte und somit z. B. bei Verhandlungen im Vorteil wäre. Daher erscheint diese organisatorische Lösung als wenig empfehlenswert.

Denkbar ist allerdings die Abwicklung von M&A-Transaktionen durch krankenhausinterne Mitarbeiter, z. B. aus dem Controlling, die durch *externe M&A-Berater* unterstützt werden. In Frage kommen hierfür vor allem Investmentbanken, große Universalbanken, große Wirtschaftsprüfungsgesellschaften sowie eine ganze Reihe von Unternehmensberatungsgesellschaften, die sich zum Teil ausschließlich auf den M&A-Sektor spezialisiert haben[62].

Als Alternative bietet sich der Aufbau eigenen M&A-Know-hows im Krankenhaus an, indem *interne M&A-Spezialisten* beschäftigt werden, die sich ausschließlich, oder zumindest schwerpunktmäßig, mit M&A-Transaktionen befassen. Die Anzahl der benötigten M&A-Spezialisten hängt vom erwarteten Umfang der M&A-Aktivitäten ab. Ab einem gewissen Umfang könnte die Einrichtung einer M&A-Abteilung mit mehreren Mitarbeitern zweckmäßig sein, die M&A-spezifisches Know-how bündelt und bei Bedarf zur Verfügung stellt.

---

61 Vgl. hierzu Beck/Vera (2002), S. 6 ff., Sauermann (2000), S. 51 ff., Müller-Stewens/Spickers/Deiß (1999), S. 72 ff.

62 Vgl. Achleitner (1999), S. 150 ff., Jansen (2000), S. 17 ff.

Die Frage, ob eine interne oder eine externe Abwicklung von M&A-Transaktionen vorteilhafter ist, ist äußerst komplex und kann natürlich nur im Einzelfall beantwortet werden. Sowohl für den Einsatz von externen M&A-Beratern als auch für die Beschäftigung von internen M&A-Spezialisten lassen sich gute Gründe anführen.

M&A-Berater sind in der Regel höher qualifiziert als interne M&A-Spezialisten, weil vor allem die großen Investmentbanken ein sehr gutes Image als Arbeitgeber aufweisen und vergleichsweise sehr hohe Gehälter zahlen, so dass sie gegenüber Krankenhäusern große Vorteile bei der Personalgewinnung haben. Die sehr gute Bezahlung der M&A-Berater beinhaltet einen relativ hohen Anteil an erfolgsabhängigen Komponenten, was wiederum bewirkt, dass diese auch in Bezug auf die *Motivation* besser abschneiden als interne M&A-Spezialisten. Ein weiterer Vorteil ist schließlich darin zu sehen, dass externe M&A-Berater bei einer beabsichtigten M&A-Transaktion zunächst anonym am Markt auftreten können. Gerade im deutschen Krankenhauswesen, das in hohem Maße politische Interessen berührt und starke Reaktionen auf Seiten der Bevölkerung hervorrufen kann, kommt der *Anonymität* vor allem in der Frühphase einer M&A-Transaktion eine sehr hohe Bedeutung zu.

Ein Nachteil des Einsatzes von externen M&A-Beratern ist darin zu sehen, dass sie wegen der erfolgsabhängigen Vergütung in der Regel sehr stark daran interessiert sind, dass die M&A-Transaktion durchgeführt wird – auch wenn dies für das Krankenhaus nicht die optimale Lösung darstellt. Interne M&A-Spezialisten werden nicht erfolgsabhängig bezahlt und können daher auch die negativen Aspekte einer M&A-Transaktion *objektiv* vertreten. Interne M&A-Spezialisten sind darüber hinaus ständig im Krankenhaus verfügbar und damit schneller einsetzbar als externe Berater. Allerdings sind externe M&A-Berater dafür fachlich flexibler, weil sich das Krankenhaus im Einzelfall ganz gezielt einen Berater suchen kann, der umfassende Kenntnisse und Erfahrungen bei der bevorstehenden Art von Transaktion aufweist.

Angesichts der Finanzmittelknappheit in deutschen Krankenhäusern sind die entstehenden *Kosten* von besonderer Bedeutung. Während ein externer M&A-Berater für das Krankenhaus ausschließlich variable Kosten auslöst, entstehen bei einer internen Abwicklung überwiegend fixe Kosten, insbesondere in Form der Gehälter der internen M&A-Spezialisten. Allerdings verlangen externe M&A-Berater Honorare, die bei erfolgreicher Transaktionsabwicklung vergleichsweise sehr hoch erscheinen. Maßgeblich ist hier die Häufigkeit von M&A-Transaktionen im Krankenhaus, da die Einstellung eines internen M&A-Spezialisten nur zweckmäßig ist, wenn dieser ausgelastet ist.

Zu beachten ist allerdings, dass ein interner M&A-Spezialist aufgrund seiner spezifischen Kenntnisse über das Krankenhaus tendenziell schneller und zielgerichteter in der Lage sein wird, die für die M&A-Transaktion relevanten Informationen zu beschaffen. Außerdem hat der Einsatz von externen M&A-Beratern einen nicht unerheblichen *Koordinationsaufwand* zur Folge, da den Beratern interne Informationen, z. B. über das Kaufobjekt oder über zu beachtende krankenhausspezifische Abläufe und Regelungen, zu vermitteln sind und die Beratungsergebnisse von den verantwortlichen Krankenhausmanagern auf ihre Plausibilität hin überprüft und umgesetzt werden müssen.

Die bisherigen Ausführungen werden in Tabelle 1 zusammengefasst[63].

63 Vgl. Beck/Vera (2002), S. 12.

Die entscheidende Frage ist, ob M&A-Transaktionen mit ausreichender Häufigkeit im Krankenhaus vorkommen, um eine dauerhafte Mindestauslastung der internen Spezialisten zu gewährleisten. Dabei ist davon auszugehen, dass die Beschäftigung von internen M&A-Spezialisten bzw. die Einrichtung einer M&A-Abteilung umso vorteilhafter wird, je größer das Krankenhaus ist, da erfahrungsgemäß die Häufigkeit von M&A-Transaktionen mit zunehmender Krankenhausgröße ansteigt. Dies schließt allerdings den Einsatz von externen M&A-Beratern, insbesondere zur Überbrückung von Kapazitätsengpässen und zur Beschaffung von benötigtem Spezialwissen, nicht aus.

Tab. 1: Vor- und Nachteile von internen M&A-Spezialisten und externen M&A-Beratern

		interne M&A-Spezialisten	externe M&A-Berater
Qualifikation		mittel	gut
Motivation		gut	sehr gut
Flexibilität	- schnelle Einsetzbarkeit	sehr gut	schlecht
	- fachliche Flexibilität	mittel	sehr gut
Objektivität	- wenn M&A-Transaktion fest vorgegeben ist	mittel	sehr gut
	- wenn M&A-Transaktion nicht fest vorgegeben ist	mittel	schlecht
Kosten	- wenn M&A-Transaktionen selten	schlecht	mittel
	- wenn M&A-Transaktionen häufig	sehr gut	mittel
Anonymität		sehr schlecht	sehr gut

Angesichts der in der Gegenwart in Deutschland vorherrschenden Strukturen im Krankenhaussektor muss davon ausgegangen werden, dass die Einrichtung einer M&A-Abteilung mit mehr als 2–3 Mitarbeitern vermutlich nur bei den wenigen existierenden Krankenhauskonzernen zweckmäßig sein dürfte. Bei mittelgroßen und großen Krankenhäusern könnte die Beschäftigung von 1–2 M&A-Spezialisten sinnvoll sein, während für kleine Krankenhäuser die Beschäftigung eines M&A-Spezialisten aufgrund der Seltenheit von M&A-Transaktionen zu teuer sein dürfte.

6 Fazit

Die in den letzten ca. 10–15 Jahren eindeutig feststellbare stärkere Wettbewerbsorientierung im deutschen Gesundheitswesen eröffnet allen beteiligten Akteuren – und damit auch deutschen Krankenhäusern – größere Handlungsspielräume, um strategisches Management bzw. strategisches Controlling zu betreiben und dadurch ihre Wettbewerbsfähigkeit zu verbessern. Krankenhausakquisitionen und -fusionen, aber auch die Veräußerung von Teilbereichen eines Krankenhauses, der Zusammenschluss mit anderen Akteuren des Gesundheitswesen zu einer strategischen Allianz oder ein Börsengang stellen eine Möglichkeit dar, um in relativ kurzer Zeit auf neue Herausforderungen zu reagieren und eine grundlegende *strategische Neuausrichtung* des Krankenhauses zu erreichen. Mergers & Acquisitions stellen somit ein sehr wichtiges Instrument dar, um das langfristige Überleben eines Krankenhauses zu sichern.

Dabei muss allerdings berücksichtigt werden, dass M&A-Transaktionen äußerst *komplex*, sehr *riskant* und sehr *wissensintensiv* sind. Hinzu kommt, dass die finanziellen Auswirkungen einer M&A-Transaktion enorm sind und dass die Transaktion in der Regel nur sehr langfristig wieder rückgängig gemacht werden kann. Dementsprechend setzt die erfolgreiche Planung und Abwicklung von Mergers & Acquisitions voraus, dass entsprechendes Know-how und möglichst umfassende Erfahrungen mit dieser Materie vorhanden sind. Da die Managementkapazitäten in deutschen Krankenhäusern aus strukturellen Gründen in der Regel relativ knapp sind, führt daher kein Weg am kostspieligen Einsatz von externen M&A-Beratern vorbei. Nichtsdestotrotz bleibt festzuhalten, dass die Chancen, die sich aus dem Einsatz von Mergers & Acquisitions ergeben, die damit verbundenen Risiken zu überwiegen scheinen. Mergers & Acquisitions bilden daher ein wichtiges Teilgebiet im Rahmen eines modernen und wettbewerbsorientierten Krankenhausmanagements.

Literatur

Achleitner AK (1999) Handbuch Investment Banking, Wiesbaden

Baumeister A, Werkmeister C (2001) Auktionsverfahren für Aktienemissionen. In: Finanz Betrieb 3: 44–49

Beck R (2002) Die Commercial Due Diligence. In: M&A Review 13:554–559

Beck R, Vera A (2002) Make-or-Buy-Entscheidung beim Verkauf von Konzernunternehmen. In: Finanz Betrieb 4: 6–12

Beck R, Vera A (2003) Vom Controller zum Spezialisten für Mergers & Acquisitions. In: Controller Magazin 28: 35–40

Behr G, Caliz S (2001) Schwächen der herkömmlichen Bewertungsmethoden und notwendige Anpassungen. In: Der Schweizer Treuhänder 6: 1139–1146

Beisel W, Klumpp HH (2006) Der Unternehmenskauf, 5. Aufl., München

Berens W, Mertes M, Strauch J (2005) Unternehmensakquisitionen. In: Berens W, Brauner HU (Hrsg.) Due Diligence bei Unternehmensakquisitionen, 4. Aufl., Stuttgart: 25–74.

Betsch O, Groh AP, Lohmann LGE (2000) Corporate Finance, 2. Aufl., München

Bohle T, Grau U (2003) Verschmelzung oder Veräußerung öffentlicher Krankenhäuser. In: Das Krankenhaus 95: 698–706

Brealey RA, Myers SC (2000) Principles of Corporate Finance, 6. Aufl., Boston.

Copeland T, Koller T, Murrin J (2002) Unternehmenswert, 3. Aufl., Frankfurt a. M.

Ellermann N, Gietz U (2001) Das Steuerrecht des Krankenhauses. In: Bihr D (Hrsg.) Handbuch der Krankenhaus-Praxis, Stuttgart: 493–535

Gomez P, Weber B (1989) Akquisitionsstrategie, Stuttgart

Götze U, Mikus B (1999) Strategisches Management, Chemnitz

Grant RM (1996) Towards a Knowledge-based Theory of the Firm. In: Strategic Management Review 17: 109–122

Helmig B (1994) Outsourcing – Ein Mittel zur Ausschöpfung von Rationalisierungspotenzialen im Krankenhaus. In: f&w führen und wirtschaften im Krankenhaus 11: 380–386

Honsel K (2002) Nur privates Kapital kann die Zukunft der deutschen Krankenhäuser sichern. In: f&w führen und wirtschaften im Krankenhaus 19: 580–584

Jansen SA (2000) Mergers & Acquisitions, 3. Aufl., Wiesbaden

Jensen MC, Meckling W (1976) Theory of the Firm – Managerial Behavior, Agency Costs and Capital Structure. In: Journal of Financial Economics 3: 305–360

Krämer M, Mues L (2001) Life Science – Gesunde Erträge, Köln

Lange GF (2001) Grundsätzliche Überlegungen zu Projektmanagement und Strukturierung von Unternehmenstransaktionen. In: Lange GF (Hrsg.) Mergers & Acquisitions in der Praxis, Frankfurt a.M. 11: 20

Mandl G, Rabel K (2005) Methoden der Unternehmensbewertung. In: Peemöller V (Hrsg.) Praxishandbuch Unternehmensbewertung, 3. Aufl., Berlin: 47–88

Merschbächer G (1999) Instrumente der strategischen Planung. In: Braun GE (Hrsg.) Handbuch Krankenhausmanagement, Stuttgart: 387–417

Morra F (1996) Wirkungsorientiertes Krankenhausmanagement, Bern Stuttgart Wien

Müller-Stewens G, Spickers J, Deiß C (1999) Mergers & Acquisitions – Markttendenzen und Beraterprofile, Stuttgart

Neubauer G (2000) Kooperation, Fusion, Betreibergesellschaft als Wege in die Zukunft. In: f&w führen und wirtschaften im Krankenhaus 17:382–385

Oberender P, Ecker T (2002) Eine gute Kaufentscheidung setzt eine gründliche Prüfung mit System voraus – Due Diligence bei Krankenhäusern. In: f&w führen und wirtschaften im Krankenhaus 19: 576–578

Pack H (2000) Due Diligence. In: Picot G (Hrsg.) Handbuch Mergers & Acquisitions, Stuttgart: 221–254

Peemöller V, Kunowski S (2001) Ertragswertverfahren nach IDW. In: Peemöller V (Hrsg.) Praxishandbuch Unternehmensbewertung, Berlin: 199–261

Porter ME (2000) Wettbewerbsvorteile, 6. Aufl., Frankfurt a.M.

Porter ME (2002) Wettbewerbsstrategie, 9. Aufl., Frankfurt a.M.

Prahalad CK, Hamel G (1990) The Core Competence of the Corporation. In: Harvard Business Review 68(3): 79–91

Pratt J, Zeckhauser, R (1985) Principals and Agents – The Structure of Business, Boston

Rocke B (2002) Für Krankenhäuser bleibt der Börsengang die Ausnahme. In: f&w führen und wirtschaften im Krankenhaus 19: 141–144

Sauermann S (2000) Unternehmensinternes M&A-Management, Wiesbaden

Scheffler W (2001) Veräußerung von Kapitalgesellschaften aus steuerlicher Sicht : share deal oder asset deal? In: Steuer und Wirtschaft 78: 293–307

Steinöcker R (1993) Akquisitionscontrolling, Berlin

Thielmann KH (2002) Wenn der Börsentraum zum Alptraum wird. In: f&w führen und wirtschaften im Krankenhaus 19: 134–135

Trill R (2001) Krankenhaus-Management, 2. Aufl., Neuwied

Vera A, Fries T (2004) Unternehmensbewertung von Krankenhäusern. In: Finanz Betrieb 6: 49–57

Vera A, Lüngen M (2002) Die Reform der Krankenhausfinanzierung in Deutschland und die Auswirkungen auf das Krankenhausmanagement. In: WiSt – Wirtschaftswissenschaftliches Studium 31: 638–643

Vera A, Warnebier P (2003) Die Strategie beeinflusst den Gewinn des Krankenhauses. In: f&w führen und wirtschaften im Krankenhaus 20: 136–138

Welge MK, Al-Laham A (2008) Strategisches Management, 5. Aufl., Wiesbaden

Wernerfelt B (1984) A Resource-based View of the Firm. In: Strategic Management Journal 5: 171–180

Williamson OE (1996) Transaktionskostenökonomik, 2. Aufl., Hamburg

Wirtz BW (2003) Mergers & Acquisitions Management, Wiesbaden

Kapitel 4

Qualitätssicherung und Führung im Krankenhaus

Qualitätssicherung und Qualitätsmanagement im Krankenhaus

Barbara Pietsch, Matthias Perleth und Friedrich Wilhelm Schwartz

1 Einführung

Die Qualität ärztlicher und pflegerischer Leistungen im Krankenhaus gehört seit ca. 30 Jahren zu den am meist diskutierten Themen in der Gesundheitsversorgung der Bundesrepublik Deutschland. Zunehmendes öffentliches Interesse an der Qualität der Versorgung und an der Transparenz des Versorgungsgeschehens, Veränderungen der ökonomischen und gesetzlichen Rahmenbedingungen, zunehmende Komplexität der Behandlungsabläufe in Diagnostik und Therapie sowie Forderungen nach effektiverer und effizienterer Versorgung üben Druck auf alle an der Gesundheitsversorgung beteiligten Partner aus. Die Qualität der Versorgung ist nicht mehr nur von ideellem Wert, sondern zum Wirtschafts- und Wettbewerbsfaktor geworden. Demzufolge gewannen das Qualitätsmanagement und die Qualitätskonzepte große Bedeutung.

Die „historische“ *Entwicklung der Qualitätskonzepte* nahm ihren Anfang beim Konzept der „Qualitätskontrolle“ und ging über das der statistisch orientierten „Qualitätssicherung“ hin zum heute aktuellen Konzept des „Umfassenden Qualitätsmanagements“ (UQM, engl.: Total Quality Management/TQM) und der Kontinuierlichen Qualitätsverbesserung. Die Entwicklungen dieser Qualitätskonzepte sind im industriellen Umfeld seit Beginn des 20. Jahrhunderts, aber auch mit erstaunlichen Analogien im Kontext des medizinischen Versorgungsgeschehens zu beobachten (Pietsch-Breitfeld 1999). Die beobachteten Erfolge im internationalen Wettbewerb (Ende der 1980er, Anfang der 1990er Jahre) – besonders der japanischen Automobil- und Elektronikproduktionen – werden auf den Einsatz von Qualitätsverbesserungsstrategien zurückgeführt, die auf Prinzipien der Qualitätswissenschaften beruhen (z. B. Deming 1991; Juran 1988; Crosby 1979; 1994; Imai 1986; Ishikawa 1985).

1989 wurde in den USA erstmals versucht, die grundlegenden Ideen der Kontinuierlichen Qualitätsverbesserung bzw. des UQM auf die Gesundheitsversorgung zu übertragen. Erfahrungen damit wurden u. a. von Berwick (1989), Laffel und Blumenthal (1989), Berwick et al. (1991) sowie Gaucher und Coffey (1993) publiziert.

Im Gesundheitswesen der Bundesrepublik Deutschland wurde das *Konzept der Qualitätskontrolle* bereits vor vielen Jahren im Bereich der Labormedizin in Form sogenannter Ringversuche (mit externen Vergleichen) (Bundesärztekammer 1988) und der Radiologischen Diagnostik (Bundesärztekammer 1989) umgesetzt. Die Methodik der „extern vergleichenden“, auf statistischen Verfahren beruhenden Qualitätssicherung wurde im klinischen Bereich erstmals Mitte der 1970er Jahre im Rahmen der Münchner Perinatalstudie und später in den bundesweit etablierten Perinatalerhebungen eingesetzt (Selbmann 1989). Die hier gewonnenen Erfahrungen wurden auf Qualitätssicherungsmaßnahmen in der Allgemeinchirurgie (Eichhorn et al. 1989b), der Neonatologie (Perinatologische Arbeitsgemeinschaft

1994), der operativen Gynäkologie (Eichhorn et al. 1989b; Geraedts et al. 1995) und auf viele andere Projekte, z. B. in der Herzchirurgie, Anästhesiologie, Augenheilkunde und Gastroenterologie, übertragen. Diese zum Teil sehr umfassenden Aktivitäten auf freiwilliger Basis waren (und sind immer noch) ganz wesentlich vom Engagement der medizinischen Fachgesellschaften und der Ärzteschaft getragen. Die heute in der stationären Versorgung etablierte extern vergleichende Qualitätssicherung der Bundesgeschäftsstelle Qualitätssicherung (BQS) basiert auf dieser „frühen", in den 1970er Jahren entwickelten Methodik, wenn sie auch in der Zwischenzeit verfeinert und weiterentwickelt wurde.

In der Bundesrepublik Deutschland sind seit 1989 Krankenhäuser gesetzlich dazu verpflichtet, sich an qualitätssichernden Maßnahmen zu beteiligen, wobei sich diese Maßnahmen auf die Untersuchung von Behandlungsprozessen und -ergebnissen erstrecken und darüber hinaus vergleichende Prüfungen ermöglichen sollten. Umgesetzt wurde diese Verpflichtung durch die extern vergleichenden *Qualitätssicherungsmaßnahmen auf der Basis verschiedener gesetzlicher Vorgaben* (z. B. „Qualitätssicherungsmaßnahme bei Fallpauschalen und Sonderentgelten" durch das Gesundheitsreformgesetz 2000). Im Jahr 2008 ist die Umsetzung der Verpflichtung, dass Krankenhäuser sich an einrichtungsübergreifenden („externen") Qualitätssicherungsmaßnahmen zu beteiligen haben, durch den Gemeinsamen Bundesausschusses geregelt, der die Bundesgeschäftsstelle Qualitätssicherung (BQS) mit der konkreten Ausgestaltung des Verfahrens beauftragt.

Seit Anfang der 1990er Jahre hat auch das Konzept des *Umfassenden Qualitätsmanagements* – wenn auch eher zögerlich – Eingang in Gesundheitseinrichtungen der Bundesrepublik Deutschland und Österreich gefunden und zwar vorwiegend in der stationären Versorgung. Frühe Erfahrungen liegen z. B. aus dem Projekt „Vertrauen durch Qualität" der fünf Städtischen Krankenhäuser Münchens (Piwernetz et al. 1991), dem Wiener Krankenanstaltenverbund (Ebner 1995) sowie aus den Bremer Krankenhäusern (Senator für Frauen, Gesundheit, Jugend, Soziales und Umweltschutz der Freien Hansestadt Bremen 1997) vor. Weitere sehr umfangreiche Erfahrungen konnten im „Demonstrationsprojekt Qualitätsmanagement im Krankenhaus" gewonnen werden, in dem 44 deutsche Krankenhäuser zwischen 1998 und 2001 bei der Einführung von Qualitätsmanagement begleitet und wissenschaftlich evaluiert wurden (Pietsch-Breitfeld et al. 2003; vgl. Kap. 7).

Die vielfältigen und heterogenen Qualitätsverbesserungsaktivitäten in der Bundesrepublik Deutschland sind erstmals in der 1994 erschienenen Bestandsaufnahme im Überblick beschrieben worden (Bundesministerium für Gesundheit 1994). Die analytischen Betrachtungen im zweiten Teil dieser Studie führten zu der gesamtstrategischen bzw. gesundheitspolitischen Empfehlung, zum einen das Konzept des *internen Qualitätsmanagements mit dem Prinzip der kontinuierlichen Qualitätsverbesserung* in das Zentrum zukünftiger Entwicklungen zu stellen und zum anderen die gesetzlichen Verpflichtungen in Bezug auf die geforderten externen Vergleiche zu integrieren.

Mit dem Gesundheitsreformgesetz 2000 hat der Gesetzgeber erstmals – neben der bereits bestehenden Verpflichtung zur extern vergleichenden QS – die verbindliche Einführung und Weiterentwicklung von einrichtungsinternem Qualitätsmanagement gefordert.

Das GKV-Modernisierungsgesetz von 2004 hat dem ebenfalls zum 01.01.2004 konstituierten Gemeinsamen Bundesausschuss (G-BA, hervorgegangen aus dem

Koordinierungsausschuss) erstmals weitreichende Kompetenzen im Bereich der Qualitätssicherung und des Qualitätsmanagements übertragen. Beim G-BA wurde die Verantwortung für Qualitätssicherung in weiten Teilen der ambulanten (vertrags- und vertragszahnärztlicher Bereich) und stationären Versorgung gebündelt (vgl. §§ 135–137 SGB V), wobei die jeweiligen Aktivitäten weitgehend sektoral getrennt blieben.

Zur Überwindung dieser sektoralen Grenzen und zur effizienten Nutzung von Synergieeffekten hat der Gesetzgeber im Rahmen des GKV-Wettbewerbsstärkungsgesetzes (GKV-WSG) im Jahr 2007 dem G-BA die Aufgabe der weiteren Bündelung der Qualitätssicherungs-Themen übertragen, um insbesondere *sektorenübergreifende Ansätze* in den Mittelpunkt zukünftiger Qualitätsentwicklungen zu stellen (vgl. insbesondere § 137 SGB V, gültig ab 01.08.2008) und diese an Hand von Richtlinien und Beschlüssen zu regeln. Im Jahr 2008 ist der G-BA daher die zentrale Institution der Selbstverwaltung aus Krankenkassen, Leistungserbringern und Patientenvertretern in Deutschland, in dessen Verantwortung weitreichende Regelungen hinsichtlich der Qualität der Gesundheitsversorgung mit hoher Verbindlichkeit getroffen werden.

Zusammenfassend lässt sich sagen, dass sich die konzeptionellen und methodischen Entwicklungen von Qualitätssicherung und Qualitätsmanagement im Verlauf der letzten Jahrzehnte (1975–2008) auch in Deutschland von traditionellen zu modernen, umfassenden Konzepten verändert haben (in Analogie zum sich wandelnden Verständnis von Krankenhäusern als Unternehmen sowie unter zunehmendem Interesse der Öffentlichkeit nach Transparenz und Qualität). Die Gesetzgebung hat entsprechend auf diese Entwicklungen reagiert und in (gesetzlichen) Vorgaben den Partnern der Selbstverwaltung (Krankenkassen und Leistungserbringern) die Aufgabe übertragen, Maßnahmen der Qualitätssicherung und des Qualitätsmanagements durch Richtlinien und Vereinbarungen auf den „Weg“ zu bringen. Durch die Regelungen des G-BA werden seit 2004 die Qualitätssicherungs- und Qualitätsmanagementmaßnahmen, die in den Arztpraxen und Krankenhäusern, aber auch z. B. in Dialyseeinrichtungen umgesetzt werden müssen, im Einzelnen festgelegt.

Im folgenden Kapitel werden die aktuellen Regelungen (2008), insbesondere für den stationären Bereich, im Einzelnen erläutert. In Kapitel 3 werden einige wesentliche Begriffe erläutert, Kapitel 4 gibt einen Überblick über die zentralen Methoden der Qualitätsmessung, -bewertung und -verbesserung, in Kapitel 5 werden die Konzepte der Qualitätssicherung und des Qualitätsmanagements vorgestellt. Kapitel 6 erläutert die Grundzüge der evidenzbasierten Medizin als eine der wesentlichen Grundlagen einer effektiven, effizienten und leitliniengerechten medizinischen Versorgung, Kapitel 7 zeigt Entwicklungen zu evaluativen Strategien von Qualitätssicherungs- und Qualitätsmanagement-Maßnahmen auf.

2 Gesetzliche Rahmenbedingungen

Die gesetzlichen Rahmenbedingungen zur Qualitätssicherung und zum Qualitätsmanagement finden sich vor allem im Sozialgesetzbuch V (u. a. §§ 91, 115b, 116b, 135–139c SGB V). Die gesetzliche Verpflichtung zur Qualitätssicherung und zum Qualitätsmanagement ist in § 135a SGB V wie folgt geregelt:

> „(1) Die Leistungserbringer sind zur Sicherung und Weiterentwicklung der Qualität der von ihnen erbrachten Leistungen verpflichtet. Die Leistungen müssen dem *jeweiligen Stand der wissenschaftlichen Erkenntnisse* entsprechen und in der *fachlich gebotenen Qualität* erbracht werden.
>
> (2) Vertragsärzte, [...] Krankenhäuser, [...] sind [...] verpflichtet,
> 1. sich an einrichtungsübergreifenden Maßnahmen der Qualitätssicherung zu beteiligen, die insbesondere zum Ziel haben, die Ergebnisqualität zu verbessern und
> 2. einrichtungsintern ein Qualitätsmanagement einzuführen und weiterzuentwickeln."

Zur Regelung und Umsetzung dieser sehr zentralen und umfassenden gesetzlichen Verpflichtung wurde im Jahr 2004 dem Gemeinsamen Bundesausschuss in der Zusammensetzung nach § 91 SGB V Abs. 7 (Rechtsnachfolge des Ausschusses Krankenhaus nach §137c SGB V) *wichtige Kompetenzen zur Qualitätssicherung stationärer Leistungen* übertragen. Hierzu wurden in mehreren Gremien (sog. Unterausschüssen) Regelungen zur Bewertung von Untersuchungs- und Behandlungsmethoden, zur „extern vergleichenden" stationären Qualitätssicherung und zur sonstigen stationären Qualitätssicherung getroffen. Analoge *„ambulante" Gremien* des G-BA waren mit analogen Regelungen für den vertragsärztlichen Bereich befasst, *„zahnärztliche" Gremien* mit Regelungen für den vertragszahnärztlichen Bereich.

Mit dem GKV-WSG (2007/08) ist der G-BA formal und inhaltlich neu strukturiert worden, insbesondere im Hinblick auf sektorenübergreifende bzw. sektorengleiche Ansätze sowohl im Bereich der Qualitätssicherung und des Qualitätsmanagements als auch der Methodenbewertung (vgl. § 92 Abs. 1 Nr. 1 sowie § 137c SGB V). Dies betrifft insbesondere die Regelungen zum einrichtungsinternen Qualitätsmanagement sowie zu den einrichtungsübergreifenden Maßnahmen der Qualitätssicherung (vgl. § 135a SGB V), deren jeweilige methodische Prinzipien logischerweise vom sektoralen Kontext unabhängig sind, sei es in der vertragsärztlichen, zahnärztlichen oder stationären Versorgung.

Seit Herbst 2008 drückt sich der Ansatz der sektorübergreifenden Qualitätssicherung auch in der neuen Gremienstruktur des G-BA insofern aus, als nur noch ein einziges Gremium zu allen qualitätsrelevanten Themen berät und beschließt.

Einige sektorenspezifische Regelungen bleiben jedoch erhalten bzw. werden zukünftig dann Einsatz finden, wenn sie nur in einem Sektor Anwendung finden. Im stationären Bereich betrifft dies z. B. die Verpflichtung zur Erstellung von strukturierten Qualitätsberichten der Krankenhäuser.

2.1 Stationäre Versorgung

Unter Beachtung der „historischen" Entwicklung der Qualitätskonzepte in Deutschland seit den 1970er Jahren (vgl. Einführung), einschließlich der Entwicklungen im gesetzlichen Bereich, gelten derzeit – in der Verantwortung des G-BA – im Wesentlichen unter 2.1.1 bis 2.1.5 beschriebenen verpflichtenden Regelungen in der stationären Versorgung.

2.1.1 Externe stationäre Qualitätssicherung (einrichtungsübergreifende Qualitätssicherung)

In der Umsetzung des oben erwähnten § 135a SGB V, mit dem Krankenhäuser dazu verpflichtet sind, sich an einrichtungsübergreifenden Maßnahmen der Qualitätssicherung zu beteiligen, hat der G-BA die „Vereinbarung gemäß § 137 Abs. 1 SGB V i.V.m. § 135a SGB V über Maßnahmen der Qualitätssicherung für nach § 108 SGB V zugelassene Krankenhäuser" (vgl. www.g-ba.de) beschlossen, bzw. aus früher geltenden Regelungen (seit dem Gesundheitsreformgesetz 1989) übernommen und angepasst. Alle deutschen Krankenhäuser sind hiermit verpflichtet, sich am *Verfahren der externen Qualitätssicherung* zu beteiligen. Wenn sich ein Krankenhaus nicht beteiligt, führt dies zu finanziellen Sanktionen.

Das diesem Verfahren zugrunde liegende methodische Prinzip ist, die Behandlung aller Patienten eines definierten Versorgungsaspektes (z. B. Appendektomie) eines Krankenhauses mittels entsprechender Qualitätsmerkmale zu dokumentieren, diese Daten an eine zentrale externe Stelle zu übermitteln, die aus den Daten pro Krankenhaus und für alle deutschen Krankenhäuser Qualitätsindikatoren berechnet und an die Krankenhäuser zurück übermittelt, so dass durch den Vergleich mit anderen Krankenhäusern oder bundesweiten Referenzwerten eine Bewertung der krankenhauseigenen Qualität im Hinblick auf Verbesserungspotentiale möglich ist. Weitere methodische Details sind Kapitel 3 zu entnehmen.

Ein regelhaftes Verfahren zur Prüfung der Validität der Daten ist in der Zwischenzeit zum festen Bestandteil der externen stationären Qualitätssicherung geworden, nachdem wiederholt Kritik an der Glaubwürdigkeit der Daten geäußert wurde.

Ein weiteres Verfahren zur Prüfung und Klärung inhaltlicher Auffälligkeiten eines Krankenhauses (z. B. keine Verringerung von Komplikationsraten über die Zeit ersichtlich) wurde zwischenzeitlich mit dem sogenannten *Strukturierten Dialog* etabliert.

Durch Beschlüsse des G-BA sind derzeit 24 vorwiegend operativ medizinische Leistungsbereiche (z. B. Orthopädie und Unfallchirurgie, Pflege, Kardiologie, Herzchirurgie, Viszeral- und Gefäßchirurgie, Brustkrebsbehandlung, die Behandlung ambulant erworbener Pneumonien sowie die Transplantationsmedizin) in das externe Qualitätssicherungsverfahren zur Qualitätsmessung und -beurteilung integriert. Zur Umsetzung des Verfahrens beauftragt der G-BA (derzeit) die *Bundesgeschäftsstelle Qualitätssicherung (BQS)*, die wiederum eng mit den Landesgeschäftsstellen der einzelnen Bundesländer zusammenarbeitet.

Die BQS veröffentlicht jährlich einen Qualitätsreport (vgl. www.bqs-online.com), in dem alle Ergebnisse der Qualitätsindikatoren für alle deutschen Krankenhäuser statistisch anschaulich aufbereitet sind und inhaltlich erläutert werden. Darüber hinaus werden die Ergebnisse regelmäßig bei der jährlich stattfindenden Ergebniskonferenz vorgestellt und diskutiert.

Das GKV-WSG sieht mit seinem § 137a SGB V (Umsetzung der Qualitätssicherung und Darstellung der Qualität) voraussichtlich ab 2009 vor, dass der G-BA im Rahmen eines Vergabeverfahrens eine fachlich unabhängige Institution beauftragt, Verfahren zur Messung und Darstellung der Versorgungsqualität für die Durchführung der *einrichtungsübergreifenden Qualitätssicherung* zu entwickeln, die möglichst sektorenübergreifend anzulegen sind. Dies betrifft u. a. den ambulanten und stationären Bereich, das ambulante Operieren, die ambulante Behandlung im Krankenhaus und die Disease-Management-Programme). Diese (noch) zukünftige Institution wird die bisherigen Aufgaben der BQS sowie darüber hinausgehende Verantwortungen übernehmen. Das Vergabeverfahren ist Ende 2008 noch nicht abgeschlossen.

2.1.2 Qualitätsmanagement (einrichtungsintern)

In der weiteren Umsetzung des § 135a SGB V in Bezug auf die Verpflichtung der Krankenhäuser, einrichtungsintern ein Qualitätsmanagement einzuführen, hat der G-BA die „Vereinbarung gemäß § 137 Abs. 1 Satz 3 Nr. 1 SGB V über die grundsätzlichen Anforderungen an ein einrichtungsinternes Qualitätsmanagement für nach § 108 SGB V zugelassene Krankenhäuser“ (vgl. www.g-ba.de) beschlossen, bzw. aus früher geltenden Regelungen übernommen und angepasst. Alle Krankenhäuser sollen auf der Basis dieser Anforderungen ihr einrichtungsinternes Qualitätsmanagement entwickeln. Ein spezifisches Qualitätsmanagementsystem oder -modell (z. B. gemäß DIN EN ISO 9000:2005 oder das EFQM-Modell) ist somit bewusst nicht vorgegeben, da die Einführung und Weiterentwicklung von internem Qualitätsmanagement von sehr individuellen Eigenschaften des jeweiligen Krankenhauses abhängt. Eine Prüfung oder Bewertung des Einführungsstandes ist in dieser Vereinbarung ebenfalls nicht vorgegeben, sondern der Eigeninitiative der Krankenhäuser überlassen, ihr Qualitätsmanagementsystem z. B. gemäß KTQ® (Kooperation für Transparenz und Qualität, www.ktq.de) zertifizieren zu lassen (vgl. Kap. 4.9).

2.1.3 Qualitätsbericht der Krankenhäuser

Die deutschen Krankenhäuser sind ebenfalls dazu verpflichtet, im Abstand von zwei Jahren, erstmals in 2005, einen strukturierten Qualitätsbericht zu veröffentlichen. Eine entsprechende Vereinbarung wurde Ende 2003 geschlossen, seit 2004 hat der G-BA die Aufgabe übertragen bekommen, Inhalt und Umfang dieses strukturierten Qualitätsberichts festzulegen, in dem die Krankenhäuser den Stand der Qualitätssicherung darlegen sollen. (vgl. „Vereinbarung gemäß § 137 Abs. 1 Satz 3 Nr. 6 SGB V über Inhalt und Umfang eines strukturierten Qualitätsberichtes für nach § 108 SGB V zugelassene Krankenhäuser“, www.g-ba.de).

2007 wurden bereits die „zweiten“ Qualitätsberichte der Krankenhäuser veröffentlicht, in denen – nach entsprechenden Beschlüssen des G-BA zur inhaltlichen und strukturellen Weiterentwicklung – als wesentlichste inhaltliche Neuerung ausgewählte Qualitätsindikatoren aus dem Verfahren der externen stationären Qualitätssicherung krankenhausindividuell darzustellen sind.

Bereits die erste Generation der Qualitätsberichte wurde einer systematischen Evaluation im Hinblick auf Weiterentwicklungspotentiale unterzogen (Pietsch et al. 2008). Ganz im Sinne einer kontinuierlichen Verbesserung schließt sich eine weitere Evaluation der zweiten Generation der 2007er Qualitätsberichte an.

2.1.4 Strukturqualitätskonzepte

Unter dem Begriff „Strukturqualitätskonzepte“ werden Vereinbarungen des G-BA verstanden, in denen Mindestanforderungen an die Struktur- und Ergebnisqualität im Rahmen spezieller diagnostischer und therapeutischer Leistungen festgelegt werden. Diese müssen erfüllt sein, damit ein Krankenhaus diese Leistungen weiterhin anbieten kann. Strukturqualitätskonzepte wurden z. B. für die kinderonkologische sowie die Früh- und Neugeborenen-Versorgung beschlossen.

Ziel der Strukturqualitätskonzepte ist es, an zentralen Stellen qualitativ hochwertige strukturelle Voraussetzungen für die Versorgung z. B. von Früh- und Neugeborenen zu schaffen. Für die hiermit intendierte Zentrenbildung spricht ebenfalls, dass die größeren Fallzahlen die Erfahrung der Leistungserbringer vertiefen und damit von einer höheren Versorgungsqualität ausgegangen werden kann. Am Beispiel der Strukturqualitätsvereinbarung zur Früh- und Neugeborenenversorgung haben jedoch die damit verbundenen, aber nicht beabsichtigten Anreize zu der Entwicklung geführt, dass zu viele Krankenhäuser ihre Strukturen aufgerüstet haben, damit die ökonomisch lukrative Früh- und Neugeborenenversorgung – trotz ggf. geringer Fallzahlen – erhalten bleibt.

Der gewünschte Steuerungseffekt ist somit nicht eingetreten, es sind daher weitere Maßnahmen, z. B. die Festlegung von Mindestmengen (Mindestfallzahlen) zu erwarten.

2.1.5 Mindestmengen

Der G-BA hat die Aufgabe (vgl. § 137 Abs. 1 Satz 3 Nr. 3) einen Katalog planbarer Leistungen zu beschließen, bei denen die Qualität des Behandlungsergebnisses in besonderem Maße von der Menge der erbrachten Leistungen abhängig ist, sowie Mindestmengen für die jeweiligen Leistungen je Arzt oder Krankenhaus sowie Ausnahmetatbestände festzulegen. Krankenhäuser, die diese Mindestmenge bei ihrer jährlichen Leistungserbringung nicht erreichen, dürfen diese in den folgenden Jahren nicht mehr erbringen. Der G-BA hat Mindestmengen-Vereinbarungen u. a. für Transplantationen (Leber, Niere), für komplexe Eingriffe am Organsystem Oesophagus und Pankreas, für Stammzelltransplantation sowie für Knie-TEP (Totalendoprothesen) beschlossen.

2.2 Sonstige gesetzliche und berufsrechtliche Regelungen

Neben dem SGB V existieren weitere, zum Teil sehr umfassende und spezifische Regelungen mit Qualitätsbezug, u. a.:

- Sozialgesetzbuch IX (§§ 80, 81)
- Infektionsschutzgesetz
- Strahlenschutzverordnung
- Röntgenverordnung
- Eichordnung
- Medizinproduktegesetz
- Transplantationsgesetz (Gesetz über die Spende, Entnahmen und Übertragung von Organen)
- Transfusionsgesetz (Gesetz zur Regelung des Transfusionswesens) und BÄK-Richtlinie Hämotherapie
- Betäubungsmittelgesetz
- Arzneimittelgesetz
- Arbeitsschutzgesetz mit Verordnungen

- Gesetze zur Zulassung zu nichtärztlichen Heilberufen (z. B. Krankenpflegegesetz, Hebammengesetz)
- Approbationsordnung für Ärzte
- (Muster-)Berufsordnung und (Muster-)Weiterbildungsordnung für Ärzte
- Richtlinien der Bundesärztekammer und der Kassenärztlichen Bundesvereinigung.

3 Nomenklatur

Die Nomenklatur im Bereich der Qualitätssicherung und des Qualitätsmanagement unterlag im *Verlauf der Entwicklungen der Qualitätskonzepte* ebenfalls Veränderungen. Insbesondere im Kontext der Qualitätskonzepte in der Gesundheitsversorgung in Deutschland waren diese begrifflichen Veränderungen häufig mit Unklarheiten und Missverständnissen verbunden. Um hier zu einem einheitlichen Sprachgebrauch zu kommen, hat eine Arbeitsgruppe der Deutschen Gesellschaft für Medizinische Biometrie, Informatik und Epidemiologe (GMDS) in den 1990er Jahren ein erstes Glossar zu „Begriffen und Konzepten des Qualitätsmanagements" erarbeitet. In der Zwischenzeit hat sich dieses Glossar zu einem Standardwerk entwickelt, das bereits in der dritten überarbeiteten und ergänzten Auflage 2007 erschienen ist (Sens et al. 2007). Im Folgenden soll auf einige für diese Arbeit zentrale Begriffe eingegangen und auf die immer noch bestehende unterschiedliche Verwendung der Begriffe hingewiesen werden.

3.1 Zum Begriff der Qualität

„Qualität" (lat. qualitas = Eigenschaft, Beschaffenheit) bezeichnet nach der Definition des Deutschen Instituts für Normung (DIN EN ISO 9000:2005) den „Grad, in dem ein Satz inhärenter Merkmale Anforderungen erfüllt". Diese Definition kann etwas verständlicher ausgedrückt werden durch „Grad, in dem Qualitätsmerkmale eines Produktes oder einer Dienstleistung Anforderungen erfüllt".

Bezogen auf den *Qualitätsbegriff im Gesundheitswesen* hat die fast 50 Jahre alte Definition von Avedis Donabedian immer noch hohe, der DIN EN ISO 9000:2005 entsprechende Aktualität. Seine Definition lautet: „Quality of care is the extent to which actual care is in conformity with preset criteria for good care" (vgl. Sens et al. 2007, S. 3). In dieser Definition wird Qualität als Ausmaß der Übereinstimmung („extent") definiert, die zwischen der Dienstleistung („actual care") und den Anforderungen an diese Dienstleistung („preset criteria for good care") besteht.

Das Institute of Medicine (IoM) definiert Qualität als „das Ausmaß, in dem Gesundheitsleistungen für Individuen und Populationen die Wahrscheinlichkeit erwünschter gesundheitlicher Behandlungsergebnisse erhöht und mit dem gegenwärtigen professionellen Wissensstand übereinstimmt" (Lohr 1990). Diese Definition stellt eine (auf Wahrscheinlichkeit beruhende) Verbindung vom Prozess der Leistungserbringung mit dem gewünschten Behandlungsergebnis her und berücksichtigt auch die Einbeziehung des zeitgebundenen medizinischen Kenntnisstands.

Ruprecht formulierte folgende Definition zu Qualität (Ruprecht 1993, S. 964): „Qualität im Gesundheitswesen bedeutet eine ausreichende und zweckmäßige, d. h. patienten- und bedarfsgerechte, an der Lebensqualität orientierte, fachlich qualifizierte, aber auch wirtschaftliche medizinische Versorgung mit dem Ziel, die Wahrscheinlichkeit erwünschter Behandlungsergebnisse bei Individuen und in der Gesamtbevölkerung zu erhöhen."

Diese Definition berücksichtigt implizit die in der Bundesrepublik Deutschland bestehenden berufs- und sozialgesetzlich festgelegten Qualitätsanforderungen auf der Basis einer nach dem Solidarprinzip finanzierten Absicherung des Gesundheitsrisikos (Sens et al. 2007, S. 5). Anforderungen seitens der Gesellschaft sind kulturabhängig, z. B. von weltanschaulichen, religiösen, politischen oder ökonomischen Prämissen. Diese manifestieren sich weltweit, europäisch oder auf Bundes- und Länderebene durch Normen, Gesetze, Verordnungen, Richtlinien usw. Die wichtigsten normativen Vorgaben mit Qualitätsbezug findet sich im bundesweiten Geltungsbereich das SGB V sowie eine Vielzahl weiterer Regelungen.

Um von der abstrakten wieder auf die *konkrete Ebene der Qualitätsdefinition* zu kommen, soll an dieser Stelle aus der sogenannten „Lesehilfe" („Die gesetzlichen Qualitätsberichte der Krankenhäuser lesen und verstehen", www.g-ba.de) zitiert werden: „Unter Qualität kann man die Eignung einer Sache zu einem vorgegebenen Zweck verstehen. Man muss definieren, welche Eigenschaften ein Produkt oder eine Dienstleistung haben soll, um diesen Zweck zu erreichen. Dann lässt sich in einem zweiten Schritt messen, wie viele dieser Eigenschaften oder in welchem Umfang diese tatsächlich vorzufinden sind. Sehr gute Qualität hieße dann nahezu hundertprozentige Übereinstimmung von Erwartung und Ergebnis, bei schlechter Qualität bleibt das Ergebnis weit hinter den Anforderungen zurück. Häufig ist zu entscheiden, welche Erwartungen realistisch sind und welche Ergebnisse nicht akzeptiert werden können."

3.2 Zum Begriff der Qualitätssicherung und des Qualitätsmanagements

Der Begriff Qualitätssicherung ist gemäß DIN EN ISO 9000:2005 definiert als „Teil des Qualitätsmanagements, der auf das Erzeugen von Vertrauen darauf gerichtet ist, dass Qualitätsanforderungen erfüllt werden." Hier wird Qualitätssicherung als Qualitäts*zu*sicherung verstanden in dem Sinne, dass Aktivitäten gemeint sind, die bei Kunden und Partnern im Gesundheitswesen Vertrauen schaffen, dass eine Organisation alle festgelegten, üblicherweise vorausgesetzten und verpflichtenden Erfordernisse und Erwartungen erfüllt. In diesem Sinne kann Qualitätssicherung z. B. in Form von Qualitätsdarlegungen bzw. Qualitätsnachweisen erfolgen (z. B. Qualitätsberichte, Zertifizierungen gemäß KTQ; vgl. Sens et al. 2007, S. 49).

In der Gesundheitsversorgung in Deutschland spielt der Begriff Qualitätssicherung immer noch eine zentrale Rolle für verschiedenste Aktivitäten. Zu früheren Zeiten (ca. 1980er und 1990er Jahre) wurde in Deutschland traditionell unterschieden zwischen *interner und externer Qualitätssicherung*. „Interne Qualitätssicherungsmaßnahmen" umfassten dabei durchaus Aspekte der Qualitätsverbesserung und des Qualitätsmanagements. Der Begriff „interne Qualitätssicherung" ist heute weitgehend durch den Begriff „Qualitätsmanagement" abgelöst und hat sogar unter dem Begriff „Maßnahmen des einrichtungsinternen Qualitätsmanagements" Eingang in das SGB V (§ 135 SGB V) gefunden.

Unter „externer Qualitätssicherung" werden insbesondere Qualitätssicherungsmaßnahmen mit externen Vergleichen verstanden, insbesondere an prominenter Stelle, die unter § 135 SGB V genannte Maßnahme der einrichtungsübergreifenden („externen") Qualitätssicherung (im stationären Bereich: BQS-Verfahren).

Nicht nur im Gesetzestext, auch sonst wird der Begriff „Qualitätssicherung" im Gesundheitswesen häufig noch im traditionellen Wortsinn benutzt (Sens et al. 2007, S. 50). Der Begriff Qualitätssicherung wird darüber hinaus leider auch heute noch oft missverständlich für verschiedenste Aktivitäten verwendet, die sich nicht einmal im Ansatz mit den Methoden und Ansätzen der traditionellen Qualitätssicherung in Zusammenhang bringen lassen.

Die *modernen Qualitätskonzepte* basieren hingegen auf den Methoden und Prinzipien des Qualitätsmanagements. Gemäß DIN EN ISO 9000:2005 sind hierunter „aufeinander abgestimmte Tätigkeiten zum Leiten und Lenken einer Organisation bezüglich Qualität zu verstehen", u. a. das Festlegen der Qualitätspolitik und der Qualitätsziele, die Qualitätsplanung, die Qualitätslenkung, die Qualitäts(*zu*)sicherung und die Qualitätsverbesserung.

Aus der Sicht des Krankenhauses finden u. a. die jeweiligen krankenhausspezifischen Ergebnisse der externen Qualitätssicherung Eingang in das krankenhausinterne Qualitätsmanagement mit dem Ziel, ihre eigenen Prozesse und Ergebnisse zu reflektieren und – wo erforderlich – systematisch zu verbessern. Da das Konzept des internen Qualitätsmanagements jedoch umfassende *strategische Ansätze zur Qualitätsverbesserung* einsetzt, die die gesamte Organisation Krankenhaus mit allen Berufsgruppen einbezieht, kann Qualitätsmanagement als das wesentlich umfassendere Konzept betrachtet werden, das das Konzept der externen Qualitätssicherung, quasi als ein Teilkonzept mit dem primären Ziel der Problemerkennung (jedoch nicht mit dem Ziel der Qualitätsverbesserung) im Bereich ausgewählter medizinischer Leistungsbereiche integriert.

4 Qualität messen, bewerten und verbessern

4.1 Dimensionen von Qualität

Um den Zugang zur Messung und Beurteilung von Qualität zu strukturieren und zu vereinfachen, hat Donabedian bereits 1966 vorgeschlagen, drei Aspekte oder Dimensionen von Qualität zu unterscheiden: Struktur-, Prozess- und Ergebnisqualität.

- Zur *Strukturqualität* gehören z. B. die materielle Ausstattung eines Krankenhauses, die technischen Geräte, die Qualifikation des Personals, die administrative Struktur, Ablauforganisation und Finanzierung.
- Die *Prozessqualität* umfasst sämtliche Aktivitäten, die im Laufe des patientenbezogenen Versorgungsablaufs stattfinden. Hierzu gehören beispielsweise die Anamnese, diagnostische Untersuchungen, ärztliche und pflegerische Behandlungen, Koordination und Kontinuität der Versorgung sowie die Dokumentation.

- Die *Ergebnisqualität* schließlich beschreibt, welche Ergebnisse am Ende einer Behandlung zu verzeichnen sind,wie die Heilung (oder Nicht-Heilung) von einer Erkrankung, die Linderung von Schmerzen und weiterer von der medizinischen Versorgung ausgehender Wirkungen (z. B. Mobilität, Patientenzufriedenheit, Schäden).

Diese Aufzählung der Qualitätsdimensionen macht deutlich, dass verschiedene Aspekte zur Beschreibung der Qualität des komplexen Gebildes Krankenhaus erforderlich sind. Die Messung und Bewertung von Qualität findet zu großen Teilen auch heute noch in diesen drei Dimensionen statt. Das externe Qualitätssicherungsverfahren der BQS umfasst zum Beispiel viele Indikatoren zur Messung und Bewertung der Prozess- und Indikationsqualität sowie Indikatoren zur Ergebnisqualität.

4.2 Messen und Bewerten von Qualität

Das Messen von Qualität kann mit Hilfe sogenannter *Qualitätsindikatoren* erfolgen. Ein Qualitätsindikator ist kein direktes Maß für Qualität, sondern nur ein Hilfsmittel oder ein Werkzeug zur Messung und Bewertung von Qualität (Sens et al. 2007, S. 30). Qualitätsindikatoren bilden die Qualität einer Einheit durch Zahlen bzw. Zahlenverhältnisse indirekt ab. Beispielsweise beschreibt ein Qualitätsindikator den prozentualen Anteil der Patienten (z. B. 80 %), die nach dem gelungenen Einsatz eines künstlichen Hüftgelenks nach kurzer Zeit wieder selbstständig gehen können.

Die Ausprägung eines Indikators kann mit guter bzw. schlechter Qualität in Verbindung gebracht werden (ebd.). Hierzu verwendet man definierte Ausprägungen des Indikators, den sog. *Referenzwert* oder *Referenzbereich*. Der Referenzbereich ist definiert als das Intervall, innerhalb dessen die Ausprägung eines Qualitätsindikators als „unauffällig" definiert wird. Ein Referenzwert ist ein Referenzbereich, dessen Unter- und Obergrenze zusammenfallen. Referenzbereiche und -werte müssen im Rahmen der Qualitätsanforderung festgelegt werden. Diese Festlegung kann entweder empirisch (statistisch) oder normativ (Expertenkonsens) erfolgen.

Ein Beispiel für einen Indikator: Entzündung in der Umgebung des künstlichen Hüftgelenks nach der Operation. Der Indikator berechnet sich als Quotient (Zähler/Nenner) mit einem Wert von z. B. 2,5 %, wenn in einem Krankenhaus 5 Patienten (Zähler) von 200 operierten Patienten (Nenner) innerhalb eines Monats eine Entzündung entwickelt haben. Ist der Referenzbereich für diesen Indikator zwischen 0 % und 3 % festgelegt, würde der Indikator mit der Ausprägung von 2,5 % in diesen Referenzbereich fallen, d. h. der Anteil an Entzündungen von 2,5 % würde noch im Bereich von „guter Qualität" liegen, was aber keinesfalls heißt, dass nicht weitere Verbesserungen sinnvoll sind. Läge der Anteil an Entzündungen außerhalb dieses Referenzbereichs, d. h. die Häufigkeit von Entzündungen würde nicht mehr mit guter Qualität assoziiert, müsste sich das Krankenhaus aktiv um die Beseitigung einer ggf. zugrunde liegenden Problematik bemühen.

Qualitätsindikatoren sind struktur-, prozess- und/oder ergebnisbezogen. Darüber hinaus müssen Qualitätsindikatoren – je nach Anwendung – den Anforderungen der *Validität, Reliabilität, Sensitivität und Spezifität* genügen.

Die Interpretation von Qualitätsindikatoren, insbesondere im Rahmen von externen Qualitätsvergleichen, kann zu Fehlschlüssen führen, wenn nicht Verfahren einer adäquaten Risikoadjustierung zur Anwendung kommen. Diese Verfahren werden eingesetzt, um bei der Berechnung von Qualitätsindikatoren den Einfluss von patientenindividuellen Risiken (z. B. Risikofaktoren wie Gesundheitszustand und Vorerkrankungen) und von unterschiedlichen Verteilungen dieser Risiken zwischen den Krankenhäusern (Patientenmix) zu berücksichtigen (Sens et al. 2007, S. 33).

Qualitätsindikatoren, insbesondere zur Messung der medizinischen Prozessqualität, basieren in der Regel auf hochwertigen Leitlinien, die den aktuellen Stand der medizinischen Versorgung widerspiegeln. Somit lässt sich mit Indikatoren auch die leitliniengerechte Versorgung messen und bewerten. Beispielsweise ist die S3-Leitlinie für die Diagnostik, Therapie und Nachsorge des Mammakarzinoms (Kreienberg et al. 2008) Grundlage für die Entwicklung von Qualitätsindikatoren im Bereich Mammachirurgie im Rahmen des BQS-Verfahrens, wie z. B. Sicherheitsabstand zum gesunden Gewebe (vgl. www.bqs-qualitaetsindikatoren.de/2007/ergebnisse/leistungsbereiche/mammachirurgie/indikatoren/4).

Die Methoden zur Entwicklung und Begründung von über 180 Qualitätsindikatoren, die im Rahmen der extern vergleichenden Qualitätssicherung (BQS-Verfahren) zum Einsatz kommen, sind unter www.bqs-qualitaetsindikatoren.de ausführlich beschrieben.

Die Bedeutung von Qualitätsindikatoren hat unter den sich ändernden gesundheitspolitischen Rahmenbedingungen (vgl. Kap. 1), die zunehmende Erwartungen der Öffentlichkeit an die Transparenz über das Qualitätsgeschehen in der Gesundheitsversorgung sowie der verstärkten Wettbewerbssituation der Leistungserbringer noch erheblich zugenommen. *Qualitätsindikatoren sind wesentliche Bestandteile* z. B. in folgenden Bereichen:

- Einrichtungsübergreifende (extern vergleichende) Qualitätssicherungsmaßnahmen nach §§ 135 ff. SGB V, die insbesondere auch die Verbesserung der Ergebnisqualität zum Ziel haben. Besondere Herausforderungen an Qualitätsindikatoren liegen hier z. B. in der Messung der poststationären Ergebnisse bei immer kürzeren Liegezeiten.
- Veröffentlichung ausgewählter Qualitätsindikatoren im Rahmen der strukturierten Qualitätsberichte von Krankenhäusern. Qualitätsindikatoren müssen hierzu speziellen methodischen Gütekriterien entsprechen.
- Qualitätsindikatoren zur Messung der Patientensicherheit.
- Pay for performance – Indikatoren als Grundlage zur Vergütung von Leistungen.

Neben der spezifischen Erhebung von Daten zum Zweck der Qualitätsmessung und -bewertung (BQS-Verfahren) zur Problemerkennung bietet sich auch die Möglichkeit an, im Rahmen der Administration ohnehin erhobene Daten sekundär (ergänzend oder alternativ) auszuwerten. Der Vorteil dieser „Routinedaten" liegt darin, dass sie vollständig und mit vergleichsweise geringem zusätzlichem Aufwand erhoben werden können. Außerdem können, bei entsprechendem Versichertenbezug, Auswertungen im Längsschnitt vorgenommen werden. Wichtige Indikatoren der Ergebnisqualität, die aus Routinedaten ermittelt werden können, sind u. a. Sterblichkeit, Wiederaufnahmen, Komplikationen, Infektionen, ungeplante Folgeeingriffe und Verweildauer (Heller et al. 2003).

4.3 Verbessern von Qualität auf der Basis des PDCA-Zyklus

Das methodisch valide Messen und Bewerten von Qualität ist für sich genommen schon kein einfaches Vorhaben, aber mit den Erkenntnissen aus diesem Schritt ist der Prozess noch nicht am Ende, sondern erst am Anfang: es folgt als nächstes die Verbesserung der Qualität, falls sie sich in der Bewertung als verbesserungsbedürftig herausgestellt hat. Die Messung und Bewertung von Qualität allein ist kein Selbstzweck und bleibt ein Bruchstück, wenn nicht die Schritte der Reflexion der Ergebnisse und qualitätsverbessernde Konsequenzen folgen. *Ziel jeder Qualitätsmessung und -bewertung* ist daher grundsätzlich immer die daraus resultierende Qualitätsverbesserung.

Der geschlossene Kreislauf von „Messen, Bewerten, Verbessern" ist eines der zentralsten Prinzipien von Qualitätsverbesserung und spiegelt sich auch im Kontext des Qualitätsmanagementkonzepts als Prinzip der „kontinuierlichen Verbesserung" wider.

Die frühen traditionellen Qualitätssicherungsverfahren in Deutschland (z. B. in der Perinatolgie) beruhten ebenfalls auf diesem Prinzip und wurden daher auch mit dem Begriff „problemorientierter Qualitätssicherung" bezeichnet. Eng mit diesem Konzept verbunden war das sogenannte *„Paradigma der Qualitätssicherung"*, das einen ständig zu durchlaufenden Regelkreis (auch Qualitätskreis oder Qualitätsspirale genannt) von Beobachtung, Problemerkennung, Problemanalyse, Umsetzung der Problemlösung und erneute Beobachtung beschreibt. Die Aspekte der „Beobachtung" und „Problemerkennung" im Rahmen dieses Regelkreises werden dabei durch die Messung und Bewertung von Qualität abgedeckt, nicht jedoch die weiteren Aspekte zur Verbesserung der Qualität. Speziell entwickelte Methoden und Instrumente stehen hierzu zur Verfügung (vgl. Methoden und Instrumente des Qualitätsmanagements).

Das Konzept der „ständigen Verbesserung" (angloamerikanisch: „Continuous Quality Improvement", CQI, deutschsprachig: *„Kontinuierlicher Verbesserungsprozess, KVP*) geht zurück auf Deming (1986) und auf dem von ihm entwickelten Plan-Do-Check-Act-Zyklus (PDCA-Zyklus), der zugleich Anwendungs- und Erklärungsmodell ist. Basierend auf der Überzeugung, dass jeder Vorgang als Prozess betrachtet und als solcher schrittweise verbessert werden kann, dient der PDCA-Zyklus als Vorgehensmodell für den Prozess der ständigen Verbesserung (vgl. Sens et al. 2007).

Die Begriffe „Paradigma", „problemorientierter Qualitätsverbesserungsprozess" oder „Regelkreis" wurden – im Kontext der Entwicklung der modernen Qualitätskonzepte – inzwischen auch in der deutschen Gesundheitsversorgung durch den Begriff des *„PDCA"-Zyklus* abgelöst. Diese Ablösung geht einher mit der Weiterentwicklung der traditionellen Qualitätssicherung hin zu den modernen Qualitätsmanagement-Konzepten, in denen der Gedanke der kontinuierlichen Verbesserung Prinzip ist und der PDCA-Zyklus die Schritte und Methoden der konkreten Umsetzung bietet.

Gut geplante und durchgeführte Qualitätsverbesserungsprojekte sind systematische und strukturierte, d. h. am PDCA-Zyklus orientierte Projekte zur nachweislichen Verbesserung der Qualität. Folgende Schritte kennzeichnen ihn:

- Beschreibung des Problems
- Messung des Problem-Ausmaßes (Ist-Analyse)

- Formulierung der Zielerreichung („Soll")
- Klärung der Ursache des Problems
- Maßnahmen zur Beseitigung der Probleme und deren Umsetzung
- Evaluation (Ermittlung des Erfolgs) der Maßnahmen
- Messung der Beseitigung des Problems: Ziel nachweislich (= gemessen) erreicht?

Ein einfaches Beispiel soll dieses Vorgehen veranschaulichen:

- Beschreibung des Problems: Krankenhaus X stellt einen zu hohen prozentualen Anteil an neu entstandenen Druckgeschwüren (Anteil von Dekubitusfällen) von 5 % bei Patienten mit Hüftgelenkersatz fest.
- Messung des Problems: Der Qualitätsindikator zur Messung des Anteils der Dekubitusfälle des BQS-Verfahrens zeigt dem Krankenhaus X das Problem (5 %) an.
- Formulierung der Zielerreichung: Senkung des prozentualen Anteils der Dekubitusfälle auf die Hälfte (2,5 %) innerhalb von sechs Monaten.
- Klärung der Ursache des Problems: Beobachtung der Abläufe nach der Operation.
- Maßnahmen zur Beseitigung der Probleme und deren Umsetzung: Frühzeitige Mobilisation der Patienten, Einsatz von Lagerungsmaterialien, Anleitung der Patienten zur Eigenbewegung, ggf. Einsatz von Spezialmatratzen.
- Evaluation der Maßnahmen: Sonderauswertung der BQS für das Krankenhaus X zum Anteil der Dekubitusfälle nach sechs Monaten.
- Messung der Zielerreichung und der Beseitigung der Probleme: Der Anteil der Dekubitusfälle liegt bei 2 % durch konsequente Umsetzung der oben genannten Maßnahmen.
- Weitere Senkung des Anteils der Dekubitusfälle möglich? Zyklus neu beginnen.

4.4 Weitere Instrumente der Qualitätsverbesserung und des Qualitätsmanagements

Zur systematischen Planung und Durchführung von Qualitätsverbesserungsprojekten steht – neben den Qualitätsindikatoren – eine Vielzahl von weiteren Instrumenten zur Verfügung. Einige werden im Folgenden kurz erläutert:

- Systematische und methodisch fundierte *Befragungen* von Patienten, einweisenden Ärzten, Mitarbeitern oder Bürgern der Region haben – ebenso wie das Indikatoren-Konzept – das Ziel, Qualitätsprobleme oder Schwachstellen in Erfahrung zu bringen (und in der Konsequenz diese auch nachweislich zu beseitigen).
- *Beschwerdemanagement:* Systematisches Instrument, um akute, dringende oder schwerwiegende Probleme schnell zu erkennen und zu lösen.
- *Fehler- und Risikomanagement* soll einerseits vorbeugend Fehler, Risiken und (Beinahe-)Schäden erkennen und vermeiden und andererseits – wenn Fehler aufgetreten sind – zum offensiven Umgang und zu Maßnahmen anregen, damit Fehler nicht erneut auftreten.

Zu diesem wichtigen Thema der qualitätsorientierten Versorgung hat sich im April 2005 das „Aktionsbündnis Patientensicherheit e. V." (vgl. www.aktionsbuendnis-patientensicherheit.de) auf Bundesebene als gemeinnütziger Verein gegründet, das sich explizit für eine sichere Gesundheitsversorgung einsetzt und sich der Erforschung, Entwicklung und Verbreitung dazu geeigneter Methoden widmet.

„Im Mittelpunkt jeder qualitätsorientierten Gesundheitsversorgung steht die Sicherheit des Patienten. Unerwünschte Ereignisse, die das ungewollte Ergebnis einer Behandlung sind, gefährden die Patientensicherheit. Deshalb setzt sich das Aktionsbündnis Patientensicherheit e. V. (APS) für Strategien zur Vermeidung unerwünschter Ereignisse ein. Viele unerwünschte Ereignisse gehen auf Fehler zurück, die infolge komplexer und arbeitsteiliger Abläufe entstehen. Das wichtigste Instrument zur Verbesserung der Patientensicherheit ist daher das gemeinsame Lernen aus Fehlern."

Risiken in der Arzneimittelversorgung oder auch unerwünschte Arzneimittelwirkungen werden zunehmend unter dem Aspekt der Patientensicherheit bzw. des Fehlermanagements aufgegriffen und Lösungen erarbeitet.

Der Sachverständigenrat zur Begutachtung der Entwicklung im Gesundheitswesen hat sich in seinem Gutachten 2007 u. a. ebenfalls zur außerordentlichen Bedeutung des Themas Patientensicherheit im Kontext des internen Qualitätsmanagements (dort als Element des Risikomanagements) geäußert (www.svr-gesundheit.de): Er hat u. a. empfohlen, Verbesserungsprozesse auf institutioneller und Systemebene mittels geeigneter, wenn möglich sektorenübergreifend angelegter Patientensicherheitsindikatoren (PSI) – auch im Bereich der Arzneimittelsicherheit – zu unterstützen. Es ist daher eine wichtige Aufgabe des Qualitätsmanagements, dass zur Verringerung der Fehlerrate, nicht nur bei der Arzneimitteltherapie, eine nicht-schuldzuweisende Fehler- und Beinahe-Fehler-Erfassung und -Analyse in einem Umfeld ausgeprägter, präventiv orientierter Fehlerkultur etabliert wird.

- Orientierung an medizinischen und pflegerischen *Leitlinien oder Standards*, die sicherstellen sollen, dass die Behandlungsabläufe und -ergebnisse dem aktuellen wissenschaftlichen Stand entsprechen (Beispiele: Leitlinie zur Feststellung und Behandlung von Brustkrebs, pflegerische Expertenstandards zur Vermeidung von Druckgeschwüren und Stürzen, also Dekubitusprophylaxe und Sturzprophylaxe). Ausführlich wird auf dieses Thema in Abschnitt 6 eingegangen.
- Berufsgruppenübergreifende *Konferenzen und Besprechungen* zur Information und Beratung über die aktuellen oder durchgeführten Behandlungen.
- Systematische Maßnahmen zur umfassenden *Information und Aufklärung* der Patienten in allen Phasen des Krankenhausaufenthaltes einschließlich der Zeiten vor der Aufnahme und nach der Entlassung.

4.5 Weitere Instrumente zur Problemerkennung und -analyse

Als „einfache" graphische oder statistische Instrumente zur Erkennung von Qualitätsproblemen sowie zu deren Analyse sind die sogenannten „Seven Tools" bekannt (Berwick et al. 1991). Zu den „Seven Tools" gehören (Werner und Sens 1996):

- Fehlersammelliste/Brainstorming
- Flussdiagramm
- Fishbone-Diagramm

- Pareto-Diagramm
- Histogramm
- Scatter-(Korrelations-)Diagramm
- Qualitätsregelkarte.

Unter *Brainstorming* versteht man einen kreativ-kommunikativen Prozess, in dem ein Problem erkannt und formuliert wird. Dabei gelten Regeln für die Durchführung, die den Prozess strukturieren und ein sachliches Klima schaffen sollen. Wichtig ist insbesondere, dass alle Ideen wertfrei notiert, geordnet und ausgewertet werden. Hierbei hat sich die Metaplan-Technik bewährt. Ein erfahrener Moderator sollte die Ideensammlung leiten.

Flussdiagramme stellen komplexe Prozesse mit verschiedenen Entscheidungsmöglichkeiten visuell dar. Dabei kommen Standardsymbole zur Anwendung, die Start- und Endpunkte, Tätigkeiten und Entscheidungen beinhalten.

Fishbone-Diagramme (auch Ishikawa- oder Ursache-Wirkungs-Diagramm) visualisieren entlang einer Hauptachse Problemstellungen in Form von Ursachen und Teilursachen. Zu den Ursachen können z. B. Patienten, Verfahren, Settings etc. gehören. Teilursachen sind jeweils die „Ursachen hinter den Ursachen“. Sie können durch die sechs W-Fragen (was, wann, wo, warum, wer, wie) bestimmt werden.

Ein *Pareto-Diagramm* ist ein Balkendiagramm, in dem die einzelnen Werte der Größe nach geordnet wiedergegeben werden. Dabei befindet sich der größte Werte ganz links, der kleinste Wert ganz rechts im Diagramm. Das Pareto-Diagramm beruht auf dem Pareto-Prinzip, nach dem die meisten Auswirkungen eines Problems (80 %) häufig nur auf eine kleine Anzahl von Ursachen (20 %) zurückzuführen sind. Es ist ein Balkendiagramm, das Problemursachen nach ihrer Bedeutung ordnet und schnell zur Eingrenzung von möglichen Problemursachen beitragen kann.

Histogramme werden zur Ermittlung der Häufigkeit und Verteilung des Auftretens von Merkmalsausprägungen erstellt. Es kann z. B. zur Darlegung der Häufigkeitsverteilung von Telefonanrufen im Labor zur Abfrage von Laborwerten über 24 Stunden hinweg sein, um ggf. das Problem einer personellen Überlastung zu quantifizieren und darzulegen.

Ein *Scatter-Diagramm* (Streudiagramm) ist die graphische Darstellung von beobachteten Wertepaaren zweier metrisch skalierter Variablen. Mit Hilfe statistischer Verfahren können Ausprägung und Richtung von Zusammenhängen ermittelt werden. Man erhofft sich durch das Muster der Punkte im Streudiagramm Informationen über die Abhängigkeitsstruktur der beiden Merkmale, die durch die Koordinaten repräsentiert sind.

Die *Qualitätsregelkarte* wurde bereits in den 1920er Jahren als Werkzeug der statistischen Qualitätssicherung entwickelt. Typischerweise werden Qualitätsmerkmale gegen eine Stichprobengröße oder die Zeit aufgetragen. In die Darstellung können auch Toleranzgrenzen eingetragen werden. Solange sich die Qualitätsmerkmale innerhalb dieser Limits bewegen, wird der Prozess als „kontrolliert“ betrachtet. Die Analyse der Muster der Darstellung kann ebenfalls Aufschluss über auftretende Qualitätsprobleme geben, etwa durch die Beobachtung von Trends.

5 Qualitätskonzepte

Überlegungen zur Qualität und Qualitätsverbesserung von Produkten und Dienstleistungen haben eine lange Tradition und Historie. Die Entwicklung von Qualitätskonzepten hängt dabei auch eng mit der Entwicklung von Organisations- und Managementtheorien zusammen (Pietsch-Breitfeld 1999). Auch aus methodischer Sicht haben sich die Qualitätskonzepte im Laufe der vergangenen Jahrzehnte verändert. Diese Veränderung zeigt sich sowohl in der produzierenden Industrie als auch im Dienstleistungssektor, in den die Versorgung von Patienten mit ihren speziellen Eigenschaften einzuordnen ist.

Die *Entwicklungsstufen der Qualitätskonzepte* umfassen die Konzepte der so genannten *Qualitätskontrolle*, der *Qualitätssicherung* (basierend u. a. auf dem Messen und Bewerten von Qualität in den klassischen Dimensionen Struktur, Prozess und Ergebnis mit Hilfe von Qualitätsindikatoren) und als „jüngstes" Konzept das des Umfassenden Qualitätsmanagements (gleichbedeutend mit Total Quality Management, TQM), das vorwiegend auf den Prinzipien von Juran, Deming, Ishikawa et al. basiert.

Im Gesundheitswesen der Bundesrepublik Deutschland wurde das Konzept der Qualitätskontrolle bereits vor vielen Jahren u. a. im Bereich der Labormedizin und der Radiologischen Diagnostik umgesetzt. Die Methodik der Qualitätssicherung wurde erstmals Mitte der 1970er Jahre im Rahmen der Münchner Perinatalstudie und später in vielen anderen Qualitätssicherungs-Projekten eingesetzt, heute finden sie sich – methodisch und verfahrenstechnisch weiterentwickelt – in den einrichtungsübergreifenden Qualitätssicherungs-Maßnahmen (BQS-Verfahren) wieder. Seit Anfang der 1990er Jahre hat auch das Konzept des Umfassenden Qualitätsmanagements – wenn auch eher zögerlich – Eingang in Gesundheitseinrichtungen der Bundesrepublik Deutschland und Österreich gefunden.

5.1 Die klassischen Qualitätskonzepte

Als einer der ersten Protagonisten in der medizinischen Versorgung, der ein Konzept der systematischen Qualitätsbeobachtung forderte, gilt E. A. Codman, ein Bostoner Chirurg. Bereits 1914 schrieb er: „We must formulate some method of hospital report showing as nearly as possible what are the results of the treatment obtained at different institutions. This report must be made out and published by each hospital in a uniform manner, so that comparison will be possible" (Codman 1914, S. 494). Sein Gedanke war, dass Krankenhäuser ihre Behandlungsergebnisse in einheitlicher Art und Weise veröffentlichen sollten, so dass Vergleiche zwischen den Krankenhäusern möglich wären. Der Ansatz „einheitlich" setzt eine *systematische Dokumentation der Behandlungsergebnisse* voraus und lässt den impliziten Schluss auf eine ebenso einheitliche statistische Aufbereitung und Darstellung der Ergebnisse zu.

Die Grundzüge dieser Idee haben sich gewissermaßen bis heute erhalten und finden sich auch in der Entwicklungslinie der Qualitätskonzepte im deutschen Gesundheitswesen wieder. Darüber hinaus haben sie mit der Verpflichtung zur einrichtungsübergreifenden (extern vergleichenden) Qualitätssicherung Eingang in das SGB V gefunden (§ 135a SGB V).

Auch der heute moderne Begriff des *Benchmarkings* (sinngemäß: Vergleich mit den besten Wettbewerbern) kann durchaus als verwandt mit Codmans Ansatz verstanden werden. Assoziationen zwischen Codmans Vorschlag der Veröffentlichung von Qualitätsinformationen und den heute von den Krankenhäusern zu verfassenden strukturierten Qualitätsberichten bieten sich ebenfalls an.

Eine weitere bedeutende Phase in der *internationalen Entwicklung der Qualitätssicherung* in der Medizin basiert im Wesentlichen auf Methoden, die sich von den klassischen Theorien der Qualitätssicherung Donabedians (u. a. 1966; 1980; 1982; 1985) ableiten lassen (vgl. Kap. 4). Zwei wesentliche Aspekte der Methoden von Donabedian sind:

- Die Einteilung der Qualität der Versorgung in die drei klassischen Dimensionen Struktur-, Prozess- und Ergebnisqualität.
- Das Messen und Bewerten von Qualität durch den Vergleich zwischen der von Experten festgelegter Soll-Qualität mit der tatsächlich festgestellten Ist-Qualität.

Als Weiterentwicklung dieser *klassischen Methoden* können die Konzepte der Joint Commission on Accreditation of Healthcare Organizations (JCAHO) betrachtet werden, die zunächst für amerikanische Krankenhäuser ein freiwilliges Akkreditierungsverfahren entwickelt hat, das auf den „Standards for Hospital Accreditation“ basiert (Roberts et al. 1984). Gegen Ende der 1980er Jahre stellte die JCAHO ihr Indikatorenkonzept als systematische Vorgehensweise zur Qualitätsmessung (z. B. JCAHO 1989; 1990) und das damit verbundene Prinzip des „Quality monitoring and evaluation process“ vor (JCAHO 1988), das dem in Deutschland damals bekannten Ansatz des „Problemorientierten Qualitätsverbesserungsprozesses“ – als Vorläufer des PDCA-Zyklus – entsprach (vgl. Selbmann 1990; 1994).

5.2 Die umfassende Qualitätsstrategie

Ende der 1980er Jahre fand in den USA ein tiefgreifender Wandel in der Qualitätsphilosophie statt: Der Übergang vom klassischen Konzept der Qualitätssicherung zum Konzept der *„Kontinuierlichen Qualitätsverbesserung“* (Continuous Quality Improvement) bzw. dem des *„Umfassenden Qualitätsmanagements“* (Total Quality Management). Die Hintergründe für diese Entwicklung waren u. a.:

- Die positiven Erfahrungen insbesondere der japanischen Industrie mit den Qualitätsverbesserungsstrategien auf der Basis der Konzepte von Deming, Juran, Feigenbaum, Ishikawa, Crosby et al., die in der Zwischenzeit auch in amerikanischen Unternehmen Eingang gefunden hatten.
- Hinzu kam die Erkenntnis, dass auch in den Versorgungssystemen die klassischen Methoden der Kontrolle und Sicherung der Qualität nicht mehr ausreichten. Im stationären Bereich versprach man sich von den umfassenden Qualitätskonzepten zunehmende Leistungsfähigkeit und Wirtschaftlichkeit. Die Umsetzung des Konzepts Umfassendes Qualitätsmanagement schien potentiell ein Garant zur Lösung der vielfältigen Probleme von so komplexen Organisationen wie Krankenhäuser zu sein und damit die Chance zu bieten, im verschärften Wettbewerb bestehen zu können.

1989 wurde in den USA erstmals versucht, die grundlegenden Ideen der kontinuierlichen Qualitätsverbesserung bzw. des Umfassenden Qualitätsmanagements in Bereiche des Gesundheitswesens zu übertragen. Erfahrungen mit diesen Ansätzen sind u. a. von Berwick (1989), Laffel und Blumenthal (1989), Berwick et al. (1991) und Gaucher und Coffey (1993) publiziert worden.

Abbildung 1 zeigt die parallelen Entwicklungsstufen der Qualitätskonzepte im industriellen Umfeld und im Gesundheitswesen (Pietsch-Breifeld 1999, S. 37).

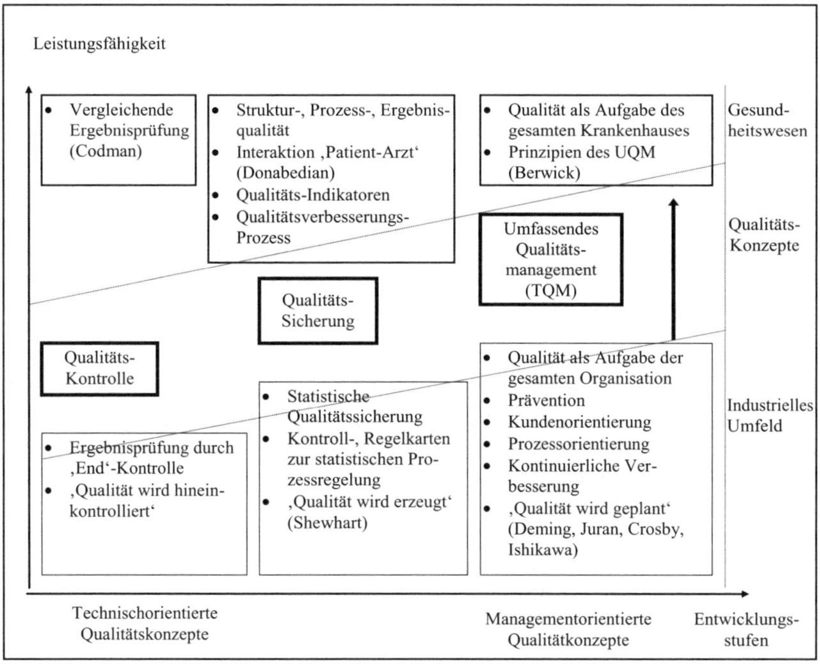

Abb. 1: Entwicklungsstufen und Leistungsfähigkeit der Qualitätskonzepte im industriellen Umfeld und im Gesundheitswesen.

5.3 Stand der Qualitätskonzepte in Deutschland im Jahr 2008

Aus der *Sicht der Qualitätswissenschaft* zeichnet sich in der Gesundheitsversorgung der Bundesrepublik Deutschland ein Übergangszustand bzw. eine Weiterentwicklung der Qualitätskonzepte ab, was sich in der gesetzlichen Verpflichtung des §135a SGB V und in dessen Umsetzung widerspiegelt: Alle Krankenhäuser beteiligen sich an der einrichtungsübergreifenden (extern vergleichenden) Qualitätssicherungsmaßnahme, alle Krankenhäuser sind verpflichtet, intern Qualitätsmanagement einzuführen. Die Analyse einer Stichprobe der Qualitätsberichte aus dem Jahr 2005 lässt allerdings den Schluss zu, dass sich ungefähr die Hälfte der Krankenhäuser noch in der frühen Einführungsphase von Qualitätsmanagement befinden und die andere Hälfte bereits weit fortgeschritten ist (Pietsch, Wieland 2008).

In der oben beschriebenen Entwicklung der Qualitätskonzepte im Gesundheitswesen ist auch folgende Erfahrung und Erkenntnis ersichtlich: Die externen vergleichenden Qualitätssicherungsmaßnahmen können nur begrenzt einen Beitrag zu Qualitätsverbesserungen innerhalb der Krankenhäuser leisten. Die Aufgabe der Qualitätsverbesserung bzw. des Qualitätsmanagements beginnt nämlich erst dort, wo externe Maßnahmen notgedrungen aufhören müssen. Der Prozess der Qualitätsverbesserung selbst findet ja im eigenen komplexen organisatorischen Umfeld des Krankenhauses statt. Externe Verfahren sollten in diesem Sinne Krankenhäuser motivieren, sich mit den Fragen der Qualität ernsthaft auseinander zu setzen. Der unmittelbaren Verbesserung der Leistungsqualität dienen sie jedoch nicht (Köck, Ebner 1994).

5.4 Die Organisation Krankenhaus

Ausgehend von den Erfahrungen mit den traditionellen Qualitätskonzepten und den erst neueren Erfahrungen mit den *umfassenden Qualitätskonzepten* sollen im folgenden die zum Teil sehr spezifischen Besonderheiten der Patientenversorgung und der damit zusammenhängenden organisatorischen Strukturen im Kontext der Elemente von Qualitätsmanagement dargestellt werden.

Krankenhäuser können zu den komplexesten und problematischsten Organisationen überhaupt gezählt werden. Umso erstaunlicher ist es, dass auch international Forschungsdefizite im Bereich der Krankenhausorganisation vorliegen (Köck 1992). Speziell für Deutschland bestätigt sich dieser Mangel u. a. darin, dass kaum Informationen vorhanden sind, die systematische Analysen der komplexen, sozialen Organisationen im Gesundheitswesen zulassen (Hildebrandt et al. 1996). Bisherige Ansätze konzentrieren sich vorwiegend auf betriebswirtschaftliche Faktoren (z. B. Kosten, Verweildauern) und weniger auf Aspekte der inneren Organisation. So wurde bisher wenig beforscht, wie z. B. die Entscheidungs- und Managementpolitik in Krankenhäusern aussieht, wie die Führungsebene und die inneren Strukturen auf sich ändernde innere und äußere Anforderungen reagieren und sie verarbeiten, wodurch z. B. das Krankenhaus und seine Organisationskultur in seiner Entwicklung unterstützt wird und welche Kräfte entgegenwirken. Insofern ist es auch nicht verwunderlich, dass wenig über Ursachen und Grundlagen der Leistungsqualität im Krankenhaus bekannt ist.

Köck beschreibt daher ein organisationstheoretisches Modell der Leistungsqualität mit Hinweisen darauf, wodurch Qualitätsprobleme und ihre organisatorischen Ursachen im Krankenhaus entstehen können und welchen Bedingungen ein Qualitätsmanagement-Konzept genügen muss, um diese Probleme möglicherweise kausal lösen zu können (Köck 1992).

5.5 Organisationstheoretische Betrachtungen

In Anlehnung an das organisationstheoretische *Konzept der Kontingenztheorie* können Krankenhäuser als komplexe Organisationen bezeichnet werden, die von sich verändernden und dynamischen Außeneinflüssen geprägt, ja sogar von ihnen determiniert sind. Dieses Umfeld beinhaltet drei Dimensionen: Das ökonomisch-institutionelle Umfeld, die Aufgabenstellung der Organisation und die Technologie. Die Kontingenztheorie sagt nun (Köck 1992), dass eine Organisation die durch das Umfeld bedingte Unsicherheit reduzieren muss, um erfolgreich zu sein. Übertragen auf das Krankenhaus leiten sich dabei die Zusammenhänge zwischen Umgebungsbedingungen, die daraus resultierende Organisationsstruktur und die wiederum daraus resultierende Leistungsqualität ab (vgl. Abb. 2).

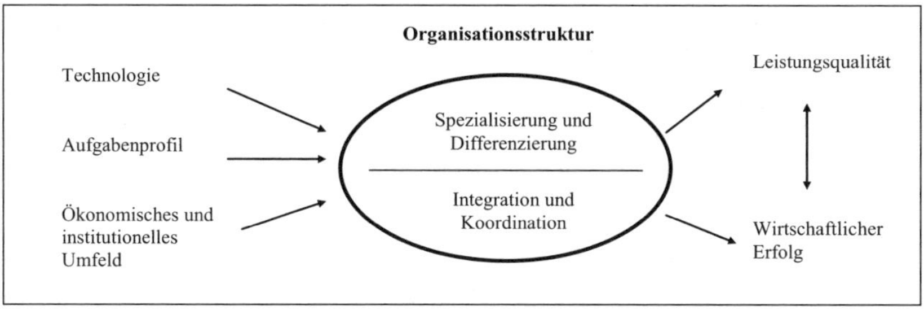

Abb. 2: Modell der Krankenhausorganisation (nach Köck 1992, S. 49).

Die Theorie geht nun davon aus, dass zur Bewältigung von durch Außeneinflüsse bedingte *Unsicherheiten die Organisation*, also das Krankenhaus, gezwungen ist, einerseits mit hohem Spezialisierungs- und Differenzierungsgrad in den Organisationsfunktionen zu reagieren, um adäquat agieren zu können, andererseits gleichzeitig einen hohen Koordinations- und Integrationsaufwand zu leisten, der die Organisation als Ganzes „auf dem gemeinsamen Weg" hält.

Betrachtet man die *Außeneinflüsse* detaillierter, zeigen sich folgende Aspekte:

- *Aufgabenstellung:* Zentrale Aufgabe und Anliegen von Krankenhäusern ist es, Menschen in ihrer besonderen Krankheitssituation die bestmöglichen medizinischen Leistungen anzubieten, wobei dies diagnostische, therapeutische, pflegerische, soziale und logistische Aufgaben umfasst. Zusammengenommen sind dies Aufgaben, deren Erfüllung mit zu den schwierigsten Dienstleistungen gehört, zumal auch jederzeit Entscheidungen „auf Leben und Tod„ auftreten können.
- *Technologien:* Durch den sich ständig verändernden Fortschritt der Medizin, durch immer neuere diagnostische und therapeutische Verfahren und Methoden sind Krankenhäuser permanent und mit großem Aufwand (Geräte, Verfahren, Qualifikationen usw.) gezwungen, sich für eine optimale Patientenversorgung diesen Veränderungen anzupassen. Die Reaktion auf diese Entwicklungen drückt sich in immer kleineren und spezielleren Funktionseinheiten aus.
- *Ökonomisches und institutionelles Umfeld:* Die sich verändernden ökonomischen und gesellschaftlichen Rahmenbedingungen sowie das öffentliche Interesse an dem, was hinter den Kulissen passiert, üben Druck aus auf die Krankenhäuser, sich einerseits legitimieren zu müssen und sich andererseits zunehmend als Organisation im Wettbewerb um den Krankenhausmarkt zu verstehen und sich entsprechend anzupassen.

Die aufgrund der äußeren Einflüsse erfolgte Spezialisierung und Differenzierung von Krankenhausorganisationen hat stattgefunden (Köck 1992). Zur daraus notwendigerweise resultierenden Koordination und Integration sind dagegen erst Ansätze ersichtlich. Genau in diesem Bereich kann jedoch der Kern der Qualitätsprobleme angesiedelt sein.

5.5.1 Integrations- und Koordinationsprobleme

Die Organisationsstrukturen von Krankenhäusern mit den angesprochenen Integrations- und Koordinationsproblemen lassen sich in folgende Bereiche gliedern, die in den nächsten Abschnitten näher beschrieben werden:

- Die medizinischen Fachgebiete
- Die Berufsgruppen untereinander
- Die ärztliche Berufsgruppe und das Krankenhaus-Management

Die medizinischen Fachgebiete

Als Antwort auf das ständig zunehmende Wissen durch die Fortschritte der Medizin haben sich immer mehr Spezialgebiete etabliert. Gab es früher z. B. das eine Fach Innere Medizin, so gliedert es sich heute in Spezialfachgebiete wie Kardiologie, Nephrologie, Gastroenterologie, Hepatologie, Pneumologie, Rheumatologie, Immunologie usw. Dass sich aus diesem hohen Maße der Differenzierung und Spezialisierung Integrations- und Qualitätsprobleme ergeben können, ist unmittelbar einleuchtend. Um diesen entgegen zu wirken, kamen schon früh gerade im Bereich der medizinischen Spezialdisziplinen die *Methoden der klassischen Qualitätssicherung* zum Tragen. Diese beinhalten u. a.

- die Etablierung der von medizinischen, insbesondere „schneidenden" Fachgebieten geprägten Qualitätssicherungs-Maßnahmen mit externen Vergleichen,
- die Entwicklung von diagnostischen und therapeutischen Leitlinien und Handlungsalgorithmen in den jeweils hochspezifischen Fachgebieten,
- die internen Maßnahmen wie klinische Konferenzen, Fallbesprechungen, Zweitmeinungsverfahren, Konsilien etc.,
- die strukturellen Aspekte wie Qualifikation in der Aus-, Weiter- und Fortbildung.

Man kann also konstatieren, dass im klassisch medizinischen Umfeld, d. h. in den jeweils hochspezialisierten Umgebungen, das Qualitätsbewusstsein hoch ist und auch schon zum Teil seit Jahrzehnten die Methoden der klassischen Qualitätssicherung eingesetzt werden. Aufgrund dieser Erfahrungen ist man zum Teil auch heute noch der Auffassung, dass Qualitätssicherung in Gesundheitsorganisationen alleinige Aufgabe und Zuständigkeit der ärztlichen Profession sei, wobei sich in der Zwischenzeit Veränderungen in dieser Auffassung abzeichnen (Bundesärztekammer 1997).

Die Berufsgruppen

Die Behandlung von Patienten wird von vielen Personen aus verschiedenen Berufsgruppen unterstützt, dem *medizinischen, pflegerischen und paramedizinischen Personal*. Betrachtet man die Patienten als die im Mittelpunkt der Aufmerksamkeit stehenden Personen (Kunden!), die eine optimale und effiziente Behandlung erwarten, so ist die Arbeit des direkt um sie agierenden Personals nur im Team vorstellbar. Ein hohes Maß an interprofessioneller Koordination, Kommunikation und Integration ist für dieses gemeinsame Handeln Voraussetzung. Aber gerade im Krankenhausalltag ist zum Teil immer noch zu beobachten, dass die Abstimmung zwischen ärztlichem und pflegerischem Personal noch verbessert werden könnte. Die Ursachen hierfür mögen in der unterschiedlichen historischen Geschichte der Berufsgruppen mit verschiedenen Sozialisationsmustern liegen oder auch in der unterschiedlichen Verteilung formeller und informeller Machtstrukturen. Durch die zum Teil immer noch vorherrschende mangelhafte Koordination und Integration dieser beiden Berufsgruppen und dem Misslingen, ein Bewusstsein für die Gemeinsamkeit der Aufgaben in der Vordergrund zu stellen, ist es nicht verwunderlich, dass Konflikten und Problemen Tür und Tor geöffnet sind. Es zeigt auch, dass die Lösung von Qualitätsproblemen nicht alleinige Aufgabe jeweils einer einzelnen Berufsgruppe sein kann. Qualitätsprobleme im kommunikativen Bereich wurden bisher jedoch kaum in das Zentrum klassischer Qualitätssicherungs-Maßnahmen gerückt.

Die in der traditionellen Qualitätssicherung anzutreffende Praxis, zwischen Qualitätssicherung im medizinischen Bereich und in der Pflege zu unterscheiden, ist unter den Organisationsbedingungen eines modernen Krankenhauses nicht länger zu halten (Köck, Ebner 1994). Nur eine *berufsgruppenübergreifende Form der Qualitätsverbesserung* wird den komplexen Abläufen und den übergreifenden Problemstellungen gerecht. Der Ansatz von integrativen Qualitätsmanagementstrategien schließt die fachübergreifende Methodik und Arbeitsweise a priori ein. Es gibt dabei keine berufsgruppen- oder fachspezifischen, sondern vor allem prozessspezifische Probleme zu lösen.

Unter Betrachtung der vielfältigen und komplexen Probleme der Organisation Krankenhaus lässt sich festhalten, dass sich die klassische Qualitätssicherung zum Teil bis heute im Wesentlichen auf Qualitätsprobleme im Bereich der originären ärztlichen Tätigkeiten konzentriert hat. Strukturelle und organisatorische Probleme können aber in gleicher Weise zu erheblichen Qualitätsmängeln führen, zu deren Behebung der klassische Ansatz der Qualitätssicherung allein nicht mehr ausreicht. Zur Optimierung der Leistungsfähigkeit und -qualität, der Effektivität und Effizienz der gesamten Organisation Krankenhaus sind daher neue, qualitätsorientierte Managementansätze erforderlich. Gerade im Hinblick auf die dargestellten Koordinations- und Integrationsprobleme von Krankenhäusern bietet es sich daher an, die integrativen, umfassenden und ganzheitlichen Qualitätsmanagementkonzepte als potentiell geeignet zu betrachten, um die Leistungsqualität der Krankenhäuser und insbesondere die Kundenorientierung zu verbessern. Milakovich (1991) unterstreicht ebenfalls die Notwendigkeit eines integrativen Managementkonzeptes durch die Forderung nach Fokussierung auf ein „Integrated-medical-managerial-consumer-quality improvement environment".

5.6 Prinzipien des Umfassenden Qualitätsmanagements

Im vorigen Kapitel wurde bereits auf einige grundsätzliche Aspekte des Umfassenden Qualitätsmanagements hingewiesen, die sich im Wesentlichen mit organisationsspezifischen Koordinations- und Integrationsproblemen befassen: Die berufgruppen- und fachgebietsübergreifende Kooperation unter Einbeziehung des administrativen Managements. Neben diesen Aspekten stehen weitere sehr zentrale Prinzipien im Mittelpunkt des Umfassenden Qualitätsmanagement-Konzepts, die analog zum industriellen Umfeld gleichermaßen für Gesundheitsorganisationen von Bedeutung sind: Die *Kunden- resp. Patientenorientierung,* die *Prozessorientierung*, die *kontinuierliche Verbesserung*, die *Mitarbeiterorientierung* und das *Engagement der Krankenhausleitung*.

Im Folgenden werden diese Aspekte unter Berücksichtigung der Unterschiede zwischen dem Konzept der klassischen Qualitätssicherung und dem des Umfassenden Qualitätsmanagement-Ansatzes vorgestellt und diskutiert. Vorab jedoch werden verschiedene Qualitätssichtweisen beleuchtet, die eng mit den unterschiedlichen Qualitätsverständnissen verbunden sind.

5.6.1 Qualität der Versorgung

Donabedian beschreibt Qualität als „the extent to which actual care is in conformity with preset criteria for good care" (Aus: Reerink et al. 1990, S. 200). Durch den Vergleich zwischen Ist und Soll wird entschieden, ob die Qualität der Leistung zufriedenstellend ausgefallen ist.

Wie bereits erwähnt, betrachtet die ärztliche Profession aus ihrem Blickwinkel die Qualität der Versorgung in Begriffen von Handlungen und Resultaten der Versorgung, die von den Leistungserbringern am Patienten erbracht werden. Zwei Aspekte werden bei dieser Sichtweise betont: Die technische Exzellenz, mit der die Versorgung erbracht wird, und die Eigenschaften der Interaktionen zwischen den Leistungserbringern und den Patienten (Blumenthal 1996a). Die *technische Qualität* hat dabei zwei Dimensionen:

- Die Angemessenheit (*appropriateness*) der erbrachten Dienstleistung und
- die Fertigkeit (*skill*), mit der die angemessene Leistung durchgeführt wird.

Hohe technische Qualität bedeutet, die richtigen Dinge richtig tun („doing the right thing right"; Crosby würde hinzufügen: „... at the first time!"). „To do the right thing" bedeutet aus ärztlicher Sicht, dass die richtige Entscheidung für die Versorgung jedes Patienten getroffen wird („high-quality decision making" (Blumenthal 1996a, S. 892). „To do the right thing right" erfordert Fertigkeiten, Urteilsvermögen und Rechtzeitigkeit in der Ausführung („high-quality performance" (Blumenthal 1996a, S. 892). „Die richtigen Dinge richtig tun" bedeutet auch ziel- und prozessorientiertes Vorgehen im Sinne von effektiver und effizienter Versorgung. Die Prinzipien der evidenzbasierten Medizin und der Zusammenhang zur Qualität werden hier ganz deutlich, auch z. B. im Hinblick auf den § 135a SGB V: „Die Leistungen müssen dem *jeweiligen Stand der wissenschaftlichen Erkenntnisse* entsprechen und in der *fachlich gebotenen Qualität* erbracht werden."

Die *Qualität der Interaktion zwischen Patient und Arzt* hängt von verschiedenen Elementen ab:

- Der Qualität der Kommunikation,
- der Fähigkeit, das Vertrauen des Patienten zu gewinnen und
- der Fähigkeit, den Patienten zu behandeln mit „Anteilnahme, Einfühlungsvermögen, Aufrichtigkeit, Feingefühl und Empfindsamkeit" („concern, empathy, honesty, tact and sensitivity"; aus: Blumenthal 1996a, S. 892).

Entsprechend den von Garvin (1984) vorgeschlagenen Sichtweisen lässt sich die Qualität der Interaktion zwischen Patient und Arzt dem kundenbezogenen Ansatz und die technische Qualität dem produktbezogenen Ansatz zuordnen.

Zur Messung und Bewertung von Aspekten der technischen Prozess- und Ergebnisqualität wird bei den klassischen Methoden der Qualitätssicherung die Qualität einer erbrachten Leistung in Beziehung gesetzt mit von Experten definierten oder empirisch abgeleiteten Referenzbereichen oder Grenzwerten. Das Urteil über die Qualität der Leistung liegt in der Regel in den Händen des Arztes oder bei externen Stellen.

Diese Praxis und Perspektive der technischen Qualitätsmessung und -beurteilung aus ärztlicher Sicht entspricht exakt dem Qualitätsverständnis in der klassischen Qualitätssicherung. Änderungen entsprechend der generellen Entwicklung des Qualitätsverständnisses zeichnen sich jedoch auch im Gesundheitswesen ab. Diese Veränderungen lassen sich u. a. in der Zusammenstellung der „Begriffe und Konzepte des Qualitätsmanagements" entnehmen (Sens et al. 2007). Eine der am meisten zitierten Qualitätsdefinitionen im Gesundheitswesen ist die des Institute of Medicine: „Quality of care is the degree to which health services for individuals and populations increase the likelihood of desired health outcomes and are consistent with current professional knowledge" (Lohr 1990, S. 21). Besonders hervorzuheben sind an dieser Definition zwei Dinge: Mit der Formulierung „health services" sind explizit die Einrichtungen des Gesundheitswesens in die Qualitätsverantwortung eingebunden und gleichzeitig wird das professionelle, nicht spezifisch ärztliche Wissen auf dem aktuellen Stand sowie die Ergebnisorientierung betont.

5.6.2 Kunden- resp. Patientenorientierung

Das Konzept des Umfassenden Qualitätsmanagements betont im Gegensatz zum klassischen Ansatz der Qualitätssicherung ein ausgeprägt *kundenorientiertes Qualitätsverständnis*: Der Empfänger einer Leistung ist gleichzeitig der Beurteiler ihrer Qualität. Qualität wird als Erfüllung von Kundenerwartungen und -bedürfnissen angesehen. „Quality is fulfilling the expectations of the customer 100 % of the time" (Ishikawa; aus: Köck 1991, S. 119). Köhler (1997a, S. 55) fasst diese Ansicht wie folgt zusammen: „Qualität im Gesundheitswesen und Qualität in der Medizin heißt einzig und allein Qualität für den Patienten."

Diese Erkenntnis beginnt in der Zwischenzeit auch in der *Versorgung Akzeptanz* zu finden. Die Berücksichtigung und aktive Einbeziehung der Meinung und Erfahrungen der Patienten zur Versorgung werden als wichtiger Indikator zur Beurteilung der Versorgungsqualität angesehen. Von der früher häufiger zu beobachtenden, eher diskriminierenden Einstellung, dass Patienten primär zu Aspekten wie Hotelqualität während der stationären Versorgung befragt werden sollten, wird in der Zwischenzeit zunehmend Abschied genommen. In den Mittelpunkt rücken die individuelle Bewertung der persönlichen Interaktionen und Erfahrungen sowie die differenzierte Meinungsbildung über Prozess-, Ergebnis- und damit auch Lebensqualität.

Satzinger et al. (1998) kommen bereits 1998 aufgrund einer Patientenbefragung zum Ergebnis, dass den Patienten im Krankenhaus folgende Aspekte besonders wichtig sind: gute Information durch die Ärzte (91 %), freundliches Personal (73 %), Wissen, was geschieht (70 %), ruhiges und sauberes Krankenzimmer (40 %), Qualität des Essens (15 %). Die Autoren schlussfolgern, dass das Urteil der Patienten über die stationäre Versorgung neben den kurativen Ergebnissen weit mehr von der *Zufriedenheit mit der Kommunikation* als von der Zufriedenheit mit dem Komfort im Krankenhaus geprägt ist. „Patientenorientierung" ist demnach durch intensiveres Eingehen auf die Informationsbedürfnisse der Patienten besser zu erreichen als durch weitere Verbesserungen der Hotelleistungen.

Es ist also festzuhalten, dass sich in erster Linie die Patienten dazu äußern können, wie sie ihre Situation nach der Behandlung im Vergleich zu vorher empfinden und beurteilen. Die Patienten haben dabei ein ganzheitliches und umfassendes Bild der gesamten Versorgung im Blickwinkel. Hierzu gehören die Qualität der Behandlung durch die Ärzte und das Pflegepersonal, die Erfüllung der Kommunikations- und Informationsbedürfnisse, die Zufriedenheit mit den organisatorischen Behandlungsabläufen, aber auch die Berücksichtigung psychologischer Faktoren (Geborgenheit für die Patienten) und emotionaler Aspekte (die Patienten werden in ihren Ängsten und Wünschen ernst genommen und respektiert). Das systematische „In-Erfahrung-bringen" der Patientenerfahrungen und -urteile sollte für jedes Krankenhaus ein „Muss" als Informationsquelle zur Problemerkennung und Verbesserung sein.

Das Konzept der *„patientenzentrierten Versorgung"*, das z. B. von Gerteis et al. (1993) beschrieben ist, sieht die Patienten ausschließlich in der Rolle der ernst genommenen und aktiv eingebundenen Partner im gesamten Versorgungsgeschehen. Die Entwicklung von fundierten *Patientenbefragungsinstrumenten* oder von solchen zur *Messung von Patientenerfahrungen* im Rahmen ihrer stationären Versorgung, stammen wiederum aus den USA (z. B. Walshe, Coles 1993b). Sie haben dort auch eine lange Tradition, betrachtet man z. B. die frühe Analyse von Patientenerfahrungen von Abdellah mit dem Titel „Let the patients tell us where we fail" (Abdellah 1955). Die Übertragung der Erfahrungen mit Patientenbefragungen aus den USA wird auch in Deutschland erprobt (z. B. Straub et al. 1996). Die inzwischen allenthalben zu beobachtenden Umsetzungsaktivitäten von Patientenbefragungen lassen sich allerdings zum Teil auch kritisch kommentieren im Hinblick darauf, dass die Zeiten vorbei sind, in denen es nötig war, die Idee der Patientenbefragung zu propagieren. Vielmehr scheint es nun notwendig, sich um die Qualität ihrer Realisierung zu kümmern.

Umfassendes Qualitätsmanagement setzt die Kundenorientierung in das Zentrum seiner Qualitätsziele. Der Begriff „Kunde" für den Patienten wird in der Versorgung jedoch häufig als irritierend und negativ empfunden. Betrachtet man andererseits und positiv den Kunden als „König", heißt dies doch nur, dass er im Mittelpunkt des Geschehens steht. Das Bemühen um ihn und die Arbeit im Krankenhaus, die geleistet wird, dient dazu, den Patienten gesünder und zufriedener zu machen (Hildebrandt et al. 1996). Die Patienten haben Wünsche und Anforderungen an das Krankenhaus, deren Erfüllung sie zu Recht mit der bestmöglichen Qualität erwarten.

Der *Kundenbegriff* setzt zudem ein partnerschaftliches Miteinander voraus. Diese Betrachtungsweise ist auch heute noch relativ neu, da der traditionellen Patient-Arzt-Pflege-Beziehung in gewisser Weise ein Abhängigkeitsverständnis zugrunde liegt, das den Patienten die passiv „leidende", aber damit auch die zu Dank verpflichtende Rolle zuweist. Früher wurde dem Patienten vielfach vermittelt, wenn er nur „brav seine Krankenversicherungsbeiträge zahle und sich vertrauensvoll in die Hände des Systems begäbe, möglichst wenig frage, keine Zweifel äußere, dann würde alles für ihn getan, was gut und teuer ist" (Köhler 1995, S. 23).

Der Graben, der zwischen der passiven Rolle der Patienten und den aktiv Beteiligten in der Versorgung existiert, scheint in den vergangenen Jahren etwas schmäler geworden zu sein (Köhler 1994). Das mag mit Veränderungen der bisher passiven und aktiven Rollen in der Versorgung in Richtung auf ein partnerschaftliches Miteinander verbunden sein. Vom Bundesministerium für Gesundheit geförderte Projekte wie „Patient als Partner" zur partizipativen Entscheidungsfindung sprechen ebenfalls für wichtige Veränderungen im Bereich der Patientenorientierung (vgl. www.patient-als-partner.de und Härter et al. 2005). Die Besetzung aller Gremien des G-BA mit Patientenvertretern seit 2004 zeigt ebenfalls, dass die politischen Mitgestaltungsmöglichkeiten für Patienten und deren Vertretungen Realität geworden ist.

Das *partnerschaftliche Miteinander* geht insbesondere von den aktiven und mitverantwortlichen Fähigkeiten der Patienten aus, sich am eigenen Heilungsprozess zu beteiligen und ihn mitzugestalten. Dies setzt die selbstbewusste Einsicht der Patienten voraus, „dass sie es sind, um das sich das Gesundheitssystem zu drehen hat, dass sie es sind, die letztlich die Entscheidungen treffen und auch, dass sie es sind, die die Verantwortung für diese Entscheidungen tragen" (Köhler 1994, S. 2).

Diese aktive Rolle auf der Basis eines Selbstbestimmungsrechts im Rahmen der Krankenhausbehandlung einzunehmen, ist auf der anderen Seite auch für die Patienten zum Teil immer noch neu. In Anlehnung an das Sachverständigenrat-Gutachten von 1992 setzt dies einen aufgeklärten und mündigen Patienten voraus, der „bereit ist, die vermeintliche Geborgenheit der vertrauensvoll geschehenlassenden Patientenrolle zu verlassen und das Recht der freien Selbstbestimmung in oft folgenschweren Entscheidungen in eigener Verantwortung auszuüben und damit Mitverantwortung zu übernehmen" (Sachverständigenrat für die Konzertierte Aktion im Gesundheitswesen 1992, S. 363).

Eine erste Voraussetzung hierfür ist, dass Patienten Wissen und Information zur Verfügung gestellt wird, die ihre eigenen Entscheidungen über weitere diagnostische und therapeutische Maßnahmen auf eine ausreichend sichere Basis stellen. Die Patienten müssen lernen, den Wunsch und das Bedürfnis nach solchem Wissen zu artikulieren und entsprechende Informationen einzufordern. Solange sie das nicht tun, kann von ärztlicher Seite leicht der (bequeme) Schluss gezogen werden, dass Patienten gar kein Wissensbedürfnis haben und damit auch für eine Partnerschaft noch nicht so weit seien bzw. sie gar nicht wollen (Köhler 1997b).

Nur durch bessere Aufklärung, mehr Wissen und Information als Voraussetzung, um Entscheidungen über Diagnostik und Therapie fundiert treffen zu können, wird sich ein partnerschaftliches Miteinander zwischen den Patienten und ihren Ärzten entwickeln können, in dem in vertrauensvoller Zusammenarbeit gemeinsame Lösungen für die Probleme der Patienten gefunden werden.

Nach Köhler (1994) wird diese Partnerschaft aber nur dann funktionieren, wenn

- beide Partner den gleichen Informationsstand haben,
- beide Partner aufgrund des gleichen Informationsstands ihre Entscheidungen gemeinsam treffen und
- die technischen Voraussetzungen zur Schaffung und Präsentation dieses Informationsstandes geschaffen werden, wobei die Präsentation für Patient und Arzt verschieden, die Quelle der Information aber die gleiche sein muss. Die sogenannten Patienteninformierungssysteme sind eine der Antworten auf diese Forderungen (Köhler 1997c).

Über das Internet wird heute eine Vielzahl von Patienteninformationen angeboten, stellvertretend sei an dieser Stelle auf die vom Institut für Qualität und Wirtschaftlichkeit im Gesundheitswesen (IQWiG, www.iqwig.de) herausgegebenen, qualitativ hochwertigen so genannten Gesundheitsinformationen hingewiesen (www.gesundheitsinformation.de).

Zusätzlich zu diesen primär diagnostisch und therapeutisch orientierten Informationen für die Patienten in ihrer individuellen Situation entsteht unmittelbar ein weiteres Informationsbedürfnis: Die Verfügbarkeit von Kenntnissen in Bezug auf die Leistungsfähigkeit von Krankenhäusern, um auch hier eine optimale Basis für Entscheidungen in Bezug auf die Wahl eines Krankenhauses zu haben. Zur Umsetzung dieses Informationsbedürfnisses können die seit 2005 im Abstand von zwei Jahren zu veröffentlichenden *strukturierten Qualitätsberichte* der Krankenhäuser dienen, in denen eine Fülle von konkreten Informationen über ihre Leistungen (medizinische, pflegerische, administrativ-organisatorische, soziale) und deren Qualität zu entnehmen ist. Mit dieser gesetzlich verbindlichen Vorgabe ist ein großer Schritt in Richtung mehr Transparenz über Krankenhausleistungen und deren Qualität gelungen. Die Qualitätsberichte der Krankenhäuser (als pdf-Dokument) finden sich in der Regel über deren Websites. Darüber hinaus werden die Daten der Qualitätsberichte als Basis für Kliniksuchmaschinen u. a. von den gesetzlichen Krankenkassen eingesetzt.

Unter dem Aspekt Kundenorientierung ist zusätzlich zu beachten, dass sie, wenn auch zentral, nicht nur die Patienten, sondern auch ihre Angehörigen, ihre einweisenden Ärzte, die Kostenträger usw. als externe Kunden oder Interessengruppen umfasst. Als interne Kunden werden die Mitarbeiter auch anderer Abteilungen, Funktionsstellen und Bereiche im Krankenhaus angesehen.

5.6.3 Prozessorientierung

Weiter oben wurde bereits auf die Problematik zwischen den verschiedenen medizinischen Fachgebieten und Berufsgruppen hingewiesen. Die Tätigkeiten und Interaktionen (diagnostische, therapeutische, pflegerische), die zwischen den Patienten und den direkt an der Versorgung beteiligten Personen ablaufen, nehmen im Gesamtprozess der Versorgung allerdings nur einen relativ geringen Teil ein. Viele organisatorische Tätigkeiten spielen sich hinter diesen primären Prozessen ab, sind aber bisher kaum Gegenstand von Qualitätsbetrachtungen im klassischen Sinne gewesen.

Führt man sich z. B. die Schritte vor Augen, die von der Anordnung einer Röntgenuntersuchung über die Organisation der Durchführung und das Erstellen des Befundes bis hin zur Rückübermittlung des Befundes an den anordnenden Arzt reichen, sind mindestens 15 Arbeitsschritte notwendig. Aus der Sicht der klassischen Qualitätssicherung würde die Tätigkeit des behandelnden Arztes *(Prozessqualität)* lediglich an zwei Stellen betrachtet: Bei der Anordnung der richtigen Untersuchung und beim Stellen des richtigen Befundes. An den vielen anderen skizzierten Stellen aber können ebenfalls Fehler auftreten, die die Qualität der Betreuung des Patienten beeinflussen oder ihn sogar gefährden.

Zur Behebung von Problemen im Gesamtprozess der Patientenversorgung ist daher auch hier die Koordination und Integration der vielfältigen organisatorischen Abläufe entscheidend. Nur wenn es gelingt, die unzähligen organisatorischen Abläufe in einem Krankenhaus zu analysieren und zu koordinieren, kann es im Gesamtprozess der Patientenversorgung zu entscheidenden Qualitätsverbesserungen kommen (Köck 1992).

Die Entwicklung sogenannter „clincal pathways" oder „klinischer Behandlungspfade" greifen diese Aspekte entlang der medizinisch-pflegerischen und organisatorischen Versorgungsabläufe der Patienten auf. Diese Verfahren werden in der Zwischenzeit in vielen Krankenhäusern umsetzt.

5.6.4 Kontinuierliche Verbesserung

Qualität bedeutet, sich an den Bedürfnissen der Kunden zu orientieren, und die daraus abgeleiteten Anforderungen zu spezifizieren und einzuhalten. So schreibt z. B. Crosby: „Qualität bedeutet, sorgfältig formulierten Anforderungen zu entsprechen. Sie bedeutet nicht Güte" (Crosby 1994, S. 2).

Das Prinzip der kontinuierlichen Verbesserung, das von den Japanern als „Kaizen" bezeichnet wird, geht grundsätzlich davon aus, dass eine immerwährende Aufgeschlossenheit und Bereitschaft für neue Denkweisen und Veränderungen vorhanden sein muss, um alle Prozesse und Arbeitsschritte im Hinblick auf eine kontinuierliche Verbesserung kritisch zu hinterfragen. Dieser Ansatz fördert zum einen, festgefahrene Denk- und Handlungsmuster zu ändern, und zum anderen, sich nicht mit einer einmal erreichten Qualität zufrieden zu geben.

Im Prozess der Qualitätsverbesserung werden *Leistungsspezifikationen* – in der Versorgung sind dies insbesondere die diagnostischen und therapeutischen Leitlinien oder auch Handlungsalgorithmen, im Pflegebereich die Pflegestandards – insofern verwendet, als sie die wesentlichen Schritte im Ablauf eines optimierten Arbeits-, Therapie- oder Pflegeprozesses festlegen. Das Einhalten dieser Spezifikationen im Sinne von Leitlinien kann z. B. mit Hilfe von Prozessindikatoren gemessen und zur Beurteilung der Qualität eines Prozesses herangezogen werden. Grenzwerte oder Referenzbereiche, also das nur bedingte Erfüllen der Spezifikationen, sind dabei nicht vorgesehen, da sie dem essentiellen Grundgedanken des Qualitätsmanagements, der kontinuierlichen Verbesserung, widersprechen. Manche solcher gebräuchlichen Grenzwerte erscheinen durchaus problematisch: Weshalb z. B. sollte auch ein postoperativer Anteil von Infektionen in Höhe von 3 % akzeptabel sein? Ein betroffener Patient fände es sicher nicht akzeptabel, wenn man ihm mitteilen würde, dass die Infektion vermeidbar gewesen wäre. Auch für das Krankenhaus muss das Anstreben eines möglichst niedrigen prozentualen Anteils an Infektionen vorteilhaft sein, zum einen im Interesse zufriedener Patienten und zum anderen aus ökonomischen Gründen.

Leitlinien müssen allerdings immer auf ihre geeignete Anwendbarkeit in jedem individuellen Fall geprüft werden. Sie können auch verlassen werden, wenn entsprechende Gründe hierfür vorliegen und diese dokumentiert werden.

5.6.5 Mitarbeiterorientierung

Ein weiterer elementarer Grundgedanke im Konzept des Qualitätsmanagements liegt darin, dass die Mitarbeiter der Organisation als eine ihrer wertvollsten Ressourcen angesehen werden. In Krankenhäusern ist diese Auffassung zum Teil allerdings noch nicht sehr ausgeprägt ersichtlich.

Das Prinzip der Mitarbeiterorientierung impliziert u .a., dass die Mitarbeiter ihr Wissen und ihre Fähigkeiten zur systematischen Analyse und Verbesserung derjenigen Prozesse, an denen sie unmittelbar beteiligt sind, z. B. in berufsgruppenübergreifenden Qualitätszirkeln oder Teams, einbringen.

Anerkannte, motivierte, respektierte, geförderte und zufriedene Mitarbeiter tragen zu einem verbesserten Betriebsklima und damit auch zu einer besseren Kommunikation sowie zum Abbau von Spannungen zwischen den Berufsgruppen bei. Auch die Hypothese, dass ein positiver Zusammenhang zwischen zufriedenen Kunden und zufriedenen Mitarbeitern besteht, könnte sich im Krankenhaus bestätigen (Zink 1995).

In diesem Zusammenhang zeigt sich ein weiterer Unterschied zwischen den Qualitätskonzepten: Bei den Methoden der klassischen Qualitätssicherung konzentriert man sich bei auftretenden Qualitätsproblemen auf die Identifizierung und Beseitigung oder Bestrafung von einigen wenigen Ausreißern (von Berwick 1998 als „bad apples" bezeichnet). Solch ein konzeptioneller Ansatz trägt nicht sehr zur Motivation der Mitarbeiter bei. Im Gegenteil: Das Verbergen von Fehlern aus Angst vor möglichen Sanktionen kann aus verständlichen Gründen im Vordergrund stehen. Anders beim *Konzept der Qualitätsverbesserung*: Hier ist das Ziel, die durchschnittliche Qualität von allen Mitarbeitern zu verbessern und sich dabei gleichzeitig an Maßstäben von „excellent care" zu orientieren (z. B. an Krankenhäusern mit „best practices"). Fehler und Probleme werden in diesem Konzept positiv als Chance zur Verbesserung gesehen und – ein ebenso positives Klima vorausgesetzt – auch nicht verborgen, sondern gemeinsam bewältigt.

5.6.6 Verantwortung für Qualität

Wenn sich die Unternehmensleitung die Einführung von Umfassendem Qualitätsmanagement zum Ziel gesetzt hat, genügt es nicht, wie früher und auch als Eigenschaft der klassischen Qualitätssicherung, eine neue Abteilung zu gründen, die „gefürchtete Zentrale Qualitätssicherung", und die Verantwortung zu delegieren. Analog dazu wurde im Krankenhaus früher der Qualitätssicherungsbeauftragte etabliert mit der Aufgabe, die anstehenden Probleme zu lösen. Diese Strategie ist nicht hilfreich und so wenig zielorientiert, wie wenn in einer Wohngemeinschaft ein Mitbewohner allein für die Verbesserung der Sauberkeit der gesamten Wohnung verantwortlich gemacht wird.

Vielmehr ist es so, dass sich alle Mitarbeiter dem gemeinsamen Ziel des Krankenhauses verschreiben müssen: Dem Anbieten von höchster Qualität zur Erfüllung der Patientenbedürfnisse und -erwartungen. In einem integrativen Konzept haben entsprechende (Infra-)Strukturen und speziell zum Qualitätsmanager oder -koordinator ausgebildetes Personal die Funktion, die Mitarbeiter in den Qualitätsverbesserungsprojekten zu koordinieren und zu unterstützen.

Die Leitungsebene des Krankenhauses hat im Konzept des umfassenden Qualitätsmanagements die zentrale Rolle sowie *explizite Verantwortung und Verpflichtung für die Qualität* des Hauses. Folgende Aspekte gehören ebenso zu den Aufgaben der Führungsebene:

- Sichtbares Engagement und Vorbildfunktion im Hinblick auf umfassende Qualität
- Förderung der Qualitätskultur
- Anerkennung und Würdigung der Anstrengungen und Erfolge von Einzelpersonen und Teams

- Förderung von umfassender Qualität durch Bereitstellung geeigneter Ressourcen und durch Unterstützung.

5.6.7 Qualität und Kosten

Häufig wird argumentiert, dass bessere Qualität nur zu höheren Kosten erreicht werden könne. Dem lassen sich Erfahrungen aus der Industrie entgegensetzen, wo früh erkannt wurde, dass die nachträgliche Beseitigung von Fehlern zu hohem Ressourcenverbrauch (quality waste) führt. Crosby hat mit seinem *„Null-Fehler“-Konzept* (in „Quality is free“; Crosby 1979) und seinem Ansatz, Qualität nicht zu prüfen, sondern zu erzeugen, schon früh darauf hingewiesen, dass durch eine präventive Strategie, in die Prozesse von Anfang bis Ende eingebunden sind, auch kostenrelevante Probleme so früh wie möglich erkannt werden.

Auch im Krankenhaus kann zum Teil immer noch von nicht optimalem Umgang mit Ressourcen ausgegangen werden, z. B. durch routinemäßige Durchführung überflüssiger oder ungeeigneter diagnostischer Tests, unnötige Mehrfachuntersuchungen, Anwendung inadäquater oder nicht effektiver Therapien, nicht optimale organisatorische Abläufe usw. Insofern geht das Konzept von Qualitätsmanagement gewissermaßen davon aus, dass die Verbesserung von Qualität auch mit einer Reduzierung von Kosten verbunden sein kann, wobei – wie erwähnt – primär die Vermeidung, nicht die Korrektur von Fehlern im Vordergrund steht.

Folgendes Beispiel soll das Prinzip der *kontinuierlichen Verbesserung* bei gleichzeitiger Kostenreduktion zeigen (Köck 1991):

In einem Krankenhaus in Salt Lake City lag der Anteil tiefer Wundinfektionen 1985 bei 1,8 %. Pro Infektionsfall mussten ca. $ 14.000 zu seiner Behandlung aufgebracht werden. Eine Prozessanalyse machte deutlich, dass (nach damaligem Usus) nur ca. 40 % der Patienten die prophylaktische Antibiotikagabe vor der Operation im optimalen Zeitraum, innerhalb von zwei Stunden vor der Operation, erhielten. Durch einfache organisatorische Veränderungen konnte dieser Prozentsatz auf immer noch nicht zufriedenstellende 58 % erhöht werden. Bereits diese Intervention reduzierte den Anteil an Infektionen um die Hälfte auf 0,9 %. Die jährliche Kostenersparnis lag bei ca. $ 400.000. Ganz im Sinne der kontinuierlichen Qualitätsverbesserung konnte der Anteil der Wundinfektionen in den folgenden Jahren um weitere 70 % vermindert werden.

5.7 Das Konzept des Umfassenden Qualitätsmanagements

Davon auszugehend, dass die Wurzeln von Qualitätsproblemen in Organisationen – auch in Gesundheitsorganisationen – u. a. in nicht optimalen Prozessen, Strukturen und Kulturen begründet liegen, muss sich der Ansatz der *Qualitätsverbesserung* „nicht nur auf eine Verbesserung der Leistungsqualität im Sinne der Prozess- und Ergebnisqualität konzentrieren, sondern auch eine Veränderung der zugrundeliegenden Organisationsmuster anstreben“ (Heimerl-Wagner, Ebner 1996, S. 421). Qualitätsverbesserung im Sinne von Erfüllung von Kundenerwartungen oder Patientenbedürfnissen und Organisationsentwicklung im Sinne von *Veränderungen der Organisationsbedingungen* entsprechen zwei sich gegenseitig ergänzenden Strategien. Das Konzept des Umfassenden Qualitätsmanagements erfüllt beide Anforderungen insofern, als es einen Beitrag zur Verbesserung der

Qualität durch konkrete und unmittelbare Beschäftigung mit der Prozess- und Ergebnisqualität leistet und gleichzeitig durch seine Grundlagen und Prinzipien zur Veränderung von Organisationen beiträgt, insbesondere durch seine *Koordinations- und Integrationsfähigkeiten*.

Die in die Norm DIN EN ISO 8402 Nr. 3.7 (DIN 1995) aufgenommene Definition von Umfassendem Qualitätsmanagement entspricht ebenfalls dieser doppelten Interpretation: Umfassendes Qualitätsmanagement ist eine „auf die Mitwirkung aller ihrer Mitglieder gestützte Managementmethode einer Organisation, die Qualität in den Mittelpunkt stellt und durch Zufriedenstellung der Kunden auf langfristigen Geschäftserfolg sowie auf Nutzen für die Mitglieder der Organisation für die Gesellschaft zielt. Hierzu einige Anmerkungen:

Anmerkung 1: Der Ausdruck ‚alle ihre Mitglieder' bezeichnet jegliches Personal in allen Stellen und allen Hierarchie-Ebenen der Organisationsstruktur.

Anmerkung 2: Wesentlich für den Erfolg dieser Methode ist, dass die oberste Leitung überzeugend und nachhaltig führt, und dass alle Mitglieder der Organisation ausgebildet und geschult sind.

Anmerkung 3: Der Begriff Qualität bezieht sich beim Umfassenden Qualitätsmanagement auf das Erreichen aller geschäftlichen Ziele.

Anmerkung 4: Der Begriff ‚Nutzen für die Gesellschaft' bedeutet Erfüllung der an die Organisation gestellten Forderungen der Gesellschaft“ (Sens et al. 2007, S. 57).

In dieser Definition werden alle Aspekte und Ziele eines *integrativen Management-Konzepts* angesprochen:

- Erfüllung der Erwartungen und Bedürfnisse der Kunden
- Qualität (und damit auch Qualitätsverbesserung) steht im Mittelpunkt und durchdringt als systematischer Prozess die gesamte Organisation
- Geschäftserfolge als Folge einer effektiven und effizienten Leistungserbringung
- Integration aller Mitarbeiter der Organisation (berufsgruppen-, hierarchie-, funktionsübergreifend) und Förderung der Ausbildung, Motivation etc.
- Nutzen für die Gesellschaft im Sinne von Interaktion zwischen der Organisation und den Bedingungen des Umfelds

Gerade durch die „doppelte Schlagkraft“ des Konzepts (kunden- und effizienzorientierte Beschäftigung mit dem Thema Qualität einerseits und Zugang zur Organisationsentwicklung andererseits) kann es als integrativer und umfassender Management-Ansatz Organisationen in zunehmend komplexer werdenden Umfeldbedingungen unterstützen.

5.8 Das EFQM-Modell: Europäisches Modell für Umfassendes Qualitätsmanagement

Hat ein Krankenhaus – oder eine andere Organisation des Gesundheitswesens – die Entscheidung für die Einführung von Umfassendem Qualitätsmanagement getroffen, ist die Orientierung an einem Modell für Umfassendes Qualitätsmanagement sowohl für seine Implementation als auch seine Bewertung naheliegend.

Das Konzept des „Europäischen Modells für Umfassendes Qualitätsmanagement" der European Foundation for Quality Management, kurz EFQM-Modell genannt, entspricht diesen beiden Zielsetzungen: Es bietet *Orientierung bei der Implementation von Umfassendem Qualitätsmanagement* und kann gleichzeitig zu seiner *Bewertung* herangezogen werden.

Das EFQM-Modell entspricht einem integrativen und umfassenden Managementansatz und Anspruch. Es versteht sich selbst als „Rahmen" und bietet daher Gestaltungsmöglichkeiten zur individuellen Anpassung an letztlich jegliche Organisation, auch im Gesundheitswesen.

Die Prämisse des Modells lässt sich wie folgt zusammenfassen: „Exzellente Ergebnisse im Hinblick auf Leistung, Kunden, Mitarbeiter und Gesellschaft werden durch eine Führung erzielt, die Politik und Strategie mit Hilfe der Mitarbeiter, Partnerschaften und Ressourcen sowie der Prozesse umsetzt" (www.deutsche-efqm.de).

Das EFQM-Modell versteht sich als Werkzeug auf der Basis einer Rahmenstruktur, die aus *neun Kriterien* besteht: Fünf so genannte „Befähiger"-Kriterien („enablers") und 4 „Ergebnis"-Kriterien. Die einzelnen Kriterien sowie deren Gewichtung sind der folgenden Tabelle zu entnehmen. Zwei Aspekte werden aus diesen Kriterien und ihrer Gewichtung deutlich: Den „Mitarbeitern" wird ein hoher Stellenwert insofern eingeräumt, als sie sowohl unter dem Aspekt der „Befähiger-Kriterien" (Mitarbeiterorientierung) als auch unter den „Ergebnis-Kriterien" (Mitarbeiterzufriedenheit) explizit genannt werden. Als zweites ist hervorzuheben, dass auch der Kundenzufriedenheit große Bedeutung zugemessen wird, was in der hohen Gewichtung von 20 % deutlich wird.

Tab. 1: Kriterien und Gewichtungen des EFQM-Modells.

Potentialfaktoren („enablers", auch: „Befähiger")	50 %
Führung	10 %
Mitarbeiterorientierung	9 %
Politik und Strategie	8 %
Ressourcen	9 %
Prozesse	14 %
Ergebnisse („results")	**50 %**
Mitarbeiterzufriedenheit	9 %
Kundenzufriedenheit	20 %
Auswirkungen auf die Gesellschaft	6 %
Geschäftsergebnisse	15 %

Die systematische Selbst- und Fremdbewertung erfolgt beim EFQM-Modell für jedes Kriterium anhand der sogenannten RADAR-Bewertungsmatrix (Sens et al. 2007), die mit dem Konzept des PDCA-Zyklus unmittelbare Ähnlichkeit hat. RADAR setzt sich aus folgenden Elementen zusammen:

- Results (Ergebnisse)
- Approach (Vorgehen)
- Deployment (Umsetzung)
- Assessment (Bewertung)
- Review (Überprüfung).

Jedes Kriterium des EFQM-Modells kann mit jedem Element der RADAR-Matrix eingeschätzt werden, so dass anhand des Status Quo des bisher Erreichten Verbesserungspotentiale identifiziert werden können.

Die Entwicklung des EFQM-Modells entstand aus ähnlichen Gründen (Reaktion auf den japanischen Wettbewerbsdruck) wie der 1987 in den USA auf Regierungsinitiative eingeführte nationale Qualitätspreis „Malcolm Baldrige National Quality Award" (MBNQA). 1988 hat die Europäische Gemeinschaft (EG) ebenfalls die Initiative ergriffen und die European Foundation for Quality Management (EFQM) gegründet. 1992 wurde erstmals der von der EFQM geschaffene „European Quality Award" (EQA) verliehen. Der Preis wird an solche Unternehmen vergeben, die sich in besonderer Weise um die Umsetzung von Umfassendem Qualitätsmanagement verdient gemacht haben.

Gründe, die für die *Orientierung am EFQM-Modell* – auch z. B. in Krankenhäusern – sprechen, sind u. a. folgende:

- Der Ansatz ist so breit gefächert, dass jede Abteilung eines Krankenhauses ihre Anforderungen an ein Qualitätsmanagementsystem darin wieder finden kann. Aus der Sicht der Gesamtorganisation können unter dem Dach des EFQM-Modells verschiedene Qualitätsaktivitäten integriert sein.
- Das EFQM-Modell ist übersichtlich und plausibel, wodurch es leicht vermittel- und erklärbar ist.
- Das EFQM-Modell umfasst Struktur-, Prozess- und Ergebnisdimensionen.
- Das EFQM-Modell kann als umfassende Weiterentwicklung der klassischen Qualitätskonzepte angesehen werden. Die von Donabedian schon vor Jahrzehnten vorgeschlagenen und seither in vielen Qualitätssicherungsprojekten betrachteten Qualitätsdimensionen „Struktur, Prozess und Ergebnis" finden sich in den Dimensionen resp. Kriterien des EFQM-Modells, wenn auch zum Teil wesentlich akzentuierter und ausführlicher, also umfassender, wieder.
- „Messen ist Wissen" steht im Zentrum des Qualitätsansatzes des EFQM-Modells. Das Messen von Fakten zur Untermauerung und Quantifizierung von Prozessen und Ergebnissen spielt im EFQM-Modell eine sehr zentrale Rolle. Der Rahmen des EFQM-Modells bietet die Möglichkeit, intern wie extern, das Funktionieren einer Einrichtung in Bezug auf das Qualitätsmanagement sowie dessen Ergebnisse zu messen und zu bewerten. Darüber hinaus sind abteilungs- oder organisationsübergreifende Vergleiche im Sinne von Benchmarking möglich.

Einige Krankenhäuser in Deutschland orientieren sich zum Teil sehr erfolgreich bei der Einführung von Qualitätsmanagement am EFQM-Modell. Erfahrungen hierzu wurden insbesondere im Rahmen des wissenschaftlich begleiteten Demonstrationsprojekts „Qualitätsmanagement im Krankenhaus" publiziert (Pietsch-Breitfeld et al. 2003), wobei festzuhalten bleibt, dass die Orientierung an einem Qualitätsmanagementmodell immer von Vorteil ist, die Orientierung speziell am EFQM-Modell jedoch insbesondere für fortgeschrittene und bereits im Qualitätsmanagement erfahrene Krankenhäuser gewinnbringend ist.

Die Analyse einer Stichprobe der strukturierten Qualitätsberichte 2005 lässt den vorsichtigen Schluss zu, dass sich ca. 20 % der Krankenhäuser am EFQM-Modell orientieren, entweder ausschließlich oder in Kombination mit anderen Qualitätsmanagementmodellen, z. B. mit KTQ® oder Modellen gemäß den Normen der ISO 9000-Familie (Pietsch et al. 2008).

5.9 Bewertungskonzepte und Zertifizierung

Sowohl das Konzept des umfassenden Qualitätsmanagement bzw. des Exzellenzmodells nach EFQM als auch das Qualitätsmanagementkonzept gemäß den Normen der ISO-9000-Familie beruhen auf *gemeinsamen Prinzipien* (in Anlehnung an Sens et al. 2007): Beide Ansätze

- ermöglichen es einer Organisation, ihre Stärken und Schwächen zu erkennen,
- enthalten die Beurteilungsmöglichkeiten anhand allgemeiner Modelle,
- stellen eine Grundlage für ständige Verbesserung bereit und
- enthalten die Möglichkeit zur externen Anerkennung.

Der Unterschied zwischen den Ansätzen für Qualitätsmanagementsysteme der Normen der ISO-9000-Familie und den Exzellenzmodellen liegt in ihrem Anwendungsbereich. Die Normen der ISO-9000-Familien stellen Anforderungen an Qualitätsmanagementsysteme und Anleitungen zur Leistungsverbesserung bereit. Durch das Beurteilen von Qualitätsmanagementsystemen wird die Erfüllung dieser Anforderungen ermittelt. Die Exzellenzmodelle enthalten Kriterien, die eine vergleichende Beurteilung der Leistungen von Organisationen ermöglichen. Bewertungskriterien in Exzellenzmodellen bieten einer Organisation die Grundlage, ihre Leistung mit anderen zu vergleichen.

Die Definition für „Zertifizierung" lautet wie folgt (Sens et al. 2007, S. 41): „Verfahren, nach dem eine dritte Seite schriftlich bestätigt, dass ein Produkt, ein Prozess oder eine Dienstleistung mit festgelegten Anforderungen konform ist".

Zertifizierungskonzepte für Einrichtungen des Gesundheitswesens sind z. B. DIN EN ISO 9001:2000, KTQ® für den Krankenhausbereich (vgl. www.ktq.de) sowie das Konzept der Joint Commission (vgl. www.epos-bg.de).

Nach vierjähriger, vom Bundesministerium für Gesundheit geförderte Erprobungsphase wurde im Jahr 2001 mit KTQ (Kooperation für Transparenz und Qualität im Krankenhaus) erstmals ein *Zertifizierungsverfahren im deutschen Gesundheitswesen* etabliert, das auf die spezifischen Anforderungen von Krankenhäusern ausgelegt ist (www.ktq.de) und zwar in Übereinstimmung mit allen für diesen Versorgungsbereich verantwortlichen Selbstverwaltungspartnern: Spitzenverbände der gesetzlichen Krankenversicherungen, Bundesärztekammer, Deutscher Pflegerat und Deutsche Krankenhausgesellschaft.

Kernstück des *KTQ-Verfahrens* ist der so genannte KTQ-Katalog. In diesem Katalog wurden Kategorien zusammengestellt, die im Rahmen der Zertifizierung von Akutkrankenhäusern abgefragt werden, um Aussagen über die Qualität der Prozessabläufe in der medizinischen Versorgung treffen zu können. Die gegenwärtig 72 Kriterien gliedern sich in folgende *Kategorien:*

- Patientenorientierung
- Mitarbeiterorientierung

- Sicherheit im Krankenhaus
- Informationswesen
- Krankenhausführung
- Qualitätsmanagement.

Die *Schritte des KTQ-Bewertungsverfahrens* sind im Einzelnen:

- Selbstbewertung des Krankenhauses
- Anmeldung zur Fremdbewertung bei einer der KTQ-Zertifizierungsstellen
- Fremdbewertung durch ein KTQ-Visitorenteam
- Zertifizierung und Veröffentlichung des KTQ-Qualitätsberichts.

Ende 2008 sind über 400 Krankenhäuser nach KTQ und über 100 konfessionelle Krankenhäuser nach proCumCert (pCC) zertifiziert. ProCumCert entspricht dem KTQ-Verfahren, wird jedoch während der Zertifizierung um konfessionelle Aspekte ergänzt.

Seit Ende 1999 können sich Krankenhäuser in Deutschland, Österreich und der Schweiz auf eine Zertifizierung nach dem internationalen Krankenhauszertifizierungsverfahren der Joint Commission International Accreditation vorbereiten. Die Joint Commission International Accreditation (JCIA) ist Teil der Joint Commission on Accreditation of Healthcare Organizations, der ältesten privaten, unabhängigen und gemeinnützigen Körperschaft zur Akkreditierung (zur Vereinfachung hier Zertifizierung genannt) von Gesundheitseinrichtungen mit Sitz in Chicago. Sie hat in den vergangenen Jahren Standards entwickelt, die eine weltweite Zertifizierung von Krankenhäusern ermöglicht. In Deutschland und Österreich sind bisher sechs Krankenhäuser mit Bettenzahlen zwischen 120 und 1800 erfolgreich nach JCIA zertifiziert worden. Weltweit hat die JCIA 55 Krankenhäuser in 13 Ländern nach diesem Verfahren zertifiziert.

6 Evidenzbasierte Gesundheitsversorgung

In diesem Abschnitt sollen wichtige Entwicklungen der Sicherstellung der Wirksamkeit von medizinischen Verfahren auf verschiedenen Ebenen vorgestellt werden. Hierzu gehören die evidenzbasierte Medizin, Leitlinien und die Bewertung von medizinischen Technologien. Qualitätsmanagement muss darauf dringen und es besteht auch die gesetzliche Verpflichtung dazu (vgl. § 135a Abs. 1 SGB V), systematisch Erkenntnisse aus diesen Gebieten zu inkorporieren, will es sich nicht von externen wissenschaftlichen Erkenntnissen abkoppeln und Gefahr laufen, Unwirksames, und damit Unwirtschaftliches, womöglich aufwändig „qualitätszusichern".

6.1 Evidenzbasierte Medizin (EbM) und kontinuierliche Fortbildung

Der Begriff „evidence-based medicine" wurde zu Beginn der 1990er Jahre an der McMaster Universität in Kanada geprägt. Ärzten soll damit eine Entscheidungshilfe für die kritische Würdigung der – immer schneller wachsenden Menge – von medizinischen Informationen an die Hand gegeben werden. Zudem ist die Methodik der EbM ein wichtiges Instrument der ärztlichen Fortbildung. Die evidenzbasierte Medizin erhebt den Anspruch, in der Patientenversorgung bewusst und ausdrücklich die jeweils beste wissenschaftliche, studiengestützte Evidenz mit der klinischen Expertise in die Entscheidung über die jeweilige Behandlung zu integrieren (Evidence-Based Medicine Working Group 1992; Sackett et al. 1996; Perleth, Antes 2002).

Methodisch wurzelt die *evidenzbasierte Medizin* in der klinischen Epidemiologie, die sich mit der Interpretation (individueller) klinischer Phänomene mit Hilfe biostatistischer und epidemiologischer Methoden befasst.

Grundvoraussetzung für die Einbeziehung der *bestmöglichen Evidenz* in die klinische Praxis ist die Fähigkeit, die Evidenz in der Fachliteratur zu identifizieren, zu bewerten und auf den individuellen Fall anzuwenden. Hierzu bedarf es einer Methodik, die es ermöglicht, handlungsrelevante Fragen fokussiert zu stellen, in Datenbanken effizient zu recherchieren, die verschiedenen Arten der Darstellung von Forschungsergebnissen kritisch zu bewerten und die Ergebnisse auf ihre Übertragbarkeit hin zu überprüfen.

Damit ist auch die grundsätzliche Methode der evidenzbasierten Medizin beschrieben (Sackett et al. 1997; Perleth, Antes 2002):

Ausgehend von einem konkreten Problem wird

1. die Fragestellung formuliert, die eine Recherche des Problems ermöglicht;
2. die relevante Literatur identifiziert, einer kritischen Würdigung unterzogen und die Ergebnisparameter in praxisrelevante Angaben übersetzt;
3. das Ergebnis auf den einzelnen Patienten angewendet.

Auf diese Weise kann jedoch nicht jedes klinische Problem bearbeitet werden, Prioritäten ergeben sich durch die individuelle Krankheitslast, die Häufigkeit des Problems, Nutzen und Risiko der Behandlung und die Verfügbarkeit wissenschaftlicher Evidenz (Evidence-based Care Resource Group 1994).

Ein wichtiges Instrument in der evidenzbasierten Medizin ist der Rückgriff auf *systematische Reviews*. Die umfassendste Initiative, die systematische Reviews erstellt, ist die seit 1993 arbeitende Cochrane Collaboration. Die Cochrane Collaboration ist ein internationales Netzwerk von Ärzten mit dem Ziel der Erstellung und periodischen Aktualisierung systematischer Übersichten zur Wirkung von diagnostischen und therapeutischen Maßnahmen in allen relevanten Bereichen der medizinischen Versorgung und deren Bereitstellung für Entscheidungsträger auf allen Ebenen des Gesundheitswesens. Hauptprodukt ist die Cochrane-Library (www.thecochranelibrary.org) mit allen vollständigen und in Arbeit befindlichen Reviews sowie Übersichtsarbeiten anderer Einrichtungen und einer umfangreichen Datenbank mit kontrollierten klinischen Studien.

Schließlich zielt die evidenzbasierte Medizin darauf ab, die *Fähigkeit zur eigenständigen Fortbildung* zu fördern, und zwar an praxisrelevanten Problemen orientiert und unter der Nutzung moderner Informationsquellen und -methoden. Dabei kommt der individuellen klinischen Erfahrung ein ebenso großer Stellenwert zu, wie einer kritisch-bewertenden Haltung zur medizinischen Literatur. Kernstück der ärztlichen Fortbildung ist die Fähigkeit, klinische Erkenntnisse, die in der Regel in Form von Studien in Fachzeitschriften publiziert werden, kritisch beurteilen zu können, um so zu einer von Interessengruppen (z. B. Pharmaindustrie) unabhängigen Bewertung zu kommen. Den im Krankenhaus tätigen Ärzten sollten Möglichkeiten eingeräumt werden, an Fortbildungskursen zur EbM teilzunehmen und sie sollten auf die einschlägigen Hilfsmittel der EbM im Krankenhaus zugreifen können (schneller Internetanschluss, Cochrane-Library, Leitliniendatenbanken, Medline). Bewährt hat es sich auch, krankenhausspezifische Leitlinien zu entwickeln und so zu themenspezifischen Fortbildungen des ärztlichen Personals beizutragen (Braune et al. 2003).

6.2 Leitlinien und klinische Behandlungspfade

Unter *klinischen* oder *Praxis-Leitlinien* versteht man systematisch entwickelte, evidenzbasierte und konsentierte Empfehlungen, die Ärzten und Patienten Entscheidungs- und Orientierungshilfen für medizinische Maßnahmen unter definierten charakteristischen Bedingungen liefern sollen. Die Befolgung solche entwickelter Leitlinien lässt ein verbessertes gesundheitliches Ergebnis der ärztlichen Behandlung erwarten (nach Field und Lohr 1992).

Leitlinien stellen eine Möglichkeit dar, umfangreiches, systematisch strukturiertes Wissen in einem benutzerfreundlichen Format darzustellen. In den letzten Jahren wurden international Standards entwickelt, wie das bestehende Wissen in systematischer Form aufgearbeitet werden kann, um in Leitlinien integriert zu werden (Mulrow 1987; Cook et al. 1997).

Ein wichtiges Ziel von Leitlinien ist es, medizinisch nicht begründbare Variationen in der Gesundheitsversorgung zu reduzieren, indem sie für typische Situationen das jeweils gesicherte Wissen indikationsbezogen zusammenfassen.

Die Wirksamkeit und Brauchbarkeit von Leitlinien erhöht sich, wenn sie in dem Kontext entwickelt werden, in dem sie später auch eingesetzt werden sollen, um die Akzeptanz auf Seiten der Anwender zu erhöhen. Die Veröffentlichung der Leitlinien, sei es online oder in Buch- oder Zeitschriftenform, sollte durch die Einschaltung von lokal anerkannten Meinungsführern ergänzt werden, um die Akzeptanz von Leitlinien zu erhöhen (Grimshaw, Russell 2004).

Die methodische Verbesserung von Leitlinien und ihre steigende Anzahl macht sie als Instrument der Steuerung der medizinischen Versorgung auch als wichtige Grundlagen für die inhaltliche Ausgestaltung der strukturierten Behandlungsprogramme (Disease Management Programme) nach §§ 137, 138 SGB V attraktiv (Müller de Cornejo, Hoyer 2002; Schmacke 2002).

Im Kontext der stationären Versorgung werden Leitlinien zunehmend als Elemente von sogenannten *Clinical Pathways*, Behandlungspfaden, angesehen (Schnabel et al. 2003). Darunter versteht man krankenhausinterne Arbeitspläne, die die Arbeitsteilung der an der Behandlung von Patienten Beteiligten sowie die Infrastruktur optimieren. Dabei werden die wichtigsten Interventionen und Entscheidungsebenen in logischer Abfolge dargestellt und personelle bzw. organisatorische Zuständigkeiten sowie der Zeitablauf festgelegt. Eine Besonderheit besteht darin, dass Kommentierungen von Abweichungen von der Behandlungsnorm für die Evaluation vorgesehen sind. Durch die Implementation von Behandlungspfaden werden weniger Fehler im Behandlungsablauf, bessere Behandlungsergebnisse, eine höhere Zufriedenheit bei Patienten und Mitarbeitern sowie eine höhere Effizienz erwartet. Behandlungspfade werden dabei für allgemeine Vorgehensweisen (z. B. Aufnahme und Erstanamnese/-untersuchung, Entlassungsplanung) und krankheitsspezifisch in Form standardisierter Dokumentationsvordrucke erstellt.

6.3 Health Technology Assessment

Die Evaluation von medizinischen Verfahren und Technologien (Health Technology Assessment, kurz HTA) ist im In- und Ausland als eine wichtige Komponente für Kostenübernahmeentscheidungen und ganz generell bei den Bemühungen um eine Steigerung der Effizienz der Gesundheitswesen anerkannt (Perleth et al. 2008).

Eine *Technologie* kann definiert werden als die systematische Applikation wissenschaftlichen und organisierten Wissens auf praktische Problemstellungen. Das ehemalige US Congress Office of Technology Assessment definiert Arzneimittel, Geräte und Prozeduren als medizinische Technologien, aber auch organisatorische und sonstige Systeme, in denen gesundheitliche Versorgung geleistet wird (U. S. Congress 1994). Unter Prozeduren sind Kombinationen medizinischer oder chirurgischer Verfahren mit Arzneimitteln oder Geräten/Medizinprodukten zu verstehen.

Der Begriff „technology assessment" wurde zuerst in den 1960er Jahren im US Congress verwendet. Seit Mitte der 1970er Jahre wurden die Methoden des HTA entwickelt. Die ersten umfassenden Studien wurden zur damals neuen Computertomographie durchgeführt. Neben den USA gehörte Schweden zu den ersten Ländern, in denen systematisch HTA durchgeführt und in der Entscheidungsfindung auf politisch-administrativer Ebene eingesetzt wurde (Banta, Luce 1993).

Unter *HTA* wird eine umfassende und systematische Bewertung der direkten und indirekten Konsequenzen der Anwendung neuer oder bereits auf dem Markt befindlicher medizinischer Technologien hinsichtlich ihrer physikalischen, biologischen, medizinischen und ökonomischen, aber auch ihrer sozialen, gesellschaftlichen und ethischen (Aus-)Wirkungen im Rahmen einer strukturierten Analyse verstanden. Idealerweise sollte eine solche Evaluation vor oder zum Zeitpunkt der Einführung einer neuen Technologie erfolgen.

Um der Menge der potentiell relevanten Innovationen gerecht zu werden, ist eine Prioritätensetzung unabdingbar, in die epidemiologische, krankheitsspezifische, ökonomische, gesellschaftliche, ethische und andere Kriterien einfließen.

HTA kann unter verschiedenen Perspektiven durchgeführt werden. Ein technologieorientiertes Vorgehen richtet sich auf eine spezifische Technologie und ihre Auswirkungen (z. B. Computertomographie). Ein problemorientierter Ansatz vergleicht verschiedene Technologien hinsichtlich der Lösung eines spezifischen Problems (z. B. Diagnose einer Krankheit). Projektorientiertes HTA kann bei Investitionsentscheidungen im Krankenhausbereich hilfreich sein, wenn es darum geht, Informationen über den Nutzen und die Wirtschaftlichkeit einer Technologie zu gewinnen. Ein innovationsorientierter Ansatz versucht, die Effekte und Kosten von Technologien bereits im Entwicklungsstadium zu erfassen und ggf. zu modellieren.

HTA kann eine Reihe von Wirkungen und Eigenschaften einer Technologie bewerten. Hierzu gehören technische Aspekte wie Konformität mit Vorschriften, Sicherheit und Nutzerfreundlichkeit. Diese werden bei vielen Technologien im Rahmen der europäischen oder Bundesgesetzgebung überprüft (v. a. im Rahmen des Arzneimittel- und Medizinproduktegesetzes). Weitere Aspekte sind Wirksamkeit, ökonomische Implikationen, Akzeptanz und Attraktivität für Leistungserbringer und Patienten sowie ethische, juristische, organisatorische und gesellschaftliche Auswirkungen.

Im Krankenhausbereich wird HTA als *Instrument der evidenzbasierten Entscheidungsfindung* im Rahmen der Aufgaben des Gemeinsamen Bundesausschusses in der Zusammensetzung nach § 91 SGB V eingesetzt. Dabei werden Technologien indikationsspezifisch bewertet und können bei nicht erwiesenem Nutzen aus dem Leistungskatalog ausgeschlossen werden. Es gibt aber keine formelle Beziehung zwischen der Rechtsetzungskompetenz des Gemeinsamen Bundesausschusses und den Regelungen zur Krankenhausfinanzierung, was letztlich die unkritische Einführung von Innovationen ohne Berücksichtigung des Nutzens fördert. Krankenhäuser, die neue Leistungen anbieten möchten, diese aber nicht im aktuellen DRG-Katalog kostendeckend abgebildet sehen, können seit 2005 bis zum Stichtag 31.10. beim Institut für das Entgeltsystem im Krankenhaus (InEK) einen Antrag auf Aufnahme in eine Liste gesondert berechenbarer Leistungen einreichen und eine Sondervergütung mit den Krankenkassen vereinbaren (individuelles Entgelt) (§ 6 Krankenhausentgeltgesetz, KHEntgG). Das InEK prüft, ob die beantragte „Neue Untersuchungs- und Behandlungsmethode“ (NUB) im bestehenden DRG abgebildet ist oder nicht. Eine Abwägung von Nutzen und Risiken wird dabei nicht durchgeführt.

7 Evaluation von Maßnahmen der Qualitätssicherung und des Qualitätsmanagements

Systematische Untersuchungen zur „*Qualitätssicherung der Qualitätssicherung*“ selbst, zur Effektivität und Effizienz von Qualitätskonzepten, zu Erfolgs- und Misserfolgsfaktoren bei der Einführung von Qualitätsmanagement sowie zum Nutzen der Qualitätskonzepte für die Verbesserung der Qualität der Versorgung werden selten durchgeführt, entsprechende Fragen hierzu wurden jedoch schon vor einigen Jahrzehnten gestellt. Bereits 1976, zwei Jahre nach der gesetzlichen Einführung von Qualitätssicherungsmaßnahmen in den USA, forderte der Ökonom Charles Phelps: „The evidence used to justify these various regulations of quality has been, to be generous, sparse. The primary justification for many of these programs is that the present state of affairs is scandalous, so that change must lead to improvement. While not necessarily quarreling with the premise the conclusion is unwarranted. It therefore seems appropriate to begin to evaluate the evaluators, to develop a framework with which one could assess the gains to society from undertaking a quality assurance of one type or another“ (Aus: Walshe et al. 1993a, S. 189).

17 Jahre später, 1993, wurden anlässlich der Jahrestagung der „International Society for Quality in Health Care“ in Maastricht amerikanische Qualitätsmanagement-Experten gefragt, welche Evidenz in den USA vorhanden sei, die zeige, dass die sehr hohen jährlichen Investitionen in Qualitätssicherungsmaßnahmen auch in tatsächlich verbesserter Versorgungsqualität resultieren. Die Experten antworteten ganz offen, dass es wenig oder keine Evidenz dafür geben würde. Offensichtlich wurde auch hier bisher kaum systematisch untersucht, ob die in amerikanischen Krankenhäusern seit Jahren durchgeführten sehr zeit- und kostenaufwändigen Akkreditierungsprozesse der Joint Commission on Accreditation of Healthcare Orga-

nizations (JCAHO) im Vergleich zu nicht akkreditierten Häusern einen evidenten Einfluss auf die Qualität der Versorgung haben oder einen Zusammenhang mit ihr zeigen (Walshe et al. 1993a).

Auch in Deutschland wurde bereits in den 1990er Jahren die Notwendigkeit der Evaluation qualitätsverbessernder Aktivitäten thematisiert. So fand 1992 in Tübingen eine Konferenz mit deutschen und internationalen Experten zum Thema „Evaluation of Quality Assurance in Medicine" statt, auf der eine Vielfalt von methodischen Aspekten der Evaluation qualitätsverbessernder Maßnahmen diskutiert wurde (Selbmann 1995).

In der Bestandsaufnahme qualitätssichernder Maßnahmen aus dem Jahr 1993 wurde kritisch konstatiert, dass relativ wenig qualitätsverbessernde Maßnahmen im Hinblick auf Aspekte wie Effektivität und Effizienz untersucht wurden (Bundesministerium für Gesundheit 1994). Auf die Notwendigkeit von Evaluationen im Rahmen zukünftiger qualitätsverbessernder Maßnahmen wurde in dieser Arbeit hingewiesen.

Eine systematische Aufarbeitung des Themas *„Evaluation von Qualitätskonzepten"* mit Vorschlägen zu Evaluationsstrategien im Rahmen zukünftiger Implementationen von Qualitätssicherungs- und Qualitätsmanagementmaßnahmen wurde 1999 publiziert (Pietsch-Breitfeld 1999). Einige dieser Vorschläge konnten im Demonstrationsprojekt „Qualitätsmanagement im Krankenhaus" (DemoProQM), in dem 10 Krankenhausverbünde mit 44 Krankenhäusern bei der Einführung von Qualitätsmanagement vom Bundesministerium für Gesundheit unterstützt und wissenschaftlich begleitet wurden, umgesetzt werden (Pietsch-Breitfeld et al. 2003). Als Ergebnis dieses Projektes werden nicht nur positive Erfahrungen und wesentliche Erfolgsfaktoren, sondern auch die Schwierigkeiten und Fallgruben bei der Einführung von Qualitätsmanagement beschrieben.

Im DemoProQM-Projekt konnten folgende *erfolgsfördernde Faktoren bei der Einführung von Qualitätsmanagement* identifiziert werden:

- Uneingeschränkte Unterstützung der obersten Leitungsebenen aller drei Berufsgruppen und die Bereitstellung ausreichender Ressourcen.
- Aufbau von Strukturen wie z. B. Konferenzen, Projektleitungen, Qualitätsmanagementteams, Qualitätsmanagementbudgets.
- Umfassende methodische Ausbildung der Leitungsebenen und einer ausreichend großen Zahl von Mitarbeitern; ein Aspekt, der besondere Wichtigkeit bekommt, wenn die Krankenhäuser die Erfolge ihrer Arbeit zu Demonstrationszwecken quantitativ belegen müssen.
- Aktive Integration der Leitungsebenen und der Ärzteschaft in die Qualitätsmanagementaktivitäten.
- Orientierung an umfassenden Qualitätsmanagementmodellen.
- Strukturierte Analysen zur Erkennung von Verbesserungspotenzialen und systematische Durchführung von Qualitätsverbesserungsprojekten mit quantifiziertem Nachweis von Verbesserungen.
- Ausgeprägte Kundenorientierung und Unternehmenskultur.

Auf der Basis dieser Voraussetzungen wurden folgende Ergebnisse erzielt:

- Qualitätsverbesserungen und -aktivitäten in vielen Bereichen der Krankenhäuser durch das Engagement vieler Mitarbeiter, zunehmend auch im Kontext der medizinisch-pflegerischen Kernleistungen.

- Nachweise von Verbesserungen durch professionelle Anwendung der Qualitätsmanagementmethoden und -instrumente. Das Belegen der Ergebnisse mit Zahlen, Daten und Fakten war für viele Krankenhäuser Neuland und bedurfte immer wieder neuer Aufforderungen und Nachfragen. Die 44 Krankenhäuser haben mehr als 200 Qualitätsverbesserungsprojekte durchgeführt, von denen 28 als besonders bemerkenswert eingestuft wurden. Die Projekte stammen aus allen 9 EFQM-Dimensionen, überwiegend aber aus den Bereichen Prozessoptimierung, Mitarbeiter- und Patientenorientierung.
- Nutzen des Qualitätsmanagements, nicht nur im materiellen, sondern vorwiegend im ideellen Sinne, wie z. B. Verbesserung der interprofessionellen und interdisziplinären Zusammenarbeit und Kommunikation sowie der Personalentwicklung und -förderung. Positive Auswirkungen zeigten sich im Problembewusstsein und der Reflexion von Abläufen. Das DemoProQM-Projekt hat aber auch gezeigt, dass der finanzielle und personelle Aufwand für die Einführung von Qualitätsmanagement nicht zu unterschätzen ist.

Aus heutiger Sicht gewinnen evaluative Ansätze im Bereich der Qualitätssicherung und des Qualitätsmanagements insbesondere auch auf Systemebene – u. a. auch durch die Zuständigkeit und die Verantwortung des G-BA – zunehmend an Bedeutung. So wird z. B. die Vereinbarung, in der Inhalt und Umfang der strukturierten Qualitätsberichte der Krankenhäuser festgelegt werden, auf der Basis einer systematischen Evaluation weiterentwickelt. Weitere evaluative Strategien im Hinblick auf den Nutzen und die Effizienz von Qualitätssicherungsmaßnahmen sowie ihre Wirkungen auf die Qualität der Versorgung sind ganz im Sinne der kontinuierlichen Verbesserung sicher auch zukünftig noch weiter ausbaufähig.

Literatur

Abdellah FG (1955) Let the patients tell us where we fail. The Modern Hospital. 85, 71–75

Banta HD, Luce BR (Hrsg.) (1993) Health care technology and its assessment. An international perspective. Oxford, New York, Tokyo

Berwick DM (1989) Continuous improvement as an ideal in health care. N Engl J Med. 320, 1, 53–56

Berwick DM,Godfrey AB, Roessner J (1991) Curing health care. New strategies for quality improvement. Jossey-Bass Publishers, San Francisco

Blumenthal D (1996a) Quality of Health Care. Part I. Quality of Care. What it is? The New England Journal of Medicine. 335, 891–894

Braune S, Wegscheider K, Zielinski W, Müller-Lissner S (2003) Experimentelle Evaluation eines klinikinternen Leitliniensystems. Randomisierte, kontrollierte Cross-Over-Pilotstudie zur Wirksamkeit der Intranet-basierten internistischen LeitLinien (WILL-1) der Park-Klinik Weißensee Berlin. Werkstattbericht. In: Zeitschrift für ärztliche Fortbildung und Qualitätssicherung im Gesundheitswesen. 97, 283–286

Bundesärztekammer (1997) Leitfaden Qualitätsmanagement im Krankenhaus. München

Bundesärztekammer (1988) Qualitätssicherung der quantitativen Bestimmungen im Laboratorium. Neue Richtlinien. Deutsches Ärzteblatt. 85, B517–B532

Bundesärztekammer (1989) Leitlinien der Bundesärztekammer zur Qualitätssicherung in der Röntgendiagnostik. Qualitätskriterien röntgendiagnostischer Untersuchungen. Deutsches Ärzteblatt. 86, B1437–B1444

Bundesministerium für Gesundheit (1994) Maßnahmen der Medizinischen Qualitätssicherung in der Bundesrepublik Deutschland. Bestandsaufnahme. Schriftenreihe des Bundesministeriums für Gesundheit. Band 38. Baden-Baden

Codman EA (1914) The product of a hospital. Surgery, Gynecology and Obstetrics. 18, 491–496
Cook DJ, Mulrow CD, Haynes RB (1997) Systematic reviews. Synthesis of best evidence for clinical decisions. Ann Int Med. 126, 376–380
Crosby PB (1979) Quality is free. The art of making quality certain. New York
Crosby PB (1994) Qualität 2000. Kundennah, teamorientiert, umfassend. München
Deming WE (1986) Out of the Crisis. Cambride
Deming WE (1991) Out of the crisis. Quality, productivity, and competitive position. Cambridge
DIN Deutsches Institut für Normung e. V. (1995) DIN EN ISO 8402. Qualitätsmanagement. Begriffe. Berlin
Donabedian A (1966) Evaluating the Qualiy of Medical Care. Milbank Memorial Fund. 44, 166–203
Donabedian A (1980) Explorations in Quality Assessment and Monitoring. Vol. I. The Definition of Quality and Approaches to its Assessment. Ann Arbor
Donabedian A (1982) Explorations in Quality Assessment and Monitoring. Vol. II. The Criteria and Standards of Quality. Ann Arbor
Donabedian A (1985) Explorations in Quality Assessment and Monitoring. Vol. III. The Methods and Findings of Quality Assessment and Monitoring. An Illustrated Analysis. Ann Arbor
Ebner H (1995) Das Wiener Demonstrationsprojekt. New Quality. 1, 9–12
Eichhorn S, Koester H, Selbmann HK (1989a) Qualitätssicherung in der operativen Gynäkologie. Ergebnisse der Pilotstudie 1984. Reihe Materialien und Berichte der Robert Bosch Stiftung GmbH. Band 31. Gerlingen
Eichhorn S, Schega W, Selbmann HK (1989b) Qualitätssicherung in der stationären chirurgischen Versorgung. Reihe Materialien und Berichte der Robert Bosch Stiftung GmbH. Band 24. Gerlingen
Evidence-Based Medicine Working Group (1992) Evidence-based medicine. A new approach to teaching the practice of medicine. In: JAMA. 268, 2420–2425
Evidence-based Care Resource Group (1994) Evidence-based care. 1. Setting priorities. How important is this problem? Can Med Assoc J, 150, 1249–1254
Field MJ, Lohr KN (Hrsg.) (1992) Guidelines for clinical practice. From development to use. Washington
Garvin DA (1984) What does *Product Quality* really mean? Sloan Management Review. 26, 25–34
Gaucher EJ, Coffey RJ (1993) Total quality in health care. From theory to practice. San Francisco
Geraedts M, Koester H, Berg D, Rauskolb R, Scheidel P, Selbmann HK (1995) Qualitätssicherung in der operativen Gynäkologie. Ein Projekt der Deutschen Gesellschaft für Gynäkologie und Geburtshilfe. In: Frauenarzt. 36, 496–504
Gerteis M, Edgman-Levitem S, Daley J, Delbanco TL (1993) Through the patient's eyes. Understanding and promoting patient-centered care. San Francisco
Grimshaw JM, Thomas RE, MacLennan G (2004) Effectiveness and efficiency of guideline dissemination and implementation strategies. Health Technol Assess. 8, 6
Härter M, Loh A, Spies C (Hrsg.) (2005) Gemeinsam entscheiden, erfolgreich behandeln. Neue Wege für Ärzte und Patienten im Gesundheitswesen. Köln
Heimerl-Wagner P, Ebner H (1996) Handhabung von Veränderungsprozessen in Gesundheitsorganisationen. In: Heimerl-Wagner P, Köck C (Hrsg.) Management in Gesundheitsorganisationen. Wien, 379–450
Heller G, Swart E, Mansky T (2003) Qualitätsanalysen mit Routinedaten. Ansatz und erste Analysen aus dem Gemeinschaftsprojekt Qualitätssicherung mit Routinedaten (QSR). In: Klauber J, Robra BP, Schellschmidt H. Krankenhausreport 2003. Schattauer, 271–288
Hildebrandt H, Bexfield H, Besser G (1996) Krankenhäuser in Deutschland. Ein Vergleich. Qualität, Organisation und Patientenfreundlichkeit in Allgemein-Krankenhäusern. Sankt Augustin
Imai M (1986) Kaizen. The key to Japan's competitive success. New York
Ishikawa K (1985) What is total quality control? The Japanese way. New York
Joint Commission on Accreditation of Healthcare Organizations (JCAHO) (1988) Guide to Quality Assurance. Chicago

Joint Commission on Accreditation of Healthcare Organizations (JCAHO) (1989) Characteristics of Clinical Indicators. Quality Review Bulletin. 15, 330–339

Joint Commission on Accreditation of Healthcare Organizations (JCAHO) (1990) Primer on Indicator Development and Application. Measuring Quality in Health Care. Oakbrook Terrace

Juran JM (ed.) (1988) Juran's quality control handbook. New York

Köck C (1991) Qualitätsmanagement im Krankenhaus. Was können wir von japanischen Industriefirmen lernen? In: Hauke E (Hrsg.) Qualitätssicherung im Krankenhaus. Wien, 115–133

Köck C (1992) Wege zur Verbesserung der Qualität im Krankenhaus. Zu den organisationstheoretischen Grundlagen der Leistungsqualität. In: Berner P, Zapotoczky K (Hrsg.) Zwischen Professionalisierung, Laiensystem und Bürokratie. Schriftenreihe Gesundheit im Brennpunkt. Band 3. Linz, 45–55

Köck C, Ebner H (1994) Qualitätsmanagement im Krankenhaus. Kriterien und Abgrenzung erfolgreicher Qualitätsverbesserung. In: Zapotoczky K, Grausgruber A, Mechtler R (Hrsg.) Anforderungen und Leistungen. Schriftenreihe Gesundheit im Brennpunkt. Band 4. Linz, 51–61

Köhler CO (1994) Epilog. Unveröffentlichtes Manuskript.

Köhler CO (1995) Patient und Gesundheitswesen oder Patient vs. Gesundheitswesen? In: Kunath H, Lochmann U, Straube R, Jöckel KH, Köhler CO (Hrsg.) Medizin und Information. München, 21–32

Köhler CO (1997a) Was bedeutet Qualität für den Patienten? In: Gesundheitsökonomie & Qualitätsmanagement. 2, 54–58

Köhler CO (1997b) Die Bedeutung der Medizinischen Dokumentation in einem zukünftigen Gesundheitswesen. In: Dudeck J, Walter-Jung B, Köhler CO (Hrsg.) Dokumentation und Qualitätsmanagement. Heidelberg, 27–46

Köhler CO (1997c) Patienten-Informierungs-System. Zielsetzung und Motivation. In: Muche R, Büchele G, Harder D, Gaus W (Hrsg.) Medizinische Informatik, Biometrie und Epidemiologie. GMDS. München, 193–197

Kreienberg R, Kopp I, Albert U (2008) Interdisziplinäre S3-Leitlinie für die Diagnostik, Therapie und Nachsorge des Mammakarzinoms. Deutsche Krebsgesellschaft e.V. Informationszentrum für Standards in der Onkologie (ISTO). Berlin

Laffel G, Blumenthal D (1989) The case for using industrial quality management science in health care organizations. In: JAMA. 262, 20, 2869–2873

Lohr KN (Hrsg.) (1990) Medicare. A strategy for quality assurance. Institute of Medicine. Washington DC

Milakovich ME (1991) Creating a total quality health care environment. In: Health Care Management Review. 16, 9–20

Müller de Cornejo G, Hoyer M (2002) Disease Management im Überblick. Auf dem Weg zu mehr Gesundheit. In: Gesundheit & Gesellschaft Spezial. 5, 4–6

Mulrow CD (1987) The medical review article. State of the science. In: Ann Int Med. 106, 485–488

Perinatologische Arbeitsgemeinschaft (PAG) Niedersachsen (Hrsg.) (1994) NPExtra 93. Niedersächsische und Bremer Perinatalerhebung 1993. Lindenhain, Langenhagen

Perleth M, Antes G (2002) Evidenzbasierte Medizin. Wissenschaft im Praxisalltag. München

Perleth M, Busse R, Gerhardus A, Gibis B, Lühmann D (Hrsg.) (2008) Health Technology Assessment. Konzepte, Methoden, Praxis für Wissenschaft und Entscheidungsfindung. Berlin

Pietsch-Breitfeld B (1999) Qualitätsmanagement in Gesundheitsorganisationen. Konzept, Evaluation und Konzept der Evaluation. Sankt Augustin

Pietsch-Breitfeld B, Heizmann G, Selbmann HK (2003) Qualität in deutschen Krankenhäusern. Strategien zur Einführung von Qualitätsmanagement. Ein Bericht über das Demonstrationsprojekt *Qualitätsmanagement im Krankenhaus* des Bundesministeriums für Gesundheit und Soziale Sicherung. Schriftenreihe des Bundesministeriums für Gesundheit und Soziale Sicherung. Band 154. Baden-Baden

Pietsch B, Wieland A (2008) Strukturierte Qualitätsberichte der Krankenhäuser. Analyse und Weiterentwicklung. In: Klusen N, Meusch A (Hrsg.) Zukunft der Krankenhausversorgung. Qualität, Wettbewerb und neue Steuerungsansätze im DRG-System. Beiträge zum Gesundheitsmanagement. Band 21. Baden-Baden

Piwernetz K, Selbmann KK, Vermeij DJB (1991) Vertrauen durch Qualität. Das Münchner Modell der Qualitätssicherung im Krankenhaus. In: Das Krankenhaus. 11, 557–560

Reerink E (1990) Defining quality of care. Mission impossible? In: Quality Assurance in Health Care. 2, 197–200

Roberts JS, Walczak R, Widmann DE (1984) Das Qualitätssicherungsprogramm der gemeinsamen Kommission von Krankenhäusern (JCAH). In: Selbmann HK (Hrsg.) Qualitätssicherung ärztlichen Handelns. Schriftenreihe der Robert Bosch Stiftung. Band 16. Gerlingen

Ruprecht T (1993) Von der Qualitätssicherung zum Qualitätsmanagement. Entwicklungen in der vertragsärztlichen Versorgung. In: Zeitschrift für Allgemeinmedizin. 69, 963–967

Sachverständigenrat für die Konzertierte Aktion im Gesundheitswesen (1992) Ausbau in Deutschland und Aufbruch nach Europa. Jahresgutachten 1992. Baden-Baden

Sackett DL, Rosenberg WMC, Gray JAM, Haynes RB, Richards WS (1996) Evidence-based medicine. What it is and what it isn't. In: BMJ. 312, 71–72

Sackett DL, Richardson WS, Rosenberg W, Haynes RB (1997) Evidence-based Medicine. How to practice & teach EBM. New York, Edinburgh, London

Satzinger W, Seyfarth-Metzger I, Reitmeir P (1998) Kuration, Kommunikation oder Komfort? Patientenprioritäten beim Krankenhausaufenthalt. 3. Hamburger Workshop *Qualität im Gesundheitswesen* und 5. Jahrestagung der GQMG. Abstractband. 79–80

Schmacke N (2002) DMP-Entstehungsgeschichte. Kritik wider besseren Wissens. In: Gesundheit & Gesellschaft Spezial. 5, 12–13

Schnabel M, Kill C, El-Sheik M, Sauvageot A, Klose KJ, Kopp I (2003) Von der Leitlinie zum Behandlungspfad Entwicklung eines prozessmanagementorientierten Algorithmus zur Akutversorgung polytraumatisierter Patienten. In: Chirurg. 74, 1156–1166

Selbmann H,K (1989) Qualitätssicherung in der Geburtshilfe. Reihe Materialien und Berichte der Robert Bosch Stiftung GmbH. Band 25. Gerlingen

Selbmann HK (1990) Konzeption, Voraussetzung und Durchführung qualitätssichernder Maßnahmen im Krankenhaus. In: Das Krankenhaus. 11, 470–474

Selbmann HK (1994) Qualitätsmanagement zwischen Wissenschaft und Wettbewerb. In: Gynäkologische und Geburtshilfliche Rundschau. 34, 139–144

Selbmann HK (Hrsg.) (1995) Evaluation qualitätssichernder Maßnahmen in der Medizin. Schriftenreihe der Robert Bosch Stiftung GmbH. Band 30.Gerlingen

Senator für Frauen, Gesundheit, Jugend, Soziales und Umweltschutz der Freien Hansestadt Bremen (1997) Qualitätssicherung im Krankenhaus. Modellprojekt in den kommunalen Krankenhausbetrieben. Abschlussbericht.

Sens B, Fischer B, Eckardt J, Kaczmarek D, Paschen U, Pietsch B, Rath S, Ruprecht T, Thomeczek C, Veit C, Wenzlaff P (2007) Begriffe und Konzepte des Qualitätsmanagements. GMS Med Inform Biom Epidemiol. http://www.egms.de/en/journals/mibe/2007-3/mibe000053.shtml

Straub C, Arnold MM, Selbmann HK (1996) Patientenorientierte Versorgung im Krankenhaus. Abschlussbericht des gleichnamigen von der Robert Bosch Stiftung geförderten Projektes. Bericht des Instituts für Medizinische Informationsverarbeitung.

U.S. Congress (Hrsg.) (1994) Identifying health technologies that work. Searching for evidence. Office of Technology Assessment. Washington DC

Werner T, Sens B (1996) Dokumentation. Qualitätssicherung in der Medizin. 2. Lübecker Symposium Qualitätsmanagement im Gesundheitswesen.

Walshe K, Coles J (1993a) Medical audit. In need of evaluation. In: Quality in Health Care. 2, 189–190

Walshe K, Coles J (1993b) Evaluating audit. Developing a framework. Caspe Research. London

Zink KJ (1995) TQM als integratives Managementkonzept. Das Europäische Qualitätsmodell und seine Umsetzung. München

Der Chefarzt als Controller

Otto Melchert

1 Controlling und Führung im Krankenhaus

Mit der Neubestimmung des Unternehmens Krankenhaus als Teil unserer Daseinsvorsorge bauten zunächst zögerlich in den letzten Jahren aber zielgerichtet alle Krankenhäuser Abteilungen für Controlling auf. Die Notwendigkeit, die in der Industrie schon früher erkannt war, wurde mit den erheblichen gesetzlichen Änderungen seit den 1980er Jahren auch von den Trägern der Einrichtungen eingesehen. Die Verknappung der Ressourcen, die medizinische Entwicklung und die staatlichen Eingriffe machten es einfach notwendig für soziale Unternehmen, neue Managementinstrumente einzuführen.

Der aus den USA kommende Begriff sorgte allerdings im deutschsprachigen Raum für einige Begriffsverwirrung. Die Verwandtschaft mit dem deutschen „Kontrolle" ließ die Definition und das Verständnis in eine vom Englischen völlig abweichende Richtung gehen. Diese Auslegung mag lange Jahre den Prozess der Implementierung von Controllingabteilungen auch in den Krankenhäusern aufgehalten haben. Meinte man doch, mit der Einrichtung von Revisionsabteilungen und der externen Prüfung durch Prüfungsämter und später von Wirtschaftsprüfern dieser Anforderung gerecht zu werden.

Neben Kontrolle besitzt „to control" übersetzt nahezu 50 weitere Bedeutungen. Im Sinne des heutigen Verständnisses von „controlling" sind zu nennen *Transparenz schaffen, leiten, führen, verwalten, steuern, regeln.* Damit ist „Controlling" ein Teil der Führung oder des Managements eines Unternehmens.

Die Veränderungen in unserer Gesellschaft geben dem Bürger mehr Freiheiten und auch soziale Optionen. Gesundheitsleistungen werden nicht zugeteilt, sondern mit ihrem Wahlrecht können Bürger zwischen verschiedenen Leistungserbringern aber auch unterschiedlichen Versicherungsmodellen wählen, wodurch die Anbieter in einen Wettbewerb kommen und sich am Markt behaupten müssen. Krankenhäuser werden zu Unternehmen, die trotz staatlicher Planung um den Patienten und die Krankenkassen als Kostenträger werben müssen. Die Einführung von Wahltarifen auch in der gesetzlichen Krankenversicherung, wie das Hausarztmodell, verstärkt den Wettbewerb der Leistungserbringer um die Teilnahme an diesen neuen Versorgungsmodellen, dabei gewinnen Attraktivität in Leistung, Qualität und Preis an Bedeutung. Die modernen Medien der Informationstechnologie (mit dem alle Lebens- und Wirtschaftsbereiche durchdringenden Internet) vernetzen informell das Krankenhaus als Teil des Gesundheitssystems mit anderen Leistungserbringern wie Ärzten, Apotheken, Pflege oder Industrie, aber mit den Patienten als Kunden. Diese schaffen die Möglichkeit neuer Dienstleistungen, die aus den traditionellen Kernkompetenzen hervorgehen und neue Serviceprodukte einschließen.

Für die erfolgreiche Beteiligung am Wettbewerb um Patienten, Kostenträger und Sicherung der erwarteten Leistung ist eine planvolle, zielorientierte Unternehmensführung notwendig. Management oder Unternehmensführung heißt planen, steuern, entscheiden und Zielkontrollen durchführen. *Controlling* wird zum *Teil des Managements* und ist eben nicht ein Teil des Rechnungswesens, sondern liefert dem Management die Grundlagen für die strategischen, taktischen und operativen Entscheidungen. In diesem Sinne ist es auch für die Krankenhäuser unabdingbar geworden.

2 Chefarzt und Controlling

An dieser Stelle sollen nicht die bekannten Aufgaben des Chefarztes aufgezählt werden. Festzustellen ist aber, dass die wirtschaftlichen Anforderungen an die Stelleninhaber in den letzten Jahren überproportional gestiegen sind. Die Zeiten, in denen der Chefarzt die erforderlichen Ressourcen und das Leistungsprofil seiner Abteilung weitestgehend bestimmen konnte, sind vorbei. Durch die globale Mittelbegrenzung und die Herstellung eines Bezuges zwischen Leistung und Ertrag werden die Spielräume verändert. Andererseits zwingt der Wettbewerb zwischen Krankenhäusern, Netzwerken sowie Krankenhaus und niedergelassenen Ärzten zu Innovationen und Investitionen in Mitarbeiter und Sachmittel. Die Innovationsintervalle bei medizinischen Methoden und Medizintechnik wird aus qualitativen und ökonomischen Gründen zu einer verstärkten Spezialisierung und Konzentration bei gleichzeitiger Interdisziplinarität führen. Damit klafft die Schere zwischen Möglichkeiten und Notwendigkeiten immer weiter auseinander. Im Ergebnis wird die Verantwortung des Mediziners für die wirtschaftliche Leistungserbringung immer größer, will er nicht dem Patienten eine medizinisch notwendige und anerkannte Leistung versagen müssen.

Mit dem Aufbau der Controlling-Abteilungen in den Krankenhäusern liefern diese dem Chefarzt zunehmend Daten für den wirtschaftlichen Umgang mit den Ressourcen, die *Sicherung der Leistungsfähigkeit* und die *Leistungsentwicklung/-steuerung*. Zwischenzeitlich gehören Controlling und Medizincontrolling zur etablierten Leitungsstruktur der Krankenhäuser und stellen die Grundlagen für die Gesamtsteuerung des vernetzten Systems zur Verfügung. Die in der Vergangenheit bestehenden Vorbehalte der ärztlichen Leitungen sind verstärkten Forderungen nach Steuerungsinformation gewichen. Zunehmend besetzen Ärzte Positionen im Medizincontrolling und stellen damit das fachliche Rückgrat für die Entwicklung von Steuerungssystemen für die Krankenhäuser.

Wie sich die Krankenhäuser durch neue Technologien vernetzen, verändern sich auch die klassischen Strukturen der Krankenhäuser. Nicht mehr die Abteilungen in ihren disziplinären Strukturen bestimmen den Prozess, sondern patientenorientierte Behandlung nach geplanten Behandlungsabläufen. Mit fortschreitender Spezialisierung in Medizin und Pflege ersetzen dienstleistende Funktionsbereiche mit hoher Kompetenz in Spezialdiagnostik und -therapie, die durch strukturierte Prozesse in der Behandlung vernetzt werden müssen, die Abteilungsstrukturen.

Wenn das Controlling dem Management die zur Führung des Krankenhauses notwendigen Informationen beschafft, aufbereitet und zur Verfügung stellt, verhält sich der Chefarzt nicht schon heute in diesem Sinne bei der Führung seiner Abteilung? Welche Informationen zieht er zur Wahrnehmung seiner Aufgabe sowohl im Ökonomischen als auch im Medizinischen heran? Worauf basieren seine Entscheidungen?

Im Sinne von „Kontrolle über" möchte er die Steuerung seines Verantwortungsbereichs auf der Grundlage gesicherter Informationen und Erkenntnisse in der Hand haben. Er braucht dazu den Überblick über die medizinische Entwicklung, die zeitliche und organisatorische Verfügbarkeit von Personal und Sachmitteln, die Bereitstellung und den wirtschaftlichen Einsatz von Finanzmitteln, die gesetzlichen Rahmenbedingungen, das Angebot und die Entwicklung anderer Leistungsanbieter, die wirtschaftlichen *Konsequenzen* seines *medizinischen und administrativen Handelns* und das Verhalten der Patienten. Alle diese Informationen liegen auch heute in mehr oder weniger formaler oder informeller Form vor und werden teilweise, strukturiert oder nicht strukturiert, für Entscheidungen oder Anforderungen an die Entscheidungsträger herangezogen.

Mit der Auswahl des Chefarztes entscheidet sich der Krankenhausträger für den Kandidaten, der unter Berücksichtigung des Versorgungsauftrages und des medizinischen Portfolios/Entwicklungsziels die höchste Gewähr für die Erfüllung der Aufgabe bietet. Er geht davon aus, dass der neue Leistungsträger Kenntnisse auf dem aktuellen Stand der Medizin mitbringt. Der Chefarzt wird die erforderlichen Behandlungen durchführen und die Methoden anwenden, die diesem Stand entsprechen. Allerdings bleibt er auf diesem Wissensstand nicht stehen, sondern wechselt und übernimmt immer wieder nach eigener Analyse neue Behandlungsformen und -methoden (Abb. 1). Selbstverständlich wird er im Sinne eines Benchmarkings die Behandlungsergebnisse seiner Abteilung mit denen anderer Abteilungen und Kollegen vergleichen. Diese Form der *Qualitätssicherung entspricht den klassischen Instrumenten des Controllings.* Der Chefarzt wird zum Controller, denn mit den Ergebnissen seiner Analyse greift er in den medizinischen Regelkreis ein und steuert die Behandlungsprozesse. Andere Beispiele wären zu nennen aus der Patienten-, Personal-, Sachmittel- und Prozesssteuerung.

Der Krankenhausträger erwartet vom Chefarzt, dass er

- die Abteilung richtig strategisch ausrichtet,
- die *bestmögliche Versorgung der Patienten* sicherstellt,
- den Ablauf effektiv und effizient steuert und dabei den optimalen Einsatz von Personal und Sachmitteln gewährleistet und
- die für die Führung der Klinik notwendigen Informationen schnittstellengerecht zur Verfügung stellt.

Damit fällt dem Chefarzt eine Fülle von Aufgaben zu, auf die er neben seiner medizinischen Ausbildung nur teilweise vorbereitet ist. Trotzdem soll er steuern, leiten, entscheiden und den Krankenhausträger bei seinen Entscheidungen beraten und unterstützen. Festgestellt werden kann, dass eine Vielzahl zukünftiger ärztlicher Führungskräfte akademische Abschlüsse der Betriebswirtschaft erwerben.

Durch die fortschreitende Spezialisierung in der Medizin wird kein Krankenhaus mehr in der Lage sein, Leistungen in der bisherigen Breite anzubieten. Die notwendigen personellen und sächlichen Ausstattungen wären nicht finanzierbar. Die zunehmende fachliche Spezialisierung setzt in der Entwicklung Grenzen, da die notwendigen überall verfügbaren personellen Kompetenzen fehlen. Eine eindeutige Profilierung ist daher notwendig, wenn sie nicht schon unter dem Druck eines Einkaufsmodells von den Krankenkassen gegen den gesetzlichen Versorgungsauftrag des Krankenhauses erzwungen wird. Schon heute können Krankenkassen über die Modelle der Integrierten Versorgung nach §§ 140a–d SGB V entgegen dem Versorgungsauftrag aus der Krankenhausplanung die Leistungen in oder aus dem Krankenhaus steuern.

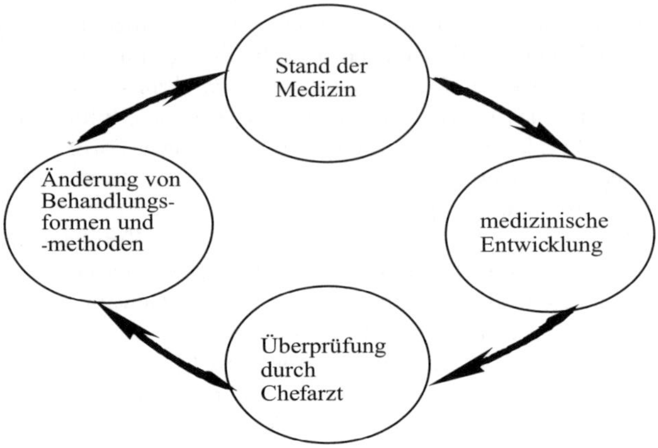

Abb. 1: Medizinischer Regelkreis.

Mit den Daten, welche die Krankenhäuser nach § 301 SGB V den Krankenkassen und nach § 21 des Krankenhausentgeltgesetzes (KHEntgG) der DRG-Datenstelle des InEKs (Institut für das Entgeltsystem im Krankenhaus) zur Verfügung stellen, erhält auch das Haus und damit der Chefarzt eine *umfassende Leistungstransparenz*. Diese Informationen sind im Hause so aufzubereiten, dass die ärztliche Seite der Krankenhausleitung und dem Krankenhausträger Vorschläge für die Weiterentwicklung des Profils ihrer Abteilung unterbreiten kann. Das System der Fallpauschalen auf der Basis der Diagnosis related Groups (DRG) stellt mit der jährlichen Weiterentwicklung durch das InEK die breite Basis für eine Leistungstransparenz im Krankenhaus und den Leistungsvergleich (Benchmark) zwischen Krankenhäusern und Fachabteilungen.

Auf der Grundlage der behandelten Krankheitsbilder und den vom Chefarzt beschriebenen Standardbehandlungsprozeduren (Clinical Pathways) können neue Ziele in Behandlungsformen, Kooperationen, horizontalen und vertikalen Vernetzungen festgelegt werden. Der sogenannte § 21-Satz (§ 21 KHEntgG) kann dabei mit den erfassten Diagnosen, Prozeduren, Komorbiditäten, Komplikationen und zeitlichen Behandlungssequenzen als Grundlage für Transparenz des Behandlungsprozesses dienen und gleichzeitig einen Vergleich mit den in der InEK-Matrix (Kalkulationsgrundlagen einer bestimmten DRG) zugrunde gelegten Daten schaffen.

Mit der Etablierung der diagnose-orientierten Fallpauschalen, des ambulanten Operierens und der stationsersetzenden Maßnahmen sowie der Umsetzung verschiedener Modelle integrierter Versorgung wird auch die externe Qualitätssicherung obligatorisch und entscheidet im Wettbewerb der Leistungserbringer über den Erfolg der Klinik. Ist es aber nicht eine ureigenste Aufgabe des Chefarztes, den von ihm festgelegten medizinischen Standard sicherzustellen? Auch muss er hier über die *Standardbehandlungsprozeduren* die Ergebnisqualität festlegen. Eine Sicherung ist aber nur möglich, wenn er Patienten, Behandlungen und Ergebnisse transparent macht und in den Regelkreis einwirkt. Mit einem System der Vernetzung der medizinischen und wirtschaftlichen Daten sowie den Informationen der Qualitätssicherung und -berichte, die gleichzeitig mit die Ergebnissen aus der BQS (Bundesgeschäftsstelle Qualitätssicherung) verglichen werden, erhält der Chefarzt ein eigenes *Instrument zur Standortbestimmung in der Qualität.*

Der Chefarzt besitzt tiefe Kenntnisse des Systems „Krankenhaus". Mit seinem Wissen und den Erfahrungen steuert er den Ablauf seiner Abteilung, gestaltet die Beziehungen zu anderen Funktionseinheiten und den nicht-ärztlichen Dienstgruppen. Allerdings fehlt es an den Steuerungsinformationen aus den nicht von ihm geleiteten Bereichen und dem Szenario, das die Wirkungen seiner Entscheidungen rückkoppelt. Trotz einer Vielzahl von institutionalisierten Konferenzen erhält er nicht die regelmäßigen Informationen, die ihm erst die Steuerung ermöglichen. Auch steht die ärztliche Seite einer solchen Entwicklung sehr zurückhaltend gegenüber. Will der Chefarzt die Instrumente entwickeln, müssen von ihm die Informationen aufgenommen und zur Aufbereitung bereitgestellt werden. Die Aufgabe des Controllings/Medizincontrollings ist es, die Daten steuerungsrelevant in effizienter Weise, die keine weitere Analyse für den Chefarzt notwendig machen, aufzubereiten.

In der Praxis finden wir Controlling in einer großen Vielfalt. Sein Einsatz ist aber ausschließlich von den Zielen abhängig.

3 Strategisches Controlling

Zur strategischen Ausrichtung seiner Abteilung und seines Hauses stehen dem Chefarzt interne und externe Indikatoren zur Verfügung:

- Interne Indikatoren
  - Leistungsentwicklung
  - Leistungsaustausch im Rahmen der interdisziplinären und interprofessionellen Zusammenarbeit
  - Personalstruktur und -qualifikation
  - technische Ausstattung nach Umfang und Alter
  - Finanzausstattung und -bedarf
- Externe Indikatoren
  - medizinische Entwicklung
  - Mitbewerber
  - Einweiser
  - Einzugsgebiet der Patienten
  - Patienten nach Erkrankungen
  - Patient nach Aufnahmeart
  - gesetzliche Rahmenbedingungen
  - Verträge der Krankenkassen mit Wettbewerbern, z. B. im Rahmen der integrierten Versorgung
  - InEK-Kalkulation mit den Kalkulationsgrundlagen der Matrix je DRG
  - Neue Versorgungsformen im ambulanten Bereich mit Verträgen nach §§ 73 b und c SGB V

Auf der Grundlage dieser Indikatoren kann und muss der Chefarzt für sich und den Krankenhausträger eine Standortbestimmung vornehmen und Vorschläge für die Unternehmensentwicklung machen. In Kenntnis seiner relativen Position in dem horizontalen und vertikalen Versorgungsnetz wird er feststellen, wer seine potentiellen Partner oder Wettbewerber sind. Unternehmerisch leitet er hieraus die Marketingentscheidung für kooperatives und/oder konkurrierendes Wettbewerbsverhalten ab. Allerdings werden sich die Innovationszyklen und (mit der Sprache der Ökonomie) die „Lebenszyklen" verkürzen, da durch *Beschleunigung des Wissensanstiegs* neue Methoden und Produkte bei Diagnostik und Therapie schneller die alten Standards ablösen.

Müssen medizinische Entwicklungen durch Investitionsmaßnahmen abgesichert werden, ist zu prüfen, ob für die Leistungen ein Markt vorhanden ist, mittelfristig die Amortisation gewährleistet ist und andere Behandlungsformen und -methoden substituiert werden.

Medizinische Veränderungen führen aber auch zu innerstrukturellen Änderungen, die der Planung bedürfen, da sonst unerwartete betriebliche Belastungen auftreten. Planungen von geänderten Behandlungsabläufen und neuen Organisationsstrukturen sind Ergebnisse und Teile eines strategischen Controllings. Der Chefarzt leitet aus den von ihm erhobenen und strukturierten Daten den Bedarf an neuen Ressourcen, an Personal- und Organisationsentwicklung sowie den Wegfall von bisher verwendeten Mitteln ab. Gleichzeitig wird er mit dem Krankenhausträger entscheiden müssen, ob und welche *strategischen Allianzen* mit anderen Leistungserbringern eingegangen werden sollen, um schnell, qualitativ und wirtschaftlich gesichert erfolgreich die neuen Leistungen (Produkte) anzubieten.

Besondere Herausforderungen stellen sich mit den geänderten Anforderungen der Strukturqualität, die durch Mindestleistungen je Klinik und medizinischem Leistungserbringer (Arzt) im Rahmen der DRG-Einführung und der speziellen Chroniker-Versorgung (DMP-Programme) festgeschrieben werden. Mit der Verbindlichkeit von Mindestleistungen und Strukturstandards, die durch den gemeinsamen Bundesausschuss zunehmend festgelegt werden, muss der Chefarzt nicht nur das gesamte Leistungs-Portfolio sondern auch die Leistungen einzelner Leistungssegmente beobachten, um durch Leistungssteigerung oder Kooperationen als Leistungsanbieter akkreditiert zu werden oder im entstehenden Gesundheitsmarkt zu bleiben.

4 Operatives Controlling

4.1 Prozesscontrolling

Prozessoptimierung wird die zentrale Anforderung der Krankenhausführung der Zukunft sein. Konzentrierten sich in der Vergangenheit alle Aktivitäten auf Ver- und Entsorgungsbereiche, entdeckt man heute, dass die entscheidenden Prozesse durch den Arzt ausgelöst werden. Er ist Initiator des Behandlungsprozesses, bestimmt den Bedarf an Ressourcen und dokumentiert die Informationen über den Behandlungsprozess. Dabei wird erwartet, dass alle Mittel, Personal und Materialien, zeitnah und ausreichend zur Verfügung stehen. Allerdings wurde außer im Rahmen der Kostenrechnung kaum gemessen, welche Ressourcen fehlallokiert waren oder nicht entsprechend der obigen Forderung zur Verfügung standen. Notwendig ist die *Implementierung eines Prozesscontrollings*, das die Schwächen des

Systems aufzeigt und dem Arzt die Möglichkeit der Steuerung wieder zurückgibt. Auf der Grundlage der InEK-Daten, mit den Grundlagen je DRG wie unterer und oberer Grenzverweildauer sowie der mittleren Verweildauer, stehen standardisierte Benchmarkdaten zur Verfügung, die dem Chefarzt eine Standortbestimmung ermöglichen. Im Vergleich mit den Kalkulationsdaten des InEK aber auch mit anderen Leistungserbringern im Sinne einer Best Practise können der notwendige Handlungsbedarf analysiert und Veränderungen im Prozess abgeleitet werden.

Voraussetzung ist die Beschreibung des *Standardbehandlungsablaufs* mit Bedarf an Personal und Sachmitteln. Durch Abbildung der tatsächlichen Entwicklung (Tab. 1) wird das Leistungsgeschehen transparent und der Chefarzt kann in das System einwirken. Gleichzeitig erhält er eine Möglichkeit, die Prozessqualität zu sichern, wie es mit § 137 SGB V zur gesetzlichen Pflicht der Krankenhäuser geworden ist. Verbindet er Prozesscontrolling mit Ergebnisanalysen dient das Instrument der Qualitätssicherung, mit dem er den Prozess steuern und verändern kann.

Tab. 1: Laparoskopische Galle als Beispiel einer Beschreibung des tatsächlichen Ablaufs der Behandlung.

∅ Verweildauer	Maßnahme	Standardablauf Behandlungstag	Tatsächl. Ablauf Behandlungstag
	Überprüfung der Indikation ambulant		
	Aufnahmeuntersuchung, Aufklärung	max. 5 Tage vor vollstationärer Aufnahme	1. Tag
	Aufnahme in Krankenhaus	1. Tag	1. Tag
	Operation	1. Tag	3. Tag
	Postoperativer Verlauf	2.–5. Tag	4.–8. Tag
	Entlassung	6. Tag	9. Tag

Noch nicht zum Routinebetrieb einer Abteilung gehört die regelmäßige Überprüfung des Tagesablaufs der Klinik. In einer funktionsorientierten Krankenhauswelt planen die Personalgruppen unabhängig voneinander den Betrieb. Selten findet ein Soll-Ist-Vergleich statt. Eine Gegenüberstellung von Ist-Abläufen der Medizin, Pflege und Funktion zeigt erschreckende Abweichungen, wo Gleichklang zwingend wäre. Im Ergebnis entstehen Wartezeiten und Leistungsdruck durch Überschreitung der Dienstzeiten. Der systematische Soll-Ist-Vergleich für alle Bereiche einer Abteilung schafft die Grundlage zur Verhaltensänderung und zur Steuerung des Tagesablaufs. Gefordert sind Abstimmungen mit den anderen Dienstbereichen und natürlich die konsequente Durchsetzung des eigenen abgestimmten Plans. Auch geht es nicht ohne die Bereitschaft der Beteiligten, Organisationsstrukturen zu verändern. Patienten und Mitarbeiter können nur davon profitieren.

Als besonderes Beispiel der Prozessplanung wird die OP-Steuerung genannt. Auch wenn schon viele Krankenhäuser erheblich vorangekommen sind, liegen hier die größten organisatorischen Probleme der Krankenhäuser. Ziel muss es sein, Bedarf an Ressourcen und Leistungen in Kongruenz zu bringen. In der Beschreibung des OP-Ablaufs sind alle Faktoren detailliert festzulegen. Der OP-Plan bildet alle geplanten Operationen und ihre Beteiligten ab. Nicht vergessen werden darf, und daran scheitert häufig die Planeinhaltung, die Erfahrungskurve der beteiligten Mitarbeiter. Ein täglicher Report mit Vergleich von Plan und Ist gibt dem Arzt die Grundlage zur Verbesserung seiner Planung und damit der Reduzierung von Absetzungen, Verschiebungen und Wartezeiten.

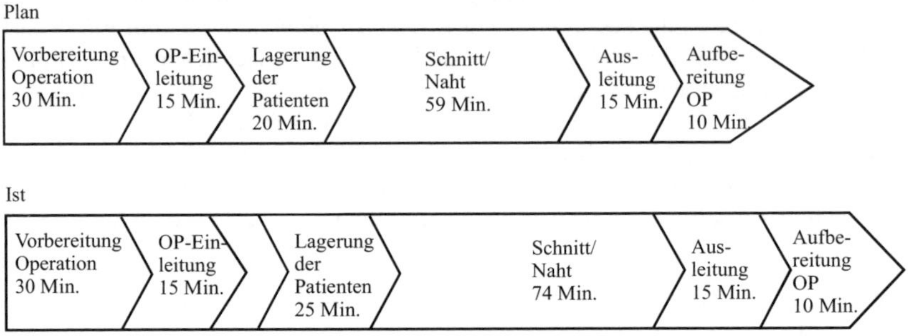

Abb. 2: Tagesablauf OP 1 als Beispiel eines OP-Plans.

Die OP-Planung darf allerdings nicht unabhängig von der Aufnahme- und Entlassplanung entwickelt werden. Die Operation ist *zentrale Therapieleistung eines gesamten Behandlungsprozesses*, der mit der Aufnahmeplanung beginnt. Teil dieser Planung ist auch die Abstimmung über die notwendigen Intermediate care (IMC), Intensiv- und Überwachungskapazitäten. Durch interdisziplinäre Abstimmung mit der verantwortlichen Leitung der Intensivmedizin werden Engpässe in der OP-Leistung und damit Standzeiten vermieden.

4.2 Personal- und Sachmittelcontrolling

Grundlagen der Kapazitätsplanungen des Arztes müssen seiner Patientenstruktur nach:

- Krankheitsbildern
- Behandlungsformen
- Verteilung Jahr/Woche/Tageszeit
- elektiv/Notfall
- interdisziplinären Behandlungen innerhalb des Krankenhauses und mit Vertragsärzten und anderen Leistungserbringern
- Einweisungsverhalten der niedergelassenen Kollegen
- Anforderungs- oder Marktverhalten der Patienten
- Personalbesetzung/-qualifikation
- Raum
- Logistik
- Kompetenz und Angebot von potentiellen oder bereits beteiligten Kompetenzpartnern.

Zur Steigerung der Effizienz muss er Bedarf und Ressourcen möglichst in Einklang bringen. Jedem ist klar, dass Kliniken mit einem Notfallversorgungsauftrag keine vollkommene Planung erreichen können. Ein Erfolg ist es aber, weitestgehend an Hand von eigenen Kennzahlen den nötigen Freiraum für das Notfallgeschehen herzustellen, um so die Reibungsverluste im Routinebetrieb in Grenzen zu halten.

Tab. 2: Verteilung der Aufnahmen von Patienten nach Wochentagen.

Abteilung: Zeitraum: Patienten:	X Januar bis Dezember 4.531
MO	26,99 %
DI	17,28 %
MI	16,07 %
DO	12,40 %
FR	12,96 %
SA	7,15 %
SO	7,15 %

Das vorstehende Beispiel zeigt, dass es in dieser Abteilung Hauptaufnahmetage gibt. Da gerade am Montag die Mehrzahl der Patienten elektiv aufgenommen wird, kommt es mit den Notaufnahmen vom Wochenende immer wieder zu Belegungsspitzen. Der Chefarzt wird mit dieser Information prüfen, mit welchen Hauptindikationen die Patienten an diesem Tag eingewiesen werden. Kommt er zum Ergebnis, dass die Einweisungen routinemäßig auf den Wochenanfang vorgenommen sind, kann er Überlegungen zu weitergehenden Maßnahmen wie

- Abstimmung mit den niedergelassenen Kollegen,
- Umstellung von Behandlungsabläufen und andere Verteilung über die Wochentage sowie
- Neuordnung der Stationen in Abstimmung mit der Pflegedienstleitung

anstellen.

Die Analyse ergab, dass gerade Patienten mit einer Verweildauer bis fünf Tage elektiv aufgenommen und in der Regel in der Zeit von Montag bis Freitag behandelt werden. In der Analyse der Patienten nach Aufnahmeart und Verweildauer sah der Chefarzt die Möglichkeit, die bisher beide an sieben Tagen geöffneten Stationen in einen 7-Tage- und einen 5-Tage-Betrieb umzustellen. Dadurch war er in der Lage, die Ressourcen für die Leistungsausweitung in einem anderen Bereich freizusetzen.

In der Personalplanung sind als wichtige Faktoren aufzuführen:

- Qualifikation nach Weiterbildung, besonderen Fähigkeiten und Erfahrungskurve
- Urlaubsplanung der Leistungsträger
- Ressourcenplanung der interdisziplinären und interprofessionellen Teams

Immer wieder wird festgestellt, dass auf Belegungsschwankungen nicht mit Anpassung der Ressourcen reagiert werden kann oder jahreszeitlich wiederkehrende

Belegungsspitzen aber auch Belegungstiefstände nicht geplant werden. Ursachen liegen teilweise in der nur mangelnden Berücksichtigung der wechselnden Ferientermine, die das Verhalten sowohl der Einweiser (eigene Urlaubsplanung) als auch der Patienten beeinflussen, der unzureichenden Urlaubsplanung in der Abteilung und dem Haus aber auch in der fehlenden Abstimmung der Dienstplanung zwischen den an der Behandlung des Patienten beteiligten Einheiten. Notwendig ist eine *interdisziplinäre und interprofessionelle Abstimmung* bei Urlaubs- und Dienstplanung mit Tages-, Wochen-, Monats- und Jahresprogrammen.

Tab. 3: Patienten nach Stationen und Wochentagen.

Station	KW	Soll-Fallz.	Mo	Di	Mi	Do	Fr	Sa	So
A + B	10	55	46	48	50	44	36	39	39
	11	55	38	40	48	49	35	34	37
	12	55	46	50	49	49	33	30	29
	13	55	37	50	51	40	26	27	21
	14	55	40	46	47	49	39	34	34
	15	55	48	50	50	44	34	32	31
	16	55	44	48	48	46	41	37	37
	17	55	33	45	44	39	32	32	27
	18	55	42	44	44	43	36	30	23

Mit der Umsetzung des Arbeitszeitgesetzes müssen zwingend geänderte Arbeitszeitmodelle eingeführt werden. Verringerung der nach Arbeitszeitgesetz und Tarif zulässigen Arbeitszeit wird nur möglich sein, wenn die vorhandenen zeitlichen und fachlichen personellen Ressourcen optimal genutzt werden. In einem immer kürzeren und interdisziplinären Behandlungsprozess setzt dies voraus, dass der Einsatz der Ressourcen aller beteiligten Leistungseinheiten stärker als bisher gegenseitig abgestimmt wird. Mit der Einführung von elektronischen *Dienstplan-Systemen* erhält der Chefarzt erstmalig ein Planungsinstrument in die Hand, mit dem er sowohl Leistungsbedarf und Leistungskapazitäten optimieren als auch die Abstimmung mit den anderen Prozessbeteiligten vornehmen kann. Als Beispiel könnte eine verbesserte Abstimmung der Einsatzpläne von chirurgischen Abteilungen und der Anästhesie genannt werden.

4.3 Informationscontrolling

Die Dokumentation des medizinischen Handelns hat nicht nur forensischen Charakter oder sichert die Informationen im Behandlungsprozess aktuell und dauerhaft, sondern stellt auch die Verbindung zur Betriebswirtschaft des Krankenhauses her. Der Chefarzt bedarf deshalb ständig und aktuell der Information über die Dokumentation und Verschlüsselung der Leistung bzw. der Kongruenz der verschlüsselten Leistung mit dem tatsächlichen Leistungsgeschehen in seinem Verantwortungsbereich. Durch regelmäßige tägliche Berichte über die Diagnosenhäufigkeit und die berichtete qualitative Leistungsentwicklung erhält der Chefarzt das Steuerungsinstrument für die Darstellung des Leistungsumfangs seiner Abteilung und damit die Sicherung einer leistungsgerechten Finanzierung des Krankenhauses.

4.4 DRG und Controlling

Mit der Einführung der diagnose-orientierten Fallpauschalen steigt der Informationsbedarf der ärztlichen Führung erheblich. Die Einrichtung eines Medizin-Controllings ist für alle Krankenhäuser obligatorisch. Dem Medizin-Controlling fällt sowohl *operative als auch strategische Verantwortung* zu. Als Schnittstelle zwischen Unternehmensführung und ärztlicher Leitung muss sie dem Chefarzt in regelmäßigen Berichten die Leistungsentwicklung und die Qualität der Leistungsdokumentation zur Verfügung stellen. Die monatlichen Berichte müssen ausweisen:

- Patienten
  - gesamt mit durchschnittlicher Verweildauer
  - nach DRG mit ABC-Analyse und Vergleich zur Budgetvereinbarung
  - unter der unteren Grenzverweildauer
  - über der mittleren Verweildauer
  - über der oberen Verweildauer
- CMI (Case-Mix-Index) mit Vergleich zur Budgetvereinbarung
- PCCL (Schweregrade) – Verteilung
- Zurechnung der DRG-Erlöse auf die an der Behandlung beteiligten Fachabteilungen
- Verlegungen nach Kliniken
- Potential möglicher ambulanter Operationen und stationsersetzender Maßnahmen
- Erlöse auf der Basis einer Kostenträgerrechnung
- Kosten nach Kostenträgerrechnung und Vergleich zu den Erlösen aufgrund der DRG
- Diagnosen und Prozeduren je Patient.

Die Fülle der Berichtsdaten zeigt, dass der Chefarzt neben seiner primären Aufgabe in der medizinischen Leistungserbringung wesentliche Managementaufgaben wahrnehmen muss. Dazu bedarf es der noch stärkeren Einbindung in die *Leistungsplanung und -steuerung*, deren Grundlage die Berichte sind. Diese Verantwortung wird er jedoch ohne die Steuerungsinstrumente und Kenntnisse der betriebswirtschaftlichen Grundlagen nicht wahrnehmen können.

5 Grundlagen für ein erfolgreiches Controlling durch den Chefarzt

Ohne einen Ausbau der Kommunikationsnetze und Informationssysteme wird ein erfolgreiches Controlling nicht zu entwickeln sein. Gerade der Aufbau des Prozesscontrollings erfordert weitere Anstrengungen und Investitionen. Wir sollten aber auch erkennen, dass eine erhebliche Zahl von Informationen uns heute schon zur Verfügung steht. Aufzuzählen wären Daten nach § 301 SGB V, § 21 KHEntgG, PPR, Leistungsstatistiken, Personalstatistiken und Qualitätssicherungsberichte.

Eigene standardisierte Statistiken ergänzen die Kennzahlen. Wir sollten sie nur nutzen, denn die Zeit drängt, weil Mittel für Betrieb und Investition weiter verknappt werden. Mit dem Paradigmenwechsel auf ein diagnosenbasiertes Fallpauschalensystem rücken Medizin und Ökonomie näher zusammen. Chefarzt und ärztliche Mitarbeiter entscheiden mit der Qualität der Leistungsdarstellung einschließlich Kodierung über die wirtschaftliche Sicherung der Klinik. Deshalb sind sie nicht nur aufgefordert, sondern aus existentiellen Gründen verpflichtet, den Ausbau der Kennzahlen- und Controllingsysteme zu betreiben und diese für die *Optimierung der patientenorientierten Versorgung* einzusetzen.

Selbstverständlich kann dies nicht in den heutigen Strukturen geleistet werden. Ein Festhalten an Anhaltszahlen und anderen Bemessungskriterien hilft nicht. Das Abblocken von neuen ärztlichen Managementstrukturen verhindert den Aufbau dieser Steuerungssysteme. Es wird zwangsläufig Mitarbeiter geben müssen, die für Arzt und Patient den Ablauf steuern.

Am Ende der Entwicklung stehen die Einführung eines Case-Managements in der Mehrzahl der Krankenhäuser und ein Disease-Management mit allen an der Behandlung beteiligten Leistungserbringern. Personalstrukturen aller Dienstbereiche werden sich ändern. Der Ausbau von ärztlich/pflegerischem Management ist zwingend. Grundlage bleibt allerdings das umfassende ärztliche Controlling.

6 Zusammenfassung

In der Aufgabe der Leitung einer Fachabteilung oder eines medizinischen Kompetenzbereiches trägt der Chefarzt die *unternehmerische und medizinische Verantwortung* für die Versorgung der zu behandelnden Patienten, den effizienten und effektiven Einsatz des Personals sowie der sachlichen und investiven Ressourcen, die operative Steuerung der Prozesse in der Behandlungseinheit und zwischen den beteiligten Fachgebieten/Leistungsträgern, die strategische Ausrichtung in der Medizin, die Sicherung der medizinischen Qualität, die Sicherung der Erträge und das Marketing von Patienten, Einweisern und Krankenkassen. Das Management kann vom Chefarzt nur wahrgenommen und sichergestellt werden, wenn die umfassenden Kennzahlen des medizinischen Unternehmens transparent zur operativen, taktischen und strategischen Steuerung regelmäßig und zeitgerecht in zieladäquaten Instrumenten steuerungsrelevant zur Verfügung stehen. Mit der durch die eigenen und auch die betriebswirtschaftlichen Informationen geschaffenen Transparenz verfügt der Chefarzt über die Managementtools und die Grundlagen zum Leiten, Führen und Steuern. Damit ist er *in der Chefarztposition Controller oder Steuerer des verantworteten medizinischen Versorgungskomplexes.*

Kapitel 5

Controllinginformationssysteme im Krankenhaus

Controlling im Krankenhaus mit SAP-Anwendungen[1]

Bernd Schweizer und Carin Bollwinkel

1 Controlling im Krankenhaus

1.1 Kostenträgerrechnung

Grundlage für das kaufmännische Controlling sind die Kostenarten- und die Kostenstellenrechnung. Die Kostenträgerrechnung (KTR) steht am Ende der Kosten- und Leistungsrechnung und soll die Höhe und Herkunft der Kosten pro Kostenträger klären. Im Krankenhaus wird in der Regel der „Behandlungsfall" (eine Aufenthaltsepisode eines Patienten) als Kostenträger definiert – dies gilt insbesondere für den Bereich des Krankenhausentgeltgesetzes (KHEntgG) aber auch für andere Finanzierungsmodelle wie der BPflV (Psychiatrien) oder ambulanter Behandlungsarten (z. B. ambulantes Operieren gemäß § 115b SGB V, Psychiatrische Institutsambulanzen gemäß § 118 Abs. 1 und 2 SGB V u.v.a.m.).

Werden alle (vollstationäre, teilstationäre, ambulante) Fallkosten kalkuliert, können Teilmengen davon als Grundlage für verschiedene Teilprojekte genutzt werden.

Möchte man z. B. an der InEK-Kalkulation teilnehmen, bietet sich eine grundsätzliche Orientierung des Kalkulationsschemas am Handbuch „Kalkulation von Fallkosten" (herausgegeben vom InEK-Institut) an. Die Anforderungen seitens des InEK-Instituts wachsen jährlich. Es ist aber unkritisch im Vorgriff auf zukünftige Anforderungen eine detailliertere Kalkulationsmethode anzuwenden. Die so ermittelten Kalkulationsdaten können auch als Rohdaten für verschiedene Benchmarkprojekte und als Grundlage einer Deckungsbeitragsrechnung auf Ist-Kostenbasis dienen.

1.2 Deckungsbeitragsrechnung

Je nach Größe des Krankenhauses ist eine ein- oder mehrstufige Gliederung der Kliniken (Ergebniscenter = EC) notwendig. Bei größeren Häusern könnte zwischen der Ebene der Ergebniscenter noch eine Aggregation auf Zentrumsebene erfolgen.

Hier interessiert neben der Kostenseite auch die Erlösseite. Dabei stellt sich die grundsätzliche Frage „Erlössplitting – ja oder nein". Wird gegen das Erlössplitting

1 SAP ist ein eingetragenes Warenzeichen der SAP Aktiengesellschaft Systeme, Anwendungen Produkte in der Datenverarbeitung, Neurottstraße 16, 69190 Walldorf. Die Verfasser bedanken sich für die freundliche Genehmigung der SAP Aktiengesellschaft, das Warenzeichen im Rahmen des vorliegenden Artikels zu verwenden. Die SAP AG ist jedoch nicht Verfasserin des vorliegenden Artikels oder sonst presserechtlich verantwortlich.

entschieden, muss jeder Fall eindeutig einem EC zugeordnet werden. Das Zuordnungskriterium kann individuell ausgestaltet werden.

Mit Hilfe der in der Kostenträgerrechnung ermittelten Daten (Leistungsmengen) kann hier zusätzlich zur Jahresbetrachtung auf IST-Kostenbasis eine monatliche Kalkulation aller behandelten Fälle realisiert als Plankostenrechnung (PLAN-Tarife) zum Einsatz kommen. Das Ergebnis ist eine monatliche, mehrstufige Deckungsbeitragsrechnung pro Ergebniscenter bzw. Zentrum (Ergebniscenterrechnung = ECR).

1.3 Kennzahlensystem

Zu Steuerungszwecken wird neben den Deckungsbeiträgen eine Anzahl steuerungsrelevanter Kennzahlen benötigt. Einige davon können aus den Rohdaten der KTR bzw. ECR gewonnen werden, andere müssen zusätzlich angereichert werden. Dieser Datenpool (hochaggregierte, definierte Kennzahlen) ist die Grundlage für ein „Management Informationssystem" (MIS), welches zu einer Balanced Scorecard (BSC) ausgebaut werden kann.

2 Datenbeschaffung

2.1 Strategie der Datenhaltung

Um die unter dem vorangegangen Kapitel beschriebenen Kalkulationen durchzuführen, sind große Datenmengen (Leistungen, Kosten) erforderlich. Diese müssen letztlich mit dem „Behandlungsfall" verknüpft werden. Folgende Fragen sind abzuwägen und zu klären:

- Welches System spielt die Rolle des Masters bei den Stammdaten (z. B. Organisationseinheiten) und den Bewegungsdaten (z. B. Behandlungsfall)?
- Da Schnittstellen zwischen Verfahren unterschiedlicher Hersteller aufwändig und fehleranfällig sind – in welchen Anwendungsbereichen kann eine Homogenisierung erreicht werden?
- Soll die Sammlung der Daten im Mastersystem stattfinden (Vorteil: ERP-Funktionalitäten bei der Leistungsverarbeitung können genutzt werden) oder aufgrund der Datenvolumina in einem Datawarehouse-System?

Grundsätzlich können die Leistungs- und Kostendaten aus beliebigen Quellen kommen. In der Praxis wird aber schnell klar, dass es große Vorteile bringt, wenn möglichst viele Daten in hoch integrierten SAP-Komponenten erfasst bzw. eingespielt werden. Als Beispiele seien die Verknüpfung der Organisationseinheiten von SAP Patient Management zu den Kostenstellen, die vollautomatische, konsistente Übernahme der Finanzbuchhaltungsdaten in die CO-Kostenarten, die Preisableitungen aus den Materialstämmen oder auch das Zusammenspiel der CO-Leistungsarten mit SAP Patient Management genannt.

2.2 SAP Patient Management/i.s.h.med

Die Hauptquelle der Leistungsdaten ist das Krankenhausinformationssystem. Sind SAP Patient Management und i.s.h.med im Einsatz, besteht die vorteilhafte Möglichkeit, Leistungen per Leistungsregel „mundgerecht" für das SAP CO generieren zu lassen. Nach Ausführen der Überleitungsfunktion stehen die Leistungsmengen und EUR-Werte bereits verknüpft mit dem Behandlungsfall zur Weiterverarbeitung zur Verfügung. Ein individuelles Programmieren der Leistungsmengenermittlung (z. B. OP-Zeitenermittlung aus hausindividuellen Zeitstempeln inklusive Gleichzeitigkeitsfaktoren) ist jederzeit möglich.

Ähnliches gilt für die Materialeinzelkosten. Ob manuell erfasst, gescannt oder über Schnittstelle importiert – sind die Materialien mit dem Fall verbunden, kann die Standardschnittstelle ins SAP CO genutzt werden. Es entsteht kein weiterer Aufwand. Der aktuelle Preis kann aus den Materialstammdaten ausgelesen werden.

Wird mit SAP-Anwendungen fakturiert, können die Erlöse direkt dem Behandlungsfall (stationär und ambulant) zugeordnet werden. Bei externer Faktura (z. B. im ambulanten Bereich) sind die Erlöse nachträglich den korrekten Behandlungsfällen zuzuordnen. Damit sind die Grundvoraussetzungen für die fallbezogene Deckungsbeitragsrechnung erfüllt.

2.3 Weitere SAP-Komponenten

Bei einer integrierten Lösung kann auf die Daten benachbarter SAP-Komponenten elegant zugegriffen werden. So merkt der Endanwender nicht, wie die Daten des Finanzwesens 1 : 1 ins CO-Modul übernommen werden. Sie stehen ihm konsistent im SAP CO just in time zur Verfügung.

2.4 Daten aus Subsysteme

In der Praxis ist im Krankenhaussektor allerdings sehr selten eine homogene Systemlandschaft anzutreffen. Oftmals sind in den Bereichen Kardiologie, Endoskopie, Radiologie, Labor u. a. Subsysteme im Einsatz.

Entscheidet man sich für das Sammeln der Daten im Mastersystem, empfiehlt es sich, spätestens vor der Überleitung ins CO-Modul eine Komprimierung der Leistungsdaten vorzunehmen. SAP-Partner haben für diesen Bereich entsprechende Zusatzprogramme entwickelt. Erfahrungswerte liegen z. B. aus einem Haus mit jährlich 80.000 stationären und 250.000 ambulanten Patienten vor. Hier werden mehrere Millionen Leistungsdatensätze ins Mastersystem eingelesen, vor der CO-Überleitung verdichtet und ins CO übergeleitet.

2.5 Manuelle Datenergänzungen

In kleineren Einheiten werden Leistungen mitunter noch offline erfasst (z. B. Excel). Um auch solche Datenquellen ins Mastersystem einzulesen, stehen Hilfsmittel wie Batchman, LSMW (Legacy System Migration Workbench) oder individuelle ABAP-Programmierung zur Verfügung.

3 Controlling mit ERP (Enterprise Resource Planning)

3.1 Kontierungselemente

Kostenarten dokumentieren, Kosten und Erlöse welcher Art und in welcher Höhe innerhalb einer Abrechnungsperiode angefallen sind. Man unterscheidet im SAP ERP zwischen primären Kosten- und Erlösarten sowie sekundäre Kostenarten. Zusätzlich können ausgewählte Bilanzkonten als statistische Kostenart aktiviert werden, dies wird im Krankenhaus gern für die Budgetüberwachung auch im Investitionsbereich eingerichtet.

Im Krankenhaus wird die Gliederung der Kostenarten (Kontenrahmen) weitestgehend durch die Verordnung über die Rechnungs- und Buchführungspflichten von Krankenhäusern (Krankenhaus-Buchführungsverordnung – KHBV) geregelt. So werden für alle Aufwands- und Erlöskonten der Finanzbuchhaltung entsprechende Kosten- und Erlösarten eingerichtet. Zusätzlich werden auch sekundäre Kostenarten für Umlage und innerbetriebliche Leistungsverrechnungen benötigt. Oftmals werden diese Kostenarten in der Kontenklasse 8 angelegt, hier gibt es in der KHBV keine entsprechende Vorgabe.

Kostenstellen werden genutzt, um den Ort der Kostenentstehung und Leistungserbringung zu dokumentieren. Auch hier gibt die KHBV einen Kostenstellenrahmen vor. Die Kostenstellen werden einer Standardhierarchie zugeordnet, die typischerweise die Organisationsstruktur des Krankenhauses abbildet. Ergänzend dazu werden oftmals alternative Kostenstellenhierarchien eingerichtet, um unterschiedliche Sichten auf die Kostenstellen zu unterstützen, beispielsweise nach Standorten und alternativ nach Fachabteilungen.

Nach KHBV sind im Krankenhaus die Kosten und Erlöse nach Fachabteilungen zu differenzieren. Da jedoch oftmals Stationen interdisziplinär durch mehrere Fachabteilungen belegt werden, ergeben sich besondere Anforderungen an die Struktur der Kostenstellenrechnung sowie an die Kontierungslogik in den vorgelagerten Komponenten.

Innenaufträge dienen in der Regel der Planung, Sammlung und Abrechnung der Kosten innerbetrieblicher Maßnahmen und Aufgaben. Ein Innenauftrag ist kein statisches Objekt, sondern besitzt einen eigenen Lebenszyklus, der mit seiner Eröffnung beginnt und nach seinem Abschluss endet. Während dieser Zeit verändern verschiedene betriebswirtschaftliche Vorgänge den Innenauftrag. Er wird zum Beispiel budgetiert, beplant, bebucht und gegebenenfalls abgerechnet. Die Aufträge werden je nach Verwendungszweck unterschiedlichen Auftragsarten zugeordnet. Eine Auftragsart umfasst eine Vielzahl von Steuerungsinformationen, die für die Verwaltung von Aufträgen wichtig sind, wie z. B. die Steuerung des Lebenszyklus und gültiger Abrechnungsvorschriften.

Für stationäre und teilstationäre Fälle wird jeweils ein eigener „Fallauftrag" als Kosten- und Erlössammler erzeugt. Ist SAP Ambulatory Care Management im Einsatz, kann auch für jeden ambulanten Fall ein eigenständiger Innenauftrag erzeugt werden. Diese Innenaufträge tragen sowohl Kosten als auch Erlöse. Im Stammsatz der Fallaufträge werden Zusatzinformationen wie Aufnahmedatum, Einrichtung und Fall hinterlegt, denn die Auftragsnummer entspricht nicht zwingend der Fallnummer im SAP Patient Management. Im DRG-System können Fälle einer Wiederkehrerkette zu einem Abrechnungsfall zusammengeführt werden. Im Controlling werden weiterhin einzelne Fallaufträge generiert und bebucht, erst im Rahmen der Klassifikation oder den Auswertungen im SAP Business Information Warehouse erfolgt eine Zusammenführung der Kosten, Leistungen und Erlöse zum Abrechnungsfall. Zusätzlich werden Innenaufträge im Krankenhaus für einfache Budgetüberwachungen, beispielsweise für Instandhaltung und Investition, genutzt.

Leistungsarten dokumentieren verschiedene Leistungen einer Kostenstelle. Im Rahmen der Leistungsartenplanung in der Kostenstellenrechnung wird festgelegt, welche Kostenstelle welche Leistungsarten erbringen kann und mit welchem Tarif die dokumentierte Menge verrechnet werden soll. Beispiele für Leistungsarten im Krankenhaus sind Pflegetage, PPR-Minuten oder Punkte lt. Leistungskatalog.

Statistische Kennzahlen können für Kennzahlenbildungen im Berichtswesen sowie als Bezugsbasis für periodenbezogene Verrechnungen erfasst oder aus anderen SAP-Komponenten übergeben werden. Sie dienen als Bezugsgröße bei Umlage und Verteilungen oder können im Reporting verwendet werden.

3.2 Kontierungslogik

Bei Buchungen im externen Rechnungswesen, die als Konto eine Kostenart verwenden, muss eine gewisse Kontierungslogik beachtet werden, da das System die Abstimmbarkeit von Daten mit allen relevanten Komponenten sicherstellt. Bei Buchungen im internen Rechnungswesen sind die Regeln dieser Kontierungslogik immer gültig. Bei der Kontierung wird zwischen echten und statistischen Controlling-Objekten unterschieden.

Echte Controlling-Objekte im Krankenhaus:

- Kostenstellen (bei Kostenkontierung)
- Aufträge (echte; insbesondere Fallaufträge)
- Projekte (echte).

Echt kontierte Beträge können im Controlling im Rahmen der internen Verrechnungen wie beispielsweise Umlage und Verteilung berücksichtigt werden.

Statistische Controlling-Objekte

- Kostenstellen bei Erlöskontierung
- Kostenstellen, falls bereits ein echtes Kontierungsobjekt vorhanden ist (Doppelkontierung)
- Statistische Innenaufträge (nur im Ausnahmefall für Fallaufträge)
- Statistische Projekte
- Profitcenter.

Statistisch dokumentierte Beträge werden im SAP-Controlling nicht bei Umlage, Verteilung, Tarifermittlungen und ähnlichen Vorgängen berücksichtigt. Sie können als Bezugsgröße bei Umlage und Verteilungen oder im Reporting verwendet werden.

In jeder Buchungszeile ist ein echtes Controlling-Objekt anzugeben, zusätzlich können maximal 3 statistische Controlling-Objekte eingetragen werden. Ein Krankenhaus, das Fallaufträge einsetzt, wird bei fallbezogenen Erlösen, Leistungen oder Einzelkosten neben dem in der Regel als „echt" gekennzeichneten Fallauftrag immer statistisch die Kostenstelle in der Buchungszeile hinterlegen (Doppelkontierung).

3.3 SAP Patient Management – Integration Controlling

Kostenstellen

Die Komponente IS-HCO stellt die direkte Verbindung zwischen der SAP Branchenkomponente Healthcare (IS-H) und dem ERP-Controlling (CO) her. Über die Funktionen des IS-HCO werden CO-relevante Daten an das CO übergeben und dort in den verschiedenen Bereichen der Kostenrechnung verarbeiten. Im Einzelnen unterstützt das IS-HCO die Übergabe von Daten aus dem System IS-H für die folgenden Bereiche:

- Erlöse
- Statistische Kennzahlen
- Innerbetriebliche Leistungsverrechnung
- Materialverbrauch.

Als Voraussetzung für die Übernahme von Erlösen aus SAP Patient Management müssen IS-H Organisationseinheiten den CO-Kostenstellen zugeordnet werden. Grundsätzlich können für Erlösbuchungen andere Regeln als für die übrigen Vorgänge eingerichtet werden.

Erlösbuchungen

Für die Buchung der Erlöse erfolgt die Zuordnung der Organisationseinheiten zu Kostenstellen für die Kombination aus Fachabteilung und Station. Da grundsätzlich ein Fachabteilungsbezug bei den Buchungen erhalten bleiben soll, werden für disziplinäre und interdisziplinäre Belegungen unterschiedliche Regeln hinterlegt:

- Disziplinäre Belegung: Kontierung auf Stationskostenstelle.
- Interdisziplinäre Belegung: Wahlweise wird hier eine eigenständige Kostenstelle eingerichtet und zugeordnet, oder es erfolgt eine Zuordnung der Fachabteilungskostenstelle.

Überleitung der innerbetrieblichen Leistungsverrechnung

Als Voraussetzung für die Überleitung der innerbetrieblichen Leistungsverrechnung aus SAP Patient Management ist die Planung der Tarife für die Kombination Senderkostenstelle und CO-Leistungsart notwendig. Neben der direkten Erfassung der Tarife bietet das CO weitere Möglichkeiten für die automatische Tarifermittlung.

Im Zuge der Überleitung der Leistungen aus dem IS-H auf Kostenstellen oder Aufträge im CO werden IS-H-Leistungen in Leistungsarten des CO überführt. Bei der Überleitung der IS-H-Leistungen werden die zugeordneten Leistungsarten und die zu buchende Menge der Leistungsarten ermittelt und mit den Kostensätzen

(Tarif) der sendenden Kostenstelle bewertet. Es erfolgt eine Verrechnung zwischen sendender und empfangender Kostenstelle mit Fallauftrag (Doppelkontierung).

Bei der Zuordnung der IS-H-Leistung zur CO-Leistungsart kann ein sehr detailliertes Regelwerk zur Mengenermittlung eingerichtet werden. Neben dem einfachen Regelwerk „Konstante je Tag“ oder „Wert aus Spalte x“ können auch individuelle Funktionsbausteine hinterlegt werden. So können eigene Regeln implementiert werden, ohne den Standard der SAP zu modifizieren. Beispiele für individuelle Implementierungen sind:

- PPR-Minuten (Erweiterte Kopie des von SAP ausgelieferten Funktionsbausteins)
- Intensivminuten
- OP-Minuten mit und ohne Gleichzeitigkeitsfaktor mit unterschiedlicher Gewichtung in Abhängigkeit des eingesetzten Personals (bei Einsatz von i.s.h.med).

Da die Zuordnung einer CO-Leistungsart mit Angabe der einzelnen IS-H-Leistung erfolgen muss, wird die Zuordnungstabelle schnell sehr groß und unübersichtlich. Deshalb wurden für diesen Bereich einige individuelle Zusatzprogramme auch von SAP-Partnern entwickelt, die ergänzend zum SAP Standard die Ermittlung der CO-Leistungsart erleichtern sollen.

Die mit den Plantarifen bewerteten Leistungsverrechnungen werden beispielsweise in einer Kostenträger- und/oder Deckungsbeitragsrechnung herangezogen. Zusätzlich dienen die Leistungsmengen als Bezugsbasis für eine Nachkalkulation von Fallkosten auf Vollkostenbasis.

Fallbezogene Materialanforderung/-verbrauch

Die fallbezogene Materialverbrauchsdokumentation unterstützt im Wesentlichen folgende Funktionen:

- Anforderungen von Materialien für einen Fall; hier legt das System Reservierungen oder Bestellanforderungen an. Die resultierenden Warenausgänge und Wareneingänge bucht das System auf den Innenauftrag des Falls.
- Entnahme von Materialien für einen Fall aus einem Stationslager. Das System erzeugt dann einen Warenausgang für dieses Lager auf den Innenauftrag des Falls.
- Bei der nachträglichen fallbezogenen Materialverbrauchsdokumentation werden keine Stationslager im SAP-System eingerichtet. Zuerst wird ein Material, z. B. ein Medikament, auf die Kostenstelle der behandelnden Organisationseinheit gebucht. Wird danach das Material als fallbezogener Verbrauch dokumentiert, entlastet das System die Kostenstelle der Organisationseinheit und belastet entsprechend den Fallauftrag des Patienten.

4 Controlling mit SAP NetWeaver Business Warehouse (BW)

Mit dem bereitgestellten Toolset können relevante Geschäftsinformationen aus produktiven SAP-Anwendungen und externen Datenquellen im BW integriert, transformiert und konsolidiert werden. SAP BW bietet Reporting-, Analyse- und Planungswerkzeuge zur Unterstützung von Datenauswertung und Interpretation sowie die Möglichkeit zur Verteilung der Informationen.

4.1 Warum BW?

Möchte man alle Behandlungsfälle eines Krankenhauses mit mehreren 10.000 Fällen kalkulieren, erreicht man sehr schnell Datenmengen von vielen Millionen Datensätzen. Um diese verrechnen und performant auswerten zu können, empfiehlt es sich, eine BW-Lösung einzusetzen.

Wird der Datenpool gleichzeitig für das Berichtswesen genutzt, profitiert man nicht nur von den vielfältigen Möglichkeiten der Navigation und der ADHOC-Berichte, sondern entlastet gleichzeitig auch das ERP-System von die Datenbank belastenden CO-Auswertungen.

4.2 BI Content

Unter dem Begriff „BI Content" liefert die SAP vorkonfigurierte Objekte. Diese Objekte beinhalten in der Regel das komplette Regelwerk von Datenbeschaffung bis zum Musterberichtswesen und beschleunigen damit die Einführung des BW. Das Krankenhauscontrolling profitiert hier insbesondere vom BI Content für SAP ERP Controlling und SAP Patient Management. Für SAP Patient Management werden länderspezifische Inhalte ausgeliefert, in diesem Beispiel ist die „Landesversion Deutschland" relevant.

Hervorzuheben ist die Deltalogik bei der Datenbeschaffung auch für SAP Patient Management. Der Fall ist dabei das führende Objekt und muss daher im SAP BW vorhanden sein, damit die abhängigen Objekte geladen werden können. Deltas der abhängigen Objekte können immer bis zum Zeitpunkt des letzten Ladens des Falles in das SAP BW laden. Die abhängigen Objekte sind in der Abbildung 1 dargestellt.

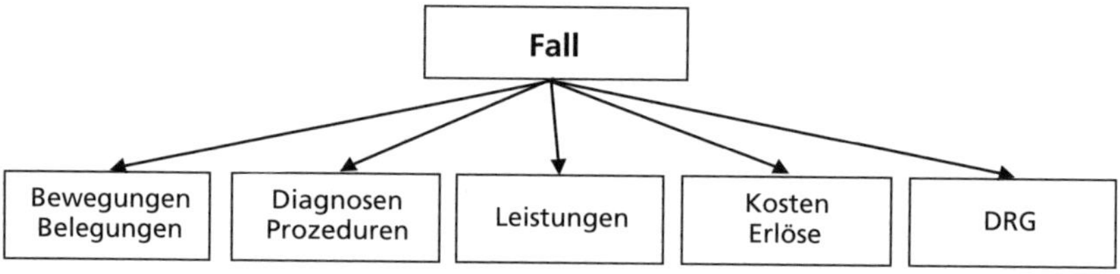

Abb. 1: Der Fall als führendes Objekt.

Die Daten werden bereits ab Aufnahme eines Falles ins SAP BW übertragen, damit sind auch Auswertungen möglich, wenn ein Fall noch nicht entlassen wurde. Ein Fall steht auch im SAP BW Datenmodell an führender Stelle. In den Merkmalen „Fall" und „Fall (Abrechnung)" werden übergreifend gültige Attribute, wie DRG-Informationen, als Navigationsattribut definiert. Wenn eine Query ausgeführt wird, unterscheidet das System nicht zwischen Navigationsattributen und Merkmalen, die direkt im InfoProvider stehen. Damit stehen diese zentral geführten Informationen automatisch auch den „abhängigen" Datenzielen zur Verfügung. So skizziert Abbildung 1 nicht nur die Abhängigkeiten im Ladeprozess, sondern auch die Vererbungslogik im BW Datenmodell.

Um die deutschlandspezifische Wiederkehrerketten innerhalb des G-DRGs abzubilden und hier sowohl eine abrechnungstechnische als auch eine medizinische Sicht zu ermöglichen, werden zwei landesspezifische InfoCubes aus der Extraktion „Patientenklassifikationssystem – PCS" versorgt.

Aus dem Controlling werden die Daten der Kostenstellenrechnung und der Innenaufträge im SAP BW verarbeitet. Während des Extraktionsprozesses werden die Einzelposten für Fallaufträge automatisch um Einrichtung und Fallnummer angereichert, die CO-Auftragsnummern sind in diesem Zusammenhang im Krankenhausberichtswesen nicht mehr relevant.

Für den Krankenhausbereich werden von SAP-Partnern zusätzlicher BI Content ausgeliefert, beispielsweise für OP-Zeiten und das eingesetzte OP-Team.

Die Anforderungen an das Berichtswesen im Controlling sind so individuell wie die Krankenhäuser selbst. So wird grundsätzlich der BI Content der SAP oder der Partner um individuelle Informationen erweitert. Praktisch jeder Extraktor der SAP kann kundenspezifisch modifikationsfrei erweitert werden. Zusätzlich können eigene Extraktoren generiert werden. Beispiele für kundenindividuelle Erweiterungen sind:

- Weitere Belegungskennzahlen
- Zusatzklassifikationen für Fälle
- Auswertung von PPR-Minuten
- Analyse von Bearbeitungszeiten im Behandlungsprozess
- Detailauswertungen für fallbezogene Materialverbrauchsdokumentation
- DRG-Nachkalkulation
- Deckungsbeitragsrechnung.

4.3 Integrierte Planung

Plandaten können zwar in der Kostenstellenrechnung dokumentiert werden, jedoch fehlt im SAP ERP eine komfortable Möglichkeit der Planung weiterer Kennzahlen im Krankenhaus. Diese Lücke schließt die Planungsumgebung des SAP BW. Hier wird eine Infrastruktur für die Realisierung und den Betrieb von Planungsszenarien oder anderen Applikationen zur Verfügung gestellt. Planung umfasst in diesem Sinne ein weites Spektrum – von der einfachen Dateneingabe bis hin zu komplexen Planungsszenarien.

Für die Modellierung sämtlicher planungsspezifischer Metadaten-Objekte wird der Planning Modeller verwendet. Hier handelt es sich um eine web-basierte Anwendung, die auf der Java-Plattform installiert wird. Im Query Designer werden eingabebereite Auswertungen erstellt. Die Erfassung der Kennzahlen erfolgt wahlweise in Excel-Arbeitsmappen oder in Web-Applikationen. Die SAP BW-Planungswerkzeuge können z. B. für die Abbildung der DRG-Nachkalkulation eingesetzt werden.

4.4 Anwendungsszenarien

Mögliches Szenario für eine Kostenträgerrechnung

Im Folgenden sollen die notwendigen Arbeitsschritte für ein mögliches Szenario stichwortartig dargestellt werden:

- Stammdatenerweiterungen im SAP CO (Kostenstellen, Kostenarten)
- Merkmalsanreicherung der Kalkulationsfälle im SAP BW (z. B. Kennzeichen „kalkulationsrelevant")
- Extraktions- und Fortschreibungsprozesse für ERP-Daten
- Verarbeitung zusätzlicher Daten (z. B. Daten für Klinische Verteilungsmodelle)
- Planungsfunktionen für Kalkulationsschritte (Personalkostenverrechnung, Abgrenzungszyklen, ILV-Zyklen, etc.)
- Planungsfunktionen für Besonderheiten (Leistungsgewichtungen, Korrekturarbeiten)
- Planungsfunktionen für Tarifermittlung und Verrechnung auf Fallaufträge
- Ausleitungsprozesse für die Kalkulationsergebnisse
- Sichern der Kalkulationsdaten und optionale Weiterverarbeitung in Datenziele (z. B. für Benchmarkanalysen).

Abbildung 2 zeigt die wichtigsten Verarbeitungsschritte:

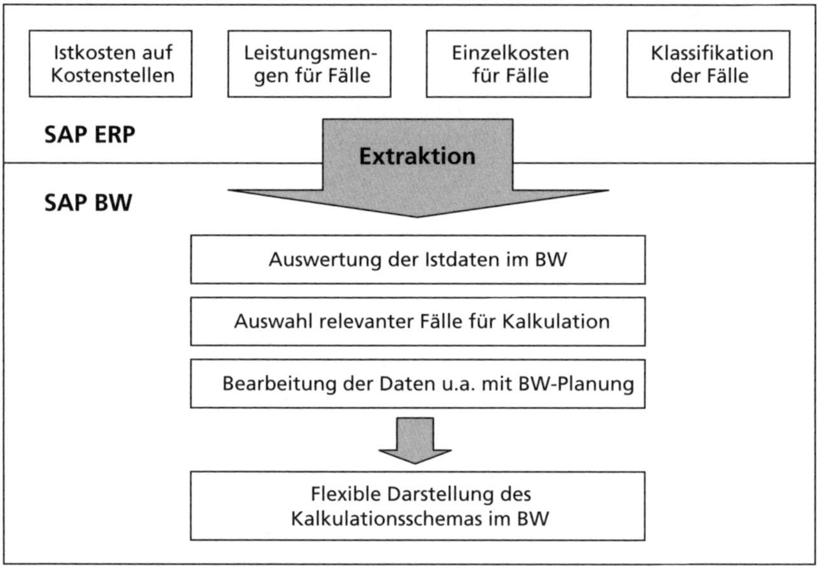

Abb. 2: Grundsätzlicher Ablauf der Kostenträgerrechnung.

Mögliche Szenarien für Deckungsbeitragsrechnungen

Vor Abbildung einer Deckungsbeitragsrechnung müssen grundsätzliche Entscheidungen wie „Erlössplitting – ja oder nein", „Plan- oder Ist-Tarifbasis", Berichtsfrequenz etc. getroffen werden. Jede Kostenstelle, und bei Entscheidung gegen das Erlössplitting auch jeder Fallauftrag, muss genau einem Ergebniscenter zugeordnet werden. Dann kann die Realisation wie folgt aussehen:

a) Periodische Deckungsbeitragsrechnung mit Plantarifen:

- Extraktions- und Fortschreibungsprozesse für ERP-Daten (Kostendaten basierend auf Plantarifen)
- Fortschreibungsprozesse für Erlösdaten (z. B. Casemix * interner Basisfallwert; Tage * interner Abteilungspflegesatz)
- Planungsfunktionen für Sollzahlen pro Organisationseinheit (Vereinbarungen der internen Budgetverhandlungen)
- Planungsfunktionen für Prognose (inkl. manueller Nachjustiermöglichkeiten)
- Definition gewünschter Deckungsbeitragsstufen.

b) Deckungsbeitragsrechnung am Jahresende auf IST-Kostenbasis:

- IST-Kostendaten können aus der Kostenträgerrechnung übernommen werden
- Fortschreibungsprozesse für Erlösdaten (z. B. Casemix * interner Basisfallwert, Tage * interner Abteilungspflegesatz)
- Planungsfunktionen für Sollzahlen pro Organisationseinheit (Vereinbarungen der internen Budgetverhandlungen)
- Definition gewünschter Deckungsbeitragsstufen.

Berichtswesen

Neben den verschiedenen Kalkulationen spielt das periodische Berichtswesen im Krankenhaus eine wesentliche Rolle. Als Grundvoraussetzung für die Kalkulationen wird ein umfangreicher Datenpool geschaffen. Wird dieser um einige Merkmale angereichert, ist ein umfangreiches Berichtswesen aus ein und derselben Datenquelle („single point of truth") möglich. Anbei ein Auszug aus dem möglichen Berichtswesen eines Krankenhauses:

- Belegungsstatistik
- Leistungsauswertungen
- OP-Auswertungen
- Auswertungen zum medizinischen Sachbedarf
- DRG-Reporting
- Qualitätskennzahlen
- Reporting für die Pflegedienstleitung
- Anlagenbuchhaltung (Anlagengitter)
- InEK-Kalkulationsauswertungen
- Deckungsbeitragsberichte
- ADHOC-Auswertungen.

Quelle:

SAP Onlinehilfe http://help.sap.com

Verzeichnis der Autoren und Autorinnen

Carin Bollwinkel
Beraterin der SAP Deutschland AG & Co. KG, Hasso-Plattner-Ring 7, 69190 Walldorf.

Hans Czap, Prof. Dr.
Universität Trier, Lehrstuhl für Wirtschaftsinformatik I, 54286 Trier.

Dirk Göpffahrth, Dr.
Bundesversicherungsamt, Friedrich-Ebert-Allee 38, 53113 Berlin.

Steffen Gramminger, Dr. med. M.A.
Stellv. Verwaltungsdirektor, Ev. Krankenhaus Bad Dürkheim, Dr. Kaufmann-Str. 2, 67098 Bad Dürkheim.

Dorothea Greiling, Prof. Dr.
Johannes-Kepler-Universität Linz, Institut für Management Accounting, Altenbergerstr. 69, A-4040 Linz.

Wolfgang Greiner, Prof. Dr.
Universität Bielefeld, Fakultät für Gesundheitswissenschaften, Gesundheitsökonomie und Gesundheitsmanagement (AG 5), Postfach 10 01 31, 33501 Bielefeld.

Klaus-Dirk Henke, Prof. Dr.
Technische Universität Berlin, Institut für Volkswirtschaftslehre und Wirtschaftsrecht, Fachgebiet Finanzwissenschaft und Gesundheitsökonomie, Straße des 17. Juni 135, 10623 Berlin.

Matthias Hennke, Dipl.-Kfm.
Geschäftsführer Solidaris Revisions-GmbH, Wirtschaftsprüfungsgesellschaft Steuerberatungsgesellschaft, Von-der-Wettern-Str. 13, 51149 Köln.

Joachim Hentze, Prof. a.D. Dr. Dr. h. c. mult.
Technische Universität Carolo-Wilhelmina zu Braunschweig, Carl-Friedrich-Gauß-Fakultät, 38092 Braunschweig.

Jan-Marc Hodek, Dipl.-Ök.
Universität Bielefeld, Fakultät für Gesundheitswissenschaften, Gesundheitsökonomie und Gesundheitsmanagement (AG 5), Postfach 10 01 31, 33501 Bielefeld.

Desdemona Hucke, Dipl.-Ges.-Ök.
Universität zu Köln, Seminar für Allgemeine Betriebswirtschaftslehre und Management im Gesundheitswesen, Albertus-Magnus-Platz, 50923 Köln.

Andreas Kammel, Prof. Dr.
Fachhochschule Schmalkalden, Fachbereich Wirtschaft, Blechhammer 4+9, 98574 Schmalkalden.

Erich Kehres, Dr.
Ehem. WRG-Wirtschaftsberatungs- und Revisionsgesellschaft mbH, Hannover, privat: Am Riedekamp 21, 31582 Nienburg/Weser.

Martin Kruse, Dipl.-Ökonom
Johanniter GmbH, Finckensteinallee 111, 12205 Berlin.

Ludwig Kuntz, Prof. Dr.
Universität zu Köln, Seminar für Allgemeine Betriebswirtschaftslehre und Management Im Gesundheitswesen, Albertus-Magnus-Platz, 50923 Köln.

Immo Lenz, Dipl.-Kfm.
Hainanger 16 C, 37603 Holzminden.

Otto Melchert
Sana Kliniken GmbH, Gustav-Heinemann-Ring 133, 81739 München.

Simone Müller, Master of Science Information Management
Produktmanagerin der Schleupen AG, Albert-Einstein-Str. 7, 31515 Wunstorf.

Joachim Mertes
Leiter Finanz- und Rechnungswesen, Klinikum Region Hannover GmbH, In den Sieben Stücken 2–5, 30655 Hannover.

Jörg Noetzel, Dr. med., MBA
Ökonomischer Leiter Zentrum für Innere Medizin Unternehmenskoordination, Klinikum Stuttgart, Zentrum für Innere Medizin/UKO, Katharinenhospital, Kriegsbergstraße 60, 70174 Stuttgart.

Simone Palmer, Dipl. Ges.-Oec.
Assistentin der Geschäftsführung Somatik, St. Augustinus-Kliniken gGmbH, Am Hasenberg 46, 41462 Neuss.

Ulrich Palmer, Dipl.-Wirtsch.-Ing.
Bereichsleitung Risikomanagement Schleupen AG, Otto-Hahn-Str. 20, 76275 Ettlingen.

Matthias Perleth, PD Dr. med. MPH
Abteilung Fachberatung Medizin, Gemeinsamer Bundesausschuss, Auf dem Seidenberg 39, 53721 Siegburg.

Barbara Pietsch, Dr.
Abteilung Fachberatung Medizin, Gemeinsamer Bundesausschuss, Auf dem Seidenberg 39, 53721 Siegburg.

Friedrich Wilhelm Schwartz, Prof. Dr. med.
Medizinische Hochschule Hannover, Abteilung Epidemiologie, Sozialmedizin und Gesundheitsforschung, Carl-Neuberg-Str. 1, 30625 Hannover.

Bernd Schweizer
Klinikum Stuttgart, Bereich Controlling – Kostenträgerrechnung, Standort Bürgerhospital, Tunzhoferstr. 14-16, 70191 Stuttgart.

J.-Matthias Graf von der Schulenburg, Prof. Dr.
Universität Hannover, Institut für Versicherungsbetriebslehre, Königsworther Platz 1, 30167 Hannover.

Antonio Vera, Prof. Dr.
Deutsche Hochschule der Polizei, Fachgebiet 04 – Organisation und Personalmanagement in der Polizei, Zum Roten Berge 18–24, 48165 Münster.

Stichwortverzeichnis